R. Ackermann   J. E. Altwein   P. Faul (Hrsg.)

Aktuelle Therapie des Prostatakarzinoms

Mit 98 Abbildungen und 153 Tabellen

Springer-Verlag
Berlin Heidelberg New York
London Paris Tokyo
Hong Kong Barcelona
Budapest

Prof. Dr. R. Ackermann
Urologische Universitätsklinik
Moorenstraße 5
W-4000 Düsseldorf

Prof. Dr. Jens E. Altwein
Urologische Abteilung
Krankenhaus der Barmherzigen Brüder
Romanstraße 95
W-8000 München 19

Prof. Dr. Peter Faul
Urologische Abteilung
Stadtkrankenhaus Memmingen
W-8940 Memmingen

ISBN-13: 978-3-642-84265-8   e-ISBN-13: 978-3-642-84264-1
DOI: 10.1007/978-3-642-84264-1

Die Deutsche Bibliothek – CIP-Einheitsaufnahme

Aktuelle Therapie des Prostatakarzinoms : mit Tabellen / R. Ackermann ... (Hrsg.). –
Berlin ; Heidelberg ; New York ; London ; Paris ; Tokyo ; Hong Kong ; Barcelona ;
Budapest : Springer, 1991
NE: Ackermann, R. [Hrsg.]

This work is subject to copyright. All rights are reserved, whether the whole or part of the material is concerned, specifically the rights of translation, reprinting, reuse of illustrations, recitation, broadcasting, reproduction on microfilm or in any other way, and storage in data banks. Duplication of this publication or parts thereof is permitted only under the provisions of the German Copyright Law of September 9, 1965, in its current version, and permission for use must always be obtained from Springer-Verlag. Violations are liable for prosecution under the German Copyright Law.

© Springer-Verlag Berlin Heidelberg 1991
Softcover reprint of the hardcover 1st edition 1991

The use of general descriptive names, registered names, trade names, trademarks, etc. in this publication does not imply, even in the absence of a specific statement, that such names are exempt from the relevant protective laws and regulations and therefore free for general use.

Product liability: The publishers cannot guarantee the accuracy of any information about dosage and application contained in this book. In every individual case the user must check such information by consulting the relevant literature.
2122/3140/543210 – Printed on acid-free paper

Vorwort

Das vorliegende Buch spiegelt die führende Rolle der deutschen Urologie als Vorreiter und Koordinator ständig wechselnder Meinungen wider. Dabei stellt der Inhalt eine aktuelle Übersicht über die Behandlung des Prostatakarzinoms dar, welche immer noch in vielen Aspekten kontrovers diskutiert wird. Die Gründe für diese Kontroverse resultieren aus unserem mangelhaften Wissen über Ätiologie, den natürlichen Verlauf und das biologische Potential dieses heterogenen Tumors. Zur Durchführung einer relevanten Therapie müssen diese Fragen erörtert werden, vor allem, weil das Prostatakarzinom heute der zweithäufigste maligne Tumor beim Mann ist. In der Reihe der Karzinomtodesfälle in Europa findet man das Prostatakarzinom an dritter Stelle und die Inzidenz und Mortalität dieses Tumors nehmen zu.

Dabei leidet die Mehrzahl der Kranken zum Zeitpunkt der Diagnosestellung bereits an einer fortgeschrittenen Erkrankung, die per se inkurabel ist, da eine große Anzahl der Prostatakarzinome zwar langsam, aber stetig, wächst. Größere Fortschritte betreffen unsere Kenntnisse über die zelluläre Adaptation, den Ursprung und die Entwicklung des Karzinoms, sowie die miteinander verbundenen aufeinanderfolgenden Schritte, welche die Tumorzelle durchlaufen muß, bevor sie Metastasen entwickelt. Diese Einsicht könnte dazu führen, daß man die biologische Aktivität eines jeden Tumors vorhersehen kann und es dadurch gelingt, die Über- oder Unterbehandlung eines lokal begrenzten Tumors zu vermeiden.

Es ist eine zwingende Notwendigkeit, das erworbene Wissen sowie neue klinische Technologien in die tägliche Praxis zu übertragen: klinische Aspekte der Erkrankung, wie Staging; prognostische Faktoren, Response-Kriterien, Methodik und Analyse von randomisierten Studien sowie die minimalen Erfordernisse zum Nachweis einer Tumorprogression.

Dieses Wissen stellt quasi eine Palette der Möglichkeiten einer maßgeschneiderten Behandlung für den individuellen Patienten dar und liefert dem Urologen den Schlüssel zu einer kurativen Behandlung des Prostatakarzinoms:

Eine Therapie, die sich auf wissenschaftliche Beobachtungen stützt, welche sowohl die Überlebensrate, als auch die Lebensqualität mitbeeinflussen kann und nach einem wohl vorbereiteten Dialog Arzt und Patienten zu einer gemeinsamen Therapie-Entscheidung gelangen läßt. Dabei sollte der Urologe nicht nur über die gesamten medizinischen Möglichkeiten zur Behandlung oder Palliation dieser Erkrankung aufklären, sondern auch moralische Unterstützung bei Schmerzbehandlung und terminale Zuwendung gewähren. Es ist noch immer ein langer Weg zu diesem Ziel, aber jeder Weg beginnt mit dem ersten Schritt. Dieses Buch ist einer der ersten Schritte. Glückwunsch an die Autoren und Leser.

Prof. Louis Denis
Vorstand des Internationalen
Prostata Health Council
Past President European
Organization Research and
Treatment of Cancer

Inhaltsverzeichnis

Kapitel I. Gesundheitsökonomische Überlegungen zu den Krebsfrüherkennungsuntersuchungen unter besonderer Berücksichtigung des Prostatakarzinoms

G. FLATTEN 3

Kapitel II. Morphologie des Prostatakarzinoms

1. Histopathologie
   B. HELAP 11
2. Die klinische Bedeutung der transrektalen Feinnadelbiopsie und zytologischen Diagnose des Prostatakarzinoms
   P. FAUL 43

Kapitel III. Natürlicher Verlauf des lokal begrenzten Prostatakarzinoms

J.-E. JOHANSSON und S.-O. ANDERSON 69

Kapitel IV. Behandlung des lokal begrenzten Prostatakarzinoms

1. Nichtinvasive Beckenlymphknotendiagnostik und Staginglymphadenektomie
   R. HARTUNG 81
2. Endoskopische Lymphknotenchirurgie
   M. BEER, J. DÖRSAM und G. STAEHLER 92
3. Die radikale Prostatektomie
   H. FROHMÜLLER und M. WIRTH 100
4. Adjuvante Therapie nach radikaler Prostatektomie
   J. E. ALTWEIN und A. LEITENBERGER 122

5. Radikale Prostatektomie mit Erhalt der erektilen Funktion
   M. WIRTH und H. FROHMÜLLER 131

6. Strahlentherapie des Prostatakarzinoms
   G. SCHMITT 139

7. Interstitielle Strahlentherapie des Prostatakarzinoms –
   Radiologische Aspekte
   M. WANNENMACHER und G. BRUGGMOSER 158

8. Brachytherapie des Prostatakarzinoms mit J-125 –
   Langzeitergebnisse nach retropubischer Seedimplantation
   H. SOMMERKAMP und A. FRANKENSCHMIDT 168

9. Problematik des inzidenten Prostatakarzinoms
   P. FAUL und G. PARTECKE 176

10. Nachresektion beim inzidentellen Prostatakarzinom
    B. KOPPER und M. ZIEGLER 193

Kapitel V. Behandlung des fortgeschrittenen Prostatakarzinoms

1. Möglichkeiten der Androgensuppression und Entwicklung
   der Androgenresistenz beim Prostatakarzinom
   H. SCHULZE 207

2. Probleme und Prinzipien der Hormontherapie
   des fortgeschrittenen Prostatakarzinoms
   J. E. ALTWEIN und P. FAUL 230

3. Therapeutische Kontroverse
   3.1 Sofortige und verzögerte Orchiektomie
       H. BECKER 253

   3.2 Östrogene: Pro und Contra
       K.-H. BICHLER und S. H. FLÜCHTER 260

   3.3 Antiandrogene
       U. W. TUNN 271

   3.4 Behandlung des Prostatakarzinoms mit LHRH-Agonisten
       G. LUDWIG 287

3.5 Estramustinphosphat – Ein klinischer Überblick
S. D. Fosså 311

3.6 Chemotherapie des Prostatakarzinoms
H. Rübben 321

3.7 Behandlung des fortgeschrittenen Prostatakarzinoms –
Effizienzsteigerung durch kombinierte Maßnahmen?
U. E. Studer und A. Putz 339

3.8 Transurethrale Resektion beim Prostatakarzinom
K. Bandhauer und E. Senn 351

4. Aktuelle Therapiestudien
4.1 Studien der National Prostatic Cancer Project and Treatment
Group des fortgeschrittenen Prostatakarzinoms
M. Soloway 361

4.2 Prospektive Studien zur Behandlung des Prostatakarzinoms –
14 Jahre Erfahrung der Urologischen Arbeitsgruppe der
E.O.R.T.C.
F. H. Schröder und Urologische Arbeitsgruppe der
E.O.R.T.C. 370

4.3 Vergleich von Goserelin (Zoladex) mit Orchiektomie
zur Behandlung des Prostatakarzinoms: Phase-III-Studien
W. B. Peeling, K. Griffiths und Mitglieder
der British Prostate Group 381

4.4 Behandlung des fortgeschrittenen Prostatakarzinoms –
Studien der DAPROCA, der Dänischen Prostatakarzinom-
gruppe
P. Iversen 394

4.5 Forschungsgruppe Prostatakrebs in Japan
S. Baba 405

4.6 Komplette Androgendeprivation: Phase-III-Studien
K. Schweickert und A. J. W. Goldschmidt 415

4.7 Richtlinien zur Durchführung klinischer Studien bei Patienten
mit metastasierendem Prostatakarzinom
I. F. Tannock 431

Kapitel VI. Schmerzbekämpfung beim therapierefraktären Prostatakarzinom

M. WESTENFELDER 439

Kapitel VII. Prostatakarzinom und Lebensqualität

H. W. HERR 457

Kapitel VIII. Nachsorge von Patienten mit Prostatakarzinom

J. E. ALTWEIN 473

Kapitel IX. Klinisch orientierte Grundlagenforschung

T. SCHÄRFE 489

Sachverzeichnis 495

Mitarbeiterverzeichnis

ACKERMANN, R., Prof. Dr.; Medizinische Einrichtungen der Universität, Urologische Klinik, Moorenstraße 5, W-4000 Düsseldorf 1

ALTWEIN, J. E., Prof. Dr.; Krankenhaus der Barmherzigen Brüder, Urologische Abteilung, Romanstraße 93, W-8000 München 19

BABA, S., M. D., Assistant Prof.; Keio University, School of Medicine, Department of Urology, 35 Shinanomachi, Shinjuku-ku, Tokyo, 160 Japan

BANDHAUER, K., Prof. Dr.; Kantonsspital, Urologische Klinik, CH-9007 St. Gallen

BECKER, H., Prof. Dr.; Marienkrankenhaus, Abteilung Urologie, Alfredstraße 9, W-2000 Hamburg 76

BEER, M., Priv.-Doz. Dr.; Chirurgische Universitätsklinik, Abteilung Urologie und Poliklinik, Im Neuenheimer Feld 110, W-6900 Heidelberg 1

BICHLER, K.-H., Prof. Dr.; Urologische Universitätsklinik, Calwer Straße 7, W-7400 Tübingen 1

BRUGGMOSER, G., Dr.; Urologische Universitätsklinik, Hugstetter Straße 55, W-7800 Freiburg 1

DÖRSAM, J., Dr.; Chirurgische Universitätsklinik, Abteilung Urologie und Poliklinik, Im Neuenheimer Feld 110, W-6900 Heidelberg 1

FAUL, P., Prof. Dr.; Stadtkrankenhaus, Urologische Abteilung, Bismarckstraße 23, W-8940 Memmingen

FLATTEN, G., Dr.; Zentralinstitut für die Kassenärztliche Versorgung in der Bundesrepublik Deutschland, Herbert-Lewin-Straße 5, W-5000 Köln 41

FLÜCHTER, St. H., Prof. Dr.; Urologische Klinik, Kliniken der Stadt Saarbrücken Winterberg, Akademisches Krankenhaus, W-6600 Saarbrücken

FOSSÅ, S. D., M. D., Ph. D.; The Norwegian Radium Hospital Montebello, Department of Medical Oncology and Radiotherapy, Ullernchausséen 70, 0310 Oslo 3, Norway

FRANKENSCHMIDT, A., Dr.; Urologische Universitätsklinik, Hugstetter Straße 55, W-7800 Freiburg 1

FROHMÜLLER, H., Prof. Dr.; Urologische Universitätsklinik, Josef-Schneider-Straße 2, W-8700 Würzburg

GOLDSCHMIDT, A. J. W., Dr.; Urologische Klinik und Med. Informatik und Biometrie der Städtischen Kliniken Offenbach, Akademisches Lehrkrankenhaus der Goethe-Universität Frankfurt/Main, Starkenburgring 66, 6050 Offenbach/Main 1

GRIFFITHS, K., B. Sc., Ph. D., D. Sc., Prof.; The Tenovus Institute for Cancer Research, University of Wales College of Medicine, Cardiff, Wales, Großbritannien

HARTUNG, H., Prof. Dr.; Urologische Klinik der Technischen Universität, Klinikum rechts der Isar, Ismaninger Straße 22, W-8000 München 80

HELPAP, B., Prof. Dr.; Pathologisches Institut, Städtisches Krankenhaus, Lehrkrankenhaus der Universität Freiburg, Virchowstraße 10, W-7700 Singen

HERR, H. W., Associate Attending Surgeon; Urologic Service, Department of Surgery, Memorial Sloan-Kettering Cancer Center, Memorial Hospital, 1275 York Avenue, New York, NY, USA

IVERSEN, P., M. D.; Department of Urology, Herlev Hospital, University of Copenhagen, DK-2730 Herlev

JOHANSSON, J.-E., M. D.; Örebro Medical Center, Department of Urology, 70185 Örebro, Sweden

KOPPER, B., Prof. Dr.; Urologische Klinik, Städtisches Krankenhaus, Friedrich-Engels-Straße 25, W-6750 Kaiserslautern

LEITENBERGER, A., Dr.; Krankenhaus der Barmherzigen Brüder, Urologische Abteilung, Romanstraße 93, W-8000 München 19

LUDWIG, G., Prof. Dr.; Urologische Klinik, Städtisches Krankenhaus Frankfurt-Hoechst, Gotenstraße 6–8, W-6230 Frankfurt a. M. 80

PARTECKE, G., Dr.; Stadtkrankenhaus, Urologische Abteilung, Bismarckstraße 23, W-8940 Memmingen

PEELING, W. B., M. A., R. R. C. S., Consultant Urological Surgeon; St. Woolos Hospital, Newport, Gwent, Great Britain

PUTZ, A., Dr.; Inselspital, Urologische Universitätsklinik, Anna-Seiler-Haus, CH-3010 Bern

RÜBBEN, H., Prof. Dr.; Urologische Universitätsklinik, Gesamthochschule Essen, Hufelandstraße 55, W-4300 Essen

SOMMERKAMP, H., Prof. Dr.; Urologische Universitätsklinik, Hugstetter Straße 55, W-7800 Freiburg 1

SCHÄRFE, T., Dr.; Fintherweg 4, W-6501 Essenheim-Mainz

SCHMITT, G., Prof. Dr.; Klinik für Strahlentherapie und Radiologische Onkologie der Universität, Moorenstraße 5, W-4000 Düsseldorf

SCHRÖDER, F., Prof. Dr.; Urologische Universitätsklinik, NL-3002 Rotterdam

SCHULZE, H., Priv.-Doz. Dr.; Urologische Klinik der Rhein-Ruhr-Universität Bochum, Marienhospital, Widumer Straße 8, W-4690 Herne 1

SCHWEICKERT, K.-H.; Meulanstraße 1, 8028 Taufkirchen

SENN, E., Dr.; Kantonsspital, Urologische Klinik, Ch-9007 St. Gallen

SOLOWAY, M. S., Prof., M. D., Department of Urology, University of Tennessee Center for the Health Sciences and Veterans Administration Medical Center Memphis, 956 Court Box 10, Memphis, TN 38163, USA

STAEHLER, G., Prof. Dr.; Chirurgische Universitätsklinik, Abteilung Urologie und Poliklinik, Im Neuenheimer Feld, W-6900 Heidelberg 1

STUDER, U., Prof. Dr.; Urologische Universitätsklinik, Inselspital, Anna-Seiler-Haus, CH-1030 Bern

TANNOCK, I. F., M. D.; Department of Medicine, Princess Margret Hospital and University of Toronto, 500 Sherbourne Street, Toronto, Ontario, M4X1K9, Canada

TUNN, U., Prof. Dr.; Städtische Kliniken Offenbach, Urologische Abteilung, Starkenburgring 66, W-6050 Offenbach

WANNENMACHER, M. F., Prof. Dr. Dr.; Radiologische Universitätsklinik, Abteilung Klinische Radiologie und Poliklinik, Im Neuenheimer Feld 400, W-6900 Heidelberg 1

WESTENFELDER, M., Prof. Dr.; Krankenhaus Maria-Hilf, Urologische Abteilung, Oberdießemer Straße 94, W-4150 Krefeld 1

WIRTH, M., Prof. Dr.; Urologische Universitätsklinik, Josef-Schneider-Straße 2, W-8700 Würzburg

ZIEGLER, M., Prof. Dr.; Urologische Universitätsklinik, W-6650 Homburg/Saar

Kapitel I
Gesundheitsökonomische Überlegungen zu den Krebsfrüherkennungsuntersuchungen unter besonderer Berücksichtigung des Prostatakarzinoms

Gesundheitsökonomische Überlegungen zu den Krebsfrüherkennungsuntersuchungen unter besonderer Berücksichtigung des Prostatakazinoms

G. FLATTEN

Das Krebsfrüherkennungsprogramm der Gesetzlichen Krankenversicherung in der Bundesrepublik Deutschland umfaßt seit 1971 Malignome, die in frühen Stadien bei unausgewählten Bevölkerungsgruppen mit vertretbarem Aufwand und Aussicht auf verbesserte gesundheitliche Ergebnisse erkannt werden können. Dies sind Krebse des Dickdarms, des Mastdarms, der Haut, des äußeren Genitales; zusätzlich bei Frauen der Cervix uteri und der Brustdrüse und bei Männern der Prostata.

Die Untersuchungen werden gemäß den Richtlinien des Bundesausschusses der Ärzte und Krankenkassen durchgeführt. Die aus den Untersuchungsvordrucken anfallenden Daten werden regelmäßig durch das Zentralinstitut für die kassenärztliche Versorgung (ZI), Köln, ausgewertet.

Will man die Fragen der Effizienz und Effektivität des Programms beantworten, so bedarf es der Wertung unter ökonomischen und gesundheitspolitischen Aspekten sowie der Darstellung der Akzeptanz in unserer Bevölkerung, ferner der Interpretation von Methoden und der Treffsicherheit der angesetzten Tests sowie der Definitionen der Risikopopulationen, der Grenzwerte für das Alter der teilnehmenden Bevölkerung, der Therapiemöglichkeiten und der richtigen Therapiezeitpunkte. Das ist an dieser Stelle aber unmöglich, weshalb auf entsprechende Literatur des Verfassers verwiesen werden darf.

Effektivität und Effizienz des Krebsfrüherkennungsprogramms lassen sich theoretisch immer, konkret jedoch nur individuell belegen. Der statistische Beweis steht durch den fehlenden Nachweis der Abnahme der betreffenden Morbidität und Mortalität in unserer Bevölkerung bislang weitgehend aus. Andererseits ist im Umkehrschluß die Feststellung ebenso unberechtigt, daß Krebsfrüherkennung ineffektiv wäre, zumal es bislang keine wirksamere Methode der Krebsintervention zu frühem Erkrankungszeitpunkt gibt.

Krebsfrüherkennung ist Screening, mit dem versucht wird, in der präklinischen Phase – wenn subjektiv noch keine Beschwerden wahrgenommen werden – mit relativ einfachen Methoden Personen zu entdecken, die mit hoher Wahrscheinlichkeit eine bestimmte Krankheit haben. Dieser methodische Ansatz ist letztlich auch der Grund dafür, weshalb das Verhältnis zwischen Verdachtsfällen und endgültig bestätigten Krebsfällen manchem Kritiker als ungünstig, vielleicht sogar wegen des hohen Aufwandes der Abklärung der Verdachtsfälle als ineffizient erscheinen mag.

Im Zusammenhang mit der Effektivität und Effizienz muß man sich stets verdeutlichen, daß die Zielkrebse des Früherkennungsprogramms bei den Männern nur rund ein Viertel und bei den Frauen knapp die Hälfte der Todesfälle aller Krebserkrankungen ausmachen. So ist das „Killerkarzinom" bei Männern, nämlich das Bronchialkarzinom, im Früherkennungsprogramm nicht erfaßt. Auch ist zu berücksichtigen, daß der größte Anteil der Krebssterbefälle in einem Alter jenseits der gegenwärtig durchschnittlichen Lebenserwartung auftritt. Das Prostatakarzinom ist eine typische Erkrankung des höheren Alters. Letztlich sind bei den Männern derzeit rund 95 % und bei den Frauen rund 85 % der Krebstodesfälle als durch Krebsfrüherkennung wenig beeinflußbar anzusehen, weil sie nicht Gegenstand der Krebsfrüherkennungsintervention sind und/oder in einem Alter ablaufen, das oberhalb der natürlichen Lebenserwartung liegt.

Zusätzlich ungünstig wirkt sich die unverändert geringe Akzeptanz des Krebsfrüherkennungsprogramms bei unserer Bevölkerung aus. Nur rund 14 % der Männer und 33 % der Frauen nehmen regelmäßig an Krebsfrüherkennungsuntersuchungen teil. Die altersspezifischen Beteiligungsraten wirken sich deshalb bei der Früherkennung der Prostatakarzinome zusätzlich ungünstig aus, weil Männer in höherem Lebensalter weit unterdurchschnittlich die diesbezüglichen Möglichkeiten nutzen.

Bei der ökonomischen Analyse interessiert der Anteil der Verdachtsfälle im Verhältnis zu den tatsächlich gesicherten Krebserkrankungen und der Kostenaufwand eines entdeckten Krebses im Rahmen des Krebsfrüherkennungsprogramms unter Berücksichtigung der notwendigen Abklärungsdiagnostik für die falsch-positiven Verdachtsfälle.

Die Frage, mit welchem Erfolg die im Rahmen der Krebsfrüherkennungsuntersuchung entdeckten Krebse therapiert oder gar geheilt werden, läßt sich in ihrer Gesamtheit statistisch zur Zeit nicht beantworten, weil es keine patientenbezogene Verlaufsdokumentation gibt.

Ein Vergleich der intervallspezifischen Entdeckungsraten der früheren Jahre ergibt bei bösartigen Neubildungen der Prostata jeweils dasselbe Muster. Die geringsten Raten findet man bei Wiederholungsuntersuchungen nach einem bzw. zwei Jahren.

Abbildung 1 weist den zeitlichen Verlauf der Entdeckungsraten von 1975 bis 1988 mit Zufallsschwankungen bezogen auf 100000 Untersuchte aus. Die Entdeckungsraten des Prostatakarzinoms liegen im langfristigen Trendbereich gleichbleibend.

Die bisherigen Betrachtungen des Krebsfrüherkennungsprogramms wären unvollständig, ohne auf die Kosten des Programms einzugehen. Natürlich sind die Kosten je entdeckter Zielkrankheit unterschiedlich nach Art der Lokalisation der einzelnen Zielkrebse. Die reinen Kosten für die Screeningmaßnahmen belaufen sich nach der Gebührenordnung auf etwa DM 31,00 für Männer und auf etwa DM 47,00 für Frauen. Die Gesamtkosten des Krebsfrüherkennungsprogramms betragen in der Bundesrepublik bei der augenblicklichen Teilnahmerate zwischen 370 bis 400 Mio. DM pro Jahr. Über diese reinen Screeningkosten hinaus wird immer wieder vermutet, daß

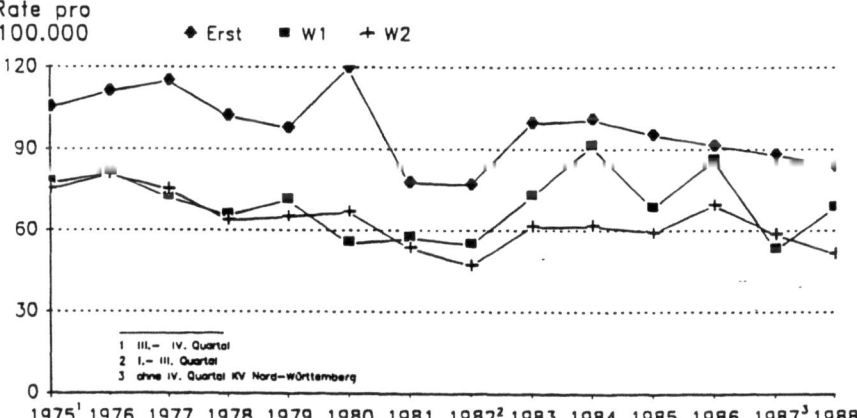

Abb. 1. Gesetzliches Krebsfrüherkennungsprogramm – Männer – altersstandardisierte Entdeckungsraten des Prostatakarzinoms bei Erstuntersuchungen, jährlichen und 2-jährigen Untersuchungsintervallen

die Kosten für die Verdachtsfälle bis zur endgültigen diagnostischen Abklärung eine beträchtliche Größenordnung ausmachen. Dies zu quantifizieren bedeutet nur einen Versuch.

Da die Zahl der im Krebsfrüherkennungsprogramm ermittelten Verdachtsfälle wesentlich höher liegt als die der tatsächlich erkrankten Krebspatienten ist interessant zu wissen,
- welche Folgekosten zur Abklärung eines Krebsverdachtes bis zur endgültigen Bestätigung oder Ausschluß des Verdachtes entstehen und
- wie hoch die Kosten pro entdecktem Krebs sind, wenn man die Abklärungskosten auf die tatsächlich entdeckten Krebspatienten umrechnet.

Tabelle 1 gibt einen Überblick über das Verhältnis der bestätigten Krebsfälle im Jahre 1986 nach Lokalisation in Abhängigkeit von den

Tabelle 1. Bestätigte Krebsfälle 1986 nach Lokalisation in Abhängigkeit von den Untersuchungsfällen und den Verdachtsfällen. Männer (Untersuchungsfälle = 1.324.543). (Aus: Krankheitsfrüherkennung Krebs Frauen und Männer – Aufbereitung und Interpretation der Untersuchungsergebnisse aus den gesetzlichen Früherkennungsmaßnahmen 1985/86, Wissenschaftliche Reihe des Zentralinstituts, Bd 38, 1988

Lokalisation	Verdachts-fälle (1)	Bestätigte Fälle (2)	Bestätigte Fälle in % der Verdachtsfälle (2:1)	Bestätigte Fälle pro 100000 Untersuchungsfälle
Kolon/Rektum	14.513	1.133	7,8	85,5
Haut	1.674	311	18,6	23,5
Prostata	12.512	1.877	15,0	141,7
Äußere Genitale	2.400	111	4,6	8,4

Tabelle 2. Abklärungsdiagnostik bei Krebsverdacht. Männer

Lokalisation	Art der Diagnostik		Kosten der Diagnostik pro Fall	
	minimal	maximal	minimal	maximal
Äußere Genitale	Beratung	Probeorchidotomie (10 Kh.-Tage)*	24,00	2.400,00
Prostata	Beratung, digit. Austasten, Sonographie, Prostata-Phosphatase	Beratung, digit. Austasten, Sonographie, Prostata-Phosphatase, Kreatinin, Blutbild, Punktion, Histologie	79,00	143,00
Haut	Beratung	Beratung, Exzision, Anästhesie, Histologie	24,00	81,00
Rektum/Kolon	Beratung, digit. Austasten, Rektoskopie, Histologie	Beratung, digit. Austasten, Koloskopie, Histologie	71,00	211,00

* Krankenhaustage à DM 240

Untersuchungsfällen und den Verdachtsfällen bei Männern. In 15% der Verdachtsfälle wird das Prostatakarzinom bestätigt. Pro 100000 Untersuchungen sind dies 141,7 bestätigte Prostatakarzinome.

In Tabelle 2 wird die im Jahre 1986 übliche Abklärungsdiagnostik bei Krebsverdacht beschrieben sowie deren Kosten pro Fall in minimalem und maximalem Ausmaß. Beim Prostatakarzinom schwanken die Angaben zwischen DM 79,00 und DM 143,00.

In Tabelle 3 sind die Kosten der Abklärungsdiagnostik in DM, aufgegliedert nach Gesamtkosten und Kosten pro entdeckten Prostatakarzinom aufgelistet, letztere schwanken zwischen DM 526,61 und DM 953,23.

Natürlich differiert die Zahl der Verdachtsfälle, untergegliedert nach Männern und Frauen sowie nach Krebsart erheblich; sie liegt zwischen 6- und 30facher Höhe der nachher endgültig bestätigten Krebsfälle. Das ist nicht überraschend, weil es nicht Sinn eines Screenings ist, eine endgültige

Tabelle 3. Kosten der Abklärungsdiagnostik in DM. Männer

Lokalisation	Gesamtkosten		Kosten pro entdecktem Krebsfall	
	minimal	maximal	minimal	maximal
Äußere Genitale	58.008	5.800.800	522,00	52.259,46
Prostata	988.488	1.789.216	526,61	953,23
Haut	40.176	135.594	129,18	435,99
Rektum/Kolon	1.030.423	3.062.243	909,46	2.702,77
Alle Krebsarten	2.117.095	10.787.853		

Diagnose zu ermitteln, sondern vielmehr die Personen herauszufiltern, die Anhaltspunkte für einen bestimmten Krebsverdacht liefern. Bei den einzelnen Krebsarten sind die dazu notwendigen Maßnahmen personell, apparativ und kostenmäßig unterschiedlich aufwendig. Auch ist von Bedeutung, ob sie ambulant oder stationär durchgeführt werden. Selbst bei Berücksichtigung der Tatsache, daß bei der im Jahre 1986 wie auch in den folgenden Jahren mäßigen Beteiligungsrate nur bei etwa 12.000 Personen eine Krebserkrankung im Rahmen der Krebsfrüherkennung diagnostiziert wurde, spielen die Gesamtkosten für die Abklärungsdiagnostik im Vergleich zu den Screeningkosten letztlich eine geringe Rolle. Im Jahre 1986 beliefen sie sich in der Minimalversion auf 13,1 Mio. DM und bei der Maximalversion auf 102 Mio. DM für Männer und Frauen insgesamt. Das ist bei 383 Mio. DM Gesamtscreeningkosten für Männer und Frauen durchaus vertretbar.

Literatur

Flatten G (1989) Gesundheitsökonomische Analyse der Krebsfrüherkennungsuntersuchungen. Hamburger Ärztebl 42: 150–157

Kapitel II
Morphologie des Prostatakarzinoms

Histopathologie

B. Helpap

Trotz zahlreicher Veröffentlichungen zur Klassifikation und zum Grading des Prostatakarzinoms finden sich immer noch divergente Auffassungen über die Wertigkeit dieser Untersuchungen hinsichtlich Prognose und Therapie des Prostatakarzinoms. Auch die von der WHO 1980 vorgelegte Klassifikation hat die Schwierigkeiten nicht vollständig behoben. Obwohl in der Bundesrepublik Deutschland seit langem das Klassifikationsschema von Dhom (1977) eine weite Verbreitung und Anerkennung gefunden hat und durch Empfehlungen des pathologisch-urologischen Arbeitskreises „Prostatakarzinom" geringfügig verändert worden ist, treten immer wieder Probleme bei der Einordnung von Prostatakarzinomen auf, insbesondere hinsichtlich Prognose und gezielte Therapieempfehlung.

Der folgende Beitrag hat zum Ziel, das Verständnis für eine einheitliche Klassifikation, ein einheitliches Grading und Regressionsgrading zu fördern, um möglicherweise auch einer einheitlichen Therapie für das Prostatakarzinom Vorschub zu leisten.

Formen des Prostatakarzinoms (Tabelle 1)

Das *manifeste (klinische) Karzinom* ist ein durch rektale Palpation diagnostiziertes Karzinom, das entweder durch Aspiration, Stanzbiopsie, transurethrale Resektion (TUR), Prostatektomie oder durch die Obduktion bestätigt wird. Das *inzidente Karzinom* ist klinisch unbekannt und wird zufällig durch den Pathologen histologisch im transurethralen Resektions- oder Ektomiepräparat, zumeist bei operativer Therapie einer Prostatahyperplasie festgestellt. Das *okkulte Karzinom* äußert sich durch Metastasen. Der Primärtumor ist klinisch unentdeckt geblieben.

Tabelle 1. Formen des Prostatakarzinoms (aus Helpap 1989)

Manifestes Karzinom	Karzinom mit klinischem Erscheinungsbild
Inzidentes Karzinom	Klinisch unentdeckter, unerwarteter, histologisch zufällig entdeckter Tumor
Okkultes Karzinom	Klinisch nicht entdecktes, durch Metastasen manifestes Karzinom
Latentes Karzinom	Klinisch stummes, postmortal entdecktes Karzinom

Das *latente Karzinom* ist zu Lebzeiten des Patienten mit klinischen Methoden nicht nachweisbar gewesen. Es wird erst durch die Obduktion verifiziert. Latente Prostatakarzinome nehmen vom 40. Lebensjahr an stetig zu, mit einer Gesamthäufigkeit bei über 70 Jährigen von mehr als 50 %. Sie sind bei 50- bis 60jährigen überwiegend histologisch hochdifferenziert und weisen einen niedrigen Malignitätsgrad auf. Mit zunehmendem Lebensalter werden jedoch auch höhere Malignitätsgrade beobachtet (Scott et al. 1969; Dhom 1985).

Manifeste und inzidente Prostatakarzinome lassen keine Unterschiede bei der histologischen Klassifikation und dem Grading erkennen.

Histologische Einteilung der Prostatakarzinome

Das Prostatakarzinom als dritthäufigster Tumor beim Mann ist in den letzten Jahren hinsichtlich seiner biologischen Wertigkeit und proliferativen Aktivität sowie im Bezug auf die therapeutischen Konsequenzen sehr ausgiebig diskutiert worden. Angestrebt wird eine einheitliche Nomenklatur zu der vor allem die WHO-Klassifikation nach Mostofi (Mostofi u. Price 1973; Mostofi et al. 1980) sowie die Arbeiten von Dhom (1985, 1989, 1990, 1991) und Kastendieck (1980) beigetragen haben. In Tabelle 2 sind die WHO-Klassifikation und die nach Dhom gegenübergestellt. Die Unterschiede zwischen den beiden Klassifikationen sind nur geringfügig. Nach intensiven

Tabelle 2. Klassifikation der Prostatakarzinome nach WHO (Mostofi et al. 1980) und nach Dhom (1977)

Klassifikation der Prostatakarzinome

WHO	Dhom
Adenokarzinome – mikroglanduläre – makroglanduläre Karzinome – kribrigeforme – solide – trabekuläre	Uniforme Karzinome – hochdifferenzierte Adenokarzinome – wenig differenzierte Adenokarzinome – kribriforme Karzinome – solide anaplastische Karzinome
Andere (endometroide, papilläre-zystadenoide, schleimbildende Karzinome) Transitionalzellkarzinome Plattenepithelkarzinome Undifferenzierte Karzinome	Pluriforme Karzinome – hoch bis wenig differenzierte Adenokarzinome – kribriforme und solide anaplastische Karzinome – kribriforme Muster in anderen Karzinomen – andere Kombinationen
	Andere Karzinome – Urothelkarzinome – Plattenepithelkarzinome – endometroide Karzinome – schleimbildende Karzinome

Tabelle 3. Klassifikation der Prostatakarzinome (pathologisch-urologischer Arbeitskreis „Prostatakarzinom" Helpap 1982; Dhom 1985, 1990)

Gewöhnliche Prostatakarzinome	
Uniformer Aufbau	Pluriformer Aufbau
– glandulär hoch/wenig differenziert	– glandulär mit kribriformen
kribriform	Anteilen
– solide-trabekulär	– kribriform mit glandulären Anteilen
	– kribriform mit soliden Anteilen
	– Karzinome mit mehr als 2 Basismuster
Ungewöhnliche (seltene) Prostatakarzinome	
– muzinöse Karzinome	
– papillär-duktale Karzinome	
– adenoid-zystisch/solide Karzinome (basaloider Subtyp)	
– endokrin differenzierte Karzinome	
Karzinoide	
kleinzellige Karzinome	
glanduläre Karzinome	
– urotheliale Karzinome	
– Plattenepithelkarzinome	
Undifferenzierte Prostatakarzinome	

Diskussionen im pathologisch-urologischen Arbeitskreis „Prostatakarzinom" werden unterschieden (Tabelle 3):
1. *Gewöhnliche Prostatakarzinome* mit glandulärem, kribriformem und solide-trabekulärem Muster. Diese Karzinome können einen uniformen oder pluriformen Aufbau zeigen, wobei vornehmlich glanduläre, vornehmlich kribriforme und vornehmlich kribriform-solide Strukturen unterschieden werden (Abb. 1–4).
2. *Ungewöhnliche und seltene Prostatakarzinome.* Hierzu werden urotheliale, plattenepitheliale, muzinöse, papillär-duktale und adenoid-zystische Basalzellenkarzinome sowie Karzinoide, kleinzellige Karzinome und glanduläre Karzinome mit Karzinoiden bzw. endokrinen Anteilen gerechnet (Dhom 1985, 1990) (Abb. 5–9).
3. *Undifferenzierte Prostatakarzinome.*
Etwa 95 % der Prostatakarzinome entsprechen dem gewöhnlichen Typ. Von ihnen zeigen einen uniformen Aufbau 47 bis 49 %, einen pluriformen Aufbau 50 bis 56 % (Dhom 1983; Helpap 1989). Bei den pluriformen Karzinomen bestimmt der strukturell niedrigste Differenzierungsgrad die Prognose und damit auch die Therapie. Die Bedeutung der histologischen Klassifikation ist wichtig für das Grading und das Regressionsgrading unter oder nach Therapie, da davon ausgegangen werden kann, daß nur die Gruppe der gewöhnlichen Prostatakarzinome auf eine Hormontherapie anspricht. Ferner gehen die histologischen Muster in das histologische Malignitätsgrading mit ein (Böcking u. Sinagowitz 1980; Dhom u. Hohbach 1982; Müller et al. 1980; Helpap 1985a).

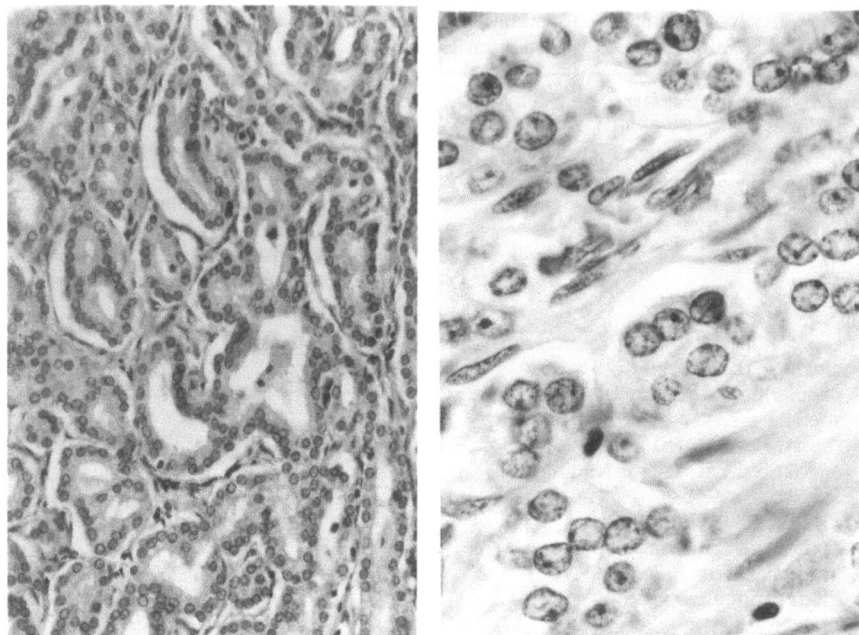

Abb. 1a,b. Hochdifferenziertes glanduläres Prostatakarzinom Malignitätsgrad I a. Hämatoxylin-Eosin 140 ×. *b* Glanduläres Prostatakarzinom Malignitätsgrad I b. Hämatoxylin-Eosin 630 ×

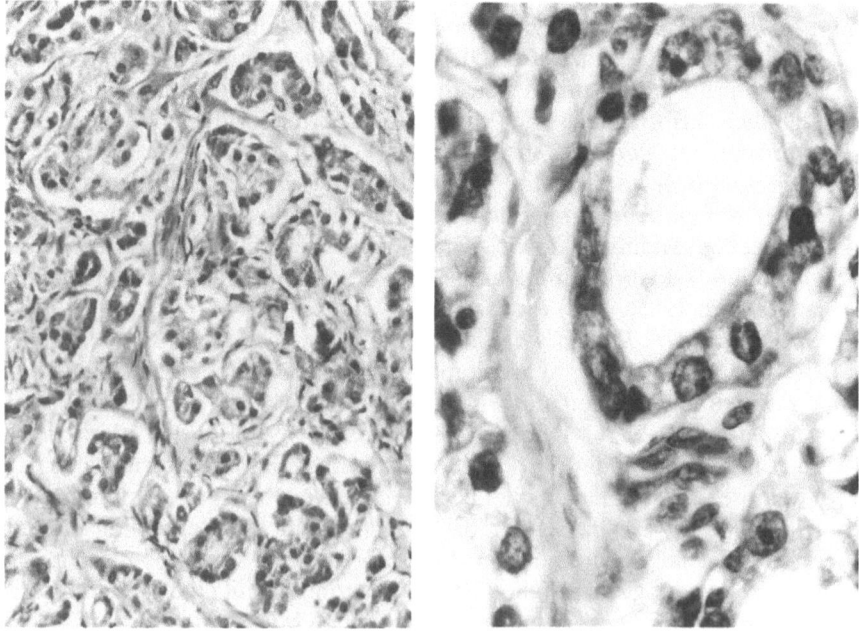

Abb. 2a,b. Mäßig differenziertes glanduläres Prostatakarzinom Malignitätsgrad II a. Hämatoxylin-Eosin 140 ×. *b* Glanduläres Prostatakarzinom Malignitätsgrad II b. Hämatoxylin-Eosin 630 ×

Histopathologie 15

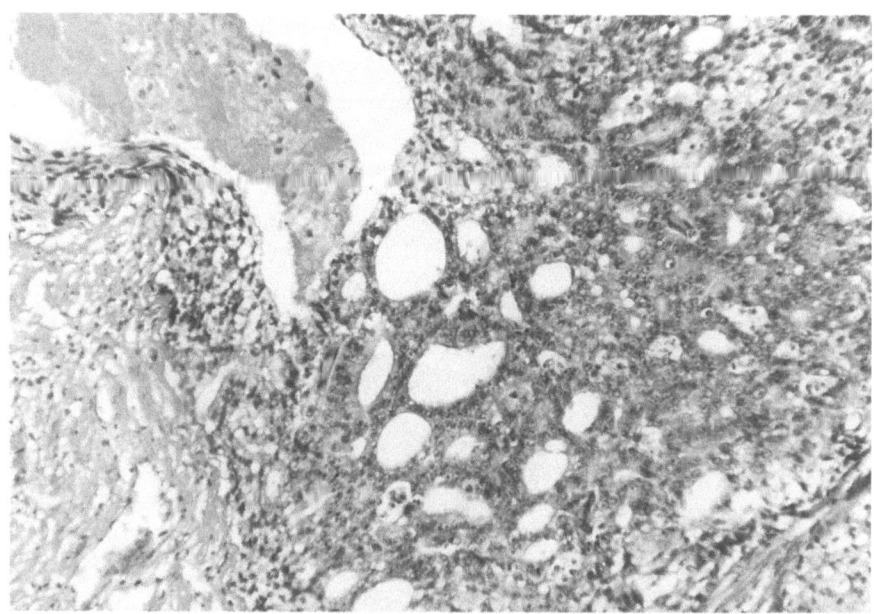

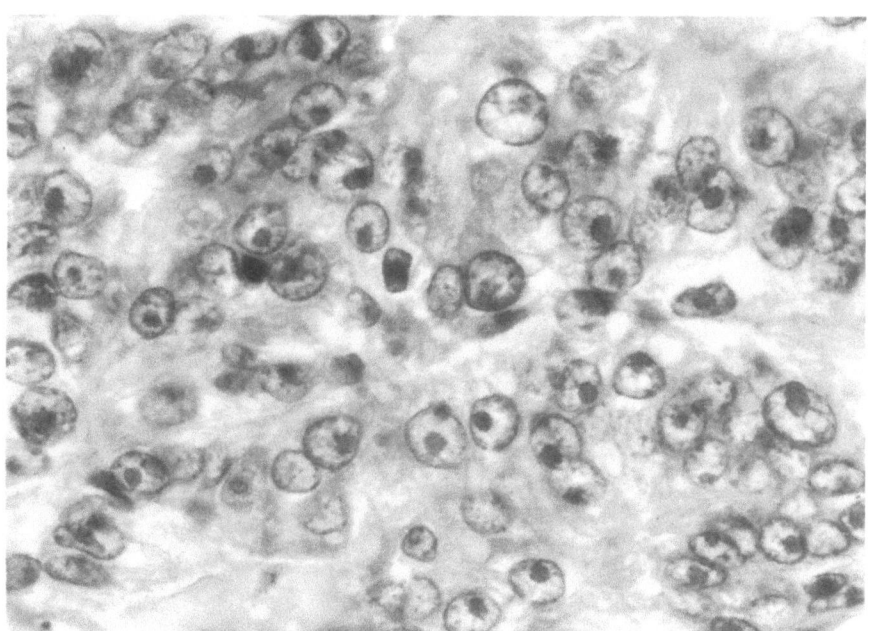

Abb. 3a,b. Kribriformes Prostastakarzinom Malignitätsgrad III. Hämatoxylin-Eosin 80 ×. *b* Kribriformes Prostatakarzinom Malignitätsgrad III mit multiplen Nukleolen. Hämatoxylin-Eosin 630 ×

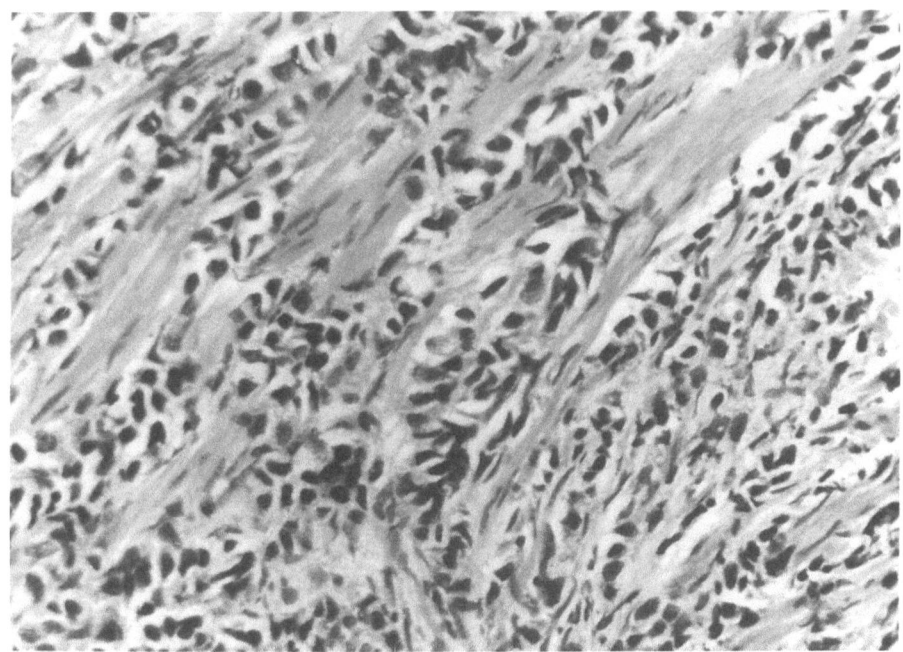

Abb. 4. Solide-trabekuläres, wenig differenziertes Prostatakarzinom Malignitätsgrad III. Hämatoxylin-Eosin 140 ×

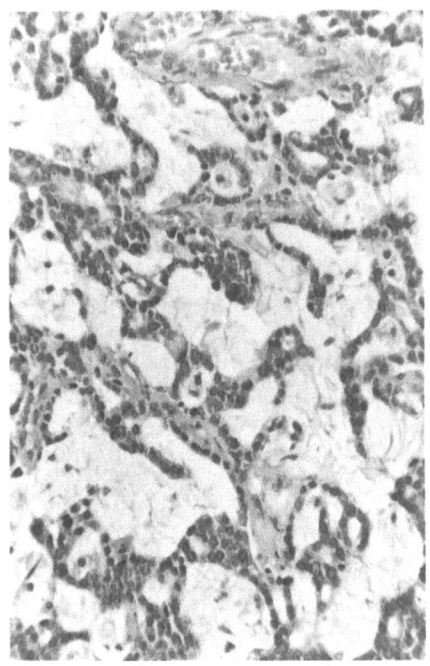

Abb. 5. Muzinöses Prostatakarzinom. Hämatoxylin-Eosin 160 ×

Histopathologie 17

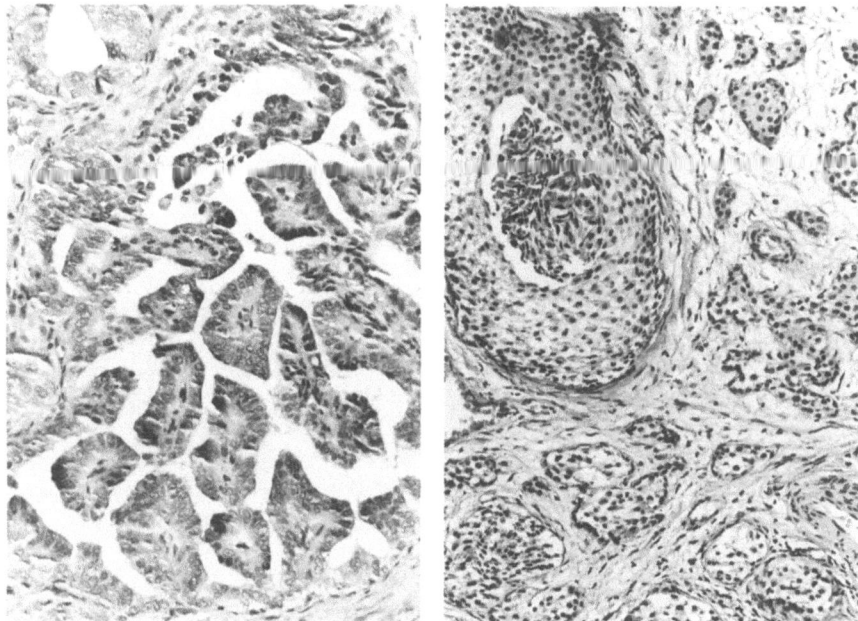

Abb. 6. Duktal-papilläres Prostatakarzinom. Hämatoxylin-Eosin 160 ×

Abb. 7. Solides Prostatakarzinom mit urothelialer Differenzierung. Hämatoxylin-Eosin 140 ×

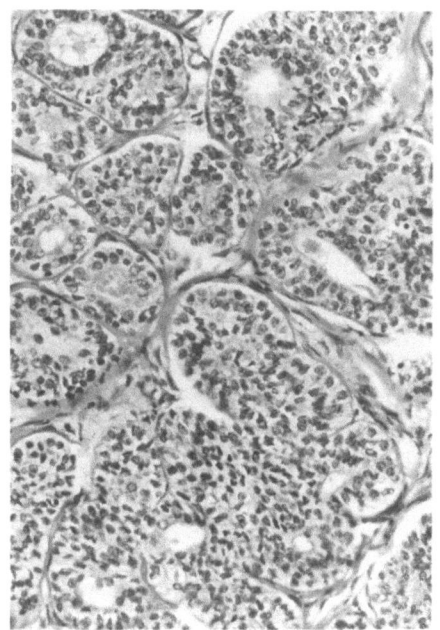

Abb. 8. Adenoid-zystisches Prostatakarzinom vom basaloiden Zelltyp. Hämatoxylin-Eosin

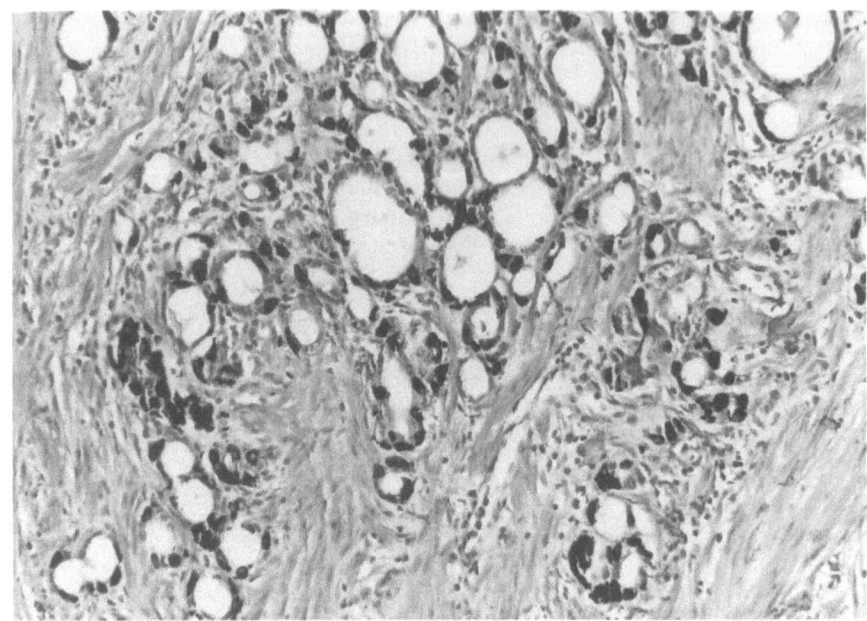

Abb. 9. Endokrin-differenziertes glanduläres Prostatakarzinom. Chromogranin A. Pap-Methode 140 ×

Im folgenden sind daher zunächst die klassischen Karzinomformen in ihrem histologischen und zytologischen Muster zu beschreiben (Helpap 1989a). Das hochdifferenzierte, hellzellige, drüsenbildende Karzinom ist histologisch und zytologisch durch gleichmäßige runde Zellkerne ohne oder mit nur wenigen Nukleolen, fehlende Mitosefiguren sowie eine Zytoplasma-Kern-Relation von 1 : 4 innerhalb von gleichförmigen mikro- und makroglandulären Formationen charakterisiert (Abb. 1a, b). Das wenig differenzierte, drüsenbildende Karzinom weist unregelmäßig gestaltete zumeist mikroglanduläre Formationen mit deutlich erkennbarer Kernpolymorphie, Kernnukleolen in zentraler und exzentrischer Lage und gesteigerter Mitoseaktivität auf (Abb. 2a, b). Typisch für das kribriforme Karzinom ist das klassische siebartige Muster mit gleichartiger oder stärkerer Kernpolymorphie sowie zahlreichen, prominenten, überwiegend exzentrisch gelagerten Kernnukleolen und gesteigerter Mitoseaktivität (Abb. 3a, b). Beim soliden trabekulären (hellzelligen und eosinophilen) sowie undifferenzierten Prostatakarzinom bestehen die deutlichsten Zell- und Kernpolymorphien mit gesteigerter Mitoseaktivität und hoher Nukleolenfrequenz mit vornehmlich exzentrischer Lagerung.

Tabelle 4. Korrelation von Grading, Histologie, Zytologie, Zellkinetik und Immunhistochemie von Prostatakarzinomen (Helpap 1989)

Grading	I a	I b	II a	II b	III
Histologie	Hochdiff. glandulär	Mäßig diff. glandulär	Wenig diff. glandulär kribriform	Kribriform wenig diff. glandulär	Kribriform solide-trabekulär
Zytologie-Nukleolen					
Frequenz	10,0%	16,4%	41,4%	50,6%	80,1%
1 n/N	100,0%	98,8%	92,5%	93,5%	87,4%
2 n/N	–	1,2%	7,0%	6,1%	11,9%
2 n/N	–	–	0,5%	0,4%	0,7%
Lokalisation					
zentral	53,5%	40,9%	28,1%	25,3%	24,5%
intermediär	32,9%	36,6%	32,2%	34,6%	26,8%
peripher	13,6%	22,5%	39,7%	40,1%	48,7%
Zellkinetik					
3 H-Index	0,1–0,3%	0,4–0,5%	0,6–1,4%	2,0–4,4%	5,6–7,0%
S-Phase	~	6,1–18,0 h	5,2–11,7 h	5,2–9,5 h	7,5–9,6 h
Immunhistochemie					
PSP	++–+++	++–+++	+/++–++	+/+ (+)	0–+
PSA	++–+++	+–++–+++	0–++–+++	0–++	0–+
TPA	+–++	+–+++	+–+++	+–+++	+–+++
CEA	0–++	0–++	0–+	0–+	0–+
Keratine					
Str. corneum	∅	∅	∅	∅	∅
7,19	(+)/+	(+)/+	(+)/+	(+)/+	(+)/+
8,18	(+)/+	(+)/+	(+)/+	(+)/+	(+)/+
Laktoferrin	++	++	(+)	(+)	(+)
Östrogen-Rezeptor	∅	∅	∅	∅	∅

Immunhistochemie und Zellkinetik der Prostatakarzinome (Tabelle 4)

Die Tumorzellen des gewöhnlichen Prostatakarzinomes exprimieren die Antigene Prostataspezifisches Antigen (PSA) und Prostata saure Phosphatase (PAP) (Abb. 10). Die Karzinomzelle ist negativ für den monoklonalen Antikörper Stratum-corneum-Keratin (MA 903) (Hedrick u. Epstein 1989), d.h. die Tumorzelle entspricht einer entarteten sekretorischen Zelle und nicht einer atypischen Basalzelle (Abb. 11). Lediglich bei intraductaler Karzinomexpansion sind Basalzellen nachweisbar. Dieses Expressionsmuster ist von großer Bedeutung für die Abgrenzung nicht oder präneoplastischer Prozesse von Karzinomen der Prostata (Helpap 1989). Mit Zunahme der Malignität bzw. Abnahme der Differenzierung nimmt die Expression der Antigene PSA und PAP ab und die gleichmäßige (homogene) Zytoplasmaanfärbung geht in eine fleckförmige (heterogene) über. CEA oder TPA verhalten sich im Expressionsmuster ähnlich wie PSA und PAP. Sie sind jedoch für die Diagnostik der Prostatakarzinome von keiner so großen Bedeutung. In der differentialdiagnostischen Abgrenzung von undifferenzierten Prostatakarzinomen und Urothelkarzinomen mit Einbruch des jeweiligen Karzinomes in das andere Organ spielt der Nachweis von PSA und Stratum corneum-Keratin (MA 903) eine entscheidende Rolle. Prostatakar-

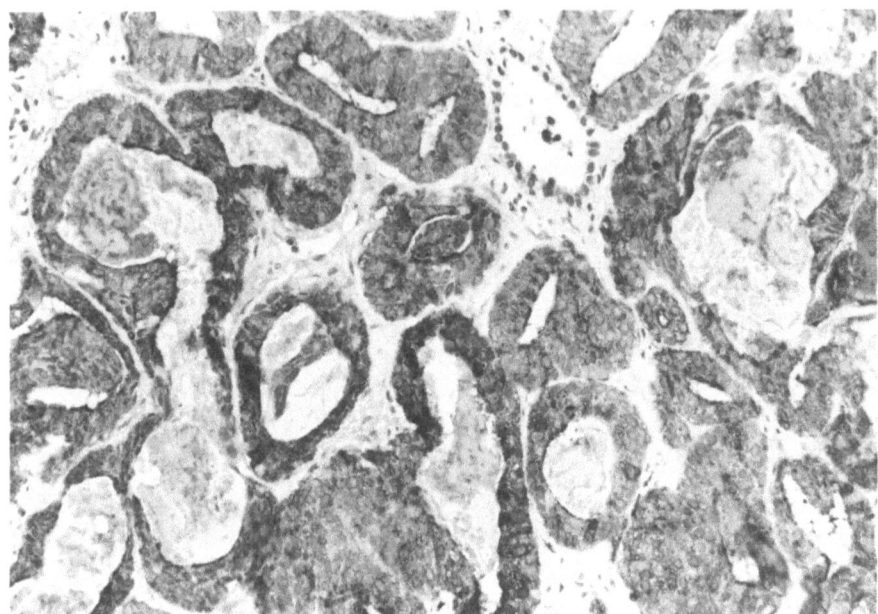

Abb. 10. Glanduläres Prostatakarzinom mit PSA-Expression mit homogenem Muster. Pap-Methode 250 ×

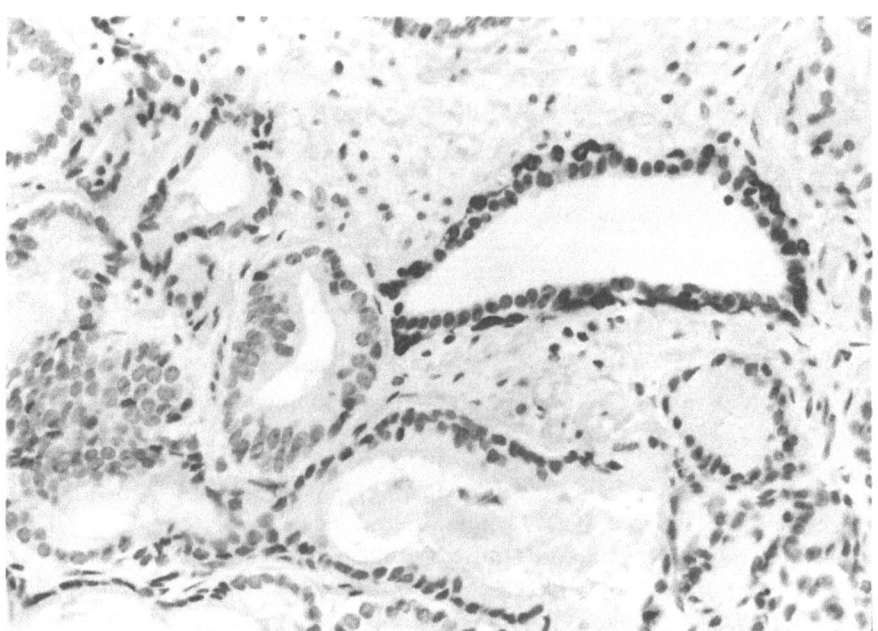

Abb. 11. Markierung der Basalzellen einer ektatischen Prostatadrüse durch Stratum-corneum-Keratin (M 905). Negative Reaktion mit zahlreichen Karzinomdrüsen „fehlende Basalzellen". Pap-Methode 250 ×

zinome sind PSA-positiv, Stratum corneum Zytokeratin negativ, während Urothelkarzinome PSA-negativ und Stratum corneum Keratin positiv sind. Muzinöse und papillär-ductale Karzinome exprimieren ebenfalls PSA und PAP und sind somit von den sekretorischen Zellen abzuleiten. Das sog. endometroide (Utrikulus) Karzinom entspricht dem papillär duktalen Karzinom. Daneben gibt es auch Karzinome, die von den Basalzellen ausgehen (Dhom 1990). Sie sind solide oder adenoid-zystisch strukturiert mit basalmembranähnlichen Abgrenzungen. Die soliden Anteile mit z.T. prominenten Nukleolen sind Stratum-corneum-Keratin-positiv. In den adenoid-zystischen Anteilen sind luminal auch PSA positive Zellen nachzuweisen.

Der Nachweis von Lysozym erleichtert die Differentialdiagnose von granulomatöser Prostatitis mit oder ohne Karzinom – eine derartige Konstellation ist in 10 % der Fälle von granulomatöser Prostatitis gegeben. Das Prostatakarzinom ist Lysozym-negativ, das epitheloidzellige Infiltrat dagegen Lysozym-positiv (Helpap 1989a).

Eine Besonderheit stellen die endokrin differenzierten Prostatakarzinome dar. Kleinzellige Karzinome, Karzinoide und Kombinationen von glandulär und kribriform differenzierten Karzinomen mit Anteilen eosinophiler ballenförmiger Zellkompartements sind immunhistochemisch mit Chromogranin A und mit neuronenspezifischer Enolase deutlich positiv (Abb. 9). Histochemisch sind sie durch die Grimeliusversilberung gekennzeichnet. Die Tumorzellen zeigen nicht selten eine Koexpression von PSA und Chromogranin A. Da die endokrinen Anteile offenbar auf eine übliche Hormontherapie nicht ansprechen und zudem den proliferationsaktiven Tumoranteil stimulieren, ist die Kenntnis derartig endokrin differenzierter Prostatakarzinome für die Prognose und Therapie besonders wichtig. Dabei wird aufgrund der schlechteren Prognose eine primäre zytostatische Behandlung diskutiert (San't Agnese 1988; Turbat Herrera et al. 1988; Dhom 1990; Helpap et al. 1990).

Zellkinetisch nimmt der Proliferationsindex (Mitose- und autoradiographischer Markierungsindex) mit Zunahme des Malignitätsgrades von 0,1 bis auf 7,0 % zu (Tabelle 4). DNA-zytophotometrisch steigt die Aneuploidierate und immunhistochemisch mit dem Proliferationsmarker Ki 67, die Zahl der Ki 67 positiven Tumorzellen an (Helpap 1981; Al Abadi u. Nagel 1988; Wernert et al. 1989). Hochdifferenzierte (G I)-Karzinome sind überwiegend diploid. Die Aneuploidierate liegt bei 20,8 %. Mäßig differenzierte (G II)-Karzinome sind in der Hälfte der Fälle diploid bzw. polyploid, in 51 % der Fälle aneuploid. Wenig differenzierte (G III)-Karzinome sind zu 71,8 % aneuploid. Die Polyploidie-Rate beträgt 24,8 %. Lediglich 4,2 % der Zellkerne sind diploid (Böcking et al 1985; Al Abadi u. Nagel 1988; Willumsen et al. 1988; Montironi et al. 1989).

Histologisches Grading der Prostatakarzinome

Die Bestimmung des Malignitätsgrades von Prostatakarzinomen hat zum Ziel, Korrelationen zu klinischen Verlaufswerten aufzuzeigen. Verschiedene

Gradingschemata sind benutzt worden. Sie alle sind schwer reproduzierbar. In das Grading gehen histologische Muster und zytologische Parameter mit unterschiedlicher Bewertung ein. 3 Grading-Systeme werden in Europa und in der Bundesrepublik Deutschland angewandt.
1. Das Gradingsystem nach Gleason (1966, 1974);
2. das Gradingsystem nach Mostofi (1975, 1976 und der WHO 1980);
3. das Gradingsystem nach Dhom und des pathologischen/urologischen Arbeitskreises „Prostatakarzinom" (Dhom 1981, 1985, 1990; Böcking u. Sommerkamp 1981; Müller et al. 1980; Helpap et al. 1985a,b).

Histologisches Gradingsystem nach Gleason

Das histologische Gradingsystem nach Gleason hat zur Grundlage verschiedene Wachstumsmuster des Prostatakarzinoms, die durch den Verlust der histologischen Architektur die zunehmende Entdifferenzierung des Karzinoms unterstreichen. Da in Prostatakarzinomen häufig mehrere unterschiedliche Wachstumsmuster vorliegen, ist das Gradingsystem in ein primäres (vorherrschendes) und sekundäres (weiteres) Muster unterteilt worden. Aus den 5 primären und 5 sekundären Grundmustern sind über ein Punktesystem 1 + 1 bzw. 5 + 5 der niedrigste und der höchste Malignitätsgrad abgeleitet worden.

Das zusätzliche Einbringen der klinischen Stadien hat zwar zu guten Korrelationen zu den Sterberaten der Patienten geführt, diese Kombination hat sich jedoch nicht durchgesetzt (Murphy u. Whitmore 1979). Nachuntersuchungen durch verschiedene Untersucher erbrachten eine Übereinstimmung zwischen 38 und 64 %, durch ein und denselben Untersucher in 73 bis 81 % (Harada et al. 1977).

Histologisches Gradingsystem nach Mostofi

Im Vordergrund des Gradingsystems steht der histologische Differenzierungsgrad und der histologisch/zytologische Anaplasiegrad. Die Differenzierung entspricht der Bildung von Drüsen. Undifferenzierte Tumoren werden mit dem Verlust von Drüsen gleichgesetzt, wie dies z.T. bei kribriformen, soliden und papillären Tumoren der Fall ist.

Der Begriff Anaplasie wird von Mostofi dahingehend charakterisiert, daß Variationen der Kerne in Größe und Form sowie in der Änderung der Chromatinverteilung vorliegen. Eine geringe Anaplasie liegt nur bei geringer Abweichung von normalen Kernen, eine mäßige Anaplasie bei einer mäßigen Kernvariation und eine deutliche Anaplasie bei erheblichen Abweichungen von Größe, Form, Anfärbung und Chromatinverteilung der Kerne vor.

Das Grading nach Mostofi umfaßt somit 3 Malignitätsgrade.

Prostatakarzinom Grad I ist hochdifferenziert mit einer glandulären Struktur. Die Tumorzellen besitzen nur eine geringe Kernanaplasie. Prostatakarzinom Grad II bildet wenig differenzierte glanduläre Struktur mit mäßiggradiger Kernanaplasie aus. Prostatakarzinom Malignitätsgrad III zeigt keine Drüsenstrukturen mehr, und die Zellen weisen eine hohe Kernanaplasie auf.

Dieses Gradingsystem von Mostofi ist von der WHO (Mostofi et al. 1980) übernommen worden. Die TNM-Klassifikation maligner Tumoren (Hermanek u. Sobin 1987) läßt unter den G-III-Karzinomen auch die Variation G IV unter dem Überbegriff: „wenig differenziertes bis undifferenziertes Karzinom mit ausgeprägter Kernanaplasie zu.

Histologisches Gradingsystem des pathologischen-urologischen Arbeitskreises „Prostatakarzinom"

Dieses Grading ist durch mehrere Publikationen in urologischen und pathologisch-anatomischen Zeitschriften sowie durch zahlreiche Fortbildungsveranstaltungen Urologen und Pathologen nahe gebracht worden. Es hat sich in der BRD weitgehend durchgesetzt (Müller et al. 1980; Helpap 1982, 1985a,c; Helpap et al. 1985a,b; Helpap 1989a).

Ähnlich wie bei Mostofi et al. 1980 wurde vom Arbeitskreis „Prostatakarzinom" (Müller et al. 1980; Dhom 1981, 1985, 1990) in das Gradingsystem die histologische Differenzierung und der Grad der Kernatypie der Prostatakarzinome eingebracht. Danach entspricht: Grad I „hochdifferenziertes Adenokarzinom mit geringer Kernatypie". Grad II „wenig differenziertes Adenokarzinom ohne oder mit einzelnen kribriformen Herden und mäßiger Kernatypie". Grad III „kribriformes und oder solides Karzinom mit starker Atypie".

Der Arbeitskreis „Prostatakarzinom" hat die histologische Differenzierung der Prostatakarzinome in hoch und wenig differenzierte Adenokarzinome, kribriforme und solide Karzinome vorgenommen und mit Bewertungsziffern 0 bis 3, sowie den Grad der Kernatypie mit Bewertungsziffern 0 bis 2 versehen. Aus der Summe der Bewertungsziffer wurde der Malignitätsgrad I, II und III errechnet.

Die zytologischen Parameter neben dem histologischen Grundmuster umfassen Kernformen, Kern-Plasma-Relationen, Kerngrößenklassen und Zahl der Nukleolen sowie Hyperchromasiegrade. Sie sind mit einem mikroskopischen Raster meßbar (Böcking u. Sinagowitz 1980; Helpap u. Otten 1982; Helpap 1981, 1988). Aufgrund eigener zellkinetischer zytologischer und histologischer Studien haben wir dieses Schema geringfügig modifiziert, wobei einer nuancierten Befundbeschreibung eines Prostatakarzinoms neben dem Malignitätsgrad I, II und III auch Raum für die Mitteilung der Summe der jeweiligen Bewertungsziffern eingeräumt wird. Dabei haben wir die Malignitätsgrade I bis III in Untergruppen a und b unterteilt (Tabelle 5).

Tabelle 5. Histologisches Grading von gewöhnlichen Prostatakarzinomen (Müller et al. 1980; mod. nach Helpap et al. 1985)

Histologisches Muster	Bewertungsziffern		Kernatypien
Hochdifferenziertes glanduläres Karzinom	0	0	Geringe Kernatypien
Wenig differenziertes glanduläres Karzinom	1	1	Mäßige Kernatypien
Kribriformes Karzinom	2	2	Starke Kernatypien
Solide-trabekuläres Karzinom	3		
Summe der Bewertungsziffern	Malignitätsgrad der Karzinome		
0 – 1	I a, b		
2 – 3	II a, b		
4 – 5	III a, b		

Grad Ia entspricht dem hochdifferenzierten, glandulären Karzinom mit sehr geringem Kernatypiegrad ohne prominente Nukleolen, während das glanduläre Karzinom Grad Ib zytologisch bereits einen mäßiggradigen Kernatypiegrad mit gering gesteigerter Nukleolenfrequenz aufweist, jedoch bei histologisch hoher Differenzierung. Bei entsprechendem Ausbreitungsstadium und einem klinischen Befund, der ein operatives Vorgehen nicht zuläßt (z.B. hohes Alter) ist in Übereinstimmung mit den behandelnden Urologen, vor allem in den Fällen von Prostatakarzinomen Malignitätsgrad Ia, eine abwartende Haltung zu diskutieren (Helpap u. Weißbach 1984).

Das Karzinom IIa ist in seinem glandulären Muster wenig differenziert, weist jedoch nur mäßiggradige Kernatypiegrade auf. Das Karzinom Malignitätsgrad IIb kann ein glanduläres oder kribriformes Muster mit teils mäßigen und teils schweren Kernatypiegraden sowie hoher Nukleolenhäufigkeit und exzentrischer Lagerung aufweisen. Das Prostatakarzinom G III ist überwiegend solide-trabekulär gestaltet und besitzt schwere Kernatypiegrade.

Prognostisch hat sich dieses Subgrading bewährt. Bei einer Analyse von Prostatakarzinomträgern, die am Tumor gestorben sind, hat sich in Abhängigkeit vom Grading folgendes gezeigt:

Patienten mit einem Karzinom Malignitätsgrad Ia überlebten nach 5 bis 10 Jahren alle. Karzinomträger vom Malignitätsgrad Ib und IIa zeigten Überlebensraten von 44,4% ohne Berücksichtigung der Todesursache. Die Überlebensrate bei Patienten mit G IIb und IIIa, b Karzinomen betrug lediglich 4,8%. Bezogen auf den Tod durch das Prostatakarzinom ist innerhalb von 10 Jahren eine DoD-Rate von 5,6% für G Ia, b und IIa Prostatakarzinome zu verzeichnen. Während die Rate für G IIb und G IIIa, b Karzinome bei 66,6% liegt. Die Kaplan-Maier-Überlebensraten unterstreichen diesen Befund. (s. auch Hanke et al. 1988; Helpap u. Weißbach 1984; Helpap et al. 1990) (Abb. 12).

Die Ergebnisse der automatisierten zytologischen Bildanalysen haben ebenfalls gezeigt, daß die Gruppe der G-II-Prostatakarzinome, was die

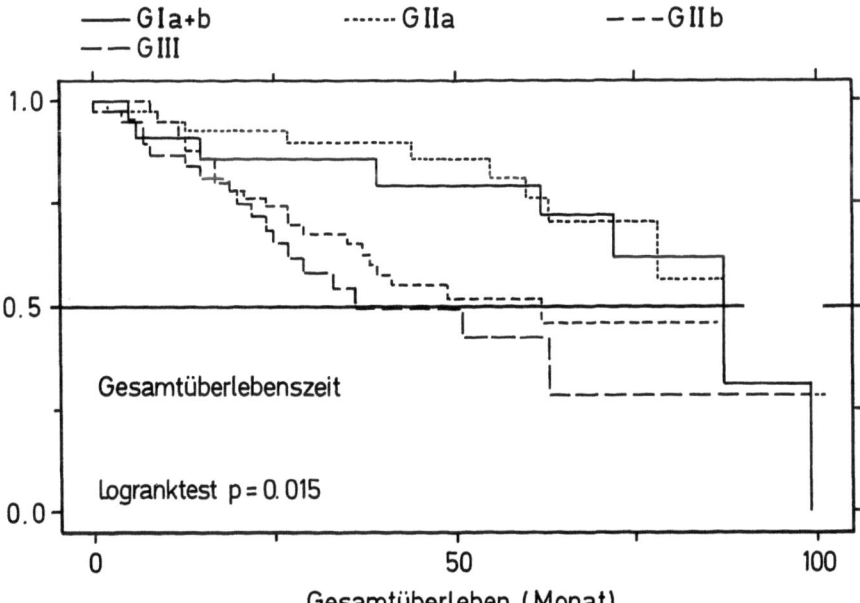

Abb. 12. Überlebenskurve von Prostatakarzinomträgern unterschiedlicher Malignitätsgrade nach Kaplan-Meier

Therapie- und Prognoseaussage angeht, differenziert betrachtet werden muß, was wiederum die Methode des histologisch-zytologischen Subgradings des Prostatakarzinoms stützt (Jonas et a 1984; Böcking 1988).

Verteilungsmuster manifester Prostatakarzinome

Unter Berücksichtigung des histologisch-zytologischen Gradings ist der prozentuale Anteil hochdifferenzierter, glandulärer Karzinome Grad Ia in 5,0% vertreten, wobei nur ein uniformer Aufbau vorliegt. Am häufigsten finden sich Prostatakarzinome Malignitätsgrad Ib und IIa sowohl in uniformem wie pluriformem Aufbau, in 56,7%. Prostatakarzinome Malignitätsgrad IIb und III entsprechen einem Prozentsatz von 33,7.

Ungewöhnliche Karzinome sind im eigenen Material in 1,8% vertreten. Der Prozentsatz undifferenzierter Karzinome macht 2,8 aus (Tabelle 6).

Das inzidente Karzinom (pT 1)

Dieser Tumortyp wird hinsichtlich seines Tumorvolumens unterteilt in eine Gruppe T1a und T1b (TNM 1987). Der Typ T1a entspricht einem Karzinom mit 1–3 mikroskopisch nachweisbaren Herden. Hier liegt zumeist noch ein

Tabelle 6. Klassifikation und histologisch-zystologisches Grading von Prostatakarzinomen (n = 3131) (aus Helpap 1989)

Gewöhnliche Karzinome	Grading	n	[%]
Uniformer Aufbau			
– hochdiff. gland. Karzhinome	I a	157	(5,0)
– mäßig diff. gland. Karz.	I b	420	(13,4)
– wenig diff. gland. Karz.	II a	580	(18,5)
– mit mäßigen Kernatypien			
– wenig diff. gland. oder			
– kribriforme Karzinome mit			
– deutlichen Kernatypien	II b	174	(5,6)
– solide-trabekuläre Karz.			
– mit schweren Atypien	III	150	(4,8)
Pluriformer Aufbau			
– überwiegend glanduläre z.T.			
kribriforme Karzinome	II a	778	(24,8)
– überwiegend kribriforme			
z.T. glanduläre Karzinome	II b	386	(12,3)
– kribriforme/solide-trabekuläre	III	340	(10,9)
Karzinome			
Ungewöhnliche Karzinome			
– Urothelkarzinome		30	(1,0)
– Plattenepithelkarzinome		8	(0,3)
– Papilläre sog. endometroide Karz.		8	(0,3)
– muzinöse Karzinome		3	(0,1)
– karzinoide bzw. gland. Karz.			
mit karzinoiden Anteilen		3	(0,1)
Undifferenzierte Karzinome		88	(2,8)
Maligne Lymphome		6	(0,2)

uniformes, glanduläres Karzinom, Malignitätsgrad Ia bis Ib mit gleichmäßiger PSA und PAP Expression vor. Der Anteil der T1a Karzinome an der inzidenten Karzinomgruppe schwankt zwischen 50 und 60 % (Kastendieck 1984, 1985, 1987) (eigene Ergebnisse s. Tabelle 7). Beim Typ T1b liegen mehr als 3 mikroskopische Herde vor. In 50 % der Fälle wird das Tumorvolumen mehr als 10 % geschätzt. In 15 % der Fälle wird das gesamte Material von Krebsgewebe durchsetzt. Hier überwiegen die Malignitätsgrade Ib und IIa, es werden jedoch auch Karzinome bis Grad III gefunden (Tabelle 7). Immunhistochemisch sind heterogen PSA und PAP Expressionen zu beobachten.

Die Häufigkeit der inzidenten Karzinome hängt von der Intensität der histologischen Aufarbeitung ab. In größeren Statistiken wird eine Frequenz von etwa 8 bis 15 % (10 %) angegeben. Bei Aufarbeitung des gesamten Resektionsmaterials ist in Vergleichsstudien eine Steigerung der „morphologischen Ausbeute" in 65 % erfolgt (Newman et al. 1982; Kastendieck 1984, 1985, 1987). In eigenen Untersuchungen wurde eine Häufigkeit von 9,3 % festgestellt (Helpap 1990). Das inzidente Prostatakarzinom ist oft multifokal

Tabelle 7. Klassifikation und Grading von inzidenten Prostatakarzinomen (pT1) Rate von inzidenten Karzinomen 277:3131 (8,8%) (Helpap 1989)

Grading	pT$_{1A}$(A$_1$)		pT$_{1B}$*(A$_2$)	
	n	[%]	n	[%]
I a	(37)	(13,4)	–	–
I b	(102)	(36,7)	35	(12,7)
II a	–	–	79	(28,5)
II b	–	–	15	(5,5)
III a, b	–	–	9	(3,2)

entwickelt und mit einer typischen oder atypischen Prostatahyperplasie vergesellschaftet. Es entwickelt sich und breitet sich vorzugsweise in ventralen paraurethralen Organzonen aus (Kastendieck 1984; Helpap 1989; Kastendieck u. Helpap 1989; Helpap 1990).

Um die Ausdehnung abzuschätzen und eine exakte Klassifikation des inzidenten Karzinoms vorzunehmen, sollte die Nachresektion fraktioniert durchgeführt werden. Zentrale und periphere Anteile der Prostata, eventuell auch nach Seitenlappen getrennt, sollten dem Pathologen gezielt zur Untersuchung übersandt werden. Aufgrund der histologischen Klassifikation und des Grading von inzidenten Karzinomen kann bei einem solchen Karzinom nicht davon ausgegangen werden, daß es sich a priori um ein Karzinom niedriger Malignität handelt, bei dem evtl. eine abwartende Haltung eingenommen werden kann, sondern es muß in jedem Fall eine exakte morphologische Abklärung angestrebt werden (Helpap 1989b).

Vorläufer des Prostatakarzinoms „atypische Hyperplasie, intraepitheliale Neoplasie (PIN)"

In der Nachbarschaft klinisch und morphologisch manifester Prostatakarzinome werden in über 50% atypische glanduläre Proliferationen ohne Zeichen einer Stromainvasion beobachtet (Mc Neal u. Bostwick 1986; Oyasu et al. 1986; Bostwick 1989; McNeal 1989; Troncoso et al. 1989). Histologisch-zytologisch sind diese glandulären Atypien durch adenomatöse papilläre und kribriforme Strukturen mit unterschiedlich starken zytologischen Atypien sowie durch Auftreten solitärer, prominenter Nukleolen gekennzeichnet (Kelemen et al. 1990). Immunhistochemisch ist mit Zunahme der glandulären Atypien ein Verlust von Basalzellen durch den Einsatz eines monoklonalen Antikörpers gegen Stratum-corneum-Keratin (MA 903/ Ortho/Diagnostics) zu beobachten, der schließlich atypischen Drüsen die Invasion in das Stroma bahnt. Im Gegensatz zu den nicht neoplastischen normoglandulären oder hyperplastischen prostatischen Drüsen besitzt das Karzinom keine Basalzellen (Bostwick u. Brawer 1987; Wernert u. Dhom 1988; Bostwick 1989; Hedrick u. Epstein 1989; Helpap 1989). Das Karzinom bildet im

Bereich der Stromainvasion jedoch regelmäßig Basalmembranen aus (Bonkhoff et al. 1991).

Der immunhistochemische Nachweis mit Stratum corneum-Keratin ist negativ, während die tumorösen sekretorischen Drüsen das prostataspezifische Antigen (PSA) und die Saure Phosphatase (PAP) je nach Differenzierungsgrad des Karzinoms homogen oder heterogen exprimieren (Abb. 10, 11). Die mit zunehmendem Atypiegrad der glandulären Proliferationen fortschreitende Basalzellreduktion untermauert die Vorstellung einer praekanzerösen Läsion.

In den peripheren Abschnitten der Prostata herrschen papilläre und kribriforme Proliferationen vor. Die prostatische Praekanzerose wird hier als prostatische intraepitheliale Neoplasie (PIN) bezeichnet. Während in zentralen Abschnitten der Prostata (Transitionalzone) adenomatöse makro- oder mikroazinäre bzw. glanduläre Proliferationen vorliegen, die atypische glandulär-adenomatöse Hyperplasie genannt werden (Helpap 1980; Kastendieck 1980; McNeal u. Bostwick 1986; Bostwick u. Brawer 1987; Kovi et al. 1988; Bostwick 1989; Kovi u. Mostofi 1989; Kastendieck u. Helpap 1989b; Helpap 1989, 1990; Epstein et al. 1990) (Abb. 13, 14). Zytologisch sind die schweren Formen der zentralen atypischen glandulären bzw. adenomatösen Hyperplasie und der peripheren prostatischen intraepithelialen Neoplasie durch prominente, jedoch überwiegend singuläre, zentral gelagerte Nukleolen charakterisiert, während Karzinome gleicher Atypiegrade überwiegend multiple exzentrisch gelagerte Nukleolen in ihren Tumorzellkernen enthalten (Helpap 1988; Kelemen et al. 1990). Auch die Meßung von versilberbarem Protein der Nukleolenorganisierenden Regionen (AgNORs) hat für die atypische prostatische Hyperplasie Werte ergeben, die zwischen denen der BPH und den Karzinomen liegen (Mostofi et al. 1989; Hansen u. Ostergard 1990; Sesterhenn et al. 1991). Mit zellkinetischen Methoden wie DNA-Zytophotometrie, Autoradiographie und immunhistochemischen Markereinsatz (Ki 67) sind zudem bei den schweren Formen der Praeneoplasien zunehmende Aneuploidiegrade und Markierungsindizes wie bei manifesten Karzinomen festzustellen (Montoroni 1989; Kastendieck u. Helpap 1989; Wernert et al. 1989; Helpap 1990) (Tabelle 8). Hinsichtlich der Topographie

Tabelle 8. Prostatische intraepitheliale Neoplasie (PIN)/atypische Hyperplasie / Prostatakarzinom DNA–Zytophotometrie

Diagnose	Ploidierate		
	diploid	tetraploid	triploid/aneuploid
BPH	+	–	–
PIN I	+		
II	8/10		2/10
III	–		+	2/2
Karzinom		4/20	+	16/20

PIN II/III (triploid/aneuploid) Präneoplasien des Prostatakarzinoms nach *Montironi* et al. 1989

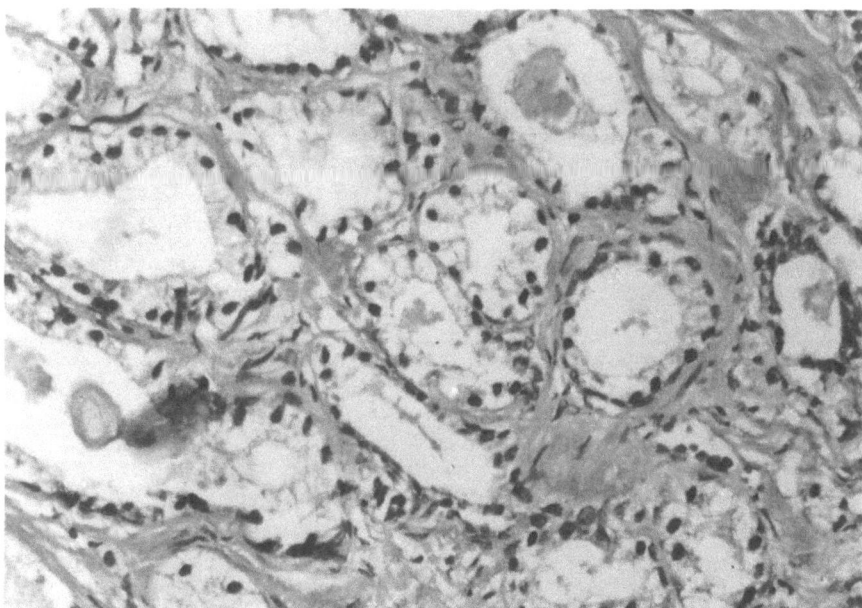

Abb. 13. „Zentrale" glandulär-adenomatöse atypische Prostatahyerplasie. Hämatoxylin-Eosin 250 ×

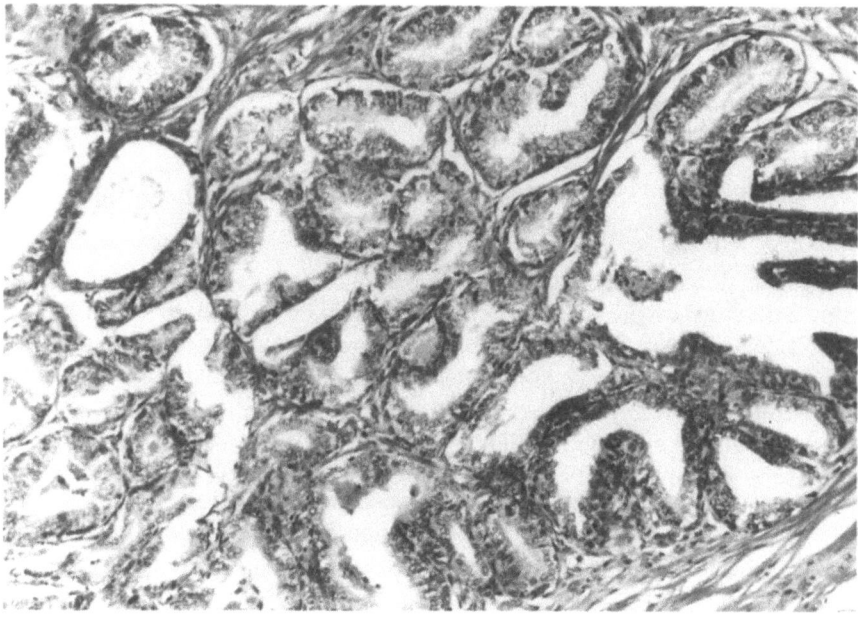

Abb. 14. Prostatische intraepitheliale Neoplasie (PIN) Grad III in der Nachbarschaft eines glandulären Prostatakarzinoms. Hämatoxylin-Eosin 180 ×

Tabelle 9. Atypische Prostatahyperplasie / intraepitheliale Neoplasie / Prostatakarzinom

Lokalisation	Grading		
	(I) leicht	(II) mäßig	(III) schwer
Zentrale Drüse	Hoch-mäßig differenzierte (GIa–IIa) inzidente Prostatakarzinome vom glandulär-uniformen Typ		
Periphere Drüse			Klinisches Karzinom (GIb – III) Überwiegend pluriformer Aufbau

Nach Helpap 1989 b; 1990)

ist die in der peripheren Drüse sich entwickelnde intraepitheliale Neoplasie (PIN) der Vorläufer des klinischen (manifesten) Karzinoms, während die überwiegend in den zentralen Abschnitten entstehende atypische glanduläre bzw. adenomatöse Hyperplasie als Vorläufer des inzidenten Prostatakarzinoms anzusehen ist (Tabelle 9) (Bostwick 1989; Kastendieck u. Helpap 1989; Helpap 1990; Quinn et al. 1990). Die klinische Konsequenz vor allem bei der Diagnose einer prostatischen intraepithelialen Neoplasie ohne Karzinom – Häufigkeit 20 bis 40 % – ist die kurzfristige klinische Kontrolle unter Einsatz aller diagnostischen Maßnahmen wie Sonographie, PSA-Kontrolle im Serum und evtl. wiederholter Biopsie (Garnett u. Oyasu 1989; Kovi et al. 1988; Mostofi et al. 1989). Bei der biologischen Wertigkeit der beschriebenen Präneoplasien von Prostatakarzinomen ist zu berücksichtigen, daß diese Vorläuferläsionen dem Karzinom 1 bis 2 Altersdekaden vorausgehen können (Mc Neal u. Bostwick 1986).

Morphologische Veränderungen des Prostatakarzinoms während und nach Therapie (Regressionsgrading)

Folgende morphologische Befunde sind am Prostatakarzinom nach Hormon- und Strahlentherapie im Rahmen der Regression erkennbar:
- Am Zytoplasma der Tumorzellen sind grobe Vakuolisierungen, hydropische Schwellungen, Ballonierungen und Rupturen der Zellmembranen nachweisbar.
- Am Zellkern stellt sich primär eine Vergrößerung, danach eine Chromatinverklumpung dar. Es sind bizarre Kernformen mit Nukleolenschwellungen bis Schwund und eine Kernpyknose zu beobachten.
- Im Stroma kommt es nach einer initialen ödematösen Auflockerung zur Fibroblastenproliferation sowie Sklerosierung und Hyalinisierung.

Ferner besteht eine Muskelfaserdegeneration. In tumorfreien Prostatadrüsen kommt es zu einer Atrophie des sekretorisch aktiven Epithels sowie

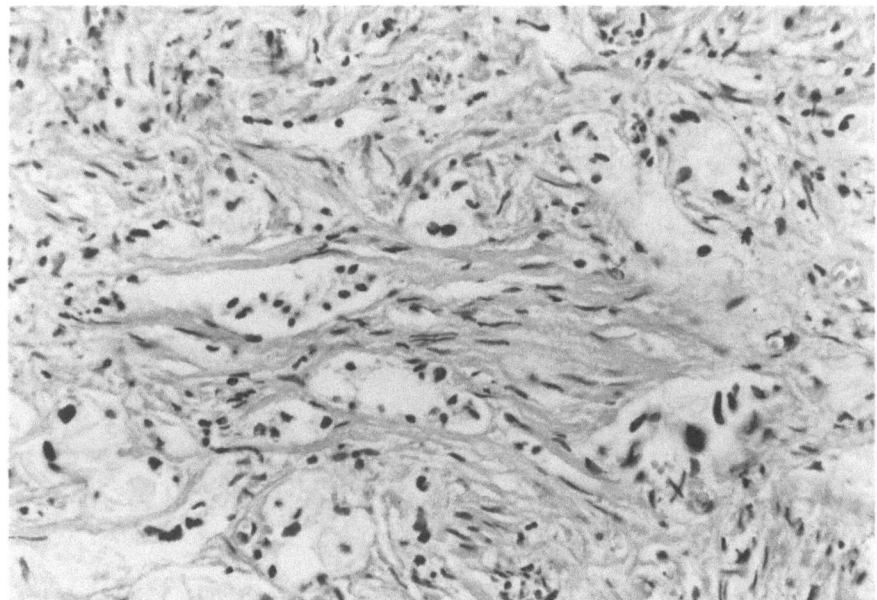

Abb. 15. Prostatakarzinom nach langjähriger Hormonbehandlung Regressionsgrad II. Hämatoxylin-Eosin 140 ×

zur Entwicklung von Plattenepithelmetaplasien. Vor allem bei den strahlentherapeutisch bedingten, regressiven Veränderungen ist zu berücksichtigen, daß auch im nicht befallenen Drüsengewebe strahleninduzierte Zell- und Kernatypien auftreten, die bei Unkenntnis dieser Veränderungen zur Fehldiagnose führen (Abb. 15). Die Arbeitsgruppe um Alken und Dhom (Alken et al. 1972, 1973, 1975, 1977; Dhom u. Degro 1982; Dhom 1981, 1984, 1985) hat ein Regressionsschema entwickelt, das nicht nur die Verminderung des Tumorgewebes unter Therapie, sondern auch die histologischen und z.T. zytologischen Veränderungen einschließt. (Böcking et al. 1984; Böcking u. Auffermann 1987).

Danach werden 3 Regressionsgrade unterschieden (Tabelle 10), wobei Regressionsgrad I einer nur geringen oder fehlenden Regression, Regressionsgrad II einer mäßiggradigen bis deutlichen Regression und Regressionsgrad III einer starken Regression entspricht. Der zusätzliche Regressionsgrad X weist darauf hin, daß Tumorgewebe nicht mehr nachweisbar ist. Diese Regressionsgrade sind aus einem Punktesystem unter Einschluß der aufgeführten morphologischen und zytologischen Charakteristika entwickelt worden (Tabelle 10). Bis 5 Jahre nach Östrogentherapie mit und ohne Orchiektomie bei durchschnittlich 1,6 Kontrollbiopsien innerhalb dieses Zeitraumes, konnten an 145 Patienten mit glandulären Karzinomen Malignitätsgrad Ib bis IIa (II nach TNM 1987) am häufigsten ein Regressionsgrad III mit 41,3 % gefolgt von einem Regressionsgrad I mit 31,1 % beobachtet

Tabelle 10. Histologisches Grading der Tumorregression (Dhom 1981; Helpap et al. 1985)

Punkte	Morphologische Charakteristika	Regressions-grad
10	Keine Regression	I
8	Noch große Tumorausbreitung, nur fokale Regression mit Vakuolisierung und Kernpyknose ohne Nukleoli	
6	Ansteigende Regresion in allen Tumoranteilen bei noch breiter Ausdehnung	II
4	Wenige Tumornester mit deutlicher Regression	
2	Wenige, winzige Verbände von Zellen kaum mehr als Tumorzellen identifizierbar	III
0	Kein Tumor mehr nachweisbar	

Regressionsgrad I   = keine oder nur geringe Regression
Regressionsgrad II = mäßiggradige Regression
Regressionsgrad III = starke Regression
Regressionsgrad X   = kein Tumor nachweisbar

werden. Bei kribriformen und solide-trabekulären Karzinomen Malignitätsgrad IIa, IIb und III (II, III und IV nach TNM 1987) überwog der Regressionsgrad I.

Nach Radiotherapie an 18 Patienten wurden ebenfalls bei den glandulären Karzinomen (G II) am häufigsten mit 52,3 % Regressionsgrad III und bei den kribriformen und solide-trabekulären Karzinomen (G III) Regressionsgrad I in 30,6 %, II in 41,3 % und III in 28,1 % registriert (Helpap 1985c).

Differenzierte, glanduläre Prostatakarzinome weisen höhere Regressionsgrade auf, als die wenig differenzierten, glandulären, kribriformen und solide-trabekulären Karzinome. Hinsichtlich der Radiotherapie kann davon ausgegangen werden, daß die hochmalignen Prostatakarzinome in 60 % nach 3 und mehr Jahren noch eine deutliche Tumorregression aufweisen, während nach anti-androgener Therapie lediglich in 30 % Tumorregressionen gefunden werden (Dhom 1981, 1985; Kopper et al. 1984; Helpap 1985a,b).

Die Anwendung des histologischen Regressionsgradings setzt wie das primäre Grading ausreichendes bioptisches Untersuchungsmaterial voraus, das 12 bis 18 Monate nach Bestrahlung gewonnen werden sollte. Unter Hormontherapie sollte die erste Therapiekontrolle 6 Monate nach Beginn durchgeführt werden. Wie beim primären Grading ist auch beim Regressionsgrading die Reproduzierbarkeit eingeschränkt. Dies beruht auf der z.T. subjektiven Beurteilung der zellulären regressiven Veränderungen in den behandelten Prostatakarzinomen. Es sei darauf hingewiesen, daß der alleinige morphologische Befund regressiver Veränderungen für sich allein nicht zu einer prognostischen Aussage, oder einer Änderung der Therapieschritte führen sollte. Die Beurteilung eines Therapieeffektes oder

Erfolges hat nur gemeinsam zwischen Morphologen und Kliniker zu erfolgen und sollte Änderungen des klinischen Stadiums, d.h. Änderung der lokalen Invasion, Lymphknotenbefall, Saure Phosphatasewerte im Serum und Tumormarker Status berücksichtigen.

Wie in jüngsten Prognosestudien zum Prostatakarzinom gezeigt, spielt der Differenzierungs- und Malignitätsgrad des Karzinoms bei der Prognoseanalyse die entscheidende Rolle (Pilepich et al. 1987) (Abb. 13). Schließlich sollte beachtet werden, daß ein Regressionsgrading nur am Primärtumor durchzuführen ist. Die Ergebnisse sind nicht ohne weiteres auf Tumorabsiedlungen (Lymphknoten oder Organmetastasen) zu beziehen.

Ein weiterer Hinweis auf eine mögliche Therapieansprechbarkeit, insbesondere bei Einsatz von Hormonen, ist durch die Messung von Apoptosekörpern gegeben. Bei der Apoptose handelt es sich um eine Heterophagozytose von Tumorzellen, die auf lysosomalem Wege intrazellulär abgebaut werden. Die dabei auftretende Vakuolenphase ist lichtmikroskopisch sehr gut erkennbar. Die entsprechenden rundlichen, ovalären Gebilde werden als Apoptosekörper bezeichnet. Sie können sowohl innerhalb von Makrophagen als auch in Epithel- und Tumorzellen beobachtet werden (Stiens et al. 1981).

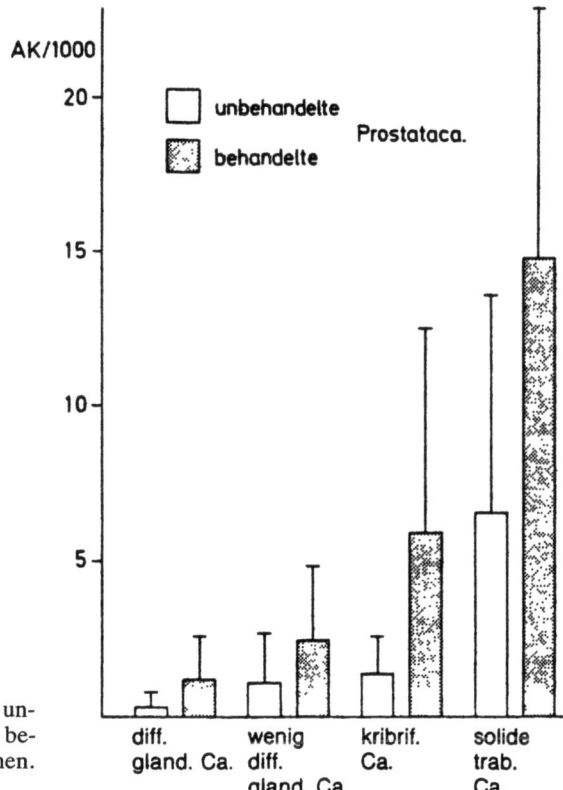

Abb. 16. Apoptosekörper in unbehandelten und antiandrogen behandelten Prostatakarzinomen. (Aus: Helpap 1989a, S. 294)

Die morphologische Kontrollmethode kann bereits 4 – 8 Wochen nach Beginn der Therapie eingesetzt werden. Am eigenen Material konnte nach kurzfristiger Hormontherapie ein Anstieg des Apoptoseindex um den Faktor 10 und nach Strahlentherapie um den Faktor 5 beobachtet werden (Abb. 16). Auch diese morphologische Aussage sollte mit den klinischen Parametern korreliert werden (Stiens et al. 1981). Immunhistochemisch zeigen Antiandrogen behandelte Prostatakarzinome mit zunehmender Regression ein deutlich abgeschwächtes bis fehlendes Expressionsmuster für PSA und PAP (Tabelle 11a,b). Ein Rückschluß auf die Therapieansprechbarkeit ist jedoch nicht möglich (Wernert 1987). Eine biochemische bzw. immunhistochemische Rezeptoranalytik vor allem für Androgenrezeptoren einsetzbar für die

Tabelle 11a. Immunhistochemischer Nachweis von PSP und PSA an unbehandelten Karzinomen der Prostata (Helpap 1989)

Histologie	PSP prostataspezifische saure Phosphatase	PSA prostataspezifisches Antigen
Hochdifferenzierte gland. Karzinome	++(+) (gleichmäßig)	+++ (gleichmäßig)
Wenig differenzierte gland. Karzinome	++(+) (ungleichmäßig)	++(+) (ungleichmäßig)
Kribriforme Karzinome	+−++(+) (apikale Markierung)	+−++(+) (apikale Markierung)
Solid-trabekuläre Karzinome	∅−+(+)	∅−+(+)
Normale Drüsen	+++	+++

Tabelle 11b. PSP- und PSA-Expressionsmuster bei behandelten Prostatakarzinomen (Helpap 1989)

Histologie	PSP prostatasepzifische saure Phosphatase	PSA prostataspezifisches Antigen
Hochdifferenzierte gland. Karzinome	0−+(++) (je nach Regressionsgrad)	0−+(++) (je nach Regressionsgrad)
Wenig differenzierte gland. Karzinome	0−+(++) (je nach Regressionsgrad)	0−+(++) (je nach Regressionsgrad)
Kribriforme Karzinome	+−++ (je weniger Regression, desto stärker der Marker)	+−++ (je weniger Regression, desto stärker der Marker)
Solid-trabekuläre Karzinome	+−++ (je weniger Regression, desto stärker der Marker)	+−++ (je weniger Regression, desto stärker der Marker)
Plattenepithelmetaplasien	∅	∅

Routinediagnostik, liegt derzeit noch nicht vor. Experimentielle biochemische Ansätze haben bislang keine Korrelationen zwischen Grading und Staging ergeben (Wolf et al. 1985; Habib et al. 1986; Gorelic et al. 1987; Wernert 1987). Immunhistochemisch sind Prostatakarzinome negativ für Östrogen- und Progesteronrezeptoren (Wernert 1991).

Aussagekraft des Untersuchungsmaterials

Eine histologische Klassifikation oder ein morphologisches Grading sind nur dann durchführbar, wenn ausreichendes Untersuchungsmaterial vorliegt. Im wesentlichen beruhen diese Analysen auf Material von Stanz- und transurethralem Resektionsgut. Aussagen anhand von Prostatektomiepräparaten sind ungleich einfacher und exakter durchzuführen, als anhand eines winzigen Biopsiezylinders, wie ihn der Pathologe nicht selten zur Untersuchung bekommt.

An 2 cm langen Stanzzylindern, bzw. am üblichen Resektionsmaterial ist die Karzinomdiagnose in der Regel zu sichern (Mihatsch et al. 1983). Eine wünschenswerte Forderung des Pathologen an den Kliniker ist die, daß mindestens 2 Stanzzylinder aus jedem Prostatalappen vorliegen (Dhom 1981). Der Morphologe sollte bei Verdacht auf Malignität das Untersuchungsmaterial völlig aufarbeiten. Bei Stanzzylindern ist dies praktikabel. Bei reichlich durch transurethrale Resektionstechnik gewonnenem Spanmaterial ist dies aus praktischen Gründen nicht immer möglich. Bei einem Gewicht bis zu 30 g sollte das Material jedoch vollständig eingebettet werden. Dies entspricht in der Regel 10 Paraplastblöcken (Helpap 1989). In 95 bis 99 % ist bei klinischem Verdacht auf Karzinom die Diagnose histologisch verifizierbar (Mostofi 1986; Vollmer 1986; Tchertkoff 1987). Vergleichende Untersuchungen hinsichtlich Lokalisation, Volumen und Histologie des Tumors zwischen Stanz- und Ektomiepräparaten haben bei der Lokalisation eine vollständige Übereinstimmung in nur 61,6 %, beim Volumen in 43,3 % und in der histologischen Beurteilung in 62,5 % gezeigt.

Die Übereinstimmung fehlte in 10,5 % bei der Lokalisation, in 10,8 % beim Volumen und in 9,2 % bei der Histologie. Zumeist lag ein UnderGrading vor (Tabelle 9; s. auch Kastendieck 1980). Mihatsch et al. (1983) fanden zwischen Nadelbiopsie und TUR-Material nur in 49 % eine diagnostische Übereinstimmung.

Lymphknotenmetastasen

Am häufigsten finden sich Metastasen in den obturatorischen und iliakalen (pelvinen) Lymphknoten von ca. 30 bis 35 % (Fowler et al. 1981; Merkel et al. 1984; Faul et al. 1985). Diese entsprechen dem Abflußgebiet aus den hinteren und seitlichen Organabschnitten der Prostata. Es besteht zwischen der Häufigkeit pelviner Lymphknotenmetastasen und dem Tumorstadium und Tumorgrading eine deutliche Abhängigkeit. Prostatakarzinome T1 weisen bis zu 20 %, T2 bis 30 % und T3 bis 45 % Lymphknotenmetastasen auf.

Metastasierende Karzinome haben in der Regel bereits die Kapsel durchbrochen, infiltrieren die Samenbläschen und haben das prostatische Gewebe fast bis zur Hälfte durchsetzt.

Histologische Analysen zeigen, daß mit zunehmendem Malignitätsgrad sowie pluriformem Aufbau der Prostatakarzinome die Häufigkeit von Metastasen deutlich ansteigt. G-I-Karzinome zeigen in 0–5 %, G-II- in 20–30 % und G-III-Karzinome in 50–60 % Lymphknotenmetastasen (Fowler et al. 1981; Brawn 1983; Merkel et al. 1984; Faul et al. 1985). Auffallend ist die hohe Inzidenz an Lymphknotenmetastasen bei inzidenten Karzinomen (T1b) in etwa 27 %. Diese Tatsache unterstreicht die Bedeutung einer Differenzierung von T1a- und T1b-inzidenten Karzinomen (Faul et al. 1985; Catalona 1987).

In $2/3$ der Fälle besteht eine identische Differenzierung zwischen Primärtumor und Metastasen. Voraussetzung ist jedoch die exakte Aufarbeitung des Tumorgewebes und Erfassung aller histologischen Muster bzw. Differenzierungsgrade. Auch die Immunhistochemie der Lymphknotenmetastasen mit PSP und PSA ist vergleichbar mit dem Primärtumor (Kastendieck et al. 1980; Kramer et al. 1981; Friedmann et al. 1984a, b; Merkel et al. 1984). Damit besteht auch die Möglichkeit bei PSP und PSA positiven Lymphknotenmetastasen eines bis dato unbekannten Primärtumors, das Prostatakarzinom als Ursprung in die Differentialdiagnose miteinzubeziehen (Nadji et al. 1981; Stein et al. 1982, Yam et al. 1983). Die Prognose der Prostatakarzinomträger D1/T1–4/N1 wird durch den Differenzierungsgrad und das Ausmaß der Lymphknotenmetastasierung entscheidend beeinflußt. Die 5- bzw. 10-Jahresüberlebensraten von Patienten mit mäßig differenzierten Lymphknotenmetastasen liegen bei 79 bzw. 34 %, während die 5 und 10 Jahresüberlebensraten von Patienten mit wenig differenzierten Lymphknotenmetastasen 13 % und 0 % betragen (Brawn et al. 1990). Die Folgerung aus dieser Beobachtung ist, das bei Patienten mit Prostatakarzinomen und Lymphknotenmetastasen alle histologischen Muster bzw. Differenzierungsgrade zu bestimmen sind, da vornehmlich kribriforme und solide trabekuläre bzw. undifferenzierte Anteile die Prognose bestimmen (Brawn u. Johnson 1987; Brawn u. Speights 1989; Brawn et al. 1990). Unter Hormontherapie sind Regressionen der Lymphknotenmetastasen nachweisbar. Selten liegen jedoch gleichartige Rückbildungstendenzen in Primärtumor und Metastasen vor.

Ausblick

Bei der abschließenden kritischen Stellungnahme erhebt sich die Frage, ob *Staging, Grading und Klassifikation* des Prostatakarzinoms im Hinblick auf die Therapie des Tumors, die Prognose bzw. die Überlebenswahrscheinlichkeit oder Absterberaten verbessert bzw. verringert haben.

Das klinische Stadium wird nicht selten durch die totale Prostatektomie korrigiert. In 85 % der präoperativ angenommenen, lokoregionalen Karzinome liegt bereits ein multifokales Wachstum mit Kapselinfiltration und Lymphknotenmetastasen vor (Stamey 1982). Somit ist nicht selten ein klinisches Understaging vorgenommen worden.

Dennoch wird das klinisch-operative Staging als Grundlage für klinische Kontrollstudien nach operativer und Strahlentherapie benutzt (Scardino et al. 1986). Unter der Voraussetzung, daß genügend Untersuchungsmaterial für das morphologische Grading vorgelegen hat, haben retrospektive Studien günstige Überlebenswahrscheinlichkeiten bzw. niedrige Absterberaten für Patienten mit Prostatakarzinom Malignitätsgrad Ib bis IIa erbracht. Prostatakarzinomträger Malignitätsgrad Ia brauchen in Abstimmung mit dem Urologen in der Regel nicht therapiert werden. Dies gilt auch für die hochdifferenzierten glandulären, inzidenten Karzinome G I, deren Ausbreitungstyp (T 1a) durch komplette pathologische/anatomische Aufarbeitung allerdings gesichert sein sollte (Newman et al. 1982; Helpap 1989, 1990; Kastendieck 1990). Prostatakarzinome Malignitätsgrad II bis III sind jedoch unbedingt einer Therapie zu unterziehen. Kontrollierte Studien zum Regressionsgrading nach wiederholten Stanzbiopsien, aber auch nach Aspirationszytologie haben gezeigt, daß 2 bis 18 Monate nach Therapiebeendigung auf Strahlen 60 bis 80% der Karzinome angesprochen haben und daß 1,5 bis 3 Jahre nach Abschluß der Therapie vielfach noch histologisch eine gute Regression erkennbar ist. Vornehmlich handelt es sich hier um drüsigdifferenzierte Karzinome (Alken et al. 1977; Kopper et al. 1984). Der Nachweis einer morphologischen Regression schließt jedoch nicht aus, daß auch nach Hochvoltbestrahlung oder interstitieller Strahlentherapie zu einem späteren Zeitpunkt eine Progression des Karzinoms einsetzen kann.

Dies entspricht Beobachtungen nach denen Prostatakarzinomträger mit negativen Kontrollbiopsien in 18% nach 5 Jahren und in 32% nach 10 Jahren lokale Rezidive entwickeln können (Scardino et al. 1986). Insgesamt kann davon ausgegangen werden, daß differenzierte, glanduläre Karzinome langfristig eine höhere Regressionsrate zeigen, als hochmaligne Karzinome mit hoher Wachstumsfraktion. Dies gilt sowohl für Hormon- wie Strahlentherapie (Dhom 1981, 1985). Im Einzelfall ist jedoch nicht vorauszusagen, wie ein Karzinom nach exakter Einstufung und entsprechendem Grading und Staging auf eine bestimmte Therapie reagieren wird. Unter Hormontherapie wird zukünftig die immunhistochemische Expression des Androgenrezeptors für die Prognose des Prostatakarzinoms eine wichtige Rolle spielen (Ruizeveld de Winte et al. 1990). Eine einheitliche morphologische Klassifikation und ein einheitliches Grading-System können möglicherweise im Rahmen kontrollierter Therapiestudien weitergehende prognostische Rückschlüsse erbringen. Die morphologischen Grundlagen hierfür aufzuzeigen, ist das Ziel dieses Beitrages.

Literatur

Al-Abadi H, Nagel R (1988) Prognostische Bedeutung von Ploidie und proliferativer Aktivität beim lokal fortgeschrittenen Prostatakarzinom. Akt Urol 19: 182–186

Alken CE, Dhom G, Hohbach CH, Sachse D, Schröder FH, Straube W (1972) Therapie des Prostatacarcinoms und Therapiekontrolle. Urologe [A] 11: 216–220

Alken CE, Dhom G, Straube W, Schmidt-Hermes HJ, Moormann JG, Moeller JF (1973) Therapie des Prostatacarzinoms und Verlaufskontrolle II. Urologe [A] 12: 191–197

Alken CE, Dhom G, Straube W, Braun JS, Kopper B, Rehker H (1975) Therapie des Prostatacarcinoms und Verlaufskontrolle (III). Urologe [A] 14: 112–116

Alken CE, Dhom G, Kopper B, Rehker H, Dietz R, Kopp S, Ziegler M (1977) Verlaufskontrolle nach Hochvolttherapie des Prostatacarcinoms. Urologe [A] 16: 272–278

Böcking A (1988) Malignitäts- und Regressionsgrading des konservativ behandelten Prostatakarzinoms durch schnelle DNA-Messungen mit einem neuen TV-Bildanalysesystem samt automatischem Mikroskop. In: Helpap B, Senge Th, Vahlensieck W (Hrsg) Die Prostata 4: Prostataerkrankungen. Pharm und Medical Inform, Frankfurt, S 136–144

Böcking A, Auffermann W (1987) Cytological grading of therapy-inducced tumor regression in prostatic carcinoma – proposal of a new system. Diagn Cytopathol 3: 108–111

Böcking A, Sinagowitz E (1980) Histological grading of prostatic carcinoma. Pathol Res Pract 168. 115–125

Böcking A, Sommerkamp H (1981) Histologisches Malignitätsgrading des Prostatacarcinoms. Prognostische Validität, Reproduzierbarkeit und Repräsentative. Verh Dtsch Ges Urol 32: 63–65

Böcking A, Helpap B, Müller H-A, Kastendieck H (1984) Zytologisches Regressionsgrading des Prostatakarzinoms. Verh Dtsch Ges Pathol 68: 399

Bonkhoff H, Wernert N, Dhom G, Remberger K (1991) Basement membranes in fetal, adult normal, hypoplastic and neoplastic human prostate. Virchows Arch A Pathol Anat 418: 375–381

Bostwick DG (1989) Prostatic intraepithelial neoplasia (PIN). Urology [Suppl] 34: 16–22

Bostwick DG, Brawer MK (1987) Prostatic intra-epithelial neoplasia and early invasion on prostate cancer. Cancer 59: 788–794

Brawn PN (1983) The dedifferentiation of prostate carcinoma. Cancer 52: 246–251

Brawn PN, Johnson CF (1987) The metastatic potential of prostatic carcinomas composed entirely of single malignant glands. Virchows Arch 411: 399–402

Brawn PN, Speights VO (1989) The dedifferentiation of metastatic prostate carcinoma. Cancer 59: 85–88

Brawn P, Kuhl D, Johnson Ch, Pandya P, Mc Cord R (1990) Stage D1 prostate carcinoma. The histologic appearance of nodal metastases and its relationship to survival. Cancer 65: 538–543

Catalona WJ (1987) Surgical staging of genitourinary tumors. Cancer 60: 459–463

Dhom G (1977) Classification and grading of prostatic carcinoma. In: Grundmann E, Vahlensieck W (eds) Tumors of the male genitalsystem. Recent results in cancer research. Springer, Berlin Heidelberg New York

Dhom G (1981) Pathologie des Prostatacarcinoms. Verh Dtsch Ges Urol 32: 9–16

Dhom G (1983) Erkrankungen der Prostata. In: Frommhold W, Gerhardt P (Hrsg) Klinisch-radiologisches Seminar, vol 13. Thieme, Stuttgart New York, S 1–9

Dhom G (1984) Immunhistochemische Befunde beim unbehandelten und beim behandelten Prostatakarzinom. In: Helpap B, Senge Th, Vahlensieck W (Hrsg) Die Prostata, 2: Das Prostatakarzinom. Pharm und Medical Inform, Frankfurt, S 320–324

Dhom G (1985) Histopathology of prostate carcinoma. Diagnosis and differential diagnosis. Pathol Res Pract 179: 277–303

Dhom G (1990) Unusual prostatic carcinomas. Pathol Res Pract 186: 28–36

Dhom G (1991) Prostata. In: Pathologie des männlichen Genitale, Band 21. Spezielle pathologische Anatomie. Doerr W, Seifert G (Hrsg). Springer, Berlin Heidelberg New York London Paris Tikyo Hong Kong Barcelona, S 455–642

Dhom G, Degro S (1982) Therapy of prostatic cancer and histopathologic follow-up. Prostate 3: 531–542

Dhom G, Hohbach C (1982) Pathology and classification of prostate malignancies: experiences of the german prostate cancer registry. In: Jacobi EH, Hohenfellner R (eds) Prostate cancer. International perspectives in urology, vol 3. Williams & Wilkins, Baltimore London. pp 95–113

Epstein JI, Cho KR, Quinn BD (1990) Relationship of severe dysplasia to stage A (incidental) adenocarcinoma of the prostate. Cancer 65: 2321–2327

Faul P, Eisenberger F, Elsässer E (1985) Metastatischer Befall pelviner Lymphknoten in Abhängigkeit vom morphologischen Differenzierungsgrad und klinischen Stadium des Prostatakarzinoms. Urologe [A] 24: 326–329

Fowler JE, Whitmore WF (1981) The incidence and extent of pelvic lymph node metastases in apparently localized prostatic cancer. Cancer 47: 2941–2945

Friedmann W, Steffens J, Lobeck H (1984) Immunhistochemische Diagnose des metastasierenden Prostatakarzinoms. Onkol 7: 337–341

Friedmann W, Steffens J, Lobeck H, Scholman HJ, Jahn G (1984) Immunhistochemische Charakterisierung von Metastasen des Prostatakarzinoms. Verh Dtsch Ges Pathol 68: 115–117

Garnett JE, Oyasu R (1989) Urologic evaluation of typical prostatic hyperplasia. Urology [Suppl] 34: 66–69

Gleason DF (1966) Classification of prostatic carcinomas. Cancer Chemother 50: 125–130

Gleason DF, Mellinger GT, Veterans Administration cooperative urological research group (1974) Prediction of prognosis for prostatic adenocarcinoma by combined histological grading and clinical staging. J Urol 111: 58–63

Gorelic LS, Lamm DL, Ramzy I, Radwin H, Shain SA (1987) Androgen receptors in biopsy specimens of prostate adenocarcinoma. Cancer 60: 211–219

Habib FK, Odoma S, Busuttil A, Chisholm GD (1986) Androgen receptors in cancer of the prostate. Correlation with stage and grade of the tumor. Cancer 57: 2351–2356

Hanke P, Schneider M, Götting B, Jonas D (1988) Prognose und Beurteilung von Prostatakarzinomen – ein Vergleich der Klassifikation nach Dhom und der kombinierten, histologisch-zytologischen Klassifikation des onkologischen Arbeitskreises Prostatakarzinom. In: Helpap B, Senge T, Vahlensieck W (Hrsg) Die Prostata 4: Prostataerkrankungen. Pharm und Medical Inform, Frankfurt, S 130–135

Hansen AB, Ostergard B (1990) Nucleolar organiser regions in hyperplastic and neoplastic prostatic tissue. Virchows Archiv [A] 417: 9–13

Harada M, Mostofi FK, Corle DK, Byar DP, Trump BF (1977) Preliminary studies of histological prognosis in cancer of the prostate. Cancer Treat Rep 61: 223–225

Hedrick L, Epstein JI (1989) Use of keratin 903 as an adjunct in the diagnosis of prostate carcinoma. Am J Surg Pathol 13: 389–396

Helpap B (1980) The biological significance of atypical hyperplasia of the prostate. Virchows Arch [A] 387: 307–317

Helpap B (1981) Cell kinetic and cytological of prostatic carcinoma. Virchows Arch [A] 393: 205–214

Helpap B (1982) Zur Morphologie des Prostatacarcinoms. Extract Urol 5: 491–517

Helpap B (1985) Bedeutung von Klassifikation, Grading und Regressions-Grading für Prognose und Therapie des Prostatacarcinoms. Ber Pathol 101: 3–13 (a)

Helpap B (1985) Morphologische und zellkinetische Untersuchungen an Prostatakarzinomen. Ein Beitrag zum Grading. Urol Intern 40: 36–42 (b)

Helpap B (1985) Treated prostatic carcinoma. Histological, immuno-histochemical and cell kinetic studies. Appl Pathol 3: 230–241 (c)

Helpap B (1988) Frequency and localization of nucleoli in nuclei from prostatic carcinoma and atypical hyperplasia. Histophatology 12: 203–211

Helpap B, Otten J (1982) Histologisch-cytologisches Grading von uniformen und pluriformen Prostatacarcinomen, Pathologe 3: 216–222

Helpap B, Weißbach L (1984) Klassifikation, Zellkinetik und Grading des manifesten Prostatakarzinoms. In: Helpap B, Senge Th, Vahlensieck W (Hrsg) Die Prostata, 2: Prostatakarzinom. Pharm und Medical Inform, Frankfurt, S 102–132

Helpap B, Böcking A. Dhom G, Kastendieck H, Leistenschneider W, Müller H-A (1985) Klassifikation, histologisches und zytologisches Grading sowie Regressionsgrading des Prostatakarzinoms. Eine Empfehlung des pathologisch-urologischen Arbeitskreises „Prostatakarzinom". Pathologe 6: 3–7

Helpap B (1990) Atypical hyperplasia, intraepithelial neoplasia and incidental carcinoma of the prostate. In: Altwein JE, Faul P, Schneider W (Eds) Incidental carcinoma of the prostate. Springer, Berlin Heidelberg New York London Paris Tokyo Hong Kong Barcelona Budapest, S 74–91

Helpap B (1989a) Pathologie der ableitenden Harnwege und der Prostata. Springer, Berlin Heidelberg New York Tokyo

Helpap B (1989b) Do precursor lesions of prostatic carcinoma exist? World J Urol 7: 27–33

Helpap B, Oehler U, Bollmann R (1990) Das endokrin differenzierte Prostatakarzinom. Histologie und Immunhistochemie. Pathologe 11: 18–24

Helpap B, Koch V, Kohler Ch (1990) Prognostische Aussagekraft des Subgrading von Prostatacarcinomen. Verh Dtsch Ges Pathol 74: 491

Hermanek P, Sobin LH (1987) TNM classification of malignant tumours. UICC. 4th edn. Springer, Berlin Heidelberg New York Tokyo

Jewett HJ (1975) The present status of radical prostatectomy for stage A and B prostatic cancer. Urol Clin North Am 2:105–124

Jonas U, Tanke HJ, Ploem TS (1984) Automatisierte Bildanalyse von zytologischen Präparaten zur Diagnose und Gradierung des Prostatakarzinoms. In: Helpap B, Senge T, Vahlensieck W (Hrsg) Die Prostata Band 2 Prostatakarzinom. Pharm und Medical Inform, Frankfurt, pp 204–211

Kastendieck H (1980) Correlations between atypical primary hyperplasia and carcinomas of the prostate. A histological study of 180 total prostatectomies. Pathol Res Pract 169: 366–387

Kastendieck H (1980) Morphologie des Prostatacarcinoms in Stanzbiopsien und totalen Prostatektomien. Untersuchungen zur Frage der Relevanz bioptischer Befundaussagen. Pathologe 2: 31–43

Kastendieck H (1980) Prostatic carcinoma. Aspects of pathology, prognosis, and therapy. J Cancer Res Clin Oncol 96: 131–156

Kastendieck H (1984) Klassifikation, Morphologie und Pathogenese des inzidenten Prostatakarzinoms. In: Helpap B, Senge Th, Vahlensieck W (Hrsg) Die Prostata, 2: Prostatakarzinom. Pharm und Medical Inform, Frankfurt, S 133–164

Kastendieck H (1985) Das Mikrokarzinom der Prostata. Helv Chir 52: 503–519

Kastendieck H (1987) Klinisches versus inzidentes Prostatakarzinom: pathomorphologische Aspekte als Therapiegrundlage. In: Nagel R (Hrsg) Konservative Therapie des Prostatakarzinoms. Springer, Berlin Heidelberg New York Tokyo, S 1–19

Kastendieck H, Helpap B (1989) Prostatic dysplasia/atypical hyperplasia. Terminology, histopathology, pathobiology, and significance. Urology [Suppl] 34: 28–42

Kelemen PR, Buschmann RJ, Weisz-Carrington P (1990) Nucleolar prominence as a diagnostic variable in prostatic carcinoma. Cancer 65: 1017–1020

Kopper B, Dhom G, Dietz R, Ziegler M (1984) Die lokale Behandlung des Prostatakarzinoms durch Hochvolttherapie. In: Helpap B, Senge Th, Vahlensieck W (Hrsg) Die Prostata, 2: Prostatakarzinom. Pharm und Medical Inform, Frankfurt, S 271–280

Kovi J, Mostofi FK (1989) Atypical hyperplasia of prostate. Urology [Suppl] 34: 23–37

Kovi J, Mostofi FK, Heshmat MY, Enterline JP (1988) Large acinar atypical hyperplasia and carcinoma of the prostate. Cancer 61: 555–561

Kramer StA, Farnham R, Glenn JF, Paulson DF (1981) Comparative morphology of primary and secondary deposits of prostatic adenocarcinoma. Cancer 48: 271–273

Mc Neal JE (1989) Significance of duct-acinar dysplasia in prostate carcinogenesis. Urology [Suppl] 23: 9–15

Mc Neal JE, Bostwick DG (1986) Intraductal dysplasia. A premalignant lesion of the prostate. Human Pathol 17: 64–71

Merkel KHH, Kopper B, Obe M, Dhom G (1984) Malignitätsgrad des Prostatacarcinoms und lymphogene Metastasierung. Verh Dtsch Ges Pathol 68: 111–114

Mihatsch MJ, Ohnacker H, Oberholzer M, Spichtin HP, Eichenberger T, Perret E, Tohorst J (1983) Wie zuverlässig ist die Karzinomdiagnose in der Nadelbiopsie aus der Prostata? Urologe [A] 22: 202–207

Mostofi FK (1975) Grading of prostatic carcinoma. Cancer Chemother Rep 59: 111–117

Mostofi FK (1976) Problems of grading carcinoma of prostate. Semin Oncol 3:161–169

Mostofi FK, Price EB (1973) Tumors of the male genital system. Atlas of tumor pathology. Sec Ser Fasc 8 Washington AFIP

Mostofi FK, Sesterhenn J, Sobin LH (1980) Histological typing of prostate tumours. International histological classification of tumours. No 22. World Health Organisation. Geneva

Mostofi FK, Sesterhenn IA, Davis CJ (1989) Malignant change in hyperplastic prostate glands: The AFIP experience Urology [Suppl] 34: 49–51

Montironi R, Scarpelli M, Sisti S, Braccischi A, Marinzzi GM (1989) DNA assessment in prostatic intraepithelial neoplasia. Pathol Res Pract 185: 107

Müller H-A, Altenähr E, Böcking A, Dhom G, Faul P, Göttinger H, Helpap B, Hohbach Ch, Kastendieck H, Leistenschneider G (1980) Über Klassifikation und Grading des Prostatacarcinoms. Verh Dtsch Ges Pathol 64: 609–611

Nadji M, Tabei SZ, Castro A, Chu TM, Murphy GP, Wang MC, Morales AR (1981) Prostatic-specific antigen: an immunohistologic marker for prostatic neoplasms. Cancer 48: 1229–1232

Newman AJ, Graham MA, Carlton CE, Lieman S (1982) Incidental carcinoma of the prostate at the time of transurethral resection: importance of evaluating every chip. J Urol 128: 948–950

Oyasu R, Bahnson RR, Nowels K, Garnett JE (1986) Cytological atypia in the prostate gland: frequency, distribution and possible relevance to carcinoma. J Urol 135: 959–962

Pilepich MV, Krall JM, Sause WT, Johnson RJ, Russ HH, Hanks GE, Perez CA, Zinninger M, Martz KL (1987) Prognostic factors in carcinoma of the prostate. Analysis of RTOG study 75-06. Int J Radiat Oncol Biol Phys 13: 339–349

Quinn BD, Cho KR, Epstein JI (1990) Relationship of severe dysplasia to stage B adenocarcinoma of the prostate. Cancer 65: 2328–2337

Ruizeveld de Winter JA, Trapman J, Brinkmann AO, Boersma WJA, Mulder E, Schroeder FH, Claassen E, van der Kwast TH (1990) Androgen receptor heterogeneity in human prostatic carcinomas visualized by immunohistochemistry. J Pathol 161: 329–332

Sant Agnese PA (1988) Neuroendocrine differentiation and prostatic carcinoma. Arch Pathol Lab Med 112: 1097–1099

Scardino PT, Frankel JM, Wheeler TM, Meacham RB, Hoffman GS, Seale C, Wilbanks JH, Easley J, Carlton CE (1986) The prognostic significance of post-irradiation biopsy results in patients with prostatic cancer. J Urol 135: 510–516

Scott R, Mutchnik DL, Laskowski TZ, Schmalhorst WR (1969) Carcinoma of the prostate in elderly men: incidence, growth characteristics, and clinical significance. J Urol 101: 602–607

Sesterhenn IA, Becker RL, Avallone FA, Mostofi FK, Lin TH, Davis jr CJ (1991) Image analysis of nucleoli and nucleolar organizer regions in prostatic hypoplasia, intraepituelial neoplasia, and prostatic carcinoma I hrogenit Pathol 1: 61–75

Stamey TA (1982) Cancer of the prostata. An analysis of some important contributions and dilemmas. Monogr Urol 3: 67–93

Stein BS, Petersen RO, Vangore S, Kendall AR (1982) Immunoperoxidase localization of prostatespecific antigen. Am J Surg Pathol 6: 553–557

Stiens R, Helpap B, Weißbach L (1981) Quantitative Untersuchungen zum Zellverlust in Prostatacarcinomen. Klinisch-morphologische Aspekte. Verh Dtsch Ges Urol 32: 73–74

Tchertkoff V (1987) Prostatic tissue sampling. Human Pathol 18: 761

Troncoso P, Babalan RJ, Ro JY, Grignon DJ, v. Eschenbach AC, Ayala AG (1989) Prostatic intraepithelial neoplasia and invasive prostatic adenocarcinoma in cystoprostatectomy specimens. Urology [Suppl] 34:52–56

Turbat-Herrera EA, Herrera GA, Gore I, Lott RL, Grizzle WE, Bonnin JM (1988) Neuroendocrine differentiation in prostatic carcinomas. A retrospective autopsy study. Arch Pathol Lab Med 112: 1100–1105

Vollmer RT (1986) Prostate cancer and chip specimens. Complete versus partial sampling. Human Pathol 17: 285–290

Wernert N (1987) Morphologische und immunhistochemische Untersuchungen zur Orthologie und Pathologie der menschlichen Prostata. Habilitationsschrift Homburg/Saar

Werner N (1991) Immunhistochemie der Prostata und des Prostatakarzinoms. Gustav Fischer, Stuttgart New York

Wernert N, Dhom G (1988) Immunhistochemie der Prostata und des Prostatakarzinoms – Neue Aspekte der Histogenese. In: Helpap B, Senge Th, Vahlensieck W (Hrsg) Die Prostata 4: Prostataerkrankungen. Pharm und Medical Inform, Frankfurt, S 157–172

Wernert N, Bonkhoff H, Seitz G, Remberger K, Dhom G (1989) Untersuchungen zur Proliferationsaktivität (Ki 67) im normalen, hyperplastischen und karzinomatösen Prostatagewebe. Verh Dtsch Ges Pathol 73: 637

Willumsen H, Thorup J, Norgaard T, Hart Hansen D (1988) Nuclear DNA content in prostatic carcinoma measured by flow cytometry: A retrospective study on paraffinembedded tissue. AMPIS [Suppl] 4: 120–185

Wolf RM, Schneider SL, Pontes JE, Englander L, Karr JP, Murphy GP, Sandberg AA (1985) Estrogen and progestin receptors in human prostatic carcinoma. Cancer 55: 2477–2481

Yam LT, Winkler CF, Jancklila AJ, Li CY, Lam KW (1983) Prostatic cancer presenting as metastatic adenocarcinoma of undetermined origin. Immunodiagnosis by prostatic acid phosphatase. Cancer 51: 283–287

Die klinische Bedeutung der transrektalen Feinnadelbiopsie und zytologischen Diagnose des Prostatakarzinoms

P. FAUL

Geschichtlicher Überblick

Der Gedanke, ein Prostatakarzinom auch zytologisch diagnostizieren zu können, wurde von Ferguson bereits 1930 erstmals aufgegriffen und die Methode 1937 ausführlich beschrieben. Damals erfolgte die Aspiration von Prostatazellen noch auf transperinealem Wege, wobei in 57 % der Fälle bereits geeignetes Material gewonnen werden konnte.

Franzén et al. (1960) gebührt das Verdienst, die von Ferguson auf transperinealem Wege durchgeführte Biopsie zu modifizieren und auf transrektalem Wege vorzunehmen und in die Klinik einzuführen.

Seit über 20 Jahren stützt sich die Diagnose des Prostatakarzinoms in den Skandinavischen Ländern ausschließlich auf den zytologischen Befund, wobei die Bedeutung und Aussagekraft der Prostatazytologie in diesem Sprachraum vor allem durch die Arbeiten von Esposti (1966, 1971, 1974, 1980) belegt werden konnten.

Trotzdem hat diese Methode auch in Deutschland und vor allem in den Vereinigten Staaten bis heute noch nicht den ihr gebührenden Stellenwert in der Diagnostik des Prostatakarzinoms erreicht, welcher dieser Untersuchung aufgrund ihrer Effizienz eigentlich zustehen müßte (Walsh 1986).

In den USA mehren sich erst in den letzten Jahren entsprechende Erfahrungsberichte über die transrektale Feinnadel-Biopsie (Bishop et al. 1977; Brenner et al. 1990; Carter et al. 1986; Chodack et al. 1986; Graham et al. 1988; Hosking et al. 1983; Lin et al. 1979; Ljung et al. 1986; Maier et al. 1984; Sharifi et al. 1983).

In Deutschland wurde seit 1970 zunächst die klinische Anwendbarkeit und diagnostische Aussagekraft der Prostatazytologie in zahlreichen klinischen Arbeiten untersucht und nachgewiesen (Faul et al. 1971, 1972, 1973a; Helpap et al. 1974, 1981, 1982; Jocham et al. 1983; Leistenschneider et al. 1979, 1983; Müller et al. 1980; Staehler et al. 1975; Voeth et al. 1978; Ziegler et al. 1973).

Auch an feinnadelbioptisch gewonnenen zytologischen Prostatapunktaten war es möglich, mittels autoradiographischer Untersuchungen zellkinetisch nachzuweisen, daß eine enge Korrelation zwischen dem zytologischen Differenzierungsgrad und dem gemessenen DNS-Gehalt, also der Proliferationsaktivität des entsprechenden Karzinoms besteht (Faul et al. 1972;

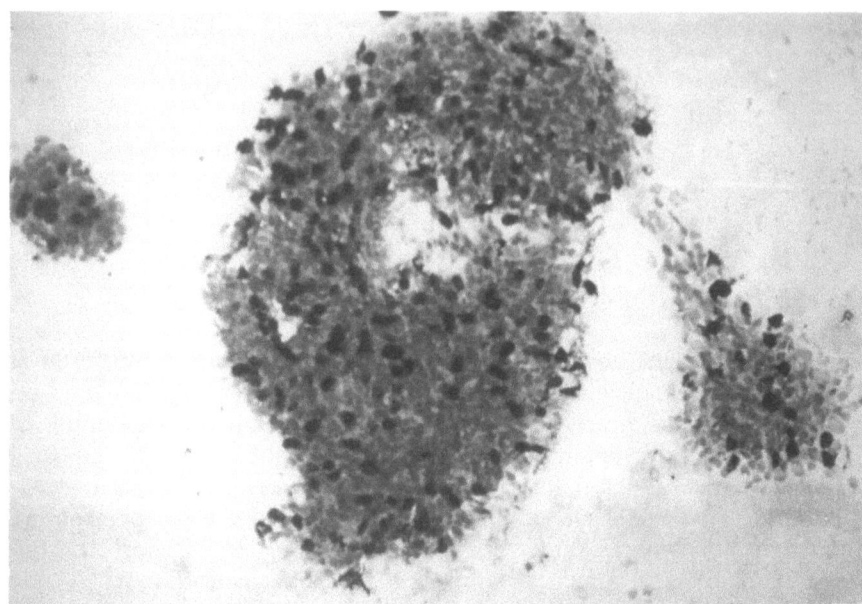

Abb. 1. Niederdifferenziertes Prostatakarzinom „Thymidin ^{3}H-Autoradiographie des Feinnadelpunktats mit zahlreichen markierten Zellen (Verg. 250×)

Helpap 1981; Leistenschneider et al. 1979; Zettersberg et al. 1980) (Abb. 1).

Auch das zytologische Grading stellt somit einen wichtigen prognostischen Faktor dar, dessen Bedeutung für den Verlauf des Hormon-behandelten Prostatakarzinoms nachgewiesen werden konnte (Esposti 1971; Faul et al. 1973 b, 1980 a; Leistenschneider et al. 1984).

Klinik und Technik der transrektalen Feinnadelbiopsie und Prostatazytologie

Indikation zur transrektalen Feinnadelbiopsie

Eine absolute Indikation zur transrektalen Feinnadelbiopsie besteht immer dann, wenn ein rektal suspekter Tastbefund vorliegt und es gilt, ein Prostatakarzinom auszuschließen. Aufgrund der sehr geringen Nadeldicke und der speziellen Biopsietechnik, bei welcher die Biopsienadel eine Verlängerung des palpierenden Zeigefingers darstellt, ist es möglich, auch kleinste suspekte Bezirke innerhalb einer sonst unauffälligen Prostata gezielt zu biopsieren (Abb. 2, 3) (Faul et al. 1980 b).

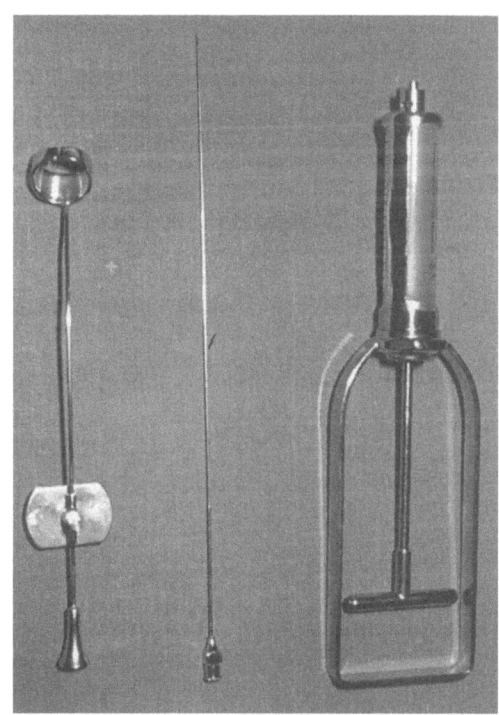

Abb. 2. Instrumentarium zur transrektalen Feinnadelbiopsie (Aspirationsspritze, Biopsienadel ⌀ 0,6 mm, Führungsgerät)

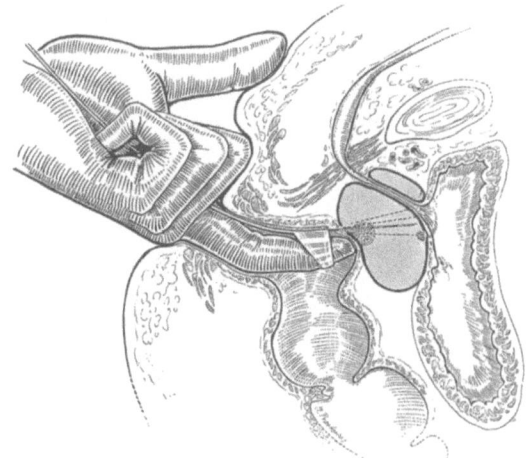

Abb. 3. Technik der transrektalen Feinnadel- bzw. Aspirationsbiopsie

Auch nach transurethraler Resektion oder Adenomektomie und Vorliegen eines inzidentellen Prostatakarzinoms sowie zum Ausschluß eines lokalen Tumorrezidivs nach radikaler Prostatektomie ist die transrektale Feinnadelbiopsie indiziert.

Eine relative Indikation zur Biopsie kann in besonderen Fällen beim Vorliegen einer Prostatitis bestehen, vor allem dann, wenn eine Diskrepanz

Tabelle 1. Indikation zur transrektalen Feinnadel- bzw. Apirationsbiopsie

Absolut

- rektal suspekter Tastbefund
- Kontrolle nach
  TUR oder Adenomektomie – incidentelles Prostata-CA (A 1)
  Radikaler Prostatektomie – lokales Rezidiv

Relativ

- Prostatis
- Kontrolle nach
  systemischer – oder Radiotherapie – *Regressionsgrading*

zwischen klinischen Beschwerden und bakteriologischem Befund vorliegt. Die Bedeutung einer morphologischen und damit auch einer zytologischen Kontrolluntersuchung unter einer systemischen Behandlung oder nach Strahlen-Therapie (Regressionsgrading) wird heute noch kontrovers diskutiert (Tabelle 1).

Grading und biologische Aktivität

Man kann heute davon ausgehen, daß es möglich ist, auch im zytologischen Ausstrichpräparat ein zuverlässiges Grading des Prostatakarzinoms zu erstellen (Abb. 4–6).

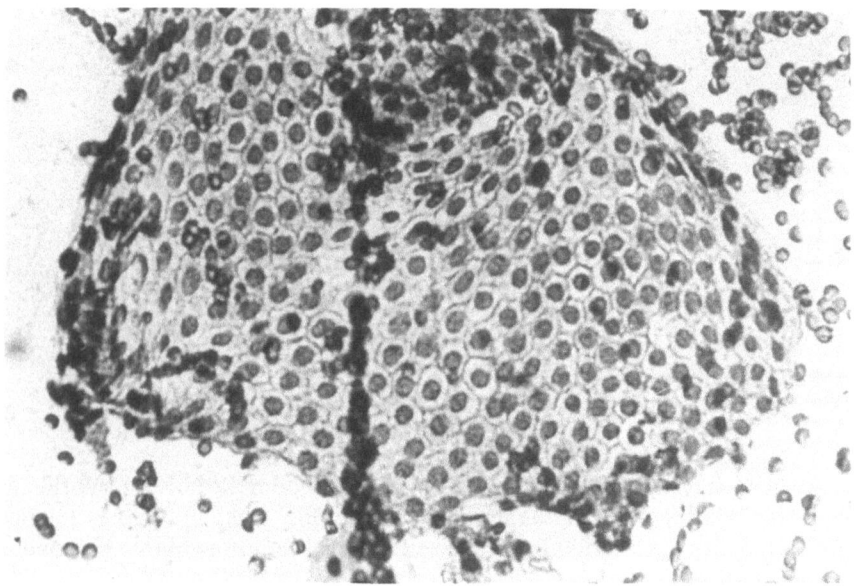

Abb. 4. Zellgruppe bei Adenomyomatosis der Prostata Verg. 400×; Färbung: GIEMSA

Klinische Bedeutung der transrektalen Feinnadelbiopsie 47

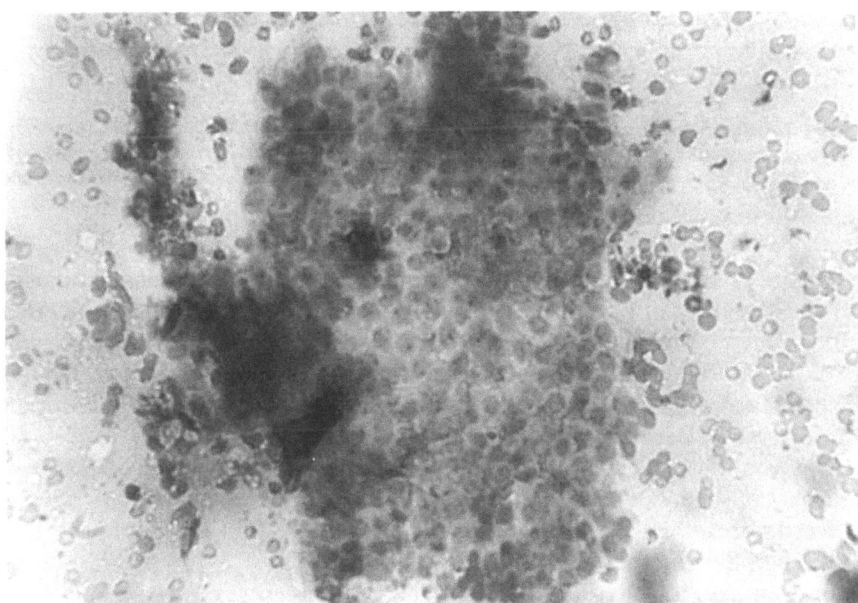

Abb. 5. Hochdifferenziertes Prostatakarzinom (G1) Leichte Zell- und Kernpolymorphie, Hyperchromasie und deutliche Kernnukleolen Verg. 160 ×, Färbung GIEMSA

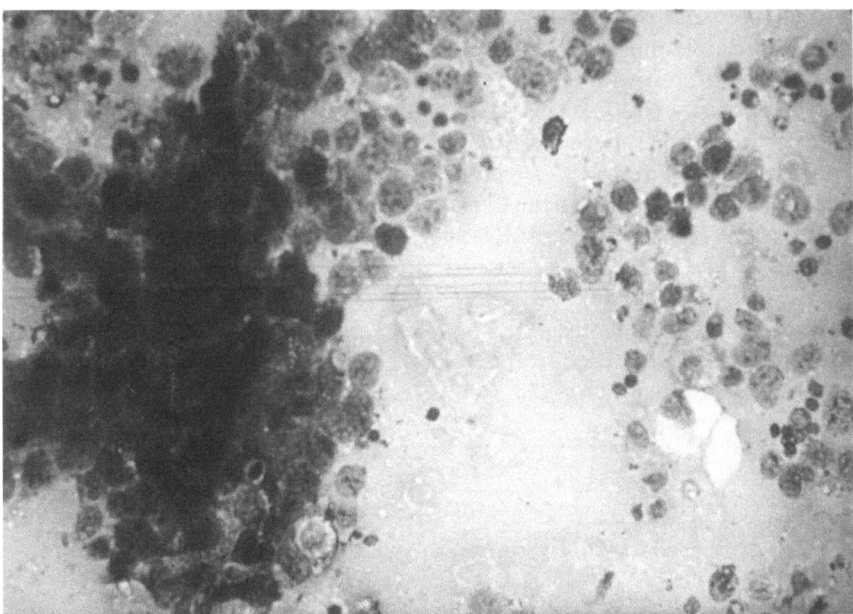

Abb. 6. Niederdifferenziertes Prostatakarzinom (G3) Überwiegend frei dissoziierte, meist nacktkernige Zellen mit deutlichen, z.T. mehreren Kernnukleolen Vergr. 160 ×, Färbung: GIEMSA

Tabelle 2. Zytologisches Grading des Prostatakarzinoms. (Nach Faul et al. 1973)

4 Differenzierungsgrade			
hochdifferenziert G_1	mitteldifferenziert G_2	niederdifferenziert G_3	anaplastisch G_4

Während wir aufgrund des besonders aggressiven Verhaltens anaplastischer Karzinome 4 verschiedene Differenzierungsgrade morphologisch unterscheiden (Tabelle 2) (Faul et al. 1973, 1978), wurde auf Anregung von Böcking (1981) von einer Pathologisch-urologischen Arbeitsgruppe 1980 in Deutschland ein zytologisches Grading erarbeitet, bei dem nur 3 Differenzierungsgrade Berücksichtigung finden (Müller et al. 1980).

Das von dieser Gruppe erarbeitete Grading basiert auf 6 verschiedenen morphologischen Dignitätskriterien, nämlich:
- Kerngröße,
- Kerngrößenvariabilität,
- mittlere Nukleolengröße,
- Nukleolenvariabilität (Größe, Form und Zahl),
- Kern- und Zelldissoziation,
- Kernordnung.

Die Intensität der jeweiligen Befunde findet Ausdruck in einer entsprechenden Bewertungsziffer (Score) zwischen 1 und 3, aus der sich dann der jeweilige Differenzierungsgrad errechnen läßt (Tabelle 3, Abb. 7).

Vorteil dieses Gradings bietet zum einen die Möglichkeit einer objektiven Beurteilung und zum anderen den der Reproduzierbarkeit (Böcking 1981; Müller et al. 1980).

Bemerkt sei jedoch, daß bei der von der UICC (Union International contre le Cancer, WHO) erarbeitetenKlassifikation des Prostatakarzinoms wieder 4

Tabelle 3. Zytologisches Grading des Prostatakarzinoms. (Nach Müller et al. 1980)

Morphologische Diagnosekriterien	Bewertungsziffer		
	gering	mäßig	stark
1. Mittlere Kerngröße	(1)	(2)	(3)
2. Kerngrößenvariabilität	(1)	(2)	(3)
3. Mittlere Nukleolengröße	(1)	(2)	(3)
4. Nukleolenvariabilität (Größe, Form, Zahl)	(1)	(2)	(3)
5. Zell- und Kerndissoziation	(1)	(2)	(3)
6. Kernordnung	(1)	(2)	(3)

Eine Summe von 6–10 entspricht Differenzierungsgrad I
11–14 entspricht Differenzierungsgrad II
15–18 entspricht Differenzierungsgrad III

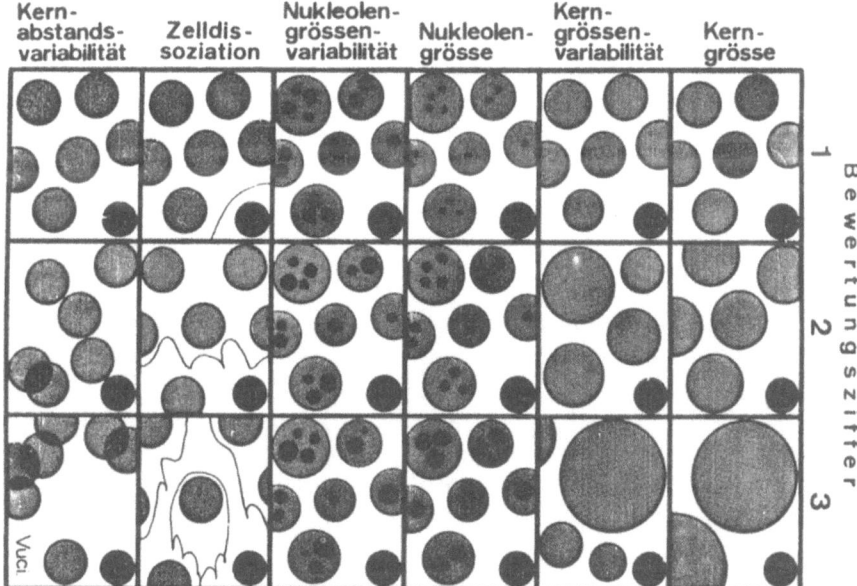

Abb. 7. Zytologisches Grading des Prostatakarzinoms

Differenzierungsgrade Berücksichtigung finden, um der hohen biologischen Aktivität des anaplastischen Karzinoms Rechnung zu tragen (Hermanek 1986).

Bereits 1980 konnten wir zeigen, daß der zytologische Differenzierungsgrad ein zuverlässiger Gradmesser für die biologische Aktivität des Prostatakarzinoms darstellt (Faul et al. 1980a).

Die 3-Jahres-Überlebenszeit von 488 östrogenbehandelten Prostatakarzinomträgern stand in deutlicher Relation zum Differenzierungsgrad des Prostatakarzinoms, wobei unsere Ergebnisse (Faul et al. 1978, 1980a) mit denen von Esposti (1971) gut vergleichbar waren (Tabelle 4).

Tabelle 4. 3-Jahres-Überlebenszeit hormonbehandelter Prostatakarzinomkranker in Abhängigkeit vom zytologischen Differenzierungsgrad

	Faul et al. (1978) 488 Patienten	Esposti (1971) 469 Patienten
Grad 1	73,9 %	73,3 %
Grad 2	70,4 %	61,1 %
Grad 3	51,4 %	28,8 %
Grad 4	32,1 %	
Gesamt	58,8 %	59,9 %

Ein deutlicher Zusammenhang besteht ebenfalls zwischen dem zytologischen Grading und dem klinischen Stadium (Faul 1983).

Betrachtet man die Stadien-Abhängigkeit vom Differenzierungsgrad, dann ergibt sich folgendes Bild:

Bei 92 Prostatakarzinomträgern überwiegen die mittel- und niederdifferenzierten Karzinome.

Bei 20 G1-Karzinomen wurden 5 als T1, 13 als T2 und 2 als T3-Tumoren eingestuft,
bei 32 G2-Karzinomen wurden 6 als T1, 20 als T2 und 7 als T3-Tumoren eingeordnet und
bei 39 G3-Karzinomen wurden 3 als T1, 15 als T2, jedoch 21 als T3-Tumoren eingestuft (Tabelle 5).

Stellt man den pelvinen Lymphknotenbefall dem zytologischen Differenzierungsgrad des Prostatakarzinoms gegenüber, zeigt sich bei den G1-Karzinomen eine Metastasenhäufigkeit von nur 5%, bei den G2-Karzinomen eine Metastasenhäufigkeit von 29% und bei den G3-Karzinomen bereits in 51% ein positiver Befall der pelvinen Lymphknoten (Faul et al. 1985) (Tabelle 6).

Diese direkte Korrelation zwischen Differenzierungsgrad des Primärtumors und regionalem Lymphknotenbefall wurde auch von Mc Cullough et al. (1974) bestätigt.

Tabelle 5. Tumorstadien in Abhängigkeit vom zytologischen Differenzierungsgrad bei 92 Patienten nach radikaler Prostatektomie. (Nach Faul 1983)

Grading – zytologisch –		Stadium		
	n	T_1	T_2	T_3
G_1	20	5	13	2
G_2	33	6	20	7
G_3	39	3	15	21

Tabelle 6. Pelviner Lymphknotenbefall in Abhängigkeit vom zytologischen Differenzierungsgrad bei 92 Patienten nach radikaler Prostatektomie. (Nach Faul 1983)

Grading – zytologisch –	Metastasenhäufigkeit pelviner Lymphknoten		
	n	n	[%]
G_1	20	1	(5)
G_2	33	10	(29)
G_3	39	20	(51)

Treffsicherheit und Komplikationen

Die Treffsicherheit einer bioptischen Maßnahme hängt in erster Linie von der Qualität des Untersuchers bzw. von seiner Biopsietechnik, einer optimalen Zubereitung des Ausstrich-Präparates mit entsprechender Fixierung und der Zuverlässigkeit des Morphologen ab.

Daraus resultiert zwangsläufig, daß während der Lernphase die Treffsicherheit geringer sein muß. Dies sollte immer dann Berücksichtigung finden, wenn die transrektale Feinnadelbiopsie bei der Diagnosestellung des Prostatakarzinoms zum Einsatz kommt. Sinnvoll ist es, vor allem zu Beginn, die transrektale Feinnadelbiopsie und zytologische Untersuchung zusammen mit der Stanzbiopsie und histologischen Untersuchung durchzuführen, um somit dem Kliniker und dem Morphologen eine gewisse Kontrolle zu ermöglichen.

Die Aussagekraft und der Wert einer Methode kann nur im Vergleich mit anderen gemessen werden. Im Vordergrund steht die Frage nach ihrer Sensitivität und Spezifität. Naturgemäß bietet sich der Vergleich zwischen transrektaler Feinnadelbiopsie und transrektaler bzw. perinealer Stanzbiopsie hinsichtlich der Treffsicherheit an.

Bei richtig durchgeführter Technik und zuverlässiger Beurteilung durch den Morphologen sollte die Treffsicherheit der transrektalen Feinnadelbiopsie der der Stanzbiopsie mindestens ebenbürtig sein.

Dabei wird die Sensitivität der transrektalen Feinnadelbiopsie im Durchschnitt mit 89,6 % bei einer Spezifität von 88 % angegeben. Unberücksichtigt bleiben dabei die Ergebnisse von Ackermann et al. (1977), welcher in seinem Krankengut mit 27,7 % die weitaus geringste Sensitivität angibt (Tabelle 8). Die Anzahl der falsch negativen Befunde schwankt erheblich und ist sicher in erster Linie vom Geschick des Biopseurs abhängig.

Aufgrund der geringeren Nadeldicke (Franzénnadel 0,6 mm Durchmesser gegenüber Trucutnadel 2,032 mm Durchmesser) und der Tatsache, daß bei der Aspirationsbiopsie die Nadel als Verlängerung des palpierenden Zeigefingers anzusehen ist, können bei der transrektalen Feinnadelbiopsie auch kleinste suspekte Knötchen gezielt biopsiert werden (Abb. 3). Hinzu kommt, daß bei einem ausgedehnten Karzinom, bedingt durch die spezielle Biopsietechnik die Biopsie fächerförmig erfolgt und damit ein wesentlich größeres Tumorareal erfaßt werden kann, als dies stanzbioptisch der Fall ist – auch wenn mehrere Stanz-Zylinder auf transrektalem oder transperinealem Weg zur histologischen Untersuchung vorliegen (Faul et al. 1980 b) (Abb. 8, 9).

Damit kann die Treffsicherheit der transrektalen Feinnadelbiopsie zum einen gesteigert werden und zum anderen ist die Gefahr eines Untergradings geringer als bei der Stanzbiopsie.

Im eigenen Krankengut von insgesamt 420 sukzedanen Stanz- und Feinnadelbiopsien geht ein zytologisch positiver Befund in der Regel dem histologisch positiven Befund voraus.

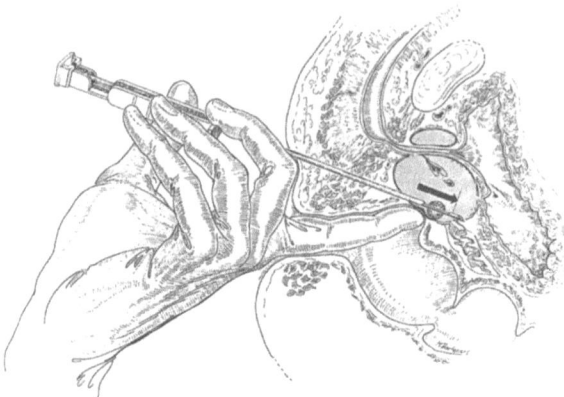

Abb. 8. Technik der transperinealen Stanzbiopsie mit der Trucutnadel

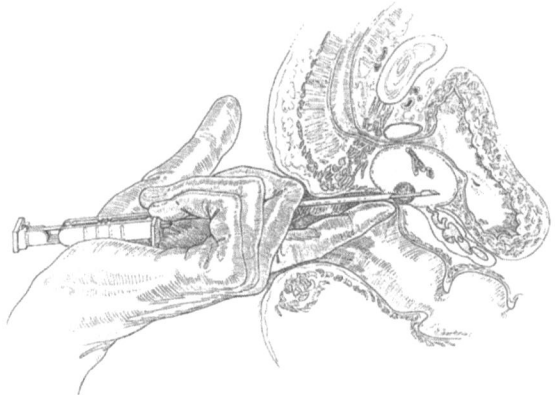

Abb. 9. Technik der transrektalen Stanzbiopsie mit der Trucutnadel

Während bei der histologischen Erstuntersuchung 315, d.h. 75 % primär positiv waren, konnten bei der ersten zytologischen Untersuchung bereits 365, d.h. 87 % der Karzinome verifiziert werden.

Bei der Zweit- und Drittuntersuchung konnten histologisch 87 % bzw. 94 % respektive 96 % bzw. 100 % zytologisch diagnostiziert werden. 26mal, d.h. in 6 % der Fälle war eine vierte transperineale Stanzbiopsie erforderlich, um den Befund auch histologisch zu sichern (Faul 1983) (Tabelle 7). Eine allgemeine Beurteilung der Validität der transrektalen Feinnadelbiopsie ist in der Tabelle 8 zusammengefaßt.

Tabelle 7. Treffsicherheit zytologischer und histologischer Untersuchungen nach wiederholter transperinealer Stanz- und transrektaler Feinnadel-Biopsie bei 420 Patienten. (Nach Faul 1983)

	Untersuchung							
	1.		2.		3.		4.	
	n	[%]	n	[%]	n	[%]	n	[%]
Histologisch positiv	315	(75)	365	(87)	403	(96)	26	(6)
Zytologisch positiv	365	(87)	394	(94)	420	(100)		

Tabelle 8. Validität der transrektalen Feinnadel- bzw. Aspirationsbiopsie

Literatur		Sensitivität [%]	Spezifität [%]	Positive Vorhersage [%]	Negative Vorhersage [%]
Ferguson	1937	100	87	100	97
Ekmann et al.	1967	96	95	95	96
Alfthan et al.	1970	94	95	96	77
Esposti	1974	91	96	85	98
Ackermann et al.	1977	27,7			
Lin et al.	1979	69	72	74	67
Kline et al.	1982	99	82	99	68
Melograna et al.	1982	79	92	92	79
Hosking et al.	1983	85	80	92	68
Zattoni et al.	1983	98	92	97	98
Carter et al.	1986	98	97	98	83
Graham et al.	1988	82	94	84	93
Bruins et al.	1989	89	81		
Brenner et al.	1990	87	96		
Eigene Ergebnisse		98,1	73,7	91,1	93,0
Durchschnitt		89,6	88	91	83,6

Vergleich zwischen zytologischem (Feinnadelbiopsie) und histologischem Befund (Stanzbiopsie und TUR)

Ein weiteres, ebenso wichtiges Problem stellt die Frage dar, inwieweit es möglich ist, mittels zytologischer und histologischer Untersuchungen bei identischen Karzinompatienten zu einer übereinstimmenden Diagnose und einheitlichem Grading zu gelangen.

Dabei erhebt sich stets die Frage, ob das durch die Biopsie entnommene Material für das ganze Karzinom als repräsentativ anzusehen ist. Erschwerend kommt hinzu das bisherige Fehlen einer einheitlichen zytologischen und histologischen Nomenklatur.

Vor allem Müller et al. (1980) und Kastendieck (1980) kommen in einer umfangreichen Untersuchung an 120 Prostatakarzinomen mit 367 diagnostizierten Stanzbiopsien und nachfolgenden radikalen Prostatektomien zu der Ansicht, daß die stanzbioptische Aussage für den Gesamttumor nicht als repräsentativ anzusehen ist. Die Hauptgefahr der bioptisch gestellten Diagnose besteht stets darin, daß ein gewisses Undergrading erfolgt. Dies bedeutet, daß ein im stanzbioptisch gewonnenen Biopsiematerial als hochdifferenziert eingestufter Tumor in Wirklichkeit, d.h. im Ektomiepräparat, letztlich auch niederdifferenzierte Anteile enthalten kann.

Kastendieck (1980) fand in seinem Krankengut eine völlige Übereinstimmung der histomorphologischen Tumordifferenzierungsgrade in Stanzbiopsie und Operationspräparat (totale Prostatektomie) von 62,5%, eine partielle in 28,3% und eine totale Abweichung in 9,2% der Fälle.

Unsere eigenen Ergebnisse sind ähnlich. Wir fanden eine völlige Übereinstimmung der zytomorphologischen Tumordifferenzierung zwischen feinnadelbioptisch entnommenem Material (Zytologie) und stanzbioptisch entnommenem Material bzw. TUR-Resektat (Histologie) von 67%, eine Abweichung um einen Differenzierungsgrad in 22% der Fälle und eine Abweichung um 2 Differenzierungsgrade in 11% (Faul 1983) (Tabelle 9a).

Tabelle 9a. Korrelation des zytologischen und histologischen Differenzierungsgrades bei 120 Prostatakarzinomen. (Nach Faul 1983)

	Anzahl der Patienten	
	n	[%]
Totale Übereinstimmung	80	(67)
Abweichung um 1 Differenzierungsgrad	26	(22)
Abweichung um 2 Differenzierungsgrade	14	(11)

Tabelle 9b. Validität von Feinnadel-Biopsie (Zytologie) und Stanzbiopsie (Histologie)

	Aspirationsbiopsie (Zytologie) [%]	Stanzbiopsie (Histologie) [%]
Sensitivität	98,1	92,3
Spezifität	73,7	89,5
Positiver Vorhersagewert	91,1	96,0
Negativer Vorhersagewert	93,0	80,0

Tabelle 10. Abweichung um 2 Differenzierungsgrade zwischen histologischem und zytologischem Befund ($n = 14$). (Nach Faul 1983)

Fall	Zytologie -transrektale Feinnadelbiopsie	Histologie -transperineale Stanzbiopsie TS/URUR
1	G 3	G 1 (TUR)
2	G 3	G 1 (TS)
3	G 3	G 1 (TS)
4	G 3	G 1 (TS)
5	G 3	G 1 (TUR)
6	G 3	G 1 (TUR)
7	G 3	G 1 (TS)
8	G 3	G 1 (TS)
9	G 1	G 3 (TS)
10	G 1	G 3 (TS, TUR)
11	G 3	G 1 (TS)
12	G 1	G 3 (TS, TUR)
13	G 3	G 1 (TUR)
14	G3	G 1 (TS)

In einer aktuellen Serie von 76 Patienten mit suspektem Tastbefund wurden der zytologische Befund des durch transrektale Feinnadelbiopsie entnommenen Materials mit dem histologischen, durch transperineale Stanzbiopsie entnommenen und des TUR-Materials verglichen und folgende Validität festgestellt (Tabelle 9b).

Bei 14 Fällen des eigenen Krankenguts mit einer Abweichung um 2 Differenzierungsgrade zwischen zytologischem und histologischem Grading, lag ein Undergrading histologisch 11mal vor: d.h. 11mal wurde zytologisch ein niederdifferenziertes Karzinom diagnostiziert, welches histologisch als hochdifferenziert eingestuft wurde (Tabelle 10). Alle 11 zytologisch niederdifferenzierten Prostatkarzinome konnten im radialen Prostatektomiepräparat histologisch bestätigt werden.

Wenn man davon ausgeht, daß eine Abweichung um einen Differenzierungsgrad (geringes Undergrading) klinisch nicht so bedeutend ist, kann die Korrelation zwischen dem histologischen und zytologischen Grading in unserem Krankengut (totale Übereinstimmung 67 % und Abweichung um 1 Differenzierungsgrad in 22 %) als durchaus befriedigend angesehen werden (Faul 1983).

Diese Ergebnisse können in ähnlicher Weise auch von Studer et al. (1982) (totale Übereinstimmung in 66 %, Abweichung um 1 Differenzierungsgrad in 33 %) bzw. von Voeth et al. (1978) (46 % bzw. 39 %) nachvollzogen werden (Tabelle 11).

Eine Literaturübersicht über Sensitivität, Spezifität und totale Übereinstimmung zwischen zytologischem und histologischem Befund ist in Tabelle 12 zusammengefaßt.

Tabelle 11. Übereinstimmung zwischen zytologischem und histologischem Differenzierungsgrad

Autoren	n	Übereinstimmung total n	[%]	Abweichung um 1 Differenzierungsgrad n	[%]	Abweichung um 2 Differenzierungsgrad n	[%]
Carter et al. 1986	36	25	(69)				
Ekman et al. 1967	33	24	(72)				
Esposti 1971	36	32	(88)				
Faul 1983	120	80	(67)	26	(22)	14	(11)
Studer et al. 1982	168	111	(66)	55	(33)		
Voeth et al. 1978	92	43	(46)	35	(39)		

Tabelle 12. Literaturübersicht: Sensitivität und Spezifität der Aspirationsbiopsie

Literatur	Jahr	Patienten n	Sensitivität [%]	Spezifität [%]	Übereinstimmung [%]
Esposti	1966	157	(91)	(97)	(95)
Lin et al.	1979	428	(68)	(78)	(73)
Sharifi et al.	1983	248	(55)	(91)	–
Hosking et al.	1983	74	(75)	(84)	(81)
Zattoni et al.	1983	195	(98)	(92)	(96)
Anandan et al.	1983	200	(98)	(79)	(88)
Maier et al.	1984	391	(80)	(93)	(87)
Carter et al.	1986	94	(82)	–	(88)
Chodak et al.	1986	47	(98)	(97)	–
Ljung et al.	1986	94	(94)	(97)	(96)
Whelan et al.	1986	26	(100)	(85)	(92)
Brenner et al.	1990	120	(87)	(96)	(93)
Durchschnitt			(85)	(89)	(89)

Komplikationen nach transrektaler Feinnadel- und Stanzbiopsie

Die Komplikationen nach transrektaler Feinnadelbiopsie bzw. Aspirationsbiopsie sind durch das transrektale Vorgehen verursacht und in der Regel infektionsbedingt. Damit ist die Qualität der Komplikationen bei transrektaler Feinnadel-Biopsie und transrektaler Stanzbiopsie identisch, die Quantität jedoch aufgrund der unterschiedlichen Nadeldicke bei letzterer größer (Tabelle 13). Nachdem Harninfektion und Fieber nach transperinealer Stanzbiopsie fast nie beobachtet werden, empfiehlt Dowlen et al. (1974),

Tabelle 13. Komplikationen nach transrektaler Feinnadel- und Stanzbiopsie

- temporäre Pyurie oder Harninfektion
- initiale Hämaturie
- Epididymitis
- Prostatitis
- Prostataabszeß
- Fieber
- Sepsis

diesen Untersuchungsweg einzuhalten. Bei Durchführung der transrektalen Stanzbiopsie rät er, wegen der hohen Rate an Fieber (26 %) dringend zu einer Hospitalisierung für eine Nacht und zu einer prophylaktischen Antibiotikagabe. Dieser letzten Empfehlung schließen sich zahlreiche Autoren an (Bissada et al. 1977; Davison et al. 1971; Fawcett et al. 1975; Wendel et al. 1967), auch wenn Eaton (1981) dies nicht für erforderlich hält.

Aus einer Literaturübersicht ergibt sich eine durchschnittliche Komplikationsrate nach transrektaler Stanzbiopsie von 8,7 % (Tabelle 14).

Tabelle 14. Komplikationsrate nach transrektaler Stanzbiopsie

Autoren	Biopsien n	Komplikationen n	[%]
Bissada et al. 1977	306	158	(51,6)
Chiari et al. 1975	131	36	(27,5)
Daves et al. 1961	165	3	(1,7)
Davison et al. 1971	113	30	(27)
Dowlen et al. 1974	158	62	(39)
Emmet et al. 1962	203	6	(3)
Köllermann et al. 1978	535	35	(6,5)
Leistenschneider et al. 1978	977	117	(12)
Maksimovic et al. 1971	121	10	(8,3)
Wendel et al. 1967 eigene Ergebnisse	250	18	(7,2)
Wendel et al. 1967 Literaturübersicht	4300	159	(3,6)
Gesamt	7269	634	(8,7)

Die durchschnittliche Komplikationsrate nach transrektaler Feinnadelbiopsie betrug bei 2.336 Biopsien 1,7 % (Faul et al., 1980 b) und wird in der Literatur mit durchschnittlich 1,1 % angegeben (Tabelle 15).

Die Zahl der Komplikationen steigt, wenn eine Prostatitis vorliegt oder wenn Stanz- und Feinnadelbiopsie in gleicher Sitzung durchgeführt werden, wovor deshalb heute dringend gewarnt wird (Faul et al. 1982; Leistenschneider 1978).

Tabelle 15. Komplikationsrate nach Transrektaler Feinnadelbiopsie

Autoren	Bipsien n	Komplikationen n	[%]
Esposti (1975)	3000	12	(0,4)
Faul et al. (1980)	2336	40	(1,7)
Köllermann et al. (1975)	185	4	(2,3)
Leistenschneider et al. (1978)	148	2	(1,4)
Ziegler (1978)	4666	56	(1,2)
Gesamt	10335	114	(1,1)

Eine prophylaktische Antikbiotikagabe oder eine Darmvorbereitung wird von uns bei der transrektalen Feinnadelbiopsie nicht durchgeführt.

Für die transrektale Feinnadelbiopsie ergeben sich aus unserer Sicht gegenüber der transrektalen Stanzbiopsie aufgrund der unterschiedlichen Nadeldicke zahlreiche Vorteile (Tabelle 16).

Tabelle 16. Vorteile der transrektalen Feinnadel- bzw. Aspirationsbiopsie

- keine Antibiotikaprophylaxe
- keine Anästhesie
- keine Darmvorbereitung
- ambulante Durchführbarkeit
- geringer Diskomfort
- kurzfristige Wiederholungen sind möglich
- geringe Kosten
- geringere Komplikationsrate
- hohe Treffsicherheit (Sensitivität)
- keine negative Beeinflussung einer nachfolgenden Prostatektomie
- geringere Gefahr eines „Undergradings"
- Ergebnisse der zytologischen Untersuchung schnell erhältlich

Zytologische Verlaufskontrolle während der Behandlung des Prostatakarzinoms (Regressionsgrading)

Die Bedeutung und der Wert einer Kontrollbiopsie unter der Behandlung eines Prostatakarzinoms und die Bestimmung des Regressionsgradings wird derzeit noch stark diskutiert. Die Problematik in der Beurteilung des Regressionsgradings besteht vor allem darin, daß es schwierig ist, sowohl histologisch als auch zytologisch vitale Tumorzellen von devitalisierten Zellen zu unterscheiden.

Ein wichtiger Parameter für die Wirksamkeit einer Therapie beim Prostatakarzinom – zusammen mit anderen klinischen Parametern – ist die

Tabelle 17. Typische Regressionszeichen unter der Behandlung eines Prostatakarzinoms

I. Veränderungen am Zellkern
- Pyknose
- Vakuolisierung
- Auflockerung der Chromatinstruktur
- Verkleinerung und/oder Verschwinden von Kernnukleolen

II. Veränderungen am Zytoplasma
- Vakuolisierung
- hydropische Schwellung
- Glykogeneinlagerung
- Plattenepithelmetaplasien

morphologische Veränderung am Primärtumor (Böcking et al. 1985; Faul 1975; Leistenschneider et al. 1980, 1981, 1983; Schmeller et al. 1986).

Die transrektale Feinnadelbiopsie und zytologische Untersuchung bietet sich für die morphologische Kontrolle des Therapieeffekts wegen der bereits erwähnten Vorteile gegenüber der Stanzbiopsie an.

Unter einer antiandrogenen Behandlung sowie nach einer Strahlentherapie treten typische Veränderungen an der Prostatakarzinomzelle inform regressiver Veränderungen auf, welche jedoch für die verschiedenen Behandlungsformen nicht artspezifisch sind. Der erkannte Therapieeffekt beruht dabei auf regressiven Veränderungen am Zellkern und Zytoplasma (Tabelle 17).

Leistenschneider u. Nagel (1984) berücksichtigen dabei 5 Regressionsgrade (Tabelle 18). Entscheidend für den jeweiligen Regressionsgrad ist dabei

Tabelle 18. Zytologisches Regressionsgrading

Regressionsgrad	Zytomorphologischer Befund	Therapieeffekt
0	Normale Zellverbände, vereinzelt geringgradige Atypien (Pap. II). Keine Tumorzellen, viele Makrophagen	sehr gut
II	Mittelgradige Atypien (maximal Pap. III). Viele normale Zellverbände. Zuordnung zu Karzinom nicht mehr sicher möglich. Viele Makrophagen	gut
IV	Einzelne, kleine Karzinomverbände. Deutliche Regressionszeichen. Viele normale Zellverbände („Restkarzinom")	befriedigend
VI	Reichlich Karzinomverbände, deutliche Regressionszeichen	ausreichend
VIII	Reichlich Karzinomverbände, geringe Regressionszeichen	schlecht
X	Karzinomverbände ohne Regressionszeichen	kein Effekt

das Verhältnis zwischen noch erkennbaren Karzinomzellen und regressiv veränderten Zellen (Abb. 10).

Unter einer antiandrogenen Behandlung können zwar bereits schon nach mehreren Wochen morphologische Veränderungen auftreten, die Beurteilung einer Regression unter einer Strahlenbehandlung ist nach Carlton et al. (1972) jedoch erst nach Ablauf von 1 Jahr frühestens möglich (Abb. 11). Während nach Ansicht verschiedener Autoren eine positive Biopsie nach Strahlenbehandlung keine prognostische Aussage zuläßt (Cox et al. 1977; Leach et al. 1982) betonen andere die große Bedeutung einer positiven Biopsie für einen bevorstehenden Progress bzw. Metastasierung und die Überlebenszeit (Bandhauer et al. 1985; Kiesling et al. 1980; Kurth et al. 1977; Scardino et al. 1986).

Nach Leach et al. (1982) bleiben zwei Drittel aller Biopsien nach Strahlenbehandlung positiv, unabhängig vom klinischen Verlauf.

Die Bedeutung des Regressionsgradings gibt deshalb nach wie vor Anlaß zur Diskussion. Unumstritten gilt jedoch, daß das zytologische Regressionsgrading nur für den nichtmetastasierten Tumor eine gewisse Bedeutung hat, nachdem nur die morphologischen Veränderungen am Primärtumor, jedoch nicht die im Bereich der Metastasen zu erfassen sind.

Der Vorteil des Regressionsgradings scheint vor allem darin zu bestehen, daß ein schlechter Regressionsgrad häufig einer klinischen Progredienz vorausgeht und damit eine gewisse Risikogruppe von Patienten zu eliminieren ist, welche kurzfristigen Kontrolluntersuchungen zugeführt werden soll (Bandhauer et al. 1985; Leistenschneider et al. 1980; Schmeller et al. 1986). In keinem Fall darf das Regressionsgrading isoliert betrachtet, sondern muß stets im Zusammenhang mit allen anderen serologischen und klinischen Parameters gewertet werden. Ob jedoch durch eine frühzeitige Änderung der Therapie eine Verbesserung der Überlebenszeit zu erzielen ist, konnte bisher nicht nachgewiesen werden.

Zusammenfassung

Die transrektale Feinnadel- bzw. Aspirationsbiopsie der Prostata und zytologische Untersuchung des Gewebematerials stellt heute ein etabliertes Verfahren zur Primärdiagnostik des Prostatakarzinoms dar. Auch das zytologische Grading bestimmt weitgehend die biologische Aktivität des Tumors und ist somit ein wichtiger prognostischer Faktor. Die Treffsicherheit der transrektalen Feinnadelbiopsie ist in der Hand des Geübten jener der Stanzbiopsie zumindest ebenbürtig, wobei die Komplikationsrate weit unter jener der transrektalen Stanzbiopsie liegt.

Die Bedeutung des Regressionsgradings ist auf den nichtmetastasierten Tumor und vor allem auf das bestrahlte Prostatakarzinom beschränkt. Das Fehlen regressiver Veränderungen am Tumor ist nur im Zusammenhang mit anderen serologischen und klinischen Parametern als Zeichen einer Progression zu werten.

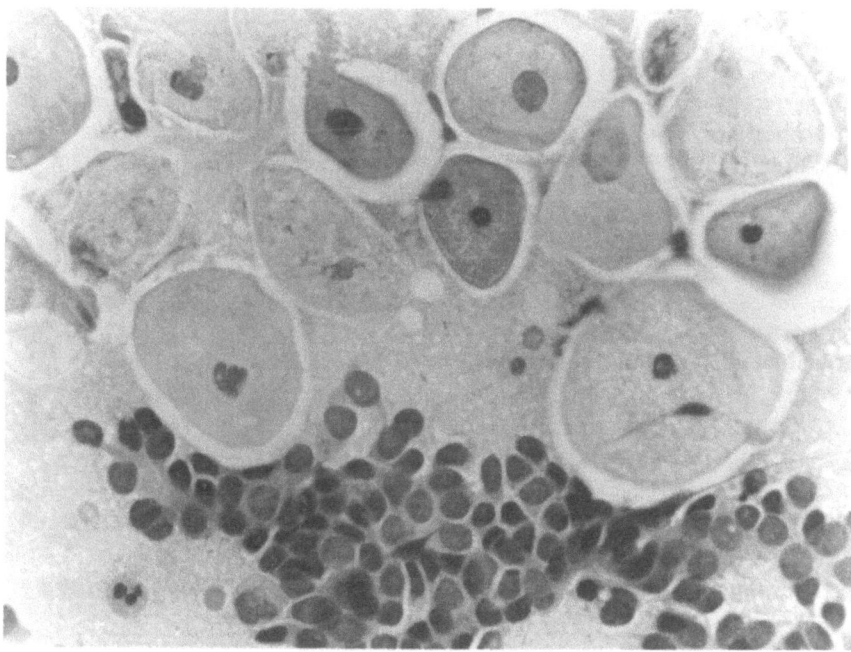

Abb. 10. Hochdifferenziertes Prostatakarzinom, 6 Monate nach Beginn einer Oestrogenbehandlung Plattenepithelmetaplasien neben noch erkennbarem hochdifferenziertem Karzinom Vergr. 400 ×, Färbung: BEST-Karmin

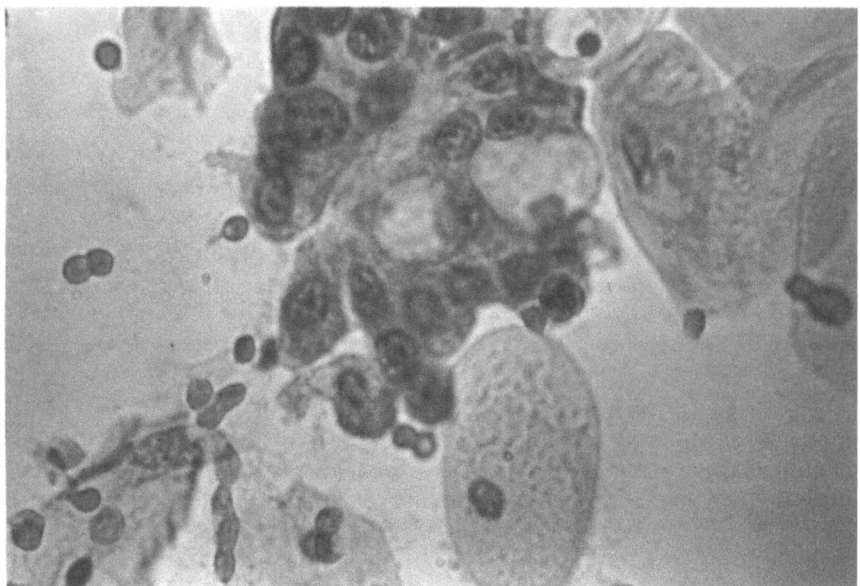

Abb. 11. Mitteldifferenziertes Prostatakarzinom 15 Monate nach Hochvolt-Therapie Karzinomverband mit ausreichend regressiven Zellveränderungen. Regressionsgrad VI Vergr. 400 ×, Färbung HE

Literatur

Ackermann R, Müller HA (1977) Retrospective analysis of 645 simultaneous perineal punch biospies and transrectal aspiration biopsies for diagnosis of prostatic carcinoma. Eur Urol 3: 29

Alfthan O, Klintrup HE, Koivuniemi A, Taskinen E (1970) Cytological aspiration biopsy and Vim-Silverman biopsy in the diagnosis of prostatic carcinoma. Ann Chir Gynaecol 59: 226

Anandan N (1983) Role of Franzen needle aspiration biopsy in carcinoma of the prostate. J R Soc Med 76: 828

Bandhauer K, Spieler P (1985) The value of cytology for the follow-up of prostatic cancer after hormone and irradiation therapy. Eur Urol 11: 224–227

Bissada NK, Rountree GA, Sulieman JS (1977) Faktors effecting accuracy and morbidity in transrectal biopsy of the prostate. Surg Gynaec Obstet 145: 869

Bishop D, Oliver JA (1977) A study of transrectal aspiration biopsies of the prostate with particular regard to prognostic evaluation. J Urol 117: 313

Böcking A (1981) Reproduzierbares zytologisches Malignitätsgrading des Prostatakarzinoms. Akt Urol 12: 278

Böcking A, Auffermann W, Jocham D, Contractor H, Wohltmann D (1985) DNA grading of malignancy and tumour regression in prostatic carcinoma under hormone therapy. Appl Pathol 3: 206–214

Brenner DW, Lagada LE, Fillion MB, Schlossberg SM, Schellhammer PF (1990) Comparison of transrectal fine-needle aspiration cytology and core needle biopsy in diagnosis of prostate cancer. Urology 35: 381

Bruins JL, Lycklama A, Nijcholt AA, Beckhuis-Bruins JA, Kramer AE, Krieken JH (1989) The value of fine-needle aspiration biopsy in prostatic carcinoma, in comparison with core biopsy histology. World J Urol 7: 22

Carlton EE, Dawound F, Hudgines P, Scott R (1972) Irradiation treatment of carcinoma of the prostate; a preliminary report based on 8 years of experience. J Urol 108: 924

Carter BH, Riehle RA, Koizumi JH, Amberson J, Vaugham ED (1986) Fine needle aspiration of the abnormal prostate. A cytohistological correlation. J Urol 135: 294

Chiari R, Harzmann R (1975) Perineale und transrektale Stanzbiopsie der Prostata. Urologe [A] 14: 296

Chodak GW, Steinberg GD, Bibbo M, Wied G, Straus FS, Vogelsang NJ, Schoenberg HW (1986) The role of transrectal aspiration biopsy in the diagnosis of prostatic cancer. J Urol 135: 299

Cox JD, Stoffel TJ (1977) The significance of needle biopsy after irradiation for stage C adeno carcinoma of the prostate. Cancer 40: 156

Daves JA, Tomskey GC, Cohen AE (1961) Transrectal needle biopsy of the prostate. J Urol 85: 180

Davison P, Malament M (1971) Urinary contamination as a result of transrectal biopsy of the prostate. J Urol 105: 545

Dowlen LW, Block NL, Politano VA (1974) Complications of transrectal biopsy examination of the prostate. South Med J 67: 1453

Eaton AC (1981) The safety of transrectal biopsy of the prostate as an outpatient investigation. Br J Urol 53: 144

Ekman H, Hedberg K, Parsson PS (1967) Cytological versus histological examination of needle biopsy specimens in the diagnosis of prostatic cancer. Br J Urol 39: 544

Emmett JL, Barber KW, Jackman RJ (1962) Transrectal biopsy to detect prostatic carcinoma. A review and report of 203 cases. J Urol 87: 460

Esposti PL (1966) Cytological diagnosis of prostatic tumours with the aid of transrectal aspiration biopsy. A critical review of 1.110 cases and a report of morphological and cytochemical studies. Acta Cytol 10: 182

Esposti PL (1971) Cytologic malignancy grading of prostatic carcinoma by transrectal aspiration biopsy. Scand J Urol Nephrol 5: 199

Esposti PL (1974) Aspiration biopsy cytology in the diagnosis and management of prostatic carcinoma. Theses Stockholm: Stahl and Accidens Tryck, p 46

Esposti PL, Franzen S (1980) Transrectal aspiration biopsy of the prostate. A re-evaluation of the method in the diagnosis of prostatic carcinoma. Scand J Urol Nephrol [Suppl] 55: 49

Faul P, Klosterhalfen H, Schmiedt E (1971) Erfahrungen mit der Feinnadel-Biopsie (Saug- bzw. Aspirationsbiopsie nach Franzen) der Prostata. Urologe [A] 3: 120

Faul P, Rabes H (1972) Thymidin 3-H-Autoradiografie an cytologischen Prostata-Punktaten des Menschen. Urologe [A] 11: 205

Faul P, Praetorius M (1973a) Die cytologische Diagnose des Prostatacarcinoms und seine verschiedenen Malignitätsgrade. Urologe [A] 11: 295

Faul P, Schmiedt E (1973b) Cytologic aspects of desease of the Prostate. Int Urol Nephrol 5: 207

Faul P (1975) Prostata-Zytologie. Steinkopff, Darmstadt

Faul P, Schmiedt E, Kern R (1978) Die prognostische Bedeutung des zytologischen Differenzierungsgrades beim Oestrogen-behandelten Prostata-Carcinom. Urologe [A] 17: 377

Faul P, Schmiedt E, Kern R (1980a) Prognostic significance of cytological differentiation grading in estrogen-treated Prostatic carcinoma diagnosed by fine – needle aspiration biopsy (five-year follow-up of 496 patients). Int Urol Nephrol 12: 347

Faul P, Praetorius M (1980b) Prostata-Karzinom. Klinische Bedeutung bioptischer Methoden. Diagn Intensivther 5: 57

Faul P, Göttinger H (1982) Kritische Betrachtungen zum derzeitigen diagnostischen Stellenwert der Prostata-Zytologie. Fortschr Med 100: 251

Faul P (1983) Diagnostische und prognostische Bedeutung des zytologischen Differenzierungsgrades beim Prostatakarzinom. Urologe [A] 22: 127

Faul P, Eisenberger F, Elsässer E (1985) Metastatischer Befall pelviner Lymphknoten in Abhängigkeit vom morphologischen Differenzierungsgrad und klinischem Stadium des Prostatakarzinoms. Urologe [A] 24: 326

Fawcett DP, Sykyn S, Bultituck M (1975) Urinary tract infection following transrectal biopsy of the prostate. Br J Urol 47: 679

Ferguson RS (1930) Prostatic neoplasm. Their diagnosis by needle puncture and aspiration. J Surg 9: 507

Ferguson RS (1937) Diagnosis and treatment of early carcinoma of the prostate. U Urol 37: 774

Franzén S, Giertz G, Zaijeck J (1960) Cytological diagnosis of prostatic tumours by transrectal aspiration biopsy. Br J Urol 32: 198

Graham JB, Ignatoff JM, Holland JM, Christ ML (1988) Prostatic aspiration biopsy: an assessment of accuracy based on long term observations J Urol 139: 971

Helpap B, Stiens R, Brühl P (1974) Autoradiographische Untersuchungen an intubierten Prostatapunktaten nach Doppelmarkierung mit 14 C und H-3-Thymidin. Bakteriol Pathol 151: 65

Helpap B (1981) Cellkinetical and cytological grading of prostatic carcinoma. Virchow Arch [A] 393: 205

Helpap B, Otten J (1982) Histologisch-cytologisches Grading von uniformen und pluriformen Prostata-Karzinomen. Pathologe 3: 216

Hermaneck P (1986) Neue TNM/pTNM-Klassifikation und Stadieneinteilung urologischer Tumoren ab 1987 Urologe [B] 26: 193

Hosking DH, Paraskevas M, Hellsten OR, Ramsey W (1983) The cytological diagnosis of prostatic carcinoma by transrectal fine needle aspiration. J Urol 129: 998

Jocham D, Schmiedt E, Göttinger H, Faul P, Schmeller N, Laible V (1983) Die Prostatazytologie – 12 Jahre Erfahrung mit der transrektalen Feinnadel-Biopsie. Urologe [A] 22: 120

Kastendieck H (1980) Morphologie des Prostatakarzinoms in Stanzbiopsie und totalen Prostatektomien. Pathologe 2: 31

Kiesling VJ, Aninch JW, Goebel JL, Agee RE (1980) External beam radio therapy for adeno carcinoma of the prostate and clinical follow up. J Urol 124: 851

Kline TS, Kohler FP, Kelsey DM (1982) Aspiration biopsy cytology (ABC): its use in diagnosis of lesions of the prostate gland. Arch Pathol Lab Med 106: 136

Köllermann MW, Pessow D, Wagenknecht LV (1975) Komplikationen nach transrektaler Prostatabiopsie. Urologe [B] 15:225

Kurt KH, Altwein JE, Skolunoa D, Hohenfellner R (1977) Follop up of irradiated prostatic carcinoma by aspiration biopsy. J Urol 117: 615

Leach GE, Cooper FJ, Kagan AR, Snyder R, Forsythe A (1982) Radio therapy for prostatic carcinoma: post irradiation prostatic biopsy and recurrence patterns with long term follow up. J Urol 128: 505

Leistenschneider W, Nagel R (1978) Komplikationen bei transrektaler Stanz- und Feinnadelbiopsie. Therapiewoche 28: 1936

Leistenschneider W, Nagel R (1979) Zellkern-DNS-Analyse an unbehandelten und behandelten Prostatakarzinomen mit Scanning-Einzelzellzytophotometrie. Akt Urol 10: 353

Leistenschneider W, Nagel R (1980) Zytologisches Regressionsgrading und seine prognostische Bedeutung beim konservativ behandelten Prostatakarzinom. Akt Urol 11: 263

Leistenschneider W, Nagel R (1981) Zytologische Therapiekontrolle des konservativ behandelten Prostatakarzinoms. Urologe [A] 22: 144

Leistenschneider W, Nagel R (1983) Einzelzellzytophotometrische Zellkern-DNS-Analysen beim behandelten, entdifferenzierten Prostatakarzinom und ihre klinische Bedeutung. Urologe [A] 22: 157

Leistenschneider W, Nagel R (1984) Praxis der Prostata-Zytologie. Springer, Berlin Heidelberg New York Tokyo

Lin BPC, Davies WEL, Harmata PA (1979) Prostatic aspiration cytology. Pathology 11: 607

Ljung BM, Cherrie R, Kaufmann J (1986) Fine needle aspiration biopsy of the prostate gland: a study of 103 cases with histological follow-up. J Urol 135: 955

Maier U, Czerwenka K, Neuhold N (1984) The accuracy of transrectal aspiration biopsy of the prostate: an analysis of 452 cases. Prostate 5: 147

Maksimovic P, Lübke W, Nagel R (1971) Erfahrungen mit der perinealen und transrektalen Biopsie der Prostata. Act Urol 2: 9

Mc Cullough CL, Prout GR, Daly JJ (1974) Carcinoma of the prostate and lymphatic metastases. J Urol 111: 65

Melograna et al. (1982) Prospective controlled assessment of fine needle prostatic aspiration. Urology 19: 47

Müller HA, Altenähr E, Böcking A, Dhom G, Faul P, Göttinger H, Helpap B, Hohlbach C, Kastendieck H, Leistenschneider W (1980) Über Klassifikation und Grading des Prostatakarzinoms. Verh Dtsch Ges Pathol 64: 609

Scardino PT, Fränkel JM, Wheeler TM, Meadram RB, Hoffmann GS, Scale C, Wilbanks JH, Earley J, Carlton CE (1986) The prognostic significance of post-irradiation Biopsy results in patients with prostatic cancer. J Urol 135: 510

Schmeller NT, Jocham D, Staehler G, Davis J, Drad GW (1986) Cytological regression grading of hormone treated prostatic cancer. Prostate 9: 1–7

Sharifi R, Shaw M, Ray V, Rhee H, Nagubady S, Guinan P (1983) Evaluation of cytologic techniques for diagnosis of prostatic cancer. Urology 21: 417

Staehler W, Ziegler H, Völter D (1975) Zytodiagnostik der Prostata. Grundriß und Atlas. Schattauer, Stuttgart New York

Studer U, Kraft R, Wiedmer-Bridel J (1982) Die Feinnadelpunktion der Prostata. Schweiz Med Wochenschr 112: 810

Voeth C, Droese M, Steuer G (1978) Erfahrungen mit dem zytologischen Grading beim Prostatakarzinom. Urologe [A] 17: 367

Walsh PC (1986) Fine needle aspiration of the prostate. – Why has it taken so long to accept? J Urol 135: 334

Whelan JP, Chin JL, Sharpe JR, Davis JR (1986) Transrectal needle aspiration versus transperineal needle biopsy in diagnosis of carcinoma of the prostate. Urology 27: 410

Wendel RG, Evans AT (1967) Complications of punch biopsy of the prostate gland. J Urol 97: 122

Zattoni F, Pagano F, Rebuffi A, Constantin G (1983) Transrectal thin-needle aspiration biopsy of prostate: four years experience. Urology 22: 69

Zeittreberg A, Esposti PL (1980) Prognostic significance of nuclear DNA levels in prostatic carcinoma. Scand J Urol Nephrol [Suppl] 55: 53

Ziegler H, Völter D (1973) Die zytologische Diagnose der Prostatitis. Urologe [A] 12: 123

Kapitel III
Natürlicher Verlauf des lokal
begrenzten Prostatakarzinoms

Natürlicher Verlauf des lokal begrenzten Prostatakarzinoms

J.-E. Johansson und S.-O. Andersson

In einer populationsbasierten Studie (Johansson et al. 1989) wurden das Fortschreiten und die Überlebensrate bei noch nicht behandelten Patienten mit einem neu diagnostizierten Prostatakarzinom ohne Fernmetastasen untersucht. Ein vollständiges Follow-Up war bei insgesamt 223 von 227 (98%) Patienten aller Altersstufen möglich. Nach fünf Jahren betrug die kumulative Überlebensrate ohne Krankheitsprogression 71,8% (65,5–78,1%) und die für andere Todesursachen als das Prostatakarzinom korrigierte Überlebensrate 93,8% (88,3–97,6%). Univariante und multivariante Analysen zeigten, daß es keine Assoziation zwischen dem Alter bei Diagnosestellung und dem natürlichen Verlauf gibt. Ein lokales Fortschreiten war bei lokal begrenzten, nicht palpablen Karzinomen weniger häufig als bei größeren Tumoren. Die Progressionsrate war 18,7 mal (6,1–57,1) und die des krankheitsspezifischen Todes 216,0 mal (31,2–1496,0) größer bei Patienten mit nur mäßiggradig differenzierten als bei solchen mit hochdifferenzierten Karzinomen.

Aus den Ergebnissen dieser Studie wird gefolgert, daß der Ausprägungsgrad eines Prostatakarzinoms bei Diagnosestellung ein ausgezeichneter Indikator zur Vorhersage lokaler und generalisierter Progression ist. Die geringe Todesrate, insbesondere bei Patienten mit hoch- und mäßiggradig differenzierten Tumoren, bedeutet, daß jede lokale oder systemische Therapieform bei Patienten mit einem frühzeitig diagnostizierten Prostatakarzinom in klinischen Versuchen gegen unbehandelte Kontrollgruppen verglichen werden muß.

In der folgenden Untersuchung wurde eine Gruppe von Patienten aus einer streng definierten Population ausgewählt und sorgfältig für den Zeitraum von drei bis zehn Jahren nachuntersucht.

Patienten und Methoden

In dem schwedischen Landkreis Örebro – einem wohl definierten Einzugsgebiet mit einer konstanten Population von etwa 195 000 – wurden seit vielen Jahren Patienten mit neu diagnostiziertem Prostatakarzinom in der urologischen Abteilung des Örebro Medical Center behandelt und nachbetreut.

In dem Zeitraum März 1977 bis Februar 1984 wurden 654 neue Fälle von Prostatakarzinom innerhalb dieses Einzugsgebietes diagnostiziert.

Tabelle 1. Alle Patienten mit neu diagnostiziertem Prostatakarzinom (März 1977 bis Februar 1984)

T-Stadium[a]	Gesamtanzahl	Grading[b]			M-Stadium[c]	
		I	II	III	M_0	M_1
$T_0 l$	76	62	12	2	76	0
$T_0 d$	38	15	16	7	35	3
T_1	34	13	18	3	30	4
T_2	181	68	91	22	165	16
T_3	311	38	172	101	186	125
T_4	14	3	7	4	3	11
Gesamt	654	199	316	139	495	159

[a] T_0 klinisch inapparent, inzidentell; $T_0 l$ Karzinom <25% des untersuchten Materials; $T_0 d$ Karzinom >25% des untersuchten Materials; T_{1-2} Karzinom auf das drüsige Prostatagewebe begrenzt; T_1 Knoten umgeben von normalem Prostatagewebe; T_2 großer Knoten oder multiple Knötchen; T_3 Karzinom lokalisiert bis zum periprostatischen Gewebe wachsend; T_4 Karzinom an peprostatisches Gewebe fixiert oder benachbarte Viszeralorgane infiltrierend.
[b] *I* hochdifferenziert, *II* mittelgradig differenziert, *III* mäßiggradig differenziert.
[c] M_0 keine Fernmetastasen bekannt; M_1 Fernmetastasen vorhanden.

Der Anteil an Patienten mit palpablen Tumoren wurden der Feinnadelaspirationsbiopsie unterzogen. Alle anderen Diagnosen wurden aufgrund der histopathologischen Begutachtung nach transurethraler Resektion oder einer offenen Prostatektomie wegen benigner Prostatahyperplasie gestellt. Die Stadien-Einteilung erfolgte in Einklang mit den TNM- und WHO-Klassifikationen (Tabelle 1).

Bei diesen Patienten wurde kein Lymphknotenstaging durchgeführt, der Lymphknotenstatus war also nicht bekannt. Zum Ausschluß von Fernmetastasen wurde die klinische Untersuchung, Thoraxradiographie, Knochenszintigraphie und Skelettaufnahmen durchgeführt. Zum Zeitpunkt der Diagnosestellung wurden bei allen Patienten eine Miktionsurographie sowie eine Blutuntersuchung durchgeführt.

Etwa 25% der Patienten wiesen Metastasen auf, wohingegen 43% weder Metastasierung noch eine Tumorinfiltration in die Prostatakapsel aufwiesen.

Die Patienten, deren Tumorwachstum zum Zeitpunkt der Diagnose auf die drüsigen Anteile der Prostata (T_0 bis T_2) begrenzt war und bei denen keinerlei Hinweise für Fernmetastasen vorlagen, wurden initial nicht behandelt (306 Patienten). Im Verlaufe der Zeit wurden folgende Restriktionen bei Patienten mit palpablen Tumoren eingeführt:
März 1977 – Februar 1978:
– nur hochdifferenzierter Tumor (Grad 1)
nach Februar 1979:

- Patienten, die jünger waren als 75 Jahre, mittelmäßig gradig oder mittelgradig differenzierten Tumore (Grad 2 – 3) randomiziert 3a lokal Radiotherapie oder ohne Therapie
- Patienten, die älter waren als 75 Jahre, ohne Therapie.
- Patienten hochdifferenzierter Tumor (Grad 1) ohne Therapie

Vier der übriggebliebenen 227 Patienten (2 %) erhielten eine initiale Behandlung und wurden ausgeschlossen.

Die eigentliche Patientengruppe rekrutierte sich nunmehr aus 223 Patienten, die vom Zeitpunkt der Diagnose an bis zum Tod oder zum Ende des Beobachtungszeitraums (März 1987) nachbetreut wurden. Klinische Untersuchungen, Labortests und Knochenszintigraphie wurden alle sechs Monate während der ersten 2 Jahre, danach jedes Jahr einmal durchgeführt.

Das lokale Fortschreiten der Krankheit wurde als Tumorwachstum durch die Prostatakapsel definiert, welches durch digitorektale Untersuchung beurteilt wurde (T_3). Die Ausbildung von Fernmetastasen wurde als Generalisation (M_1) klassifiziert, ebenso wenn sowohl lokale Progression als auch Generalisation vorhanden war.

Patienten mit lokalem oder generalisiertem Fortschreiten der Erkrankung wurden bei Auftreten von klinischen Symptomen mittels Hormonen behandelt. 13 Patienten wurden mit Östrogenen behandelt, 38 unterzogen sich der Orchiektomie.

Die beobachteten Überlebensraten wurden mittels versicherungsstatistischer oder Sterblichkeitstafeln berechnet.

Ergebnisse

Das Durchschnittsalter der 223 nachuntersuchten Patienten betrug 72 Jahre. Während der Hauptnachbeobachtungszeit von insgesamt 78 Monaten (36 bis 120 Monate) wiesen 65 Patienten (29 %) eine Krankheitsprogredienz auf. Bei 45 Patienten (20 %) wurde im Stadium T_3 ein lokaler Progress beobachtet. Fermetastasen kamen bei 20 Patienten (9 %) vor, von denen 15 auch eine lokale Progression zeigten. Insgesamt starben 83 Patienten während des Beobachtungszeitraums, aber das Prostatakarzinom schien lediglich bei 16 Patienten (19 %) direkt für deren Tod verantwortlich zu sein (Tabelle 2).

Unter 148 Patienten mit hochdifferenzierten Tumoren wiesen 28 (19 %) ein Fortschreiten der Krankheit, und nur 4 (2,5 %) starben daran. Dagegen zeigten von 9 Patienten mit mäßiggradig differenzierten Tumoren 6 eine Progression, 5 verstarben infolgedessen (Tabelle 2).

Die Tumorprogressionsrate war während der ersten fünf Jahre am größten, danach fiel sie ab (Abb. 1a). Die gesamte Überlebensrate ohne Progression fiel von 71,8 % (5 Jahre) auf 65,5 % (10 Jahre). Die Progressionsrate bei Patienten mit okkulten lokal begrenzten Tumoren (T_0l) war gering. Patienten mit inapparenter aber vorhandener Krankheit (T_0d) und solche mit einem palpablen Tumor (T_{1-2}) zeigten beinahe die gleiche Rate lokalen Fortschreitens. Das Tumor-Grading erwies sich als wichtiger Indikator zur Vorhersage

Tabelle 2. Studiengruppe von 223 Patienten mit inzidentellem Prostatakarzinom ohne initiale Behandlung, geordnet nach Alter bei Diagnosestellung, Tumorstadium und Grading

	Anzahl (%)	T_3	M_1	Progression Total (%)	Todesursache Prostatakarzinom	Andere Ursachen[a]
Alter bei Diagnose						
<60	9 (4)	2	1	3 (67)	0	0
60–69	76 (34)	16	10	26 (35)	7	15
70–79	100 (45)	20	8	28 (28)	7	31
≥80 Jahre	38 (17)	7	1	8 (21)	2	21
Tumor-Stadium						
T_0l	72 (32)	2	5	7 (10)	3	22
T_0d	34 (15)	7	4	11 (32)	5	10
T_1	13 (6)	2	1	3 (23)	1	3
T_2	104 (47)	34	10	44 (42)	7	32
Grading						
I	148 (66)	20	8	28 (19)	4	48
II	66 (30)	24	7	31 (47)	7	16
III	9 (4)	1	5	6 (66)	5	3
Gesamt	223	45	20	65 (29)	16	67

[a] Drei Patienten verstarben an kardiopulmonalen Erkrankungen während der Behandlung mit Östrogenen.

der Tumorprogression (Abb. 1b). Die Fünfjahresüberlebensrate ohne Krankheitsfortschreiten war bei Patienten mit hochdifferenzierten 82,9 %, mit mittelgradig differenziertem 50,3 % und mit mäßiggradig differenziertem Tumor 26,7 %.

Aufgrund der uni- und multivarianten Analysen der Daten des Örebro Medical Center folgerte man, daß das Alter zum Zeitpunkt der Diagnosestellung nicht in Verbindung stand zum Fortschreiten der Krankheit und daß das Grading die wichtigste prognostische Variable für ein progressionsfreies Überleben war.

Weder Alter noch Tumorstadium besaßen entscheidenden Einfluß auf den krankheitsspezifischen Tod.

Zusammenfassung

Die Untersuchung über den natürlichen Verlauf des frühzeitig diagnostizierten Prostatakarzinoms bei 223 unbehandelten Patienten wies eine überraschend geringe Todesrate auf. Die beobachtete Fünfjahresüberlebensrate

Natürlicher Verlauf des lokal begrenzten Prostatakarzinoms 73

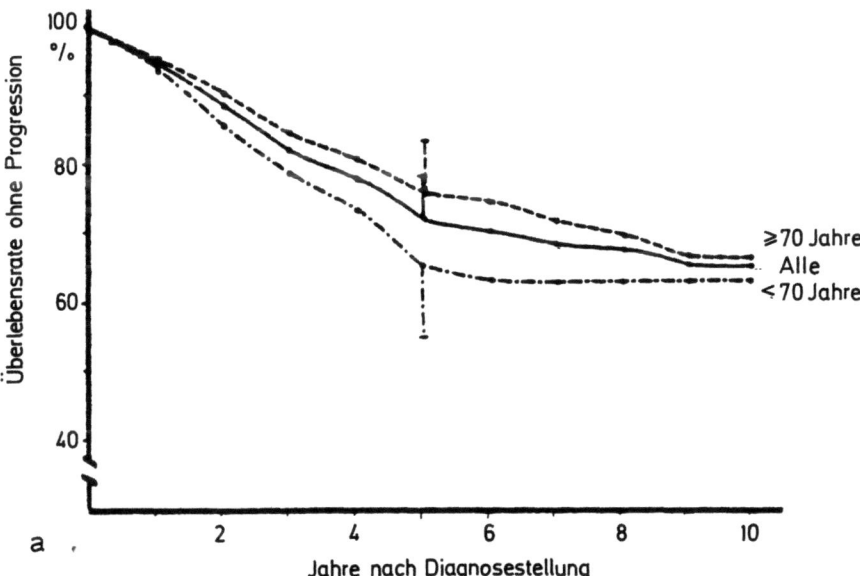

Abb. 1b. Kumulativer Anteil von Patienten ohne lokales oder systemisches Fortschreiten der Krankheit in der gesamten Gruppe (Alle) entsprechend dem Tumorgrading.

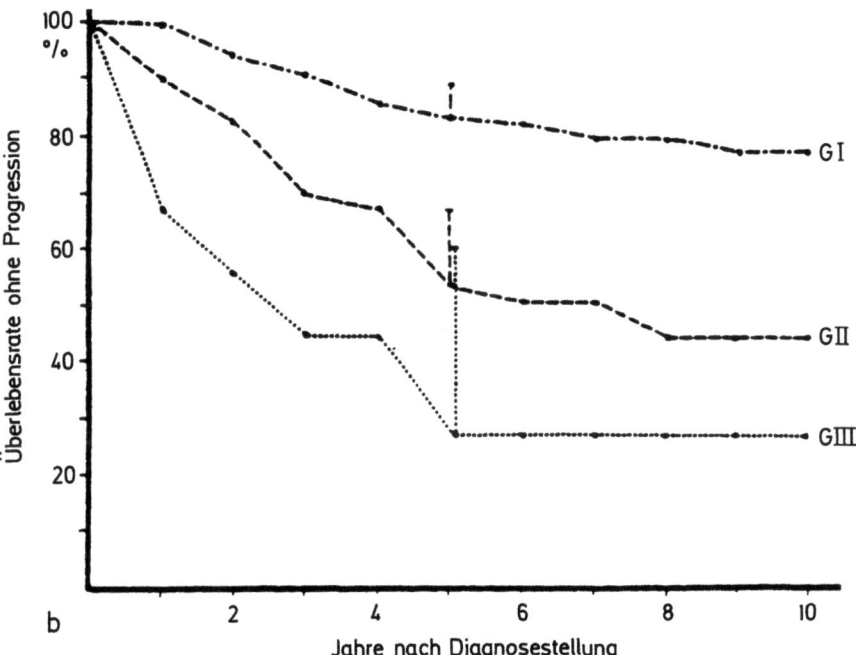

Abb. 1a. Kumulativer Anteil von Patienten ohne lokales oder systemisches Fortschreiten der Krankheit in der gesamten Gruppe (Alle) entsprechend dem Alter bei Diagnosestellung.

betrug 68,6 %, aber mehr als 80 % aller beobachteten Todeseintritte gingen auf das Konto anderer Ursachen. Die korrigierte Fünfjahresüberlebensrate machte 92,8 % aus. Der natürliche Verlauf des Prostatakarzinoms schien nicht an das Alter zum Zeitpunkt der Diagnosestellung gebunden zu sein. Das Ausmaß des lokalen Tumorwachstums der Prostata zum Zeitpunkt der Diagnosestellung war ein Indikator zur Vorhersage des Fortschreitens der Krankheit aber nicht des durch das Prostatakarzinom bedingten Todes, wohingegen die Tumordifferenzierung (Grading) in starkem Ausmaße sowohl das Fortschreiten als auch den prostatakarzinombedingten Tod bestimmte.

Die Klassifikation des Tumorstadiums, insbesondere die Unterscheidung zwischen T_1- und T_2-Stadien (Tabelle 1) ist allein aufgrund der klinischen Untersuchung schwierig. Es gibt jedoch keinen Anhalt dafür, daß die Computertomographie und Kernspintomographie zu besseren Ergebnissen führen (De Kernion u. Mukamel 1987). Der Wert der Sonographie ist dabei noch unbestimmt; keine Untersuchung wies ihre Zuverlässigkeit bei der Abschätzung des lokalen Tumorwachstums nach (De Kernion u. Mukamel 1987; Denis et al. 1980; Mc Connan 1988). Dieselben Schwierigkeiten, die für die Klassifikation durch die klinische Untersuchung alleine gelten, haben ihre Bedeutung auch für die Auswertung des lokalen Krankheitsfortschreitens.

Der Lymphknotenstatus war bei keinem der Patienten bekannt, aber es ist wahrscheinlich, daß mindestens zehn bis 30 % der Patienten zum Zeitpunkt der Diagnosestellung regionale Metastasen aufwiesen (De Kernion u. Mukamel 1987; Golimbu u. Morales 1979; Mc Cullough 1980) und daß eben diese Patienten eine Gruppe mit hohem Risiko für Metastasierung und Tod darstellen (Golimov u. Morales 1979; Fowler u. Whitmore 1981). Bei unseren Untersuchungsreihen entdeckten wir bei etwa 25 % aller Patienten mit neu diagnostiziertem Prostatakarzinom eine Ausbreitung der Erkrankung während der gesamten Untersuchungsperiode. 99m-Technetium-basierte Knochenszintigraphie diente zur Erfassung dieser Veränderungen und zum Follow-up und erwies sich dabei als eine sensitive Methode (Stone et al. 1980; Johansson et al. 1980).

Es ist bemerkenswert, daß die nichtkorrigierte Überlebensrate, d. i. die Überlebensrate aus der Patientengruppe, bei denen die Todesursache rein prostataspezifisch waren, und die korrigierte Überlebensrate, d.i. die Überlebensrate derjenigen Patientengruppe, bei denen die Todesursachen nicht in erster Linie durch die Prostata bedingt waren, im fünften Jahr ähnlich waren (97,1 bzw. 93,8 %). Weiterhin fiel auf, daß die relative Überlebensrate bei Patienten, bei denen die karzinomatöse Entartung der Prostata zufällig bei einer transurethralen Resektion (Stadium T_0) entdeckt worden war, größer war als die bei Patienten mit palpablen Tumoren.

Der Vergleich zwischen dem Fortschreiten des Prostatakarzinoms bei unserer unbehandelten Patientengruppe mit dem aus früheren Untersuchungen (Nesbit et al. 1946; Hanash et al. 1972; Franks u. Dutch 1956) wird durch Unterschiede der Studienplanung, der Sensitivität der diagnostischen Mittel, der Methoden zur Nachuntersuchung und des Patientenanteils mit inzidenteller Erkrankung erschwert (Bakke et al. 1985; Larsson u. Norien 1985; Haapiainen 1986). Diese Uneinheitlichkeit des methodischen Aufwandes und insbesondere der Tumorklassifikation gestaltet sowohl die Interpretation als auch den Vergleich der Untersuchungsergebnisse international sehr schwierig (Haapiainen 1986; Epstein et al. 1986; O'Donoghue et al. 1988; Hanks 1988; Beynon et al. 1983).

Während lange Zeit angenommen wurde, daß jüngere Patienten einen weniger milden Verlauf ihrer Erkrankung haben würden als ältere (Hanash et al. 1972; Tjadan et al. 1965; Ray et al. 1973), wies unsere Untersuchung zwischen dem Alter bei Diagnosestellung und dem Krankheitsverlauf auf (univariante und multivariante Analysen mit verschiedenen Ergebnisvariablen). Es gab jedoch Hinweise dafür, daß das Fortschreiten der Erkrankung bei Patienten unter 70 Jahren rascher erfolgte als bei älteren Patienten (Tabelle 1).

Mehrere Untersuchungen, die klinisch okkulte Tumoren (Beynon et al. 1983; Sheldon et al. 1980) oder (Nesbit et al. 1946; Corriere et al. 1970; De Vere White et al. 1977; Muskovitz et al. 1987) miteinbezogen, ergaben, daß das Ausmaß des lokalen Tumorwachstums scheinbar assoziiert war mit der Prognose. Unsere Daten zeigen, daß in den Stadien T_0 bis T_2 die Größe des Primärtumors eine Kenngröße der lokalen Progression, nicht aber der Überlebensrate ist (Tabelle 4). Das Tumorgrading hingegen war in unserer und einigen früheren Analysen (Hanash et al. 1972; Sheldon et al. 1980; Corriere et al. 1970; Muskovitz et al. 1987) ein starker Indikator sowohl für das Fortschreiten der Krankheit als auch für den Tod.

Die gesamte Fünfjahresüberlebensrate aller Patienten des ausgewählten Einzugsgebietes in den Jahren 1958 bis 1967 betrug 31 %. Die Prognose für einen Patienten mit Prostatakarzinom, insbesondere für denjenigen mit lokal fortgeschrittenem und/oder disseminierter Erkrankung, ist deswegen viel schlechter als für Patienten mit einem inzidentellen Prostatakarzinom, die bis zum Zeitpunkt der ersten nachweisbaren Progression unbehandelt bleiben. Andere Erkrankungen als Prostatakarzinom selbst verursachten die meisten Todesfälle in dieser Gruppe von Patienten.

Aus dieser Untersuchung geht hervor, daß die Auswertung des Verlaufs bei Patienten in einem frühen Karzinomstadium noch günstiger ist, wenn diejenigen mit nur mäßig differenzierten Karzinomen oder Lymphknotenmetastasen aus der Studie ausgeschlossen worden wären. Die dadurch korrigierte Fünfjahresüberlebensrate würde sich auf nahezu 100 % nähern. Dieser Umstand ist deswegen von Bedeutung, weil diese selektierte Patientengruppe primär für die radikale Prostatektomie in Frage kommt und die wichtigste Zielgruppe für ein Prostatakarzinomscreening sind.

Die bisher besten Ergebnisse mittels radikaler chirurgischer Behandlung zeitigten Fünfjahresüberlebensraten von mehr als 90 % (Belt u. Schröder 1972; Correa et al. 1977; Boxer et al. 1977). Deshalb wird es die Aufgabe kommender randomisierter Untersuchungen sein, im Vergleich mit einer Kontrollgruppe zu entscheiden, ob die radikale Prostatektomie den Verlauf des inzidentellen Prostatakarzinoms zu einem klaren Überlebensvorteil hin beeinflußt.

Literatur

Bakke A, Grong K, Höisaeter PA (1985) Should we treat localized prostatic cancer? Finnish Urological Club Meeting, March 1, 1985, pp 58–65

Belt E, Schröder FH (1972) Total perineal prostatectomy for carcinoma of the prostate. J Urol 10: 91–96

Beynon LL, Bussuttil A, Newsam JE, Chisholm GD (1983) Incidental carcinoma of the prostate: selection for deferred treatment. Br J Urol 55: 733–36

Boxer RJ, Kaufman JJ, Goodwin WE (1977) Radical prostatectomy for carcinoma of the prostate: 1951–1976. A review of 329 patients. J Urol 117: 208–13

Corriere JN, Comog JL, Murphy JJ (1970) Prognosis in patients with carcinoma of the prostate. Cancer 25: 911–18

Correa RJ, Gibbons RP, Cummings KB, Mason JT (1977) Total prostatectomy for stage B carcinoma of the prostate. J Urol 117: 328–29

De Kernion JB, Mukamel E (1987) Identification and therapy of stage B carcinoma. In: Murphy GP (ed) Prostatic cancer, part B: imaging techniques radiotherapy, chemotherapy and management issues. Liss, New York, pp 267–76

Denis L, Appel L, Broos J et al (1980) Evaluation of prostatic cancer by transrectal urosonography and CT scan. Acta Urol Belg 48: 71–77

De Vere Withe R, Paulson DF, Glenn JF (1977) The clinical spectrum of prostate cancer. J Urol 117: 323–27

Epstein JI, Paull G, Eggieston JC, Walsh PC (1986) Prognosis of untreated stage A1 prostatic carcinoma: a study of 94 cases with extended follow up. J Urol 136: 937–39

Fowler JE, Whitmore WF (1981) The incidence and extent of pelvic lymphnode metastases in apparently localized prostatic cancer. Cancer 47: 2941–45

Franks IM, Duch MB (1956) Latency and progression in tumours: the natural bissory of prostatic cancer. Lancet ii: 1037–39

Golimou M, Morales P (1979) Stage A2 prostatic carcinoma. Should staging system be reclassified? Urology 13: 592–96

Haapiainen R (1986) Latent (pTO) protatic carcinoma-a retrospective study of frequency and natural history. Ann Chir Gynecol 75: 172–76

Hanash KA, Utz DC, Cooke EN, Taylor WF, Titus JL (1972) Carcinoma of the prostate a 15 year follow up. J Urol 107: 450–53

Hanks GE (1988) Natural history of localised prostatic cancer managed by conservative therapy alone. Lancet ii: 217

Johansson JE, Beckmann KW, Lindell D, Lingåardh G, Rydman H, Vikterlöf KJ (1980) Serial bone scanning in the evaluation of stage an clinical course in carcinoma of the prostate. Scand J Urol Nephrol [Suppl] 55: 31–36

Johansson JE, Adami HO, Andersson SO, Bergström R, Krusemo UB, Kraaz W (1989) Natural history of localised prostatic cancer. A population-based study in 223 untreated patients. Lancet 1: 779–803

Larsson A, Norlén BJ (1985) Five-year follow-up of patients with localized prostatic carcinoma initially referred for epectant treatment. Scand J Urol Nephrol 19 [Suppl 93] 30

McConnan BL (1988) Transrectal US of the prostate: is the technology leading the science. Radiology 168: 571–75

McCullough DL (1980) Surgical staging of the prostate. Cancer 45: 1902–05

Muskowitz B, Nitecki S, Levin DR (1987) Cancer of prostate: 15 there a need for aggressive treatment. Urol Int 42: 49–52

Nesbit RM, Plumb RT, Arbor A (1946) Prostatic carcinoma. Surgery 20: 263–72
O'Donoghue EPN, McNicholas T (1988) Carter SSC, Das G, Charig C, Parkinson MC (1988) Natural history of localised prostatic cancer. Lancet i: 946–47
Ray GR, Cassidy JR, Bagshaw MA (1973) Definitive radiation therapy of carcinoma of the prostate. A report of 15 years experience. Radiology 106: 407–18
Sheldon CA, William RD, Fraley EE (1980) Incidental carcinoma of the prostate. A review of the literature and critical reappraisal of classification. J Urol 124: 626–31
Stone AR, Merrik MV, Chisholm GD (1980) The bone scan as a monitor of prostatic cancer. Clin Oncol 6: 349–60
Tjadan HB, Culp DA, Flocks RH (1965) Clinical adenocarcinoma of the prostate in patients under 50 years of age. J Urol 93: 618–21

Kapitel IV
Behandlung des lokal begrenzten
Prostatakarzinoms

1. Nicht-invasive Beckenlymphknotendiagnostik und Staging Lymphadenektomie

R. Hartung

Die korrekte Therapie des Prostatakarzinoms sollte heute entsprechend dem bei einem Patienten festgestellten Tumorstadium erfolgen. Dies setzt eine genaue Kenntnis der histologischen Differenzierung des Tumors, seiner lokalen Ausdehnung sowie des Ausmaßes der Tumorabsiedlungen im Lymphsystem, im Skelett und in den inneren Organen voraus.

Das durch nichtinvasive (bildgebende Diagnostik, Labordiagnostik) sowie durch invasive (operative) Diagnostik festgestellte Erkrankungsstadium wird in seiner Ausdehnung nach der TNM-Klassifikation gekennzeichnet. Das Ausmaß des Befalls der regionalen und juxtaregionalen Lymphknoten wird in der N-Kategorie, die man in 5 Untergruppen unterteilt, ausgedrückt (Tabelle 1).

Tabelle 1. Definition der Klassifikation der N-Kategorie (Union internationale contre le cancer, UICC)

Regionale und juxtaregionale Lymphknoten = N
N_0 = kein Lymphknotenbefall
N_1 = Befall eines einzigen homolateralen Lymphknotens
N_2 = Befall von kontralateralen oder bilateralen oder multiplen regionalen Lymphknoten
N_3 = fixiertes Lymphknotenpaket an der Beckenwand mit Zwischenraum zum Tumor
N_4 = Befall juxtaregionaler Lymphknoten

Findet man bei den grundsätzlich durchzuführenden Untersuchungen der Erstdiagnostik (Abb. 1) keine Metastasen in den hierbei erfaßten Organbereichen, so erfolgt als nächster Schritt die Abklärung der regionalen Lymphknotenstationen.

Diese Diagnostik sollte in all jenen Fällen durchgeführt werden, bei denen im Falle eines negativen Metastasennachweises eine lokalisierte Therapie (radikale Prostatovesikulektomie oder Radiotherapie) erfolgen soll.

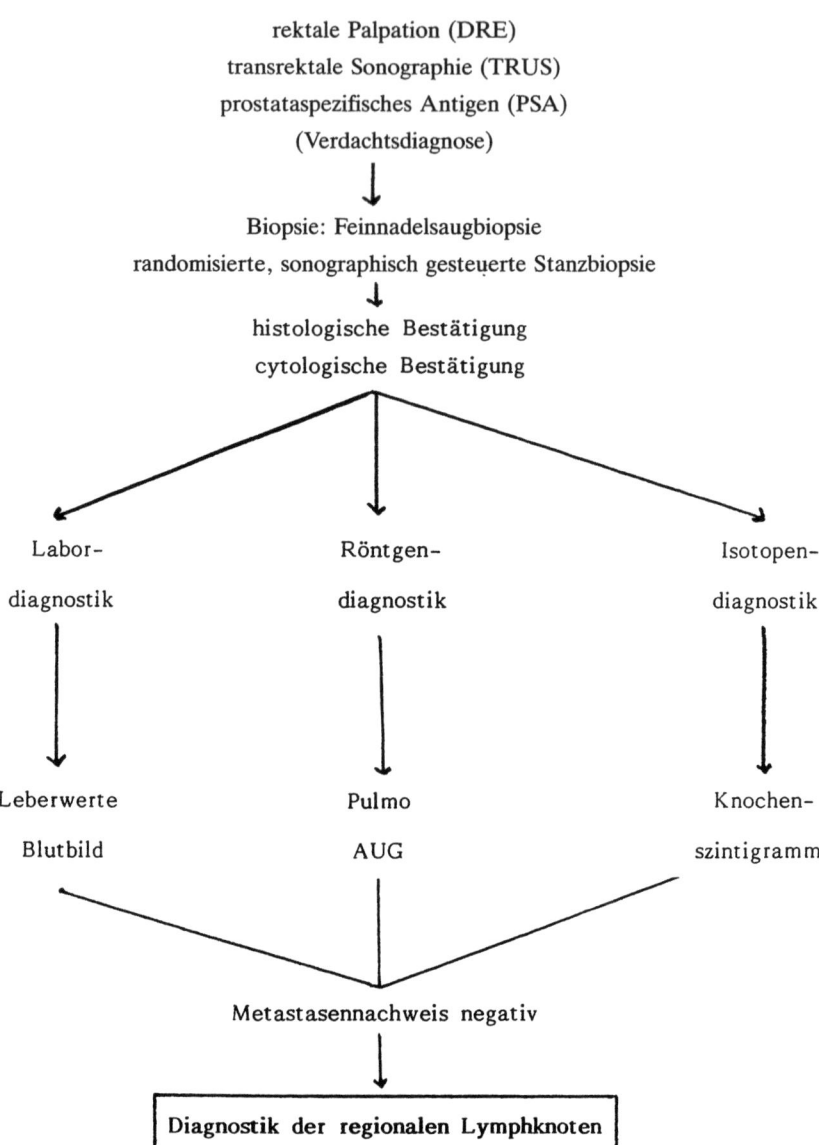

Abb. 1. Diagnostische Schritte zur Festlegung des Erkrankungsstadiums beim Prostakarzinom

Anatomie der Lymphabflußwege der Prostata

Untersuchungen am Tier wie auch am Menschen haben gezeigt, daß in den Prostatadrüsen Lymphkapillaren entspringen und ein intraprostatisches Lymphnetz bilden, das sich aus dem Zentrum der Drüse an die Peripherie drainiert und dann ein periprostatisches, subkapsuläres lymphatisches Netz formt (Kaplan et al. 1980; Shridar 1979). Vom periprostatischen Netz gehen Sammelwege aus, die zu kräftigen Strängen führen und in die iliakalen, hypogastrischen und präsakralen Lymphknoten abfließen.

Da der Tumor dazu neigt, sich über dieses Drainagesystem auszudehnen, kommt es selten oder gar nicht vor, daß paraaortale Lymphknoten befallen werden, ohne daß die ersten Lymphknotenstationen beteiligt sind. Die primären, regionalen Stationen des Lymphabflusses aus der Prostata sind die Lymphonodi obturatorii, Lymphonodi iliacae interni et externi und die Lymphonodi praesacrales.

Die sog. juxtaregionalen Lymphknoten liegen an der A. iliaca communis, paraaortal und inguinal.

Häufigkeit des Lymphknotenbefalls

Zahlreiche Arbeiten haben sich mit dieser Frage befaßt, viele kommen zu deckungsgleichen Ergebnissen: Demnach hängt der Lymphknotenbefall vom Ausmaß des Tumors an der Prostata selbst, vom Differenzierungsgrad des Tumors sowie vom lokalen Tumorvolumen ab (Barzell et al. 1977; Daly 1974; Donohue et al. 1981; McLaughlin et al. 1976; Wallace et al. 1975; Whitmore et al. 1974; Wilson et al. 1977).

Betrachtet man das lokale Tumorstadium, so ist bei einem T_1-Tumor in bis zu 25 % der Fälle, bei T_2-Tumoren bis zu 35 % und bei T_3-Tumoren bis zu 75 % ein regionaler Lymphknotenbefall zu erwarten (Paulson et al. 1980; Wajsman 1981; Wilson et al. 1977).

Bei Beurteilung des histologischen Differenzierungsgrades des Tumors zeigt sich, daß die Lymphknotenmetastasierung zunimmt, je undifferenzierter ein Tumor ist (Donohue et al. 1981; Paulson et al. 1980; Wajsman 1981) (Abb. 2). Auch das meßbare Tumorvolumen selbst spielt eine Rolle. Während bei einem Tumorvolumen von unter 2,5 cm^3 nur in 5 % ein Lymphknotenbefall nachzuweisen war, war dies bei der Größe bis zu 8 cm^3 schon in 34 %, bei noch größerem Tumorvolumen in 72 % der Fall. Diese Zusammenhänge sind auch prognostisch in bezug auf noch zu erwartende spätere Metastasie-

Tabelle 2. Vergleich zwischen Tumorgrad (Gleason) und den Ergebnissen der Staginglymphadenektomie bei Prostatakarzinom (Wajsman 1981)

Gleason-Grad	Lymphknotenbefall (in %)		
	Uro-Oncology Group (144 Pat.)	Roswell Park Memorial Institute (40 Pat.)	National Prostatic Cancer Project (60 Pat.)
2, 3, 4	0	0	30,5*
5, 6, 7	30,9	47	86
8, 9, 10	93	100	100

* Drei von 7 Patienten mit Gleason-Grad von 3 hatten Lymphknotenmetastasen.

rung von Bedeutung (Barzell et al. 1977; Smith u. Middleton 1985; Prout et al. 1981).

Die früher vorherrschende Meinung, daß das Prostatakarzinom frühzeitig in das Skelett metastasiert und Lymphknotenabsiedlungen erst später auftreten, konnten durch neuere Untersuchungen nicht bestätigt werden (Lieskovsky et al. 1980; Göthlin 1976; Nicholson u. Richle 1977; McLaughlin 1976). Frühzeitige Absiedlungen in das Lymphsystem ohne Knochenstreuherde sind bekannt, dennoch fehlen überzeugende Hinweise dafür, daß die Metastasierung über das Lymphsystem der bevorzugte Ausbreitungsweg ist (Catalona et al. 1982, 1983; Zincke et al. 1982; Flanigan et al. 1985; Smith et al. 1983).

Nachweis von Lymphknotenmetastasen

Nichtinvasive Maßnahmen

Alle nichtinvasiven Maßnahmen zum Nachweis von Lymphknotenmetastasen haben eine eingeschränkte Treffsicherheit. Dennoch kommt Ihnen eine Bedeutung zu, versucht man doch damit, ohne operativen Eingriff zur Diagnose der N-Kategorie zu kommen.

Bei der radiologischen Darstellung der pelvinen und paraaortalen Lymphknoten ist das Ergebnis bei etwa bei einem Viertel der Patienten entweder falsch-positiv oder falsch-negativ (Johnson u. Eschenbach 1981). Die Unsicherheit der pedalen Lymphographie beruht darauf, daß die hypogastrischen und obturatorischen Lymphknoten nicht eindeutig dargestellt werden können; es ist schwierig, zwischen einer Fettinfiltration und einem positiven Lymphknoten zu unterscheiden. Zudem können mikroskopische Tumorherde nicht entdeckt werden. Da jedoch gerade die hypogastrischen und obturatorischen Lymphknotengruppen beim Prostatakarzinom primär Stationen der Metastasierung sind, ist dies ein klarer Nachteil dieser Untersuchungstechnik (Zoretic et al. 1983). In einer Reihe von Arbeiten wurde die Treffsicherheit der lymphographischen Diagnostik überprüft, d.h. das Ergebnis der Lymphographie verglichen mit dem Befund der pelvinen Lymphadenektomie entweder als isolierte Maßnahme oder in Kombination mit radikaler Prostatektomie. Überprüfungen lymphographischer Diagnosen durch Lymphadenektomie bestätigten nur in 64 bzw. 78 % der Fälle die präoperative Diagnostik (MacDonald 1981; Spellman et al. 1977; Hilaris et al. 1974). Für die Spezifität der Lymphographie [23], d.h. die Bestätigung einer negativen Lymphographie durch eine negative Lymphadenektomie, wurde eine Rate von 95 % errechnet. Die Sensitivität, d.h. die Zahl der positiven Lymphogramme verglichen mit der Zahl operativ bestätigter tumorbefallener Lymphknoten, lag zwischen 33 und 75 % (Johnson u. Eschenbach 1981).

Es ist problematisch, die Ergebnisse all dieser Arbeiten zuverlässig miteinander zu vergleichen, da für das Ergebnis eines positiven Lymphknotenbefundes unterschiedlich große Kontrastmitteldefekte angesetzt wurden.

Wichtig: In keiner Untersuchungsserie fand sich ein paraaortaler positiver Lymphknotenbefund ohne Lymphknotenbefall des kleinen Beckens. Es darf demnach gefolgert werden, daß ein deutlich positives Lymphogramm als hochverdächtig auf Metastasierung zu betrachten ist, eine negative Lymphographie schließt jedoch einen Tumorbefall nicht aus.

Weitere bildgebende Verfahren

- Lymphographie in Kombination mit Computertomographie (Nissenkorn et al. 1986);
- Computertomographie ohne Lymphographie (Styles u. Seltzer 1985; Salo et al. 1986; Paulson et al. 1980).
- Sonographie;
- Kernspintomographie.

Allen genannten bildgebenden Verfahren ist gemeinsam, daß normal große oder gering vergrößerte Lymphknoten mit oder ohne Tumorbefall in aller Regel nicht darzustellen sind (Hamm u. Wolf 1986). Nur der deutlich vergrößerte Lymphknoten stellt sich in der Computertomographie oder in der Kernspintomographie dar. Die Sonographie versagt bei der Lymphknotendiagnostik des kleinen Beckens, vergrößerte retroperitoneale Lymphknoten können bei schlanken Patienten u.E. gut darstellbar sein.

Gering invasive Diagnostik

Die Technik der Feinnadelbiopsie zum Tumornachweis im lymphographisch auffälligen Lymphknoten ist ein Verfahren, das als wenig invasiv zu bezeichnen ist (Efremidis et al. 1979; Göthlin 1976; Pollen u. Schmidt 1976; Dan et al. 1982; Rothenberger et al. 1979).

Leider ist auch diese Technik – meist unter computertomographischer Orientierung durchgeführt – insgesamt so zu beurteilen, daß sowohl bei verdächtigen als auch vereinzelt bei unverdächtigen Lymphknoten ein positives Biopsat gefunden werden kann. Ein negativer zytologischer Befund schließt einen Tumor nicht sicher aus.

Als einen Mittelweg zwischen der nicht invasiven, perkutanen Feinnadelpunktion und der offen-chirurgischen Lymphadenektomie darf die sog. perkutane Pelviskopie bezeichnet werden, über die vor allem skandinavische Autoren berichten (Halt u. Rasmussen 1981). Bei dieser extraperitonealen Pelviskopie wird ein Endoskop, ähnlich einem Mediastinoskop, durch eine Stichinzision in das kleine Becken geführt und zu den Lymphknoten in den bekannten Regionen vorgeführt mit dem Ziel, unter Sicht eine Biopsie zu entnehmen.

Die mit dieser Technik vertrauten Untersucher berichten von einem insgesamt unkomplizierten, aber dennoch diagnostisch hilfreichen Vorgehen. Allerdings gibt es keine Untersuchungsserien, in denen Befunde in der Pelviskopie durch offene pelvine Lymphadenektomie kontrolliert worden wären. Als eine minimal invasive Chirurgie gilt auch die neuerdings laparoskopisch durchgeführte pelvine Lymphadenektomie (Schuessler et al. 1990).

Unter Erstellung eines Pneumoperitoneums geht man unter Sicht aus dem Bauchraum in das kleine Becken ein und führt eine Lymphknotendissektion im Obturatoriusdreieck beidseits durch. Mit diesem Vorgehen vertraute Operateure beschreiben dieses Vorgehen in der diagnostischen Auswertung als ebenbürtig mit der offenen pelvinen Lymphadenektomie bei geringerer Morbidität. Als isolierte Staging-Diagnostik ist die laparoskopische Lymphknotendiagnostik des kleinen Beckens eventuell eines Tages dem offenen chirurgischen Vorgehen vorzuziehen; sie entfällt bei allen Eingriffen, bei denen Lymphadenektomie kombiniert mit geplanter radikaler Prostataektomie durchgeführt werden soll.

Invasive Techniken

Die pelvine Staginglymphadenektomie beim Prostatakarzinom wird in 2 Varianten durchgeführt: 1. als ausgedehnte konventionelle Lymphadenektomie des kleinen Beckens (Golimbu et al. 1979) oder 2. als eingeschränkte modifizierte Variante nach einer Empfehlung des Memorial-Sloan-Kettering-Instituts (Herr 1982).

Technik der Lymphadenektomie

Zur Laparatomie empfiehlt sich ein Unterbauchmedianschnitt von der Symphyse bis zum Nabel. Ein Pfannenstielschnitt ist zwar nicht grundsätzlich abzulehnen, die Übersicht beim Medianschnitt ist jedoch besser. Dies ist auch der Zugang, der meist zur kombiniert geplanten radikalen Prostatovesikulektomie gewählt wird.

Nach Durchtrennung der Bauchwand wird die Blase nach medial und dorsal abgedrängt, um die Symphyse und den Femoralkanal darzustellen. Der Peritonealumschlag wird nach kranial weggehalten.

Die Exposition für die ausgedehnte Freilegung sieht also ein Feld vor, das proximal der A. iliaca interna nahe der Aortengabel beginnt und nach distal bis zum knöchernen Rand des kleinen Beckens reicht. Samenstrang und Harnleiter sind zu identifizieren.

Die Grenzbereiche nach lateral und ventral sind der N. genitofemoralis, nach dorsal der N. obturatorius, nach proximal der die Gefäße kreuzende Ureter und nach distal der Canalis femoralis.

Die Dissektion der Knoten erfolgt zunächst an denen der A. iliaca communis nach distal bis zum Femoralkanal, dann aufsteigend wieder entlang der Venen bis zum Abgang der A. iliaca interna.

Am wichtigsten ist der Bereich der Obturatoriusgrube, wobei der N. obturatorius erhalten werden sollte, die Obturatorgefäße samt den Lymphknoten aber entfernt werden können.

Ein noch ausgedehnteres Vorgehen würde die Freilegung der hinteren Beckenwand im Bereich der Aufzweigung der A.-iliaca-interna-Abgänge vorsehen. Hierbei werden auch die praesakralen und präischiatischen Lymphknoten freigelegt (Golimbu et al. 1979).

Die entfernten Knoten sollten in der Reihenfolge der Lokalisation getrennt in Gefäßen fixiert werden und so zur pathologischen Untersuchung gehen.

Nach Beurteilung großer Serien von Lymphadenektomien beim Prostatakarzinom ist man heute der Meinung, daß beim Nachweis von Metastasen fast immer die Obturatoriusgruppe betroffen ist. Ein Befall der Lymphknoten an der A. iliaca interna oder gar höher bei Negativbefund im Obturatoriusbereich kommt selten vor.

Diese Erkenntnis und insbesondere auch die Morbidität bei ausgedehnter pelviner Lymphadenektomie veranlaßte Whitmore et al. eine modifizierte, eingeschränkte Form der Lymphadenektomie vorzuschlagen (Herr 1982; McCullough et al. 1977; Paul et al. 1983; Waclawiczek u. Pimpl 1986).

Modifizierte Lymphadenektomie nach Memorial-Sloan-Kettering-Institut (Herr 1982)

Durch dieses Vorgehen kann mit einem geringeren operativen Aufwand und dadurch geminderter Morbidität eine gleich hohe Treffsicherheit wie bei

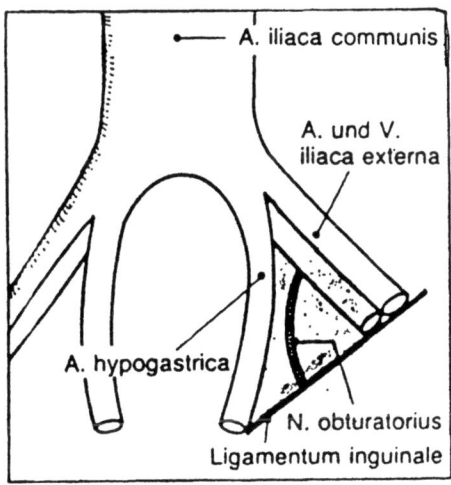

Abb. 2. Modifizierte Beckenlymphadenektomie mit Einschluß der Lymphknoten medial der V. iliaca externa und der Umgebung der Obturatorgefäße und des N. obturatorius (dunkle Fläche) (nach Herr 1982)

ausgedehnter Chirurgie erreicht werden. Bei dieser Technik beschränkt man sich bei gleichem Zugang auf das Dreieck zwischen A. und V. iliaca externa, A. iliaca interna und N. obturatorius (Abb. 2) (Herr 1982).

Die grundsätzlich möglichen Komplikationen nach Lymphadenektomie, wie Lymphfistel, Lymphocele oder Lymphödem der unteren Extremitäten, sind mit dieser eingeschränkten Operationsvariante selten geworden (Fisher et al. 1981).

Dennoch herrscht in der Literatur keine einheitliche Meinung, wie ausgedehnt eine pelvine Staginglymphadenektomie sein sollte. Die Angaben über das Ausmaß reichen von der Freilegung des gesamten retroperitonealen Beckenraums bis zum Nierenstiel bis hin zur Bescheidung auf eine ipsilaterale Lymphknotenbiopsie. Wir empfehlen aus den oben genannten Gründen die modifizierte Form der Beckenlymphadenektomie wie beschrieben, da sie für die therapeutische Orientierung voll ausreichend ist. Zudem fehlen verläßliche Hinweise darauf, ob eine eventuelle Entfernung von Mikrometastasen bei ausgedehnter Lymphadenektomie in Kombination mit radikaler Prostatovesikulektomie die Prognose verbessern könnte.

Histologische Beurteilung der entfernten Lymphknoten

Führt man eine rein diagnostische Staginglymphadenektomie ohne beabsichtigte radikale Prostatektomie in der gleichen Sitzung durch, so werden die entfernten Lymphknoten zur weiteren Bearbeitung und Beurteilung in Paraffinschnittechnik zum Pathologen gesandt.

Wünscht man aber noch intraoperativ ein Ergebnis, so ist eine Untersuchung in Gefriertechnik als sog. Schnellschnittuntersuchung erforderlich.

Zuverlässigkeit der Schnellschnittuntersuchung: Bei einem bereits makroskopisch auffälligen Lymphknoten, der deutlich über seine Norm vergrößert ist, erhält man eine zutreffende Diagnose in 96% der Fälle, nur 3,5% sind falsch-negativ und ergeben bei späterer Aufarbeitung doch einen positiven Befund (Epstein et al. 1986; Catalona u. Stein 1982).

Schwieriger ist die Beurteilung von unwesentlich vergrößerten Lymphknoten, die Mikrometastasen beinhalten können. Hier wird in $2/3$ der Fälle intraoperativ die Diagnose korrekt gestellt, in $1/3$ der Fälle wird im Schnellschnitt die Metastase übersehen und erst im Paraffinschnitt erkannt.

Wann Lymphadenektomie?

Wie oben erwähnt besteht eine Korrelation zwischen positivem Lymphknotenbefall und dem T-Stadium eines Tumors und seinem Malignitätsgrad (Freiha et al. 1979).

In den zahlreichen diskutierten Arbeiten wird dieser Zusammenhang betont; es ließe sich somit ein individuelles Risiko errechnen, wie wahrscheinlich ein Lymphknotenbefall bei einem Patienten sein kann.

Zusammenfassende Beurteilung

Alle geschilderten, nichtinvasiven diagnostischen Maßnahmen erlauben bei positivem Befund mit hoher Wahrscheinlichkeit eine zuverlässige Diagnose; bei negativen Befunden ist jedoch ein metastatischer Befall keineswegs ausgeschlossen.

Da es prognostisch entscheidend ist, in welcher Ausdehnung ein metastatischer Befall der pelvinen Lymphknoten vorliegt und diese Kenntnis wiederum zum Therapieentscheid beitragen soll, hat die Staginglymphadenektomie bei allen Patienten, die für eine lokalisierte Therapie (radikale Prostatovesikulektomie, externe Strahlentherapie, Radiojodspickung, After-loading-Therapie) in Frage kommen, einen festen Platz im diagnostischen Plan, in dem sie entweder als rein diagnostische Maßnahme oder in Kombination mit dem therapeutischen Eingriff durchgeführt wird.

Literatur

Babcock JR, Grayhack JT (1979) Morbidity of pelvic lymphadenectomy. Urology 13: 483

Barzell V, Bean MA, Hilaris BS, Whitmore WF (1977) Prostatic adenocarcinoma: relationship of grade and local extent to the pattern of metastases. J Urol 118: 278

Brendler CB, Cleeve LK, Andersson EE, Paulson DR (1980) Staging pelvic lymphadenectomy for carcinoma of the prostate: risk versus benefit, J Urol 124: 849

Catalona WJ, Stein AJ (1982) Accuracy of frozen section detection of lymph node metastases in prostatic carcinoma. J Urol 127: 460

Catalona WJ, Stein AJ, Fair WR (1982) Grading errors in prostatic needle biopsies: relation to the accuracy of tumor grade in predicting pelvic lymph node metastases. J Urol 127: 919

Catalona WJ, Fleischmann J, Menon M (1983) Pelvic lymph node status as predictor of extracapsular tumor extension in clinical stage B prostatic cancer. J Urol 129: 327

Daly JJ (1974) Carcinoma of the prostate and lymphatic metastases. J Urol 11: 65

Dan SJ, Wulfsohn MA, Efremidis SC, Mitty HA, Brendler H (1982) Lymphography and percutaneous lymph node biopsy in clinically localized carcinoma of the prostate. J Urol 127: 695

Donohue RE, Fauver HE, Whitesel JA, Augspurger RR, Pfister RR (1981) Prostatic carcinoma. Influence of tumor grade on results of pelvic lymphadenectomy. Urology 17: 435

Efremidis SC, Pagliarulo A, Dan SJ, Weber HN, Dillon RN, Nieburgs H, Mitty HA (1979) Post-lymphangiographic fine needle aspiration lymph node biopsy in staging carcinoma of the prostate: preliminary report. J Urol 122: 495

Epstein JI, Oesterling JE, Eggleston JC, Walsh PC (1986) Frozen section detection of lymph node metastases in prostatic carcinoma: accuracy in grossly uninvolved pelvic lymphadenectomy specimens. J Urol 136: 1234

Fisher H, Herr H, Sogani P, Whitmore WF (1981) Modified pelvic lymph node dissection in patients undergoing J-125-implantation for carcinoma of the prostate. 76th Ann. Meeting Am Urol. Assoc., Boston, 1981

Flanigan RC, Mohler JL, King CT, Atwell JR, Umer MA, Loh FK, McRoberts JW (1985) Preoperative lymph node evaluation in prostate cancer patients who are surgical candidates: the role of lymphangiography and computerized tomography scanning with directed fine needle aspiration. J Urol 134: 84

Freiha FS, Pistenma DA, Gagshaw MA (1979) Pelvic lymphadenectomy for staging prostatic carcinoma: is it always necessary? J Urol 122: 176

Göthlin JH (1976) Post lymphographic percutaneous fine needle biopsy of lymph nodes guided by fluoroscopy. Radiology 120: 205

Golimbu M, Morales P, Al-Askari S, Brown J (1979) Extended pelvic-lymphadenectomy for prostatic cancer. J Urol 121: 617

Golimbu M, Morales P, Al-Askary S, Shulman Y (1981) CT scanning in staging of prostatic cancer, Urology 18: 305 (1981)

Halt T, Rasmussen F (1981) Extraperitoneal pelvioscopy (Kongreßband der Veranstalter). II. Copenhaven Symposion on Transurethral Surgery, Kopenhagen, 26. bis 30. Januar 1981

Hamlin DJ, Pettersson H, Johnson JO, Fitzsimmons JR (1986) Advances in Magnetic Resonance Imaging of the Pelvis at 0.15 Tesla. Acta Radiol 27: 369

Hamm B, Wolf K-J (1986) Bildgebende Diagnostik des Prostatacarcinoms. Röntgenpraxis 39: 187–195

Herr HW (1982) Pelvic lymphadenectomy and jodine-125-implantation. In: Johnson DE, Boileau MA (eds) Genitourinary tumors. Grune & Stratton, New York

Hilaris BS, Whitmore JF, Batata MA, Grabstald H (1974) Radiation therapy and pelvic node dissection in the management of cancer of the prostate. Am J Roentgenol 121: 832

Johnson DE, Eschenbach AC v (1981) Roles of lymphangiography and pelvic lymphadenectomy in staging prostate cancer. Urology [Suppl] 3: 66

Kaplan WD, Whitmore WF, Gittes RF (1980) Visualization of canine and human prostatic lymph nodes following intraprostatic injection of technetium-99m-antimony sulfide colloid. Invest Radiol 15: 34

Lieskovsky G, Skinner DG, Weisenburger T (1980) Pelvic lymphadenectomy in the management of carcinoma of the prostate. J Urol 124: 635

MacDonald JS (1981) Lymphography. In Duncan W (ed) Recent results in cancer research Springer, Berlin Heidelberg New York, p 97

McCullough DL, McLaughlin, Gittes RF (1977) Morbidity of pelvic lymphadenectomy and radical prostatectomy for prostatic cancer. J Urol 117: 206

Mc Laughlin AP et al (1976) Prostatic carcinoma: incidence and location of unsuspected lymphatic metastases. J Urol 115: 89

Middleton AW (1977) A comparison of the morbidity associated with radical retropubic prostatectomy with and without pubectomy. J Urol 117: 202

Morales P, Golimbu M (1980) The therapeutic role of pelvic lymphadenectomy in prostate cancer, Urol Clin North Am 7: 623 (1980)

Nicholson TC, Richle JP (1977) Pelvic lymphadenectomy for stage B_1 adenocarcinoma of the prostate: justified or not? J Urol 117: 199

Nissenkorn I, Winkler H, Servadio C, Melloul M, Lubin E, Idelsohn AR, Hadar H (1986) A comparative evaluation of lymphoscintigraphy versus lymphangiography and computerized tomography scanning in diagnosis of lymph node metastases in advanced bladder cancer. J Urol 136: 825

Paul DF, Loening SA, Narayana AS, Culp DA (1983) Morbidity from pelvic lymphadenectomy in staging carcinoma of the prostate. J Urol 129: 1141

Paulson DF, Piserchia PV, Gardner W (1980) Predictors of lymphatic spread in prostatic adenocarcinoma: uro-oncology research group study. J Urol 123: 697

Paulson DF (1980) The prognostic role of lymphadenectomy in adenocarcinoma of the prostate, Urol Clin North Am 7: 615 (1980)

Pollen JJ, Schmidt JD (1979) Diagnostic fine needle aspiration of soft tissue metastases from cancer of the prostate. J Urol 121: 59

Prout GR, Griffin PP, Daly JJ, Shipley WU (1981) Nodal involvement as prognostic indicator in prostatic carcinoma. Urology [Suppl] 3: 72

Rothenberger K, Rupp J, Feuerbach S, Bayer-Pietsch E (1979) Lymphknoten-Metastasennachweis durch transabdominelle Feinnadelbiopsie Verh. Dtsch. Ges. Urol. 30. Springer, Berlin Heidelberg New York, S 65

Sadlowski RW, Donahue DJ, Richman A, Sharpe JR, Finney RP (1983) Accuracy of frozen section diagnosis in pelvic lymph node staging biopsies for adenocarcinoma of the prostate. J Urol 129: 324

Salo JO, Kivisaari L, Rannikko S, Lehtonen T (1986) The value of CT in detecting pelvic lymph node metastases in cases of bladder and prostate carcinoma. Scand J Urol Nephrol 20: 261–265

Schuessler W, Vancaillie G (1991) Laparoscopic Lymphadenektomy. Endo-World LAP, No. 7

Schuessler W, Vancaillie G, Reich H, Griffith DP (1991) Transperitoneal endosurgical lymphadenektomy with localized prostate cancer. J Urol (in press)

Shridar P (1979) The lymphatics of the prostate gland an their role in the spread of prostatic carcinoma. Ann R Coll Surg Engl 61: 114

Smith JA, Seaman JP, Gleidman JB, Middleton RG (1983) Pelvic lymph node metastasis from prostatic cancer: influence of tumor grade and stage in 452 consecutive patients. J Urol 130: 290

Smith JA, Middleton RG (1985) Implications of volume of nodal metastasis in patients with adenocarcinoma of the prostate. J Urol 133: 617

Spellman MC et al (1977) An evaluation of lymphography in localized carcinoma of the prostate. Radiology 125: 637

Styles RA, Seltzer SE (1985) CT staging of prostate cancer. Radiology: 838

Waclawiczek HW, Pimpl W (1986) Lymphfisteln nach Lymphknotendissektionen – Verhütung und Behandlung mit Hilfe der Fibrinklebung. Chirurg 57: 330–331

Wajsman Z (1981) Lymph node evaluation in prostatic cancer: is pelvic lymph node dissection necessary? Urology [Suppl] 3: 80

Wallace DM, Chisholm GD, Hendry WF (1975) T.N.M. classification for urological tumors. (U.I.C.C.) – 1974. Br J Urol 47: 1

Weinerman PM et al (1983) Pelvic adenopathy from bladder and prostate carcinoma: detection by rapid-sequence computed tomography. AJR 140: 95 (1983)

Whitmore WF et al (1974) Implantation of J-125 in prostatic cancer. Surg Clin North Am 54: 887

Wilson CS, Dahl DS, Middleton RG (1977) Pelvic lymphadenectomy for the staging of apparently lokalized prostatic cancer. J Urol 117: 197

Zincke H, Farrow GM, Myers RP, Benson RC, Furlow WL, Utz DC (1982) Relationship between grade and stage of adenocarcinoma of the prostate and regional pelvic lymph node metastases. J Urol 128: 498

Zoretic SN, Wajsman Z, Beckley SA, Pontes JE (1983) Filling of the obturator nodes in pedal lymphangiography: fact or fiction. J Urol 129: 533

Endoskopische Lymphknotenchirurgie

M. BEER, J. DÖRSAM und G. STAEHLER

Einleitung

Zur Therapie des Prostatakarzinoms werden vielfältige Behandlungsverfahren eingesetzt. Die differentialtherapeutische Wahl des Vorgehens hängt entscheidend vom Befall der regionalen Lymphknoten ab, wobei viele Autoren bei regionalem Lymphknotenbefall von einer radikalen Prostatavesikulektomie absehen. Bei organüberschreitendem Tumorbefall wird die Prognose drastisch reduziert, so daß selbst bei Befall eines einzigen positiven Lymphknoten meist keine kurative Therapie mehr möglich wird (Gervasi et al. 1989; Henry u. Isaacs 1988; Zincke et al. 1988).

Die Wertigkeit der bildgebenden Verfahren für eine nichtinvasive Diagnostik des regionalen Lymphknotenstatus ist durch eine geringe Sensitivität und niedere Treffsicherheit charakterisiert (Beer et al. 1989; Benson et al. 1981; Hricak et al. 1987; Salo et al. 1986). Auf Grund dieser unzureichenden präoperativen Diagnostikmöglichkeit wird vor geplanter radikaler Prostatektomie eine diagnostische pelvine Staginglymphadenektomie vorgeschaltet. Die Komplikationsraten einer offenen Lymphadenektomie werden mit 12 bis 24 % angegeben. Bei Kombination des Eingriffes mit einer Prostatektomie steigt die Komplikationsrate auf 17–33 % (Grossman et al. 1980; Lioskovski et al. 1980; McCullough et al. 1977). Ferner ist bei der hiermit erforderlichen Schnellschnittuntersuchung mit einer Fehlerquote zu rechnen, die in der Literatur mit 10 und 40 % angegeben wird (Catalona u. Stein 1982). Angesichts der großen klinischen Tragweite und der Unzulänglichkeit aller bildgebenden Verfahren wird die klinische Notwendigkeit für die Suche nach einem minimal invasiven präoperativen Diagnostikverfahren begründet. Als Kernproblem stellt sich die diagnostische Erfassung von Mikrometastasen, die nur durch operatives Stagingverfahren zu erzielen ist.

Die laparoskopische pelvine Lymphadenektomie bietet die Möglichkeit, diese diagnostische und differentialtherapeutische Lücke zu schließen. Die apparativen Möglichkeiten zur laparaskopischen Operationstechnik wurden durch technische Weiterentwicklungen in den letzten Jahren, insbesondere im Rahmen der Entwicklung der laparoskopischen Cholezystektomie, Appendektomie und gynäkologischer laparoskopischer Eingriffe geschaffen. Eine diagnostische laparoskopische Staging-Lymphadenektomie im kleinen Becken wurde erstmals im November 1989 durch Vancaille u.

Schüssler in San Antonio, Texas durchgeführt (Vancaille u. Schüssler 1991).

Operationstechnik

Instrumentarium

Zur Schaffung und Aufrechterhaltung eines für die Laparoskopie erforderlichen Pneumoperitoneums wird ein automatischer CO_2-Insufflator benützt, wobei die intraperitoneale Druckbegrenzung auf 12–15 mmHG justiert wird.

Die Laparoskopie wird mit einer Optik mit zentraler Sicht durchgeführt, die durch einen Trokar von 10 mm Durchmesser paßt. Das laparoskopische Bild wird mit einer Videokamera auf einen für alle Operateure einsehbaren Monitor übertragen.

Zum Einführen der Operationsinstrumente kommen 3 weitere Trokare mit 5 mm Durchmesser zur Anwendung.

Zur Präparation und Blutstillung werden folgende Instrumente eingesetzt:
1. Zwei mit einer Isolierhülle umgebene Greifzangen, die eine monopolare Elektrokoagulation ermöglichen.
2. Eine Präparierschere.
3. Ein Spül-/Sauginstrument, mit dem eine stumpfe Präparation durchgeführt werden kann. Als Spülflüssigkeit verwendeten wir 30 °C warme Kochsalzlösung.
4. Endoskopisch applizierbare Metallclips.
5. Löffel- bzw. Extraktionszange zur Bergung des Lymphadenektomiepräparates.

Operationsablauf

OP-Vorbereitung:
Einrichtung des Operationssaals, Patientenlagerung und Position der Operateure

Der Patient wird auf einem TUR-Tisch in flache Steinschnittlage gebracht. Durch Kopftieflage von 20–30° sowie Abkippung des Tisches zur kontralateralen Seite können die Ileumschlingen vom kleinen Becken in den Ober- und Mittelbauch zurückfallen, wodurch das OP-Gebiet besser exponiert wird.

Der Operateur steht lateral des Patienten mit Blickrichtung auf das ausgelagerte Bein. Kontralateral arbeitet der erste Assistent. Kranial des

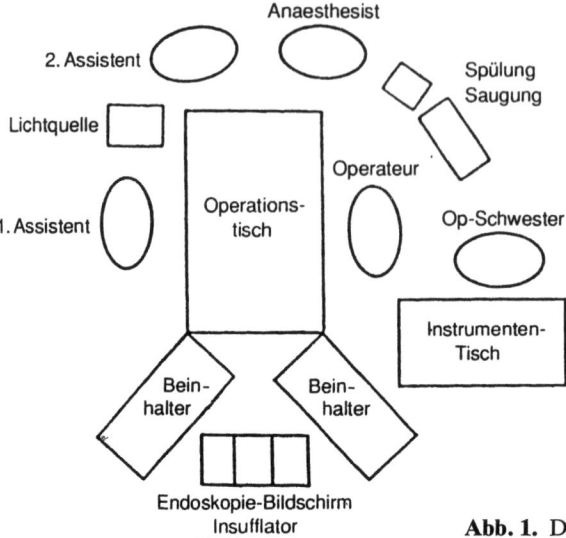

Abb. 1. Der Operationssaal zur laparoskopischen pelvinen Lymphadenektomie

ersten Assistenten steht der zweite Assistent, dessen Aufgabe die Kameraführung ist. Zwischen den Beinen des Patienten sind Videomonitor, Elektrokoagulationsgerät und CO_2-Insufflator untergebracht (Abb. 1).

Die OP-Schwester mit dem Instrumententisch steht links neben dem Operateur. Die Spül-/Saugpumpe wird wie die Lichtquelle neben dem Kopfende des Patienten positioniert.

Der Eingriff findet in endotrachealer Intubationsnarkose statt. Aufgrund der erhöhten Kohlendioxydresorption ist die regelmäßige Überwachung des Säure-Basen-Haushaltes und gegebenenfalls eine Hyperventilation nötig.

Einbringung der Instrumente

Das Abdomen wird unterhalb des Nabels transrektal oder median mit der Insufflationsnadel (Verres-Nadel) punktiert. Das Pneumoperitoneum wird mit mäßiger Geschwindigkeit bei einer Druckbegrenzung von 12–15 mmHg aufgeblasen. Nach perkutorischer Sicherung eines suffizienten Pneumoperitoneums wird der Unterrand des Nabels kurvenförmig 1 cm lang quer inzidiert. Hierdurch wird der zentrale 10 mm Trokar zur Einführung der Laparoskopoptik in Kulissen-Technik eingeführt. Nach Durchstoßen des Peritoneums wird der Trokar zurückgezogen und mit dem Laparoskop eine Inspektion des gesamten Bauchraumes durchgeführt (Abb. 2a).

Unter laparoskopischer Sicht werden drei 5-mm-Trokare eingeführt, wobei zwei Trokare bilateral etwa in Mitte zwischen Spina iliaca anterior superior und Nabel eingestochen werden. Der dritte Trokar wird zwischen Symphyse und Nabel in der Medianlinie eingebracht. Über diese drei Trokare werden je nach Bedarf die Pinzetten, Scheren bzw. Sauger eingeführt. Bei Verwendung eines Clipapparates empfiehlt es sich einen der 3 Arbeitstrokare durch einen 10-mm-Trokar zu ersetzen.

Dieser beschriebene Aufbau wurde in umfangreichen Voruntersuchungen an Leichen zur Erprobung der Zugangswege entwickelt.

Intraperitonealer Situs

Vor Beginn des Eingriffes ist es dringend erforderlich, sich über die anatomischen Lagebeziehungen im kleinen Becken zu orientieren. Hierfür empfiehlt es sich die Blase über den vorher gelegten Dauerkatheter zu füllen, um die Lagebeziehung der Blase zur lateralen Bauchwand abzuklären. Hierdurch wird das Risiko einer Blasenverletzung reduziert. Vor Beginn des retroperitonealen Eingriffes müssen folgende anatomische Leitstrukturen identifiziert werden:
1. Ligamentum umbilicale laterale.
2. Ductus deferens.
3. Verlauf der Arteria iliaca externa, der meistens aufgrund der sichtbaren Pulsation zu erkennen ist. Alternativ empfiehlt es sich die Lacuna vasorum zu palpieren und somit die Austrittsstelle der Blutgefäße aus dem kleinen Becken zu markieren (Abb. 2b).

Durchführung des Eingriffes

Nach Identifikation des Ligamentum umbilicale laterale erfolgt eine Längsinzision des Peritoneums etwa 1 cm lateral des Lig. umbilicale laterale von Höhe des inneren Leistenrings, bis zur Aufzweigung der Iliacalarterie in A. iliaca externa und iliaca interna. Bei fehlender Übersicht infolge eines wandverwachsenen Zökums oder Sigmas empfiehlt es sich die Inzision des dorsalen Peritoneums noch weiter nach kranial auszudehnen (Abb. 2c).

Nach Inzision des Peritoneums wird initial durch stumpfe Präparation der mediale Anteil des Peritoneums vom extraperitonealen Fettgewebe abpräpariert.

Hierdurch wird der Ductus deferens als quer zur Schnittrichtung verlaufende Struktur identifiziert und nach Elektroagulation im nächsten Schritt durchtrennt.

Im weiteren Verlauf werden die Lymphbahnen über dem Ramus pubicus präpariert und das Periost freigelegt. Ohne initiale Trennung der Lymphbahnen wird weiter in die Tiefe präpariert bis eindeutig der Nervus obturatorius identifiziert werden kann (Abb. 2d).

Im weiteren Verlauf wird nach lateral präpariert und die V. iliaca externa freigelegt (Abb. 2e). Durch stumpfe Präparation gelingt es die Lymphknotenpakete der A. iliaca externa vom N. cutaneus femoris lateralis zu unterscheiden. Die Lymphbahnen werden distal abgesetzt, wobei die Absetzungsränder entweder durch Elektrokoagulation oder durch Setzen von Endoclips versorgt werden (Abb. 2f).

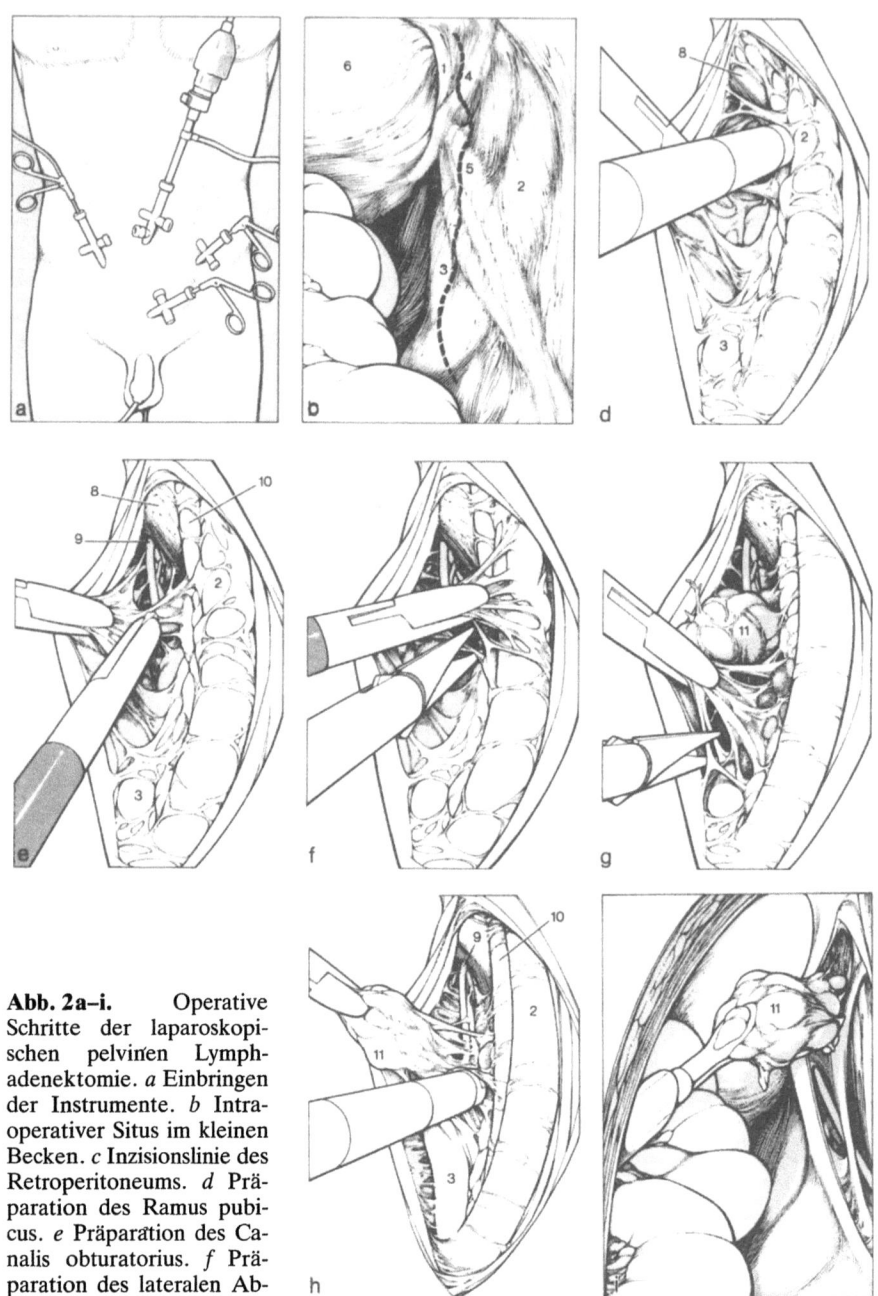

Abb. 2a–i. Operative Schritte der laparoskopischen pelvinen Lymphadenektomie. *a* Einbringen der Instrumente. *b* Intraoperativer Situs im kleinen Becken. *c* Inzisionslinie des Retroperitoneums. *d* Präparation des Ramus pubicus. *e* Präparation des Canalis obturatorius. *f* Präparation des lateralen Absetzungsrandes. *g* Präparation des medialen und kranialen Absetzungsrandes. *h* Freilegung des N. obturatorius. *i* Entfernung des Präparates. *1* Lig. umbilicalis lateralis. *2* A. iliaca externa, *3* A. iliaca interna. *4* Ductus deferens, *5* A. u. V. testicularis, *6* Harnblase, *7* Ureter, *8* Os pubis, *9* N. obturatorius (mündet hier in den Canalis obturatorius), *10* V. iliaca externa, *11* Lymphknotenpräparat

Zur weiteren Präparation wird entlang des Vorderrands der A. iliaca externa das Lymphknotenpaket nach medial freipräpariert. Querverlaufende Lymphbahnen werden durch Elektrokoagulation versorgt und mit der Schere durchtrennt.

In Höhe der Gabelung der Iliakalarterie gelingt es den Ureter zu identifizieren. Er wird nach medial abgeschoben.

Im weiteren Verlauf werden die Äste der A. iliaca interna vom anheftenden Lymphgewebe befreit und kleinere abgehende Äste nach Elektrokoagulation durchtrennt.

Zu diesem Zeitpunkt der Operation ist das Lymphknotenpaket lateral und medial sowie distal bereits freipräpariert. Im weiteren empfiehlt es sich jetzt die Lymphbahnen vom N. obturatorius abzuschieben und nach kranial zu durchtrennen. Nach endgültiger Mobilisation des präparierten Lymphknotenpaketes durch Absetzen der Lymphzuflußwege aus den prostatischen und der die Blase versorgenden Lymphbahnen kann das präparierte Paket, bestehend aus den Lymphknoten der A. iliaca externa und interna sowie der Fossa obturatoria in toto mit einer geeigneten Extraktionsvorrichtung über den zentralen Arbeitskanal entfernt werden. Bei verstärktem Lymphfluß oder Blutungsneigung kann über die liegenden Arbeitstrokare eine Zieldrainage ins kleine Becken eingeführt werden. Das Peritoneum wird nicht verschlossen (Abb. 2g).

Klinische Ergebnisse

Seit Juni 1990 führten wir bei acht Patienten mit Prostatakarzinom (T_{2-3}) eine laparoskopische pelvine Lymphadenektomie durch. Das Patientengut war streng selektioniert, wobei als Selektionskriterien eine signifikante Erhöhung des PSA-Wertes, sowie ein unauffälliges Computertomogramm des kleinen Beckens gefordert waren. Drei Patienten wurden sekundär einer radikalen Prostatovesikolektomie unterzogen. Bei einem Patienten mit Doppelkarzinom Prostata/Blase erfolgte sekundär eine radikale Zystoprostatektomie. Vier Patienten wurden nach Erhalt der Histologie entweder auf Grund des positiven Lymphknotenbefundes oder auf Grund der cardialen Kontraindikationen einer alternativen Strahlentherapie, bzw. einer antiandrogenen Therapie zugeführt.

Die jeweils im Sekundäreingriff durchgeführte Exploration des primären Operationsgebietes zeigte, daß die relevanten Lymphknotenpakete ausgeräumt worden waren. Bei einem Patienten fand sich in einem laparoskopisch nicht entfernbaren Lymphknoten dorsal der Samenblase eine Mikrometastase.

Die postoperative Morbidität der Patienten war im Vergleich zur offenen Lymphadenektomie gering. Die Patienten waren ab dem zweiten postoperativen Tag entlassungsfähig.

Bei einem Patienten stellte sich eine HB-wirksame Nachblutung ein, so daß 12 Stunden nach Beendigung der laparoskopischen Operation eine offene Revision durchgeführt wurde. Als Blutungsquelle konnte hierbei die Arteria obturatoria rechts identifiziert werden.

Diskussion

Die ersten Erfahrungen durch Vancaille u. Schuessler (1991) sowie unsere eigenen Ergebnisse bestätigen, daß in laparoskopischer Operationstechnik eine Entfernung der iliacalen und obturatorischen Lymphknotenpakete möglich ist. Die hierfür notwendigen Operationszeiten liegen allerdings noch deutlich über der OP-Dauer einer offenen Lymphadenektomie, was unter anderem sicherlich mit der initialen individuellen Lernphase zusammenhängt. Die Erfahrungen aus der laparoskopischen Gallenchirurgie zeigen jedoch, daß bei häufiger Durchführung des Eingriffes die OP-Zeiten drastisch reduziert werden konnten. Neben der Verbesserung des Operationsablaufes ist es aus unserer Sicht noch erforderlich die Technik der Extraktion der Lymphknotenpakete zu verbessern und ein Verfahren zu entwickeln, das es erlaubt, durch geeignete Spül-/Saugvorrichtungen die Kontrolle der Blutungen zu verbessern.

Als wesentlicher Vorteil der laparoskopischen pelvinen Lymphadenektomie ist die geringere postoperative Morbidität der Patienten hervorzuheben. Aufgrund des fehlenden Abdominalschnittes waren die Patienten sofort wieder voll mobilisierbar und hatten keine nennenswerten Schmerzen. Alle Patienten waren am 2. postoperativen Tag entlassungsfähig.

Eine endgültige Beurteilung der Effizienz und Nebenwirkungsraten verlangt jedoch größere Fallzahlen. Weltweit liegt eine einzige Serie mit über 36 laparoskopischen pelvinen Lymphadenektomien vor. Sie zeigt, daß nach Optimierung der Operationstechnik und Training der Operateure die Komplikationsrate in Bereiche gesenkt werden, die weit unter den Nebenwirkungsraten einer offenen Lymphadenektomie liegen (Vancaille u. Schuessler 1991). Hierdurch wären die Voraussetzungen geschaffen, ein operatives Stagingverfahren auch für ein Kollektiv von kardialen Risikopatienten anzubieten, wie man es im urologischen Krankheitsgut häufiger findet.

Angesichts der Fehlerrate bei Schnellschnittuntersuchungen und der unzulänglichen Treffsicherheit der modernen bildgebenden Schnittbildverfahren kann sich für die laparoskopische pelvine Lymphadenektomie als minimal invasives Diagnostikverfahren ein hoher Stellenwert für das differentialtherapeutische Vorgehen bei Prostatakarzinomen entwickeln.

Neben der entscheidenden differentialtherapeutischen Bedeutung für die Therapieplanung bei Prostatakarzinomen sehen wir als potentielles Indikationsgebiet für laparoskopische OP-Techniken in der Urologie die Abklärung des Lymphknotenstatus bei Blasenkarzinomen, die Exploration und Entfernung intraabdominaler Hoden, sowie die Marsupialisation von Lymphozelen nach Nierentransplantation.

Laparoskopische Operationstechniken stellen ein neues faszinierendes minimal invasives Operationsverfahren dar, dessen endgültiger klinischer Stellenwert für die Urologie derzeit jedoch noch nicht abschätzbar ist.

Literatur

Beer M, Schmidt H, Riedl R (1989) Klinische Wertigkeit des präoperativen Stagings von Blasen- und Prostatakarzinomem mit NMR und Computertomographie. Urologe [A] 28: 65

Benson KH, Watson RA, Spring DB, Agee RE (1981) The value of computerized tomography in evaluation of pelvic lymph nodes. J Urol 126: 63

Catalona WJ, Stein AJ (1982) Accuracy of frozen section detection of lymph node metastases in prostatic carcinoma. J Urol 127: 460

Gervasi LA, Mala J, Easly JD, Wilbanks JH, Seale-Hawkins C, Cariton CE, Scardino PT (1989) Prognostic significance of lymph node metastases in prostatic cancer. J Urol 142: 332

Grossman JO, Carpiniello V, Greenberg Mallo TR, Wein AJ (1980) Staging pelvic lymphadenectomy for carcinoma of the prostate. J Urol 124: 632

Henry JM, Isaacs JT (1988) Relationship between tumor size and the curability of metastatic prostatic cancer by surgery alone or in combination with adjuvant chemotherapy. J Urol 139: 1119

Hricak H, Dooms GC, Jeffrey RBJ, Avallone A, Jakobs D, Benton WK, Nrayan P, Tanagho EA (1987) Prostatic carcinoma: staging by clinical assessment, CT, and MK imaging. Radiology 162: 331

Lioskovski G, Skinner DG, Weisenburger T (1980) Pelvic lymphadenectomy in the management of carcinoma of the prostate. J Urol 124: 335

McCullough DL, McLaughlin AP, Gittes RF (1977) Morbidity of pelvic lymphadenectomy and radical prostatectomy for prostate cancer. J Urol 117: 206

O'Donnell PD, Finan B (1987) Urinary continence following nerve sparing radical prostatectomy. J Urol 17: 225 A

Salo JO, Kivisaari L, Rannikko S, Lehtonen T (1986) The value of CT in detecting pelvic lymph node metastases in cases of bladder and prostate carcinoma. Scand J Urol Nephrol 20: 261

Vancaille TG, Schuessler WW (1991) laparoscopic pelvic lymphadenectomy. In: Zucker KA, Bailey RW, Reddick EJ, (eds) Surgical laparoscopy. Quality Medical, St. Louis, MO, p 241

Zincke H, Utz DC, Taylor WF (1986) Bilateral pelvic lymphadenectomy and radical prostatectomy for clinical stage C prostatic cancer: Role of adjuvant treatment for residual cancer and in disease progression. J Urol 135: 1199

3 Die radikale Prostatektomie

H. FROHMÜLLER und M. WIRTH

Einleitung

Bei der Behandlung des lokal begrenzten Prostatakarzinoms erfreut sich die radikale Prostatektomie bei den Urologen einer zunehmenden Popularität. Grundlage dafür ist die Überlegung, daß die sicherste Methode zur totalen Ausrottung eines Tumors die vollständige chirurgische Exzision des Neoplasmas zusammen mit dem Organ ist, auf dessen Boden es entstanden ist, und zwar zu einem Zeitpunkt, zu welchem der Tumor noch auf dieses Organ beschränkt ist. Ergebnisse verschiedener Studien haben gezeigt, daß die Behandlungserfolge der radikalen Prostatektomie beim lokal begrenzten Prostatakarzinom die Ergebnisse der Strahlentherapie, und zwar sowohl der externen als auch der interstitiellen Bestrahlung, eindeutig übertreffen (Olsson et al. 1985; Paulson et al. 1982; Whitmore 1982). Aber nicht nur die im Vergleich zur Strahlentherapie höheren Überlebensraten nach radikaler Prostatektomie, sondern auch die zunehmend geringeren Komplikationsraten aufgrund verbesserter Operationstechniken, z.B. der potenzerhaltenden Operationsmodifikation nach Walsh (Catalona 1985; Pontes et al. 1986; Reiner u. Walsh 1979; Walsh u. Donker 1982; Walsh et al. 1982), verstärken den Trend zur operativen Behandlung des Prostatakarzinoms im sog. Frühstadium.

Definition

Die Ausdrücke „radikale Prostatektomie" und „totale Prostatektomie" werden im üblichen klinischen Sprachgebrauch austauschbar angewendet. Man bezeichnet mit diesen Termini die chirurgische Exstirpation der gesamten Prostata einschließlich der Samenbläschen mit den Ampullen der Ductus deferentes sowie einer Manschette des Blasenhalses. Deshalb ist auch der Terminus „Prostatovesikulektomie" gebräuchlich.

Der Ausdruck „radikale Prostatektomie" wurde noch vor wenigen Jahren oft fälschlicherweise für die suprapubische oder retropubische Entfernung eines Prostataadenoms verwendet, um einen Gegensatz zur transurethralen Resektion des Adenoms herauszustellen. Diese irrige Terminologie resultierte aus der falschen Ansicht, daß es sich bei der transurethralen Resektion um einen gegenüber den sog. offenen Methoden der Adenomektomie minderwertigen Eingriff handele. In diesem Zusammenhang sollte dieser Terminus daher nicht mehr verwendet werden.

Historischer Rückblick

Der Chirurg Billroth berichtete im Jahre 1867 während seiner Tätigkeit in Wien über 2 radikale Prostatektomien, die er über einen perinealen Zugangsweg ausgeführt hatte. Die erste dieser beiden Operationen wurde bei einem 20jährigen Patienten durchgeführt, der 14 Monate später verstarb. Der 2. Patient verstarb 4 Tage nach dem Eingriff an einer Peritonitis. Zwischen 1880 und dem Beginn dieses Jahrhunderts erschienen Literaturberichte über 5 weitere perineale Prostatektomien, sowie über 7 retropubische Versuche der radikalen Prostatektomie zur Therapie von Prostatakarzinomen. Zu den Operateuren zählten Leisring (1883), Czerny (1889), Küster (1891) und Fuller (1898). Da es sich meist um fortgeschrittene Fälle eines Prostatakarzinoms handelte, waren die Überlebenszeiten recht begrenzt.
Als Routineeingriff für die Behandlung des Prostatakarzinoms wurde die radikale Prostatektomie von dem amerikanischen Urologen Hugh Hampton Young konzipiert. Er war, wie der Chirurg Halsted, an der Johns Hopkins University in Baltimore, USA, tätig. Aufgrund der Ergebnisse Halsteds bei der radikalen Mastektomie beim Mammakarzinom war er zu der Überzeugung gelangt, daß eine gleichermaßen radikale Operationsmethode beim Prostatakarzinom zum Erfolg führen würde. Young führte die erste radikale perineale Prostatektomie, die er „prostato-seminal vesiculectomy" nannte, am 7. April 1904 durch. Im Jahre 1909 berichtete er über die ersten 12 Fälle von radikaler Prostatektomie mit „guten Resultaten", die jedoch alle inkontinent waren. Nach Überprüfung und Änderung der chirurgischen Technik konnte dann bei den nächsten 15 Fällen diese Komplikation vermieden werden.
Die Methode der perinealen radikalen Prostatektomie entspricht heute noch im wesentlichen der von Young entwickelten Technik. Lediglich Belt et al. beschrieben 1939 einen subsphinktären Zugang und Vest modifizierte 1940 die Technik der vesikourethralen Anastomose.
Der retropubische Zugangsweg für die radikale Prostatektomie wurde 1945 von Millin beschrieben und diese Operationsmethode hat in den letzten Jahrzehnten das perineale Verfahren weit überflügelt. Die technischen Details der retropubischen radikalen Prostatektomie wurden seit ihrer Einführung mehrfach modifiziert.

Perineale und retropubische radikale Prostatektomie

Die Resultate der perinealen und der retropubischen radikalen Prostatektomie sind in erfahrenen Händen gleich gut, und die Bevorzugung des einen oder des anderen Zugangsweges ist gewöhnlich eine Sache der Ausbildung und der Erfahrung.

Die *perineale* Prostatektomie wird vom Patienten i.allg. besser toleriert. Der Zeitaufwand und der Blutverlust sind meist geringer und die urethrovesikale Anastomose ist bei guter Übersicht exakter durchzuführen. Beim Auftreten von intraoperativen Schwierigkeiten, z.B. stärkerer Blutung, bedeutet der relativ schmale Zugang allerdings ein Handicap. H.H.Young, der Initiator der perinealen Prostatektomie, soll einmal gesagt haben: „Der liebe Gott hat die Prostata deshalb im Bereich des Dammes so weit nach außen plaziert, weil er damit erreichen wollte, daß sie von perineal her leicht zugänglich ist."

Als wesentlicher Nachteil der perinealen Prostatektomie wird die Tatsache angesehen, daß vom perinealen Zugangsweg nicht gleichzeitig eine pelvine Staginglymphadenektomie vorgenommen werden kann, so daß diese als separate Operation durchgeführt werden muß. Andererseits gibt dies jedoch dem Pathologen genügend Zeit zu einer genauen Beurteilung der entfernten Lymphknoten, was insofern von Bedeutung ist, als manche Pathologen sich bei der Begutachtung von sog. Schnellschnitten in der Gefrierschnittechnik überfordert fühlen. Dies dürfte auch die Ursache der 15–19 % falschnegativen Resultate der Schnellschnittuntersuchungen von pelvinen Lymphknoten bei der Stagingoperation sein (Catalona u. Stein 1982).

Die *retropubische* Prostatektomie wird heutzutage von der Mehrzahl der Urologen favorisiert, da sie mit diesem Zugang i. allg. besser vertraut sind als mit dem perinealen Zugangsweg. Ein wesentlicher Vorteil des retropubischen Operationsverfahrens ist die Möglichkeit der zur gleichen Zeit und durch dieselbe Incision durchführbaren pelvinen Lymphknotendissektion, die als Stagingoperation eine unabdingbare Voraussetzung für die radikale Prostatektomie ist. In Einzelfällen kann aber die retropubische Prostatektomie zu einem höheren Blutverlust führen, und die Blasenhals-Harnröhrenanastomose ist technisch oft schwieriger als beim perinealen Zugangsweg.

Von einigen Autoren wird eine sog. „radikale" transurethrale Prostatektomie propagiert. Allein schon die anatomischen Verhältnisse machen die komplette Entfernung der Prostata einschließlich der Samenblasen und der anatomischen Kapsel auf transurethralem Wege zu einem unmöglichen Unterfangen. Lediglich in den seltenen Fällen eines Tumors im Stadium A1 (T1aNOMO), bei dem das gesamte karkinomatöse Gewebe im Rahmen einer transurethralen Resektion entfernt wurde, ist eine Ausrottung des Krebses durch eine transurethrale Resektion denkbar.

Indikation zur radikalen Prostatektomie

Für die Durchführung einer radikalen Prostatektomie ist es selbstverständliche Voraussetzung, daß der Patient über sein Leiden und die verschiedenen Möglichkeiten der Behandlung aufgeklärt ist. Dies ist nicht nur aus forensischen Gründen erforderlich, sondern auch um das Vertrauen und die Kooperationsbereitschaft des Patienten zu gewinnen. Der Urologe schlägt dem Patienten zwar die notwendige Behandlungsstrategie vor, der Patient sollte sich jedoch darüber im klaren sein, daß er an dem Entscheidungsprozeß verantwortlich partizipiert.

Da es sich beim Prostatakrebs i. allg. um einen langsam wachsenden Tumor handelt, sollte der Patient nicht wesentlich älter als 70 Jahre sein, eine voraussichtliche Lebenserwartung von 10–15 Jahren haben und sich in einem guten gesundheitlichen Allgemeinzustand befinden.

Die weitere Indikation für eine radikale Prostatektomie hängt v.a. vom Tumorstadium (Abb. 1) ab.

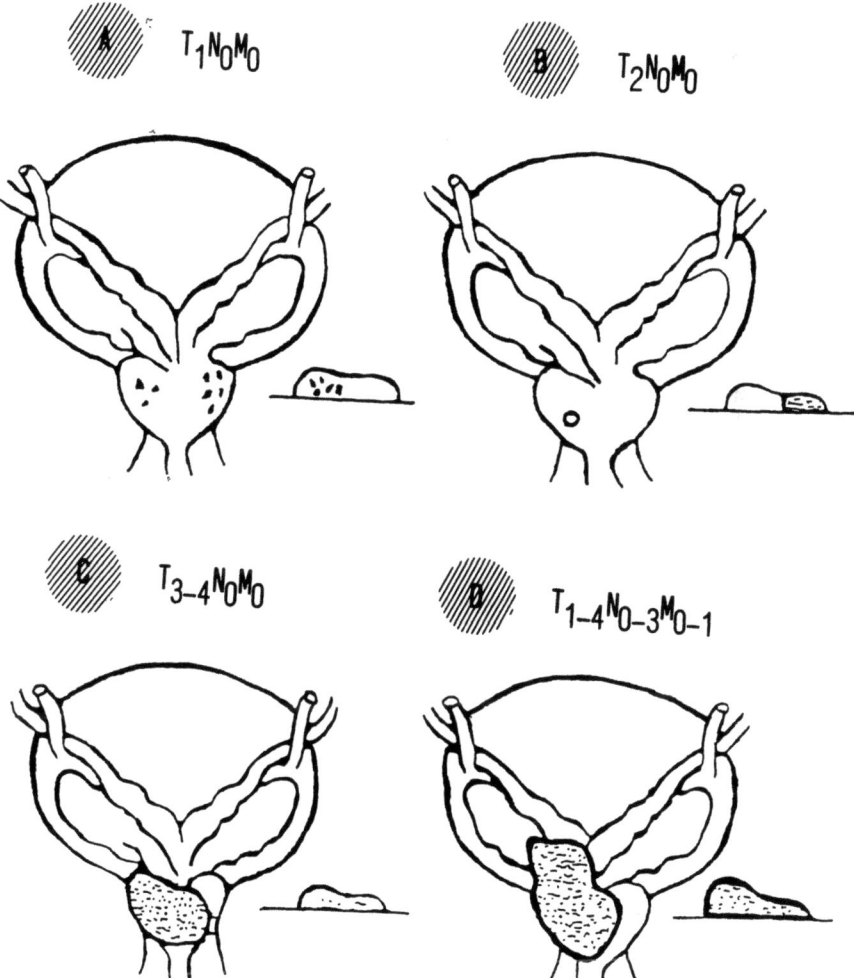

Abb. 1. Schematische Darstellung der Stadieneinteilung des Prostatakarzinoms

Die sich vom Tumorstadium ableitende Indikation zur radikalen Prostatektomie weist bei den einzelnen Operateuren eine erhebliche Variationsbreite auf. Während manche Autoren den Eingriff auf das Stadium B1 (T2aNOMO) und B2 (T2bNOMO) (Elder et al. 1982; Jewett 1975; Middleton u. Smith 1982) beschränken, umfaßt bei anderen Urologen die Indikationsbreite alle Prostatakarzinome vom Stadium A1 (T1aNOMO) bis D1 (T1a-3 N1MO) (Zincke et al. 1982; Zincke u. Utz 1983).

Aufgrund der jetzt etwa 20jährigen Erfahrung mit der radikalen Prostatektomie an der Urologischen Klinik der Universität Würzburg an etwa 400 Patienten erscheint die Indikation zu dieser Operation in den Stadien A (T1NOMO), B (T2a-2bNOMO) und C (T3NOMO) gegeben.

Im Stadium A1 (T1aNOMO), dem sog. inzidentellen Karzinom, werden folgende Behandlungskonzepte derzeit diskutiert (Frohmüller 1991):

- Keine Behandlung - nur Kontrolluntersuchungen;
- wiederholte transurethrale Resektion (TUR), Aspirations- oder Stanzbiopsie;
- radikale Prostatektomie;
- Radiotherapie, wenn eine radikale Prostatektomie vom Patienten verweigert wird oder aus medizinischen Gründen nicht möglich ist.

Das inzidentelle Karzinom wurde in der Vergangenheit vielfach als ein Tumor mit einer guten Prognose angesehen (Faul u. Partecke 1989; Frohmüller u. Grups 1985; Lowe u. Listrom 1988). Diese Betrachtungsweise kann jedoch aufgrund neuerer Daten nicht mehr generell aufrecht erhalten werden. In den Untersuchungen von Epstein et al. (1986) an 50 unbehandelten Patienten mit einem A1-Tumor entwickelten im Verlauf von 8 oder mehr Jahren 8 Patienten (16%) einen Tumorprogress und 6 dieser 8 Patienten (12%) verstarben am Prostatakarzinom. In der Studie der Mayo Clinic von Blute et al. (1986) wurde eine Tumorprogression bei 4 von 15 Patienten mit einem A1-Tumor (27%), die mehr als 10 Jahre nachbeobachtet wurden, festgestellt. Diese Daten zeigen, daß eine abwartende Haltung im Stadium A1 des Prostatakarzinoms insbesondere bei jüngeren Patienten, die eine Lebenserwartung von mehr als 10 Jahren haben, äußerst problematisch ist. In der Bundesrepublik Deutschland haben 65jährige Männer eine durchschnittliche Lebenserwartung von 14 Jahren.

Zur Lösung dieses Problems wurde von verschiedenen Autoren die wiederholte TUR unter der Annahme empfohlen, daß auf diese Weise weitere Informationen über einen möglichen Residualtumor und den Differenzierungsgrad dieses Tumors erhalten werden könnten. Diese sog. Staging-TUR könnte dann zu einer exakten Stadieneinteilung des Tumors beitragen. Durch die zusätzliche TUR erschiene zudem auch eine kurative Therapie durch eine komplette Entfernung von verbliebenen Tumorresten denkbar. In der Literatur werden unterschiedliche Ergebnisse über die Wertigkeit der wiederholten TUR berichtet. So ergaben Untersuchungen von McMillen u. Wettlaufer (1976) an 27 Patienten mit einem A1-Karzinom ein höheres Tumorstadium bei 7 Patienten (26 %) nach erneuter TUR. Parfitt et al. (1983) fanden jedoch nur in 2 von 55 Patienten und Bridges et al. (1983) in 2 von 40 Fällen eine Erhöhung des Tumorstadiums nach wiederholter TUR.

Epstein et al. (1988) sowie McNeal et al. (1988) konnten zudem durch histologische Untersuchungen an Präparaten nach radikaler Prostatektomie bei Patienten im Stadium A1 nachweisen, daß sich Resttumoren nach der TUR vorwiegend anteriomedial befanden, wo sie einer wiederholten TUR praktisch nicht zugänglich sind. Aus diesen Gründen muß der Wert einer zusätzlichen TUR zur Stadieneinteilung oder als potentiell kuratives Verfahren erheblich angezweifelt werden. Desweiteren führt eine erneute TUR möglicherweise zu Verwachsungen, die eine erforderliche radikale Prostatektomie erschweren können.

Bildgebende Verfahren und die Bestimmung der Tumormarker prostataspezifisches Antigen (PSA) und prostataspezifische saure Phosphatase (PAP) sind nicht geeignet um Hilfestellung in der Therapieentscheidung in diesem Tumorstadium zu geben. Das PSA könnte nur in der Verlaufskontrolle eingesetzt werden. Inwieweit das Tumorgrading hier hilfreich sein könnte, kann anhand der Untersuchungen von Müller et al. (1980) an unserer Institution erläutert werden. Durch eine vergleichende Analyse von 100 radikalen Prostatektomiepräparaten konnte nachgewiesen werden, daß durch die Prostatabiopsie nur in 20 bis 25 % der Fälle die vollständige Differenzierung des Carcinoms festgestellt wird (Abb. 2). Dies bedeutet, daß in 3/4 der Fälle – und dies dürfte auch für Tumoren im Stadium A1 (T1aNOMO) gelten – im zurückgebliebenen prostatischen Gewebe Tumoranteile mit niedrigerem Differenzierungsgrad und damit wahrscheinlich aggressiverem Potential vorliegen können.

Im Stadium A1 (T1NOMO) des Prostatakarzinoms ist deshalb bei jüngeren Männern die radikale Prostatektomie das Behandlungsverfahren der Wahl, da hierdurch eine Heilung der Patienten in diesem frühen Tumorstadium möglich ist. Mit zunehmend höherer Lebenserwartung besteht bei diesen Patienten ansonsten ein nicht abschätzbares Risiko einer Tumorprogression.

Das Prostatakarzinom im Stadium A2 (T1bNOMO) galt bisher wegen seines hohen malignen Potentials als fragliche Indikation für eine radikale Prostatektomie. Elder et al. (1985) berichteten über die Ergebnisse der radikalen Prostatektomie bei 25 Patienten mit einem Tumor im Stadium A2 (T1bNOMO). In 88 % dieser Fälle war der Tumor eindeutig auf die Prostata beschränkt und die Autoren gelangten zu der Feststellung, daß bei Patienten mit einem Prostatakarzinom im Stadium A2 (T1bNOMO) die radikale Prostatektomie eine gute Chance auf Heilung bietet.

Der Vollständigkeit halber sei hier das sehr seltene primäre Übergangsepithelkarzinom der Prostata erwähnt, das als hormonunabhängig und nicht radiosensitiv gilt. Beim Vorliegen eines solchen Karzinoms im Frühstadium ist deshalb die radikale Prostatektomie oder besser noch die radikale Zystoprostatektomie die Methode der Wahl.

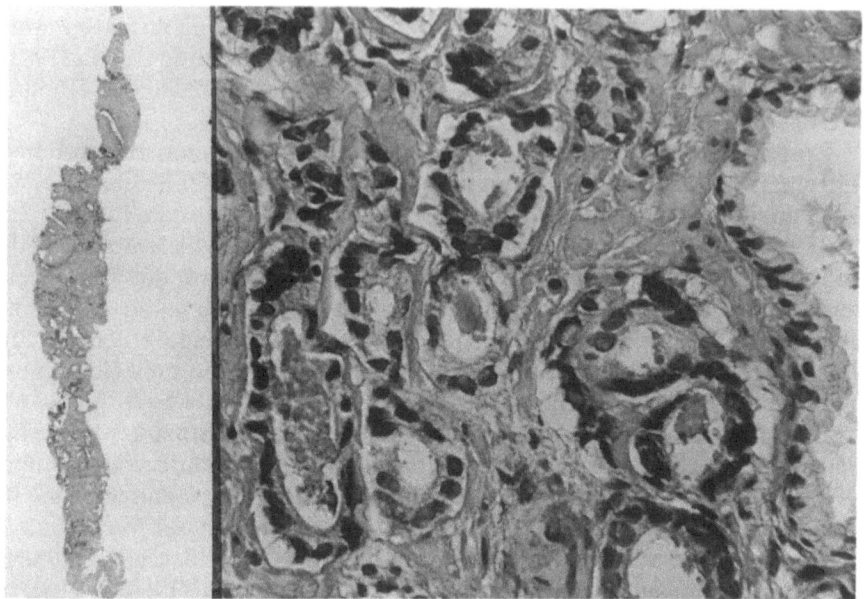

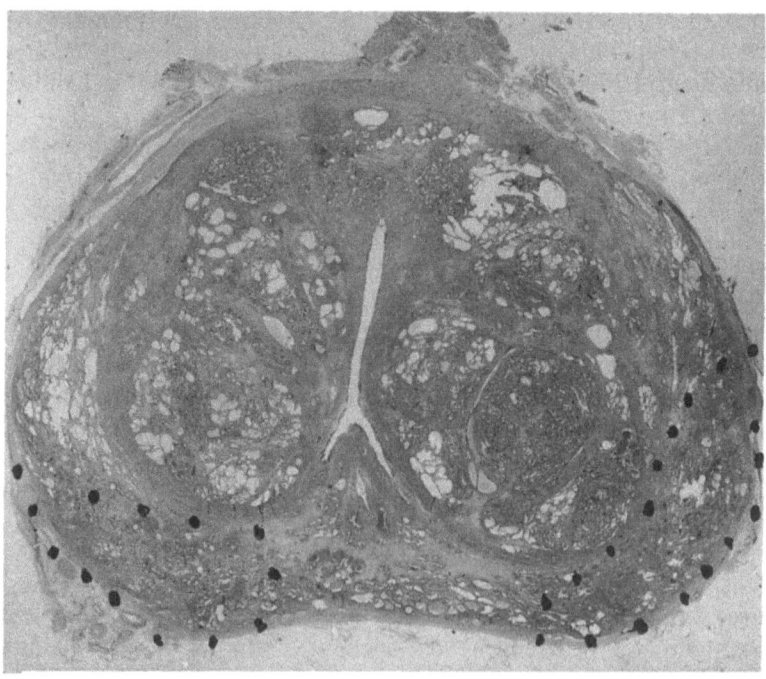

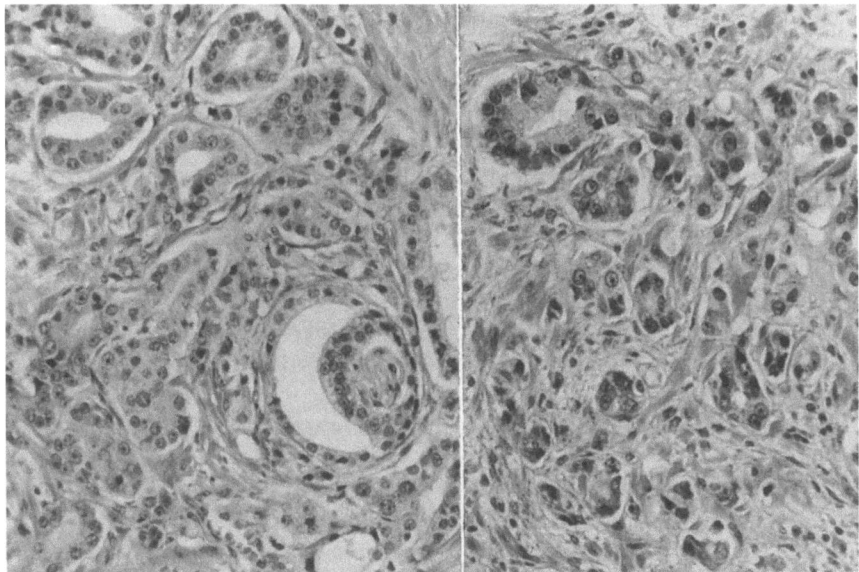

c

Abb. 2a–c. Unterschiedliche fokale Tumordifferenzierung in einer Stanzbiopsie und nach radikaler Prostatektomie beim gleichen Patienten. *a) Links* Prostatastanzzylinder (perineale Stanzbiopsie) × 45; *rechts* hochdifferenziertes Adenokarzinom × 375.
b) Prostata nach radikaler Prostatektomie. Der Querschnitt der Prostata zeigt 2 maligne Foci am dorsalen Aspekt der beiden Seitenlappen. × 2,25.
c) Links hochdifferenziertes Adenokarzinom des rechten Seitenlappens mit perineuraler Invasion. × 240;
rechts hochdifferenziertes und wenig differenziertes Adenokarzinom des linken Seitenlappens. × 240

Über die verschiedenen Methoden zur Feststellung des Tumorstadiums, wie die Bestimmung des prostataspezifischen Antigens, der prostataspezifischen sauren Serumphosphatase, Skelettszintigraphie, Röntgenuntersuchungen, etc. wird in anderen Kapiteln berichtet.

Staginglymphadenektomie

Zur Beurteilung des genauen Tumorstadiums ist bei Patienten, bei denen eine radikale Prostatektomie vorgesehen ist, die pelvine Lymphadenektomie eine unerläßliche Voraussetzung. Diese „Staginglymphadenektomie" ist gewissermaßen der erste Teil der radikalen Prostatektomie. Sie wird vorzugsweise als extraperitonealer Eingriff (Freiha u. Salzman 1977) mit Entfernung des lymphatischen Gewebes medial der A. iliaca externa, entlang der A. iliaca interna und im Bereich der Fossa obturatoria vorgenommen.

Wenn eine retropubische Prostatektomie geplant ist, wird die Lymphadenektomie gewöhnlich im zeitlichen Zusammenhang mit diesem Eingriff, d.h. unmittelbar vor der Prostatektomie, durchgeführt. Die histologische Schnellschnittuntersuchung der entfernten Lymphknoten entscheidet dann über das N-Tumorstadium und damit den weiteren Verlauf des Eingriffs. In Institutionen, in denen die Möglichkeit der histologischen Schnellschnittuntersuchung nicht besteht, kann die Lymphadenektomie als zeitlich getrennter Eingriff vorgenommen werden. Die radikale Prostatektomie schließt sich dann an, wenn die histologische Untersuchung der entfernten Lymphknoten das Fehlen von Metastasen ergeben hat.

Die pelvine Lymphknotendissektion wird als rein diagnostischer Eingriff angesehen. Für ihren therapeutischen Wert gibt es derzeit keinen gesicherten Anhalt.

Die entscheidende Funktion der pelvinen Lymphadenektomie als Stagingverfahren ist im übrigen nicht nur in Verbindung mit der radikalen Prostatektomie gegeben, sondern sie hat logischerweise die gleiche Bedeutung, wenn eine potentiell kurative Strahlentherapie beabsichtigt ist. Bei Patienten, die sich einer solchen Radiotherapie unterziehen, wird die pelvine Lymphadenektomie häufig unterlassen, was zur Folge hat, daß ein einwandfreies Staging für eine adäquate Therapie nicht zur Verfügung steht und somit auch die spätere Analyse fehlerhaft ist.

Die operative Letalität der extraperitonealen pelvinen Lymphadenektomie liegt praktisch bei 0 % und die Komplikationsrate ist gering (Babayan et al. 1980). Sie besteht hautpsächlich im Auftreten von Lymphocelen in etwa 10 % der Fälle (Sogani et al. 1981). Bei Patienten, bei denen im Anschluß an die pelvine Lymphadenektomie eine Strahlentherapie durchgeführt wird, kommt es zusätzlich zu den Lymphocelen zu einer signifikant höheren Rate von sehr therapieresistentem Lymphödem des Penis, des Scrotums und der unteren Extremität (Schellhammer u. El-Mahdi 1983).

Die Durchführung der Staginglymphadenektomie ist auch deswegen unbedingt erforderlich, weil diese Methode bisher durch kein anderes diagnostisches Verfahren, wie pedale Lymphangiographie, Computertomographie, Kernspintomographie, Sonographie, evtl. in Verbindung mit Feinnadelaspirationsbiopsie, zu ersetzen ist. Die mit einer endoskopischen oder Ultraschalluntersuchung kombinierte Feinnadelaspirationsbiopsie ist nur dann aussagekräftig, wenn der Befund positiv ist, d.h. wenn durch die zytologische Untersuchung des Aspirationsmaterials Metastasen des Tumors nachgewiesen werden. Bei einem negativen Ergebnis besteht selbstverständlich die Möglichkeit, daß ein Tumormetastasen enthaltender Lymphknoten von der Biopsienadel nicht getroffen wurde.

Die auch heute noch gelegentlich eingesetzte pedale Lymphangiographie als Stagingverfahren ist mit so vielen falsch-negativen und falsch-positiven Resultaten belastet, daß sie als hochgradig unzuverlässiges Verfahren endgültig ad acta gelegt werden sollte (Altwein u. Lichtenberger 1984). Selbst ohne die vorliegenden statistischen Daten dürfte es für einen unvoreingenommenen Untersucher klar sein, daß es unmöglich ist, Mikrometastasen in der Ausdehnung von 2 mm oder weniger im Durchmesser mittels lymphangiographischer Methoden zu erkennen. Derselbe Einwand trifft im übrigen für die sonographische und computertomographische Untersuchung des kleinen Beckens zu, wobei zusätzlich noch zu beachten ist, daß der lymphographische, sonographische, computertomographische oder kernspintomographische Nachweis von vergrößerten Lymphknoten noch keine Aussage darüber gestattet, ob es sich hierbei um Vergrößerungen infolge von Metastasen oder infolge von entzündlichen Veränderungen handelt. Für ein einwandfrei exaktes Staging eines Prostatakarzinoms ist somit die pelvine Lymphadenektomie bisher durch kein anderes technisches Verfahren zu ersetzen.

Die Technik der retropubischen radikalen Prostatektomie mit potenzerhaltender Modifikation wurde mehrfach ausführlich beschrieben (Catalona 1985; Middleton 1983; Walsh et al. 1983). Abbildung 3 zeigt den operativen Ablauf der radikalen Prostatektomie in seinen wesentlichen Schritten (Frohmüller 1982).

Akzeptiert man die in der Literatur gut belegte Tatsache, daß die radikale Prostatektomie die derzeit beste Methode der Therapie des lokal begrenzten Prostatakarzinoms mit der Chance einer Heilung des Patienten ist (Boxer et al. 1977; Elder et al. 1985; Olsson et al. 1985; Paulson et al. 1982; Young u. Bohne 1972), dann stellt sich die Frage, weshalb die Indikation zu dieser Operation noch immer von zahlreichen Urologen mit Zurückhaltung gestellt wird. Die Gründe für dieses Verhalten dürften wohl z.T. in einer Überbewertung der mit dieser Operation verbundenen Komplikationsmöglichkeiten zu suchen sein, sodaß häufig anderen, weniger effektiven Behandlungsmethoden der Vorzug gegeben wird. Eine Reihe von weiteren möglichen Gründen für diese zurückhaltende Einstellung gegenüber der radikalen Prostatektomie werden von Culp u. Meyer (1973) sowie Middleton (1983) genannt:
1. Viele Urologen hatten während ihrer Ausbildung nicht die Möglichkeit, die radikale Prostatektomie, sei es auf perinealem oder retropubischem Wege, zu erlernen und sehen sich daher nicht in der Lage, diese, eine präzise Technik verlangende, Operation durchzuführen.
2. Es besteht noch immer die verbreitete Ansicht, daß jeder Fall eines klinisch entdeckten Prostatakarzinoms von vorneherein nicht heilbar sei.
3. Anstelle der chirurgischen Therapie werden radiologische und konservative endokrinologische – in jüngster Zeit auch zytotoxische – Maßnahmen propagiert.
4. Es fehlt die Bereitschaft mancher Patienten, den physiologischen Preis einer möglichen postoperativen Inkontinenz oder erektilen Impotenz zu akzeptieren.
5. Jewett (1975) weist im Hinblick auf die Radiotherapie darauf hin, daß viele Urologen eine Vorliebe für diese Behandlungsmodalität haben, „weil sie ihnen die Durchführung eines präzisen Staging und die Arbeit der radikalen Operation erspart".

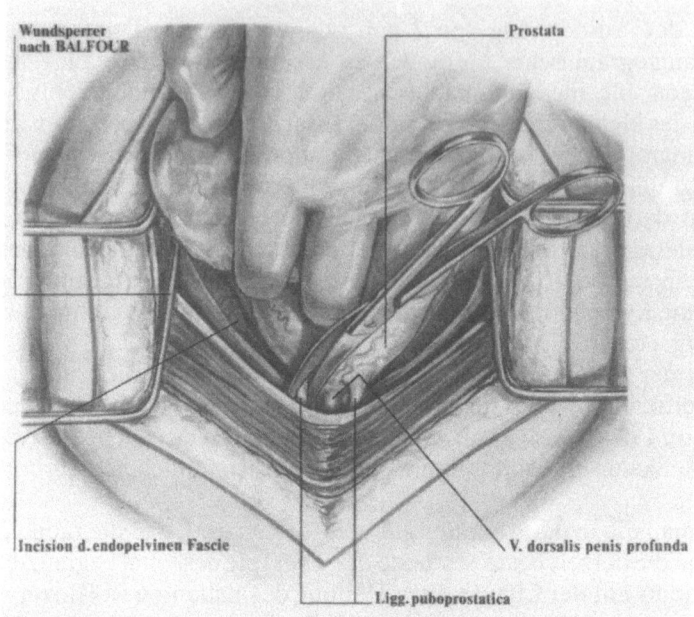

Abb. 3a–f. Technik der radikalen retropubischen Prostatektomie.
a Nach medianer Unterbauchincision und Dissektion der pelvinen Lymphknoten wird das Fettgewebe im Bereich der Symphyse und der Schambeine entfernt. Die endopelvine Faszie ist lateral inzidiert. Die Zeichnung zeigt die Durchtrennung der Ligg. puboprostatica. Da in diesen Ligamenten keine Blutgefäße verlaufen, müssen sie nicht ligiert werden.

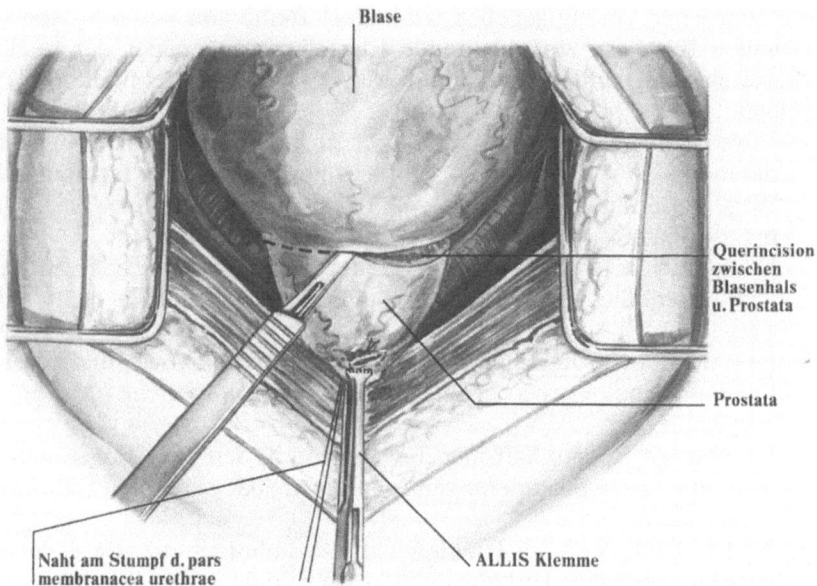

b Unter Zug an der Prostata zur Symphyse hin wird der Blasenhals an der Basis der Prostata quer inzidiert.

Die radikale Prostatektomie 111

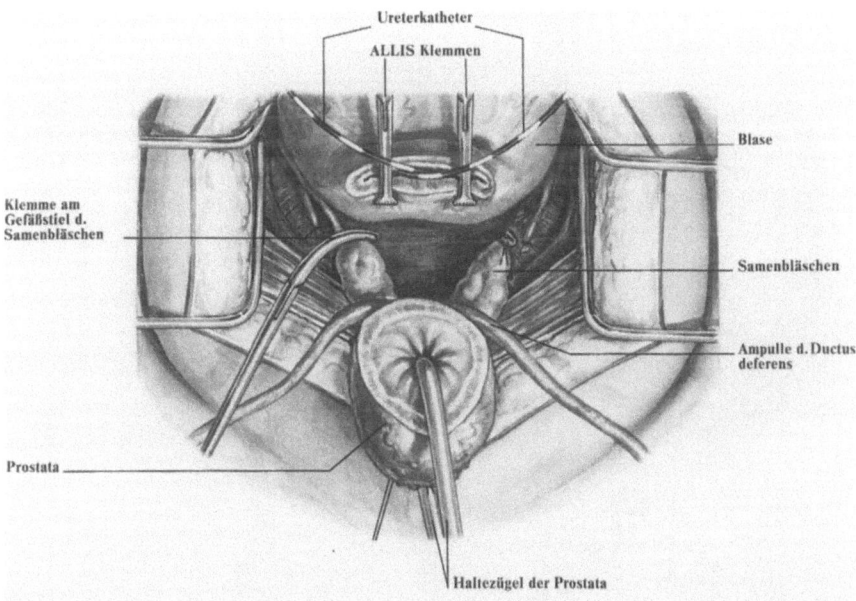

c Die Prostata ist komplett vom Blasenhals abgetrennt und wird nach kaudal gezogen. Der Blasenhals wird nach kranial gezogen. In die beiden Harnleiter sind gewöhnlich temporär Ureterkatheter eingeführt. Die beiden Samenbläschen und medial davon die Ampullen der Ductus deferentes werden an der Unterseite der Blase stumpf mobilisiert. Die Prostatapfeiler werden ligiert.

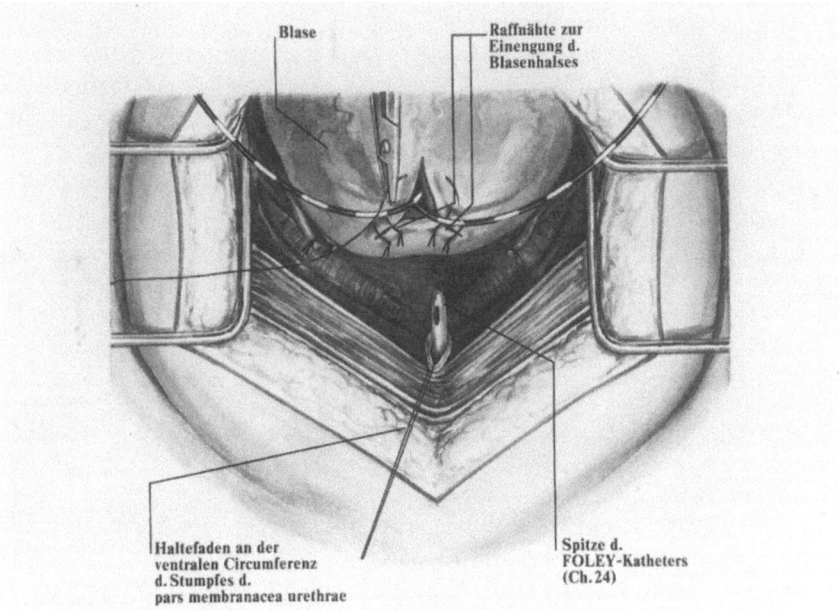

d Verschluß des Blasenhalses auf etwa Charr.-Stärke 24.

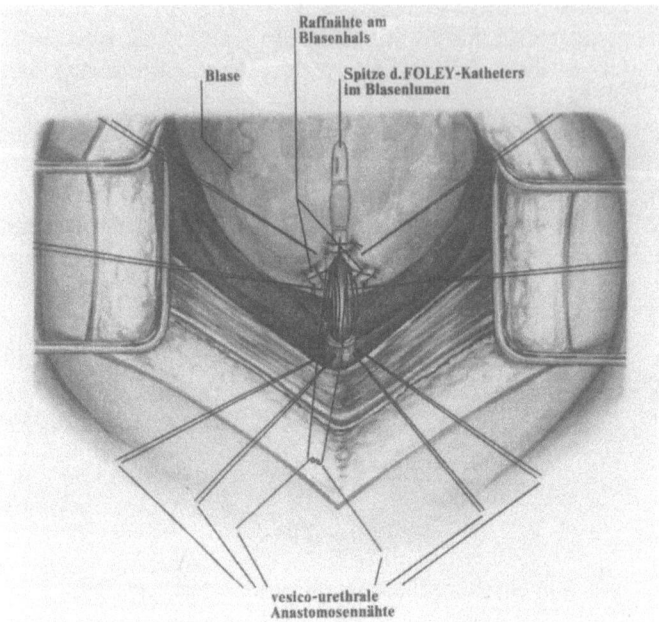

e Nach Entfernung der Ureterkatheter wird die Spitze eines Charr.-24-Foley-Katheters in das Blasenlumen vorgeschoben. Zwischen Blasenhals und pars membranacea urethrae werden die Anastomosennähte gelegt.

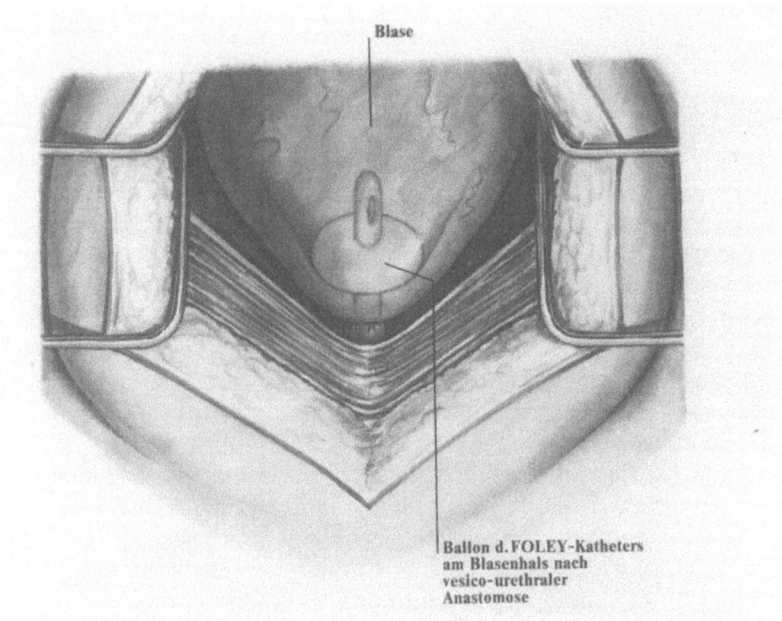

f Ballon des Foley-Katheters in der Blase nach Beendigung der vesikourethralen Anastomose

Tabelle 1. Intraoperative und Frühkomplikationen nach radikaler Prostatektomie (11/1987–04/1990) n = 100

Kolonverletzung	3
Harnleiterverletzung	–
Passagere Harnstauung bds. (percutane Nephrostomie)	2
Lungenembolie	3
Lymphozele	2
Apoplex	2
Nachblutung	–
Letalität	–

Komplikationen

Daß sich die Komplikationsrate der radikalen Prostatektomie an einem Zentrum, welches mit dieser Operation Erfahrung hat, in Grenzen hält, ergibt sich sowohl aus der Literatur (Culp u. Meyer 1973; Steiner et al. 1991; Zoedler u. Lumbacher 1977) als auch aus der Analyse des eigenen Krankengutes. Insbesondere hat die exakte Kenntnis der Anatomie der Prostata dazu geführt, daß die intra- und postoperativen Komplikationen heute in geübter Hand gering sind (Tabelle 1). Dies geht auch aus einer Analyse von 100 Patienten hervor, die zwischen November 1987 und April 1990 in der hiesigen Klinik operiert wurden. So konnte die Harninkontinenz nach radikaler Prostatektomie durch eine anatomiegerechte Operationstechnik stark reduziert werden, ohne die Radikalität zu beeinträchtigen. Im eigenen Krankengut bestand nur bei 8 von 100 Fällen (Tabelle 2) eine Streßinkontinenz. Diese 8 Patienten verwenden tagsüber jeweils bis zu 5 Vorlagen. Im Bett sind diese Patienten trocken. Eine Beurteilung der Harninkontinenz sollte im übrigen erst 1 Jahr post operationem erfolgen, da sich im Laufe dieser Zeitspanne noch Verbesserungen in der Kontrolle des Schließmuskels einstellen können. Bei der Beurteilung der Kontinenz ist schließlich zu berücksichtigen, daß einige Patienten lediglich aus Sicherheitsgründen eine Vorlage tragen, da dies ihrer eigenen Beruhigung dient.

Die als Spätkomplikationen aufgeführten „Urethrastrikturen" waren meist im Bereich der vesikourethralen Anastomose nachweisbar und ließen sich in fast allen Fällen mittels einer einmaligen Urethrabougierung erfolgreich behandeln.

Tabelle 2. Spätkomplikationen bei radikaler Prostatektomie (11/1987–04/1990) n = 100

Streßinkontinenz	8
Urethrastriktur	5

Seitdem in ausgewählten Fällen die potenzerhaltende Modifikation der radikalen Prostatektomie (Walsh et al. 1983) durchgeführt wird, konnte die Rate der postoperativen Impotenz reduziert werden. Es sei aber ausdrücklich darauf hingewiesen, daß die radikale Prostatektomie in erster Linie eine Krebsoperation ist und daß bei der Erhaltung des neurovaskulären Bündels, welches für die Potenzerhaltung notwendig ist, kein Risiko bezüglich der Zurücklassung von Tumorgewebe im Bereich der Prostatakapsel eingegangen werden darf.

Die Ergebnisse der potenzerhaltenden radikalen Prostatektomie werden in einem weiteren Kapitel gesondert dargestellt.

Langzeitergebnisse

Da das Prostatakarzinom, wie bereits erwähnt, i.allg. ein langsam wachsender Tumor ist, dessen Progredienz in den ersten Jahren nach der Diagnosestellung durch eine hormonelle Therapie in der Mehrzahl der Fälle verzögert werden kann, müssen zur Beurteilung operativer Behandlungsergebnisse Langzeitbeobachtungen herangezogen werden. Diese sollten einen Zeitraum von mindestens 10 Jahren umfassen.

Bei 106 Patienten mit Tumorstadien pT1-3pNOMO, die an der Urologischen Klinik der Universität Würzburg radikal prostatektomiert wurden, liegt dieser Eingriff jetzt länger als 10 Jahre zurück (im Durchschnitt 12,5 Jahre), so daß eine Aussage über die langfristigen Behandlungsergebnisse möglich ist. Mit Ausnahme der ersten 7 Patienten wurde in allen Fällen entweder in gleicher Sitzung oder in einer vorausgehenden Operation eine pelvine Lymphadenektomie zum Zwecke des Tumorstaging durchgeführt; 31mal erfolgte die radikale Prostatektomie über einen perinealen Zugang, und bei 75 Patienten wurde die Operation retropubisch vorgenommen.

Das Durchschnittsalter der operierten Patienten betrug zum Zeitpunkt des Eingriffs 61,7 Jahre. In 84 Fällen lag ein Tumorstadium pT1-2pNOMO und bei 22 Patienten ein pT3pNOMO-Carcinom vor. Die Abb. 4 und 5 geben einen Überblick über die Überlebensraten der Patienten in Abhängigkeit vom Tumorstadium. Dabei wird ersichtlich, daß die Zehnjahresüberlebensrate der radikal prostatektomierten Patienten mit 75 % im Stadium pT1-2pNOMO ebenso hoch bzw. geringgradig besser ist als die zu erwartende Überlebensrate der altersgleichen männlichen Normalbevölkerung (Abb. 4). Bei Patienten mit einem kapselüberschreitenden Tumor (Stadium pT3pNOMO), klassifiziert entsprechend den Kriterien der UICC von 1979, beträgt die Zehnjahresüberlebensrate 54,5 %. Dies ist geringgradig ungünstiger als die der altersgleichen männlichen Normalbevölkerung (s. Abb. 5). Dieses Ergebnis muß jedoch in Anbetracht des fortgeschrittenem Tumorstadiums der Patienten als gut bezeichnet werden. Ein Vergleich der eigenen Ergebnisse mit denen der Literatur zeigt zudem, daß in den Stadien pT2 und pT3 ähnliche Langzeitüberlebensraten berichtet werden, wenn eine pelvine

Die radikale Prostatektomie 115

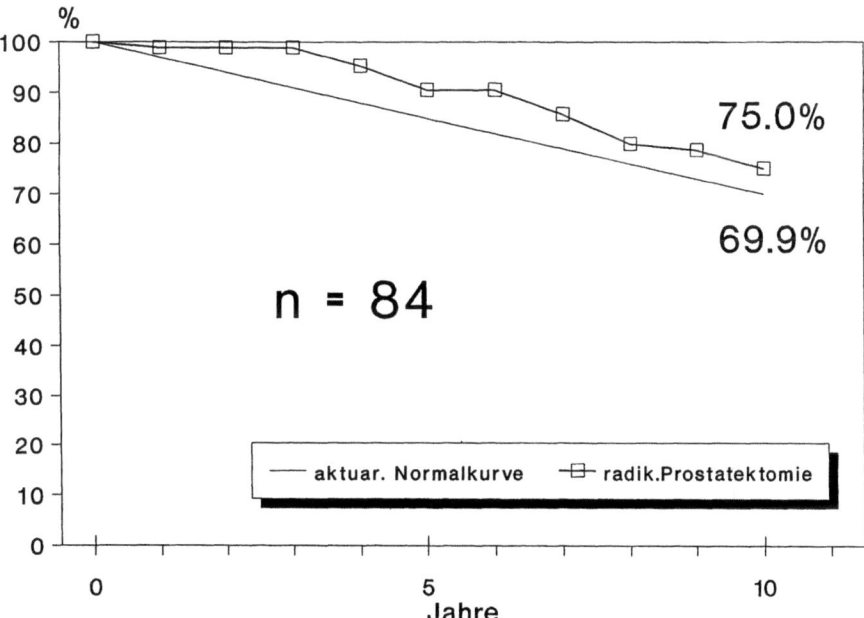

Abb. 4. Zehnjahresüberlebensrate von 84 radikal prostatektomierten Patienten im Stadium pT1-2pNOMO in konsekutiver Reihenfolge im Vergleich zur altersgleichen männlichen Normalpopulation

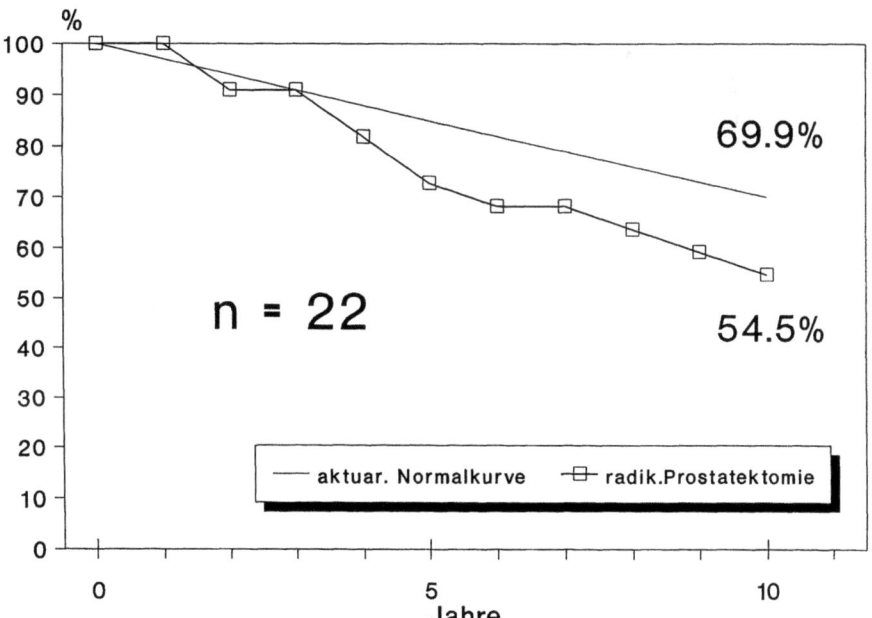

Abb. 5. Zehnjahresüberlebenrate von 22 radikal prostatektomierten Patienten im Stadium pT3pNOMO in konsekutiver Reihenfolge im Vergleich zur altersgleichen männlichen Normalpopulation

Tabelle 3. Zehnjahresüberlebensrate nach radikaler Prostatektomie

Autoren		Tumor-stadium	Zehnjahresüber-lebensrate
Gilbertson	(1971)	pT1-2	69%
Culp u. Meyer	(1973)	pT1-2	72%
Schroeder u. Belt	(1975)	pT1-2	61%[a]
Boxer et al.	(1977)	pT1-2	67%[a]
White et al.	(1977)	pT1-2	64%
Correa et al.	(1977)	pT1-2	79%
Walsh u. Jewett	(1980)	pT1-2	75%
Zincke et al.	(1981)	pT1-2	71%
Elder et al.	(1982)	pT1-2	65%[a]
Gibbons et al.	(1984)	pT1-2	74%
Universität Würzburg	(1990)	pT1-2	75%
Schroeder u. Belt	(1975)	pT3	36%[a]
Boxer et al.	(1977)	pT3	29%[a]
Elder et al.	(1982)	pT3	40%[a]
Schellhammer	(1988)	pT3	54%
Universität Würzburg	(1990)	pT3	55%

[a] Ohne pelvine Lymphadenektomie

Lymphadenektomie zum Ausschluß von Lymphknotenmetastasen vorgenommen wurde (Tabelle 3).

Die radikale Prostatektomie mit pelviner Lymphknotendissektion kann sogar beim Vorliegen von regionären Lymphknotenmetastasen zu guten Langzeitergebnissen führen. Dies konnte von Zincke et al. an der Mayo Clinic nachgewiesen werden (Zincke et al. 1982; Zincke u. Utz 1983). Allerdings wird dieses Therapiekonzept z.Z. noch kontrovers diskutiert (Kramer et al. 1981) und bedarf einer weiteren langfristigen Überprüfung.

Vergleich radikale Prostatektomie versus Radiotherapie

Nachdem Bagshaw et al. (1965) erstmals über die erfolgreiche Behandlung von Patienten mit einem operablen Prostatakarzinom durch externe Hochvoltbestrahlung berichtet hatten, galten die externe bzw. die interstitielle Radiotherapie bis vor kurzem als konkurrierende Methoden zur radikalen Prostatektomie bei der Behandlung des lokal begrenzten Prostatakarzinoms. Von den Verfechtern dieser Behandlungsmodalitäten wurden Überlebensraten berichtet, die in etwa denen nach radikaler Prostatektomie entsprechen.

Eine 1982 von Paulson et al. (1982) im Auftrag der Uro-Oncology Research Group publizierte Studie hat diesen Kontest eindeutig zugunsten des operativen Verfahrens entschieden. Es handelte sich um eine prospektive randomisierte Studie bei 97 Patienten mit einem Prostatakarzinom im Stadium A2 (T1bNOMO) und B (T2a-2bNOMO). 56 Patienten erhielten eine Bestrahlung und 41 Patienten wurden einer radikalen Prostatektomie unterzogen. Anstatt, wie sonst üblich, die Patientenüberlebenszeit wurde bei dieser Serie die Zeit bis zum ersten Hinweis auf ein Therapieversagen als Endpunkt für die Bestimmung der Effektivität der Behandlung herangezogen. Dabei ergab sich ein statistisch signifikanter Vorteil der operativen Behandlung gegenüber der Radiotherapie. Zu einem ähnlichen Ergebnis kamen Olsson et al. (1985) bei der Analyse von 94 Patienten der Tumorstadien A2 (T1bNOMO), B (T2a-2bNOMO) und C (T3NOMO), die, allerdings nichtrandomisiert, mittels radikaler Prostatektomie, externer und interstitieller ^{125}J-Bestrahlung behandelt worden waren. Unter Verwendung des gleichen Beurteilungssystems wie Paulson zeigten sich ebenfalls die günstigsten Ergebnisse bei der operativen Behandlung, während die externe Radiotherapie am schlechtesten abschnitt. Bei der interstitiellen Bestrahlung mit ^{125}J entsprach das Auftreten von Fernmetastasen zwar etwa der Inzidenz nach radikaler Prostatektomie, jedoch lagen bei diesem Bestrahlungsmodus die lokalen sog. „Rezidive" deutlich über denen nach chirurgischer Behandlung.

Die ungünstigeren Behandlungsergebnisse nach Strahlentherapie finden ihre Erklärung zwanglos in der Tumorzellbiologie (Benson u. Coffey 1983). In dieser Disziplin ist es heute ein generell akzeptiertes Dogma, daß die Tumoren aus einer heterogenen Zellpopulation bestehen. Im Gegensatz zur chirurgischen Behandlung, bei der – zumindest theoretisch – sämtliche Krebszellen exstirpiert werden, lassen sich durch eine Strahlentherapie, gleich welcher Modalität, nur selten alle malignen Zellen der vorhandenen Krebszellpopulation zerstören. Vor allem die schlecht differenzierten Tumorzellen sind, wie verschiedene Untersuchungen gezeigt haben, weitgehend strahlenresistent (Scardino u. Wheeler 1985). Desweiteren konnte gezeigt werden, daß die Wirksamkeit der Strahlentherapie vom lokalen Tumorvolumen abhängig ist (Freiha u. Bagshaw 1984). Je größer der Tumor, desto größer ist die Wahrscheinlichkeit, das strahlenresistente Klone übrig bleiben, die dann in der Lage sind, ihre malignen Aktivitäten zu entfalten.

Zur Beurteilung der Effektivität der Strahlentherapie wird häufig die Aspirations- bzw. Stanzbiopsie der Prostata herangezogen. Dabei besteht v.a. bei den Radiotherapeuten die Ansicht, daß eine positive Biopsie keine klinische Signifikanz besitze. Nachdem diese Meinung aufgrund entsprechender Berichte (Jacobi u. Hohenfellner 1982) bereits seit einiger Zeit in Zweifel gezogen wurde, konnten Scardino (1983) sowie Scardino u. Wheeler (1985) durch sorgfältige Untersuchungen nachweisen, daß eine positive Biopsie 18–24 Monate nach externer Radiotherapie bzw. 24–30 Monate nach interstitieller Bestrahlung für den Patienten eine ungünstige prognostische Bedeutung hat und als Therapieversager aufzufassen ist. Die weitere Behandlung solcher Patienten stellt den Kliniker dann vor schwerwiegende Probleme. Neben der zusätzlichen Radiotherapie wird von verschiedenen

Autoren in solchen Fällen eine sog. „salvage radical prostatectomy" in Erwägung gezogen. Daraus ergibt sich jedoch automatisch die Frage, weshalb man diesen Patienten nicht von vorneherein die Bestrahlungsbehandlung erspart und a priori eine radikale Prostatektomie durchgeführt hat.

Faßt man alles Für und Wider einer Radiotherapie mit kurativer Zielsetzung zusammen, so erscheint eine Bestrahlungsbehandlung beim Prostatakarzinom in den Stadien A (T1NOMO), B (T2NOMO) und C (T3NOMO) dann indiziert, wenn der Patient operationsunwillig ist, wenn er das höhere Risiko einer erektilen Impotenz und Inkontinenz vermeiden möchte oder wenn die Operation aus medizinischen Gründen kontraindiziert ist.

Schließlich muß erwähnt werden, daß auch die Bestrahlungsbehandlung mit erheblichen Komplikationen belastet ist, wie Zystitis, Proktitis, Urethritis, Strikturierung der Ureterostien mit konsekutiver Hydronephrose und Niereninsuffizienz, Urethrastrikturen, Strikturen des Rektums, Lymphödemen usw. (Linholdt u. Hansen 1986). Selbst über erektile Impotenz als Folge der Radiotherapie wird in bis zu 47% der Fälle und über Urininkontinenz in 7% berichtet (Schellhammer u. El-Mahdi 1983).

Das Prostatakarzinom tritt gewöhnlich in einem Alter in Erscheinung, in dem viele andere Faktoren die Lebensdauer des Patienten beeinflussen. Es ist deshalb wahrscheinlich, daß Fünfjahres-Überlebensraten bei behandelten und unbehandelten Patienten mit einem lokal begrenzten Prostatakarzinom weitgehend identisch sind. Der Urologe muß sich deshalb, wie bereits erwähnt, v.a. mit der Therapie jüngerer, sonst gesunder Patienten befassen, die eine Lebenserwartung von mindestens 10–15 Jahren haben. Für diese Gruppe von Patienten stellt die radikale Prostatektomie eindeutig die beste Behandlungsform dar. Über kurze Zeiträume hinweg sind die Überlebensraten nach radikaler Prostatektomie und Radiotherapie beinahe identisch. Die Analyse der krankheitsfreien Intervalle zeigt jedoch, daß durch die radikale Prostatektomie die bessere Heilungschance gegeben ist.

Die Schwierigkeit bei der vergleichenden Beurteilung von Behandlungsergebnissen nach radikaler Prostatektomie und Strahlentherapie liegt darin, daß häufig verschiedene Patientengruppen verglichen werden. Bei der radikalen Prostatektomie wird gewöhnlich ein exaktes chirurgisches Staging mittels pelviner Lymphadenektomie durchgeführt, während bei der Mehrzahl der publizierten Studien nach Radiotherapie eine solche Stratifizierung nicht stattgefunden hat. Nichtsdestoweniger konnten durch die erwähnten Untersuchungen von Paulson et al. (1982) und Olsson et al. (1985) die Vorteile der radikalen Prostatektomie gegenüber der Bestrahlungsbehandlung zweifelsfrei nachgewiesen werden.

Für Patienten mit relativ kurzer Lebenserwartung scheint allerdings die Radiotherapie eine adäquate Alternative zur radikalen Prostatektomie zu sein. Bei Patienten mit einer Lebenserwartung von 10–15 Jahren gibt es jedoch nach den bisherigen Untersuchungen zur radikalen Prostatektomie keine alternative Behandlung gleicher Effektivität.

Literatur

Altwein JE, Leitenberger A, Ay R (1984) Wert der Computertomographie und Lymphographie zum Nachweis von pelvinen Lymphknotenmetastasen beim Prostatakarzinom. In: Verhandlungsbericht der 35. Tagung der Deutschen Gesellschaft für Urologie 1983. Springer, Berlin Heidelberg New York Tokyo, S 240–243

Babayan RK, DeVere White R, Austen G, Krane RJ, Feldman M, Olsson CA (1980) Benefits and complications of staging pelvic lymph node dissection in prostatic adenocarcinoma. Prostate 1: 345–349

Bagshaw MA, Kaplan HS, Sagermann RH (1965) Linear accelerator supervoltage radiotherapy. VII. Carcinoma of the prostate. Radiology 85: 121–239

Belt E, Ebert CE, Surber AC (1939) A new anatomic approach in perineal prostatectomy. J Urol 41: 482

Benson MC, Coffey DS (1983) Prostate cancer research: current concepts and controversies. Semin Urol 1: 323–330

Blute ML, Zincke H, Farrow GM (1986) Long term follow-up of young patients with stage A adenocarcinoma of the prostate. J Urol 136: 840–843

Boxer RJ, Kaufman JJ, Goodwin WE (1977) Radical prostatectomy for carcinoma of the prostate: 1951–1976. A review of 329 patients. J Urol 117: 208–213

Bridges CH, Belville WD, Insalaco SJ, Buck AS (1983) Stage A prostatic carcinoma and repeat transurethral resection. A reappraisal 5 years later. J Urol 136: 837

Byar DP, Mostofi FK and the Vacurg (1972) Carcinoma of the prostate – Prognostic evaluation of certain pathological features in 208 radical prostatectomis. Cancer 30: 5–13

Cantrell BB, DeKlerk DP, Eggleston JC, Boitnott JK, Walsh PC (1981) Pathological factors that influence prognosis in stage A prostatic cancer: the influence of extent versus grade. J Urol 125: 516–520

Catalona WJ, Stein AJ (1982) Accuracy of frozen section detection of lymph node metastases in prostatic carcinoma. J Urol 127: 460–461

Catalona WJ (1985) Nerve-sparing radical retropubic prostatectomy. Urol Clin North Am 12: 187–199

Correa RJ, Gibbons RP, Cummings KB, Mason JT (1977) Total prostatectomy for stage B carcinoma of the prostate. J Urol 117: 328

Culp OS, Meyer JJ (1973) Radical prostatectomy in the treatment of prostatic cancer. Cancer 32: 1113–1118

Elder JS, Jewett HJ, Walsh PC (1982) Radical perineal prostatectomy for clinical stage B2 carcinoma of the prostate. J Urol 127: 704–706

Elder JS, Gibbons RB, Correa RJ, Brannen GE (1985) Efficacy of radical prostatectomy for stage A2 carcinoma of the prostate. Cancer 56: 2151–2154

Epstein JI, Paull G, Eggleston JC, Walsh PC (1986) Prognosis of untreated stage A1 prostatic carcinoma: a study of 94 cases with extended follow-up. J Urol 136: 837–839

Epstein JI, Oesterling JE, Walsh PC (1988) The volume and anatomical location of residual tumor in radical prostatectomy specimens removed for stage A1 prostate cancer. J Urol 139: 975–979

Fair WR, Kadmon D (1983) Carcinoma of the prostate: diagnosis and staging. Current status and future prospects. World J Urol 1: 3–11

Faul P, Partecke G (1989) Klinische Bedeutung und Problemstellung des inzidentellen Prostatakarzinoms. Akt Urol 20: 1–8

Freiha FS, Salzman J (1977) Surgical staging of prostatic cancer: transperitoneal versus extraperitoneal lymphadenectomy. J Urol 118: 616–617

Freiha FS, Bagshaw MA (1984) Carcinoma of the prostate: Results of post-irradiation biopsy. Prostate 5: 19–25

Frohmüller HGW (1982) Radical prostatectomy in Europe: trends and future perspectives. In: Jacobi GH, Hohenfellner R (eds) Prostate cancer. International perspectives in urology, vol 3. Williams & Wilkins, Baltimore London, pp 165–194

Frohmüller H, Grups J (1985) Komplikationen der radikalen Prostatektomie. Urologe [A] 24: 142–147

Frohmüller H, Grups J (1985) Behandlung des inzidentellen Prostatakarzinoms. Helv Chir Acta 52: 527–531

Frohmüller H (1991) Management planning for incidental carcinoma of the prostate: decision aids, spectrum, complications. In: Altwein JE, Faul P, Schneider W (eds) Incidental carcinoma of the prostate. Springer, Berlin Heidelberg New York Tokyo, pp 156–162

Frohmüller H (1991) Screening for prostatic cancer. The German experience. Acta Oncol 30: 265–272

Frohmüller H (1991) Is screening for prostatic cancer justified. Acta Oncol 30: 289–290

Gibbons RP, Correa RJ, Brannen GE, Mason JT (1984) Total prostatectomy for localized prostatic carcinoma. J Urol 131: 73–76

Gilbertson VA (1971) Cancer of the prostate gland: Results of early diagnosis and therapy undertaken for cure of the disease. J A M A 215: 81

Jacobi GH, Hohenfellner R (1982) Staging management and posttreatment reevaluation of prostatic cancer: dogma questioned. In: Jacobi GH, Hohenfellner R (eds) Prostate cancer. International perspectives in urology, vol 3. Williams & Wilkins, Baltimore London, pp 31–56

Jewett HJ (1975) The present status of radical prostatectomy for stages A and B prostatic cancer. Urol Clin North Am 2: 105–124

Kopper B, Dhom G, Schwaiger R, Neisius D, Ziegler M (1986) Erfahrungen mit der pelvinen Lymphadenektomie beim Prostatakarzinom. Akt Urol 17: 129–133

Kramer SA, Cline WA jr, Farnham R, Carson CC, Cox EB, Hinshaw W, Paulson DF (1981) Prognosis of patients with stage D1 prostatic adenocarcinoma. J Urol 125: 817–819

Lieskovsky G, Skinner DG (1983) Technique of radical retropubic prostatectomy with limited pelvic node dissection. Urol Clin North Am 10: 187–198

Liskow A (1983) External radiotherapy for localized prostate cancer. Semin Urol 1: 217–221

Lindholt J, Hansen PT (1986) Prostatic carcinoma: complications of megavolte radiation therapy. Br J Urol 58: 52–56

Lowe BA, Listrom MB (1988) Incidental carcinoma of the prostate: an analysis of the predictors of progression. J Urol 140: 1340–1344

McMillen SM, Wettlaufer JN (1976) The role of repeat transurethral biopsy in stage A carcinoma of the prostate. J Urol 116: 759

McNeal JE, Price HM, Redwine EA, Freiha FS, Stamey TA (1988) Stage A versus stage B adenocarcinoma of the prostate: morphological comparison and biological significance. J Urol 139: 61–65

Middleton RG, Smith JA (1982) Radical prostatectomy for stage B2 prostatic cancer. J Urol 127: 702–703

Middleton RG (1983) Radical prostatectomy for localized prostate cancer. Semin Urol 1: 229–234

Millin T (1945) Retropubic prostatectomy: new extravesical technique: report on 20 cases. Lancet 2: 693

Müller HA, Ackermann R, Frohmüller HGW (1980) The value of perineal punch biopsy in estimating the histological grade of carcinoma of the prostate. Prostate 1: 303–309

Olsson CA, Babayan R, DeVere White R (1985) Surgical management of stage B or C prostatic carcinoma: radical surgery vs radiotherapy. Urology 25 [Suppl]: 30–35

Parfitt HE, Smith JA, Gliedmann JB, Middleton RG (1983) Accuracy of staging in A1 carcinoma of the prostate. Cancer 51: 2346

Paulson DF, Lin GH, Hinshaw W, Stephani S and the Uro-Oncology Research Group (1982) Radical surgery versus radiotherapy for adenocarcinoma of the prostate. J Urol 128: 502

Pontes JE, Huben R, Wolf R (1986) Sexual function after radical prostatectomy. Prostate 8: 123–126

Reiner WG, Walsh PC (1979) An anatomical approach to the surgical management of the dorsal vein and Santorini's plexus during radical retropubic surgery. J Urol 121: 198–200
Scardino PT (1983) The prognostic significance of biopsies after radiotherapy for prostatic cancer. Semin Urol 1: 243–252
Scardino PT, Wheeler TM (1985) Prostatic biopsy after irradiation therapy for prostatic cancer. Urology 25 [Suppl]: 39–46
Schellhammer PF, El-Mahdi AM (1983) Pelvic complications after definitive treatment of prostate cancer by interstitial or external beam radiation. Urology 21: 451–457
Schellhammer PF (1988) Radical prostatectomy. Patterns of local failure and survival in 67 patients. Urology 31: 191
Schröder FH, Belt E (1975) Carcinoma of the prostate: a study of 213 patients with stage C tumors treated by total perineal prostatectomy. J Urol 114: 257–260
Sogani PC, Watson RC, Whitmore WF (1981) Lymphocele after pelvic lymphadenectomy for urologic cancer. Urology 17: 39–43
Steiner MS, Morton RA, Walsh PC (1991) Impact of anatomical radical prostatectomy on urinary continence. J Urol 145: 512–515
Tomlinson RL, Currie DP, Boyce WH (1977) Radical prostatectomy: Palliation for stage C carcinoma of the prostate. J Urol 117: 85–87
Walsh PC, Jewett HJ (1980) Radical surgery for prostate cancer. Cancer 45: 1906
Walsh PC, Donker PJ (1982) Impotence following radical prostatectomy: Insight into etiology and prevention. J Urol 128: 492–497
Walsh PC, Lepor H, Eggleston JC (1983) Radical prostatectomy with preservation of sexual function: anatomical and pathological considerations. Prostate 4: 473–485
White RD, Paulson DF, Glenn JR (1977) The clinical spectrum of prostate cancer. J Urol 117: 323
Whitmore WF jr (1980) Interstitial radiation therapy for carcinoma of the prostate. Prostate 1: 157–168
Young JA, Bohne AW (1972) Carcinoma of prostate: treatment and survival with radical prostatectomy. J Urol 107: 1041–1042
Zincke H, Utz DC, Myers RP, Farrow GM, Patterson DE, Furlow WL (1982) Bilateral pelvic lymphadenectomy and radical retropubic prostatectomy for adenocarcinoma of prostate with regional lymph node involvement. Urology 19: 238–247
Zincke H, Fleming TR, Furlow WL, Myers RP, Utz DC (1981) Radical retropubic prostatectomy and pelvic lymphadenectomy for high-stage cancer of the prostate. Cancer 47: 1901
Zincke H, Utz DC (1983) Radical surgery of stage D1 prostate cancer. Semin Urol 1: 253–260
Zoedler D, Lumbacher G (1977) Berichte über 100 totale Prostatektomien. Urologe [A] 16: 61–64

4 Adjuvante Therapie nach radikaler Prostatektomie

J.E. ALTWEIN und A. LEITENBERGER

Gegenwärtig fehlen wissenschaftliche Daten, um eine routinemäßige Anwendung der adjuvanten Behandlung nach radikaler Prostatektomie zu rechtfertigen. Allerdings gibt es zahlreiche zumeist retrospektive Studienergebnisse, die nach Auffassung der *National Institutes of Health Consensus Development Conference* (1988) Hinweise liefern, daß eine Androgendeprivation und die Bestrahlung unbedingt untersucht werden müssen. Dies gilt ebenso für die entsprechende Patientengruppe, die in einer kontrollierten Studie untersucht werden müßte. Eine prospektive, randomisierte Studie über den Wert einer adjuvanten Chemotherapie oder Estradmustin Phosphatgabe nach radikaler Prostatektomie wurde 1978 unter den Auspizien des National Prostatic Cancer Project (Protokoll 900) aktiviert (Schmidt 1984), es gelang aber den Studienkoordinatoren nicht, die aus statistischen Gründen erforderliche Zahl von Patienten bis zum Ende des Jahres 1989 zu erreichen, so daß das Protokoll 900 unvollendet blieb (Schmidt et al. 1989). Somit kann gegenwärtig hinsichtlich des Wertes einer adjuvanten Therapie nach radikaler Prostatektomie nur auf retrospektive Studien verwiesen werden. (Carter et al. 1989; Steinberg et al. 1989).

Eine gewisse Unsicherheit scheint auch über das Wesen und die Prinzipien einer adjuvanten Behandlung zu bestehen. Selbst namhafte Autoren stufen eine Behandlung wegen eines lokalen Rezidivs Monate oder Jahre nach radikaler Prostatektomie als adjuvant ein (Ray et al. 1984), wenngleich dieses lediglich eine progreßgesteuerte Sekundärbehandlung darstellt. Gross (1990) nahm diese Unsicherheit zum Anlaß die adjuvante Behandlung neuerlich zu definieren als „Zusatzbehandlung, welche nach makroskopisch radikaler Operation eines malignen Tumors mit dem Ziel eingesetzt wird, im Körper zurückbleibende, klinisch nicht faßbare Mikrometastasen zu eliminieren, um auf diese Weise ein Lokalrezidiv bzw. die Fernmetastasierung zu verhindern". Schließlich überrascht es wenig, wenn die Diskussion lediglich auf retrospektive Studien gestützt geführt wird (Bailar et al. 1984), deren Befürwortern, unter denen Zincke et al. (1989) hervorgehoben sei, energische Gegner gegenüberstehen (Paulson 1989), die beispielsweise auch nur mikroskopische Lymphknotenmetastasen bereits für das Zeichen einer systemischen Erkrankung ansehen, die durch eine lokale Maßnahme wie die radikale Prostatektomie nicht mehr kontrolliert werden kann.

Tumorrest nach radikaler Prostatektomie

Im Gegensatz zum deutschen Schrifttum werden im amerikanischen Schrifttum Rezidive nach radikaler Prostatektomie, sei sie perineal oder retropubisch ausgeführt, als Therapieversager aufgelistet. Je nach der Präzision der Nachuntersuchung, die entsprechend der niedrigen Proliferationsrate des Adenokarzinoms der Prostata über einen mehrjährigen Kontrollzeitraum durchgeführt werden sollte, schwanken die Rezidivraten: Während Flocks (1973) eine 5-Jahres-Rezidivrate bei 345 Patienten und einem Stadium-C-Tumor mit einer radikalen Prostatektomie, adjuvanter interstitieller Bestrahlung mit A_u^{198} und Hormontherapie eine Rezidivrate von 4,4 % erreichte, stieg diese auf 43 % mit einer Stadium-C-Prostatektomie ohne adjuvante Behandlung (Schellhammer et al., 1989). Einfluß auf dieses Ergebnis nehmen Präselektion des Krankengutes mit Bevorzugung der klassischen Stadien B_1 und B_2 und die Subtilität der Harnröhren- und Blasenhalsdurchtrennung. In jedem Falle trübt ein lokales Rezidiv nach radikaler Prostatektomie die Prognose des Patienten. Wenig überraschend beeinflußt das Tumorstadium die Häufigkeit der lokalen sowohl als systemischen Progression nach radikaler Prostatektomie ebenso wie das Zeitintervall.

In einer retrospektiven Analyse von 217 Patienten, die am Krankenhaus der Barmherzigen Brüder München von 1977–1987 radikal prostatektomiert worden waren und von denen 210 (97 %) nachkontrolliert werden konnten, wurde die zuvor postulierte Abhängigkeit bestätigt (Altwein et al. 1990). Das Tumorstadium der radikal prostatektomierten Patienten beeinflußt ganz wesentlich die Inzidenz eines positiven Randes. Während im Stadium A 17–18 % einen positiven Rand haben, steigt der Anteil im Stadium B_2 auf 57 % (Catalona et al. 1985; Eggelston et al. 1985). Außer durch eine präzisere Apexpräparation läßt sich möglicherweise die Häufigkeit eines positiven Absetzungsrandes nur dann senken, wenn vom urethralen und vesikalen Saum während der Operation ein Schnellschnitt angefertigt und so lange wiederholt wird, bis beide Absetzungsränder negativ sind. Lange et al. (1988) konnten auf diesem Wege erreichen, daß nur bei 11/37 Patienten mit einem pathologischen Stadium C und 12 von 42 Patienten mit einem Stadium D_1 der Rand positiv blieb. Im eigenen Krankengut hatten bei Durchsicht der pathologischen Präparate 100 von 217 Patienten entweder einen makroskopisch oder mikroskopisch positiven Schnittrand. Nach Meinung von Walsh (1987) ist zumindest der mikroskopisch positive Rand für die Prognose neutral; ein Einbruch des Prostatakarzinoms in die Samenblasen hätte größere Bedeutung für die Prognose.

Wenn man die Erfahrungen aus dem Schrifttum zusammenstellt, dann zeigt sich paradoxerweise, daß Patienten mit einem negativen Schnittrand eine höhere lokale Rezidivrate haben können (Gibbons et al. 1986) als Patienten mit einem positiven Schnittrand (Anscher et al. 1987). Walsh (1987) formuliert aus, daß ein positiver Schnittrand nicht mit einem zurückgelassenen Tumor gleichzusetzen sei. Ähnliche Betrachtungen stellt dieser Autor über die Penetration der chirurgischen Kapsel des radikalen Prostatektomiepräparates an, da keine Beziehung zwischen der kapsulären Penetration (Stadium T_3) zur späteren Entwicklung eines Lokalredzidivs besteht. Während Patienten im Stadium T_2, die trotz intrakapsulären Prostatakarzinoms in 25 % ein isoliertes mikroskopisches Lokalrezidiv hatten, wurde dies bei den Patienten im Stadium T_3 nur in 17 % beobachtet. Tatsächlich scheint für die Fernmetastasierung das pathologische Primärtumorstadium direkt weniger verantwortlich zu sein als präexistente Mikrometastasen. Demzufolge hätte auch die adjuvante Strahlentherapie nach radikaler Prostatektomie keinen wesentlichen Einfluss auf die Entstehung von Fernmetastasen. Nach Meinung von Walsh (1987) scheint eine nervenerhaltende radikale Prostatektomie die Rate eines Residualtumors nicht zu steigern. Wenngleich zum gegenwärtigen Zeitpunkt die Lokalversagerquote nicht abzuschätzen ist.

Bei der Suche nach Kandidaten für eine adjuvante Behandlung rückt letztlich das Ausmaß der pelvinen Lymphknotenmetastasierung des Prostatakarzinoms in den Mittelpunkt des Interesses. Über die größten Erfahrungen verfügt Zincke (1989), der an 61 Patienten beobachtete, daß der Median der Progressionsfreiheit für Patienten mit nur einem positiven Lymphknoten etwa 1 ½ Jahre später errreicht wurde, als bei Patienten mit 2 oder 3 und mehr pelvinen Lymphknotenmetastasen. Nach Berechnung des Autors war der Unterschied bei einem $p = 0,011$ signifikant, wenngleich angemerkt werden muß, daß nach fünf Jahren nur 12 der 34 Patienten mit einem positiven Lymphknoten und gar nur 2 der Patienten mit 3 oder mehr Lymphknoten unter Beobachtung standen („at risk"). Diese Beobachtungen werden aber von Gervasi et al. (1989) nicht bestätigt. Im eigenen Krankengut hatten 57 der 217 radikal prostatektomierten Patienten Lymphknotenmetastasen, von denen 45 ein T_3-Prostatakarzinom hatten. Eine Kalkulation der non-Progressionsrate getrennt nach der Anzahl der positiven Lymphknoten war wegen der geringen Gesamtfallzahl allerdings nicht möglich. Außer der Menge der Lymphknotenmetastasen hat der Differenzierungsgrad der Lymphknotenmetastasen Bedeutung (Tabelle 1 Abb. 1).

Insgesamt ist zum gegenwärtigen Zeitpunkt eine erhebliche Variationsbreite der Indikationen zur radikalen Prostatektomie erkennbar. Dabei wird sowohl das inzidentelle Prostatakarzinom im Stadium A^1 (entspricht T^{1a})

Tabelle 1. Korrelation pN_+-Grading vs. T-Grading. (Nach Brawn et al. 1990)

Staginglymphadenektomie	Biopsie			
	G_1	G_2	G_3	Patienten
G_1	1	2	–	3
G_2	4	37	12	53
G_3	–	5	9	14
Patienten	5	44	21	70

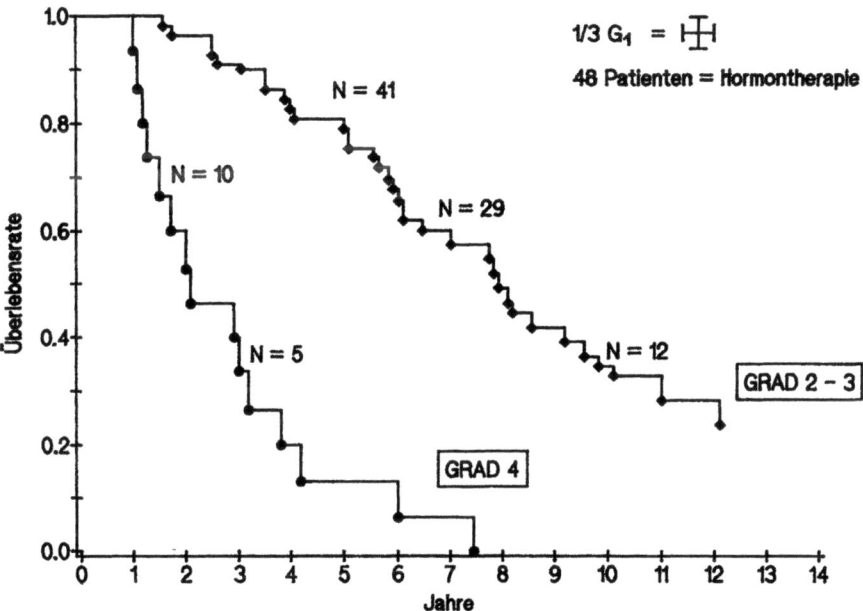

Abb. 1. Überlebensrate von Patienten mit pelvinen Lymphknotenmetastasen ($n = 77$; nach *Brawn* et al. 1990

ebenso durch radikale Chirurgie behandelt wie das Stadium C. Im Stadium C fanden Tomlinson et al. (1977), daß die lokale Komplikationsrate wesentlich geringer war im Vergleich zu denjenigen Patienten, die hormonablativ und durch eine palliative transurethrale Resektion behandelt wurden. Es ist aber besonders das Stadium D_1, dessen richtige Therapie kontrovers erscheint (Steinberg et al. 1989).

Adjuvante Therapiemodalitäten nach radikaler Prostatektomie

Nach radikaler Prostatektomie im Stadium D *ohne* adjuvante Therapie errechneten Kramer et al. (1981) eine mittlere Zeit bis zur Progression von 18,3 Monaten (für 11 Patienten); ein Ergebnis, das nicht besser ist als der Verzicht auf eine totale Prostatektomie bei Nachweis von Lymphomen in der Staginglymphadenektomie und verzögerter Hormontherapie bei Progression (22,5 Monate; 13 Patienten; Kramer et al. 1981). Die besten Ergebnisse einer D_1-Prostatektomie allein werden von Catalona et al. (1988) mitgeteilt: 58,8 Monate Zeit bis zur Progression (für 12 Patienten); nach 5 Jahren lebten noch 75 % und nach 10 Jahren noch 36 %. Somit erscheint die chirurgische Therapie im Stadium D_1 nicht unvertretbar zu sein.

Die Bedeutung der Zahl der Lymphome wurde diskutiert und gab Veranlassung zu einer erweiterten pelvinen Lymphadenektomie (also unter

Tabelle 2. Ergebnisse der adjuvanten Radiatio nach radikaler Prostatektomie

Autor		Patienten n	Adjuvante Therapie	Ergebnis
Ray	1984	13	Radiatio	57% nach 5 Jahren "free of disease"
Pilepich	1983	19	Radiatio	37% nach 5 Jahren "free of disease"
Gibbons	1986	22	Radiatio	5% ╲ Lokalrezidiv
Gibbons	1986	23	keine	30% ╱ nach 9 Jahren

Einschluß der präsakralen Knoten); tatsächlich wurde *ohne* adjuvante Therapie bei 21 Patienten eine 5-Jahres-Überlebensrate von 89% und eine 10-Jahres-Überlebensrate von 17% beobachtet, wohingegen nach Standardlymphadenektomie die Raten 30% und 0% betrugen (Golimbu et al. 1987). Die unkontrollierte Studie leidet unter einer Präselektion: 60% der Patienten hatten nach der erweiterten, aber nur 40% nach Standardlymphadenektomie lediglich einen Solitärknoten. Somit scheint quasi unabhängig von der Zahl der Lymphome im Stadium D_1 und trotz der Beochtungen Brawns (Abb. 1) unabhängig vom Grading der Lymphome ein systemisches Stadium gegeben zu sein, das eine zusätzliche Behandlung erfordert. Das Problem der Nachbestrahlung ist in mehrerer Hinsicht problematisch: unklarer Stellenwert, unklare Indikation, Morbidität (Walsh 1987). Einzelne Daten sind ermutigend und wurden nicht nur von Strahlentherapeuten mitgeteilt (Tabelle 2). Die ausgezeichneten Ergebnisse von Anscher et al. (1987) wurden von Paulson (1990) als inkorrekt widerlegt und sollten wohl nicht zitiert werden. Immerhin werfen die Leserbriefe im Journal of Urology (1989, S. 960–962) Licht auf die Schwierigkeiten der Beweisführung und die Notwendigkeit einer Phase-III-Studie wird betont („vide infra"). Ein attraktiver Aspekt ergibt sich, wenn die adjuvante Bestrahlung auf die Patienten mit postoperativ nachweisbarem PSA beschränkt wird. Eine PSA-Neutralisierung durch eine Nachbestrahlung ist offenbar möglich, allerdings gelang sie nur in 60% von 25 Patienten (Link et al. 1991). Diese Erfahrungen mit einer „PSA-orientierten" Nachbestrahlung werden in einer weiteren kleinen Serie von Morgan et al. (1991) bestätigt, die es für vertretbar halten erst beim PSA-Anstieg mit der Nachbestrahlung zu beginnen (Morgan et al. 1991).

Dem Argument folgend, der Nachweis positiver Lymphknoten sei ein Indiz einer systemischen Erkrankung, wurde die Androgendeprivation eingesetzt (Tabelle 3). In neueren Serien (Zincke 1989 a, b) lebten nach 10 Jahren bei einer großen Fallzahl von 162 noch 80%. Carter et al. (1989) erreichten bei 16 Patienten sogar, daß nach 10 Jahren noch 86% lebten. Die

Tabelle 3. 5-Jahres-Überlebensraten nach radikaler Prostatektomie mit und ohne endokrine Therapie

Autor		Patienten n	Hormontherapie	5-Jahres-Überlebensrate (%)
Belt et al.	1972	222	Östrogene	(79)
		210	keine	(57)
Vickery et al.	1963	86	Östrogene	(66)
		110	keine	(74)

alleinige Hormontherapie nach D_1-Lymphadenektomie ohne totale Prostatektomie ergab eine 5-Jahres-Überlebensrate von 55–60 % bei 36 bzw. 30 Patienten (Zincke 1987; Kramolowsky 1989). Kritisch betrachtet läßt sich an diesen retrospektiven Studien-Präselektion der Hormontherapierten- keine Überlegenheit des Konzeptes einer ablativen Chirurgie für Stadium D_1-Prostatakarzinome mit Androgendeprivation ableiten. Prognostikatoren außer der Zahl der Lymphome und ihrem Grading können die Entscheidung erleichtern. Außer dem residuellen PSA könnte die Ploidie nützlich sein (Zincke 1989 b)

Phase-III-Studien

Das National Prostatic Cancer Project (NPCP), inzwischen umbenannt in NPC Treatment Group und geschlossen, hat die adjuvante Therapie nach radikaler Prostatektomie erfolglos im Protokoll 900 (Tabelle 4) geprüft (*Schmidt* 1989). Die Zwischenergebnisse zeigen einen Vorteil für Estramustinphosphat (Estracyt) im Vergleich zu Zyklophosphamid (CTX; Endoxan) (Abb. 2). Gegenwärtig führt die South West Oncology Group (SWOG) eine Phase-III-Studie durch, in der die Patienten mit einem Stadium C- oder D_1-Prostatakarzinom entweder nachbestrahlt werden oder nicht.

Tabelle 4. NPCTG Protokoll 900

Operation	Ø adj. Therapie Estramustin 600 mg CTX 1 g/m²/3 Wochen	Progress oder 2 Jahre

benötigt 249 Patienten
aktiviert 5.78
    4.89   159 Patienten/48 D_1
    4.89   ? Patienten/51 D_1

nicht erreicht

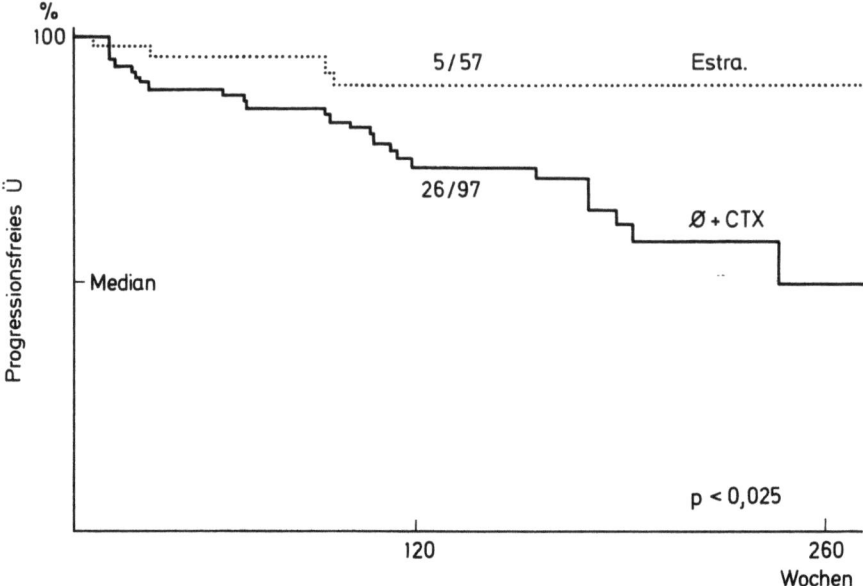

Abb. 2. NPCTG Protokoll 900 (Stand 4.85; unpubliziert)

Tabelle 5. Adjuvante Hormontherapie: Protokolle

Projekt	Phase	Stadium	Basistherapie	Arme 1	2	3
UUK Würzburg	III	C	radikale Prostatektomie (RP)	Beobachtung	Fugerel®	Fugerel® + Epirubicin + Cisplatin
UUK Würzburg	III	D_1	Orchiektomie	RP + Fugerel®	Beobachtung	RP + Fugerel® + Epirubicin + Cisplatin

Die East Central Oncology Group (ECOG) randomisiert die D_1-Patienten in Hormontherapie versus keine Hormontherapie. In Canada wird von Monfette eine Studie zur radikalen Prostatektomie und Flutamid (Fugerel) aufgelegt. In Deutschland sind zwei Protokolle aktiviert (Tabelle 5). Der Vollständigkeit halber seien die korrespondierenden Protokolle der Strahlentherapeuten zusammengestellt (Tabelle 6). Eine Beteiligung an diesen Studien ist zu raten, damit die gegenwärtig unbefriedigende Situation beendet werden kann.

Tabelle 6. Adjuvante Hormontherapie: Protokolle

#	Phase	Stadium	Basistherapie	Arme 1	2
RTOG-8531	III	„prognostisch ungünstig"	Hochvolt	Beobachtung	Zolades®
RTOG-8610	III	B_2-C	Hochvolt	Beobachtung	Zoladex® + Fugerel®
EST-3886	III	D_1	radikale Prostatektomie	Beobachtung	Orchiektomie oder Zoladex®
EORTC-22863	III	„hohes Metastasierungsrisiko"	Hochvolt	Beobachtung	Zoladex® + Androcur®

Literatur

Altwein JE, Leitenberger A (1990) Adjuvant therapy following radical prostatectomy. Akt Urol (Suppl] 21: 13–17

Altwein JE, Leitenberger A, Ay R (1984) Wert der Computertomographie und Lymphographie zum Nachweis von pelvinen Lymphknotenmetastasen beim Prostatakarzinom. Urol Int 39: 178–183

Anscher MS Prosnitz LR (1987) Postoperative radiotherapy for patients with carcinoma of the prostate undergoing radical prostatectomy with positive surgical margins, seminal vesicle involvement and/or penetration through the capsule. J Urol 138: 1407–1412

Bailas JC, Louis TA, Lavori PW, Polansky M (1984) Studies without internal controls. N Engl J Med 311: 156–162

Belt E, Schröder FH (1972) Total perineal prostatectomy for carcinoma of the prostate. J Urol 107: 91–96

Brawn P. Kuhl D, Johnson C, Pandya P, McCord R (1990) Stage D_1 prostate carcinoma - the histologic appearance of nodal metastases and its relationship to survival. Cancer 65: 538–543

Catalona WJ, Dresner SM (1985) Nerve-sparing radical prostatectomy: extraprostatic extension and preservation of erectile function: J Urol 134: 1149–1157

Catalona WJ, Miller DR, Kavoussi LR (1988) Intermediate-term survival results in clinically understaged prostatic cancer patients following radical prostatectomy. J Urol 140: 540–543

Carter GE, Lieskovsky G, Skinner DG, Petrovich Z (1989) Results of local and/or systemic adjuvant therapy in the management of pathological stage C on D1& prostate cancer following radical prostatectomy. J Urol 142: 1266–1271

Egelston JC, Walsh PC (1985) Radical prostatectomy with preservation of sexual function: pathological findings in the first 100 cases. J Urol 134: 1146–48

Flocks RH (1973) The treatment of stage C prostate cancer with special reference to combined surgical and radiation treatment. J Urol 109: 461–463

Gervasi LA, Mata J, Easley JD, Wilbanks JH, Seale-Hawkins C, Carlton CE, Scardino PT (1989) prognostic significance of lymph nodal metastases in prostate cancer. J Urol 142: 332–336

Gibbons RP, Cole BS, Richardson RG, Correa RJ, Branen GE, Mason JT, Taylor WJ, Hafermann MD (1986) Adjuvant radiotherapy following radical prostatectomy: results and complications. J Urol 135: 65–68

Golimbu M, Provet J, Al-Askari S, Morales P (1987) Radical prostatectomy for stage D_1 prostate cancer. Urology 30: 427–435

Gross R (1990) Adjuvante oder neo-adjuvante Chemotherapie. Dtsch Ärztebl 87: 146–147

Herr HW (1983) Interstitial radiotherapy for locallized cancer of the prostate. Clin Oncol 2: 407–419

Kramer Sa, Cline WA, Farnham R, Carson CC, Cox EB, Hinshaw W, Paulson DA (1981) prognosis of patients with stage D_1 prostatic adenocarcinoma. J Urol 125: 817–819

Lange Ph, Reddy PK, Medini E, Levitt S, Fraley EE (1988) Radiation therapy as adjuvant treatment after radical prostatectomy. NCI Monogr 7: 141–149

Link P, Freiha FS, Stamey TA (1991) Adjuvant radiation therapy in patients with detectable prostate specific antigen following radical prostatectomy. J Urol 145: 532–534

Morgan WR, Zincke H, Rainwater LM, Myers RP, Klee GG (1991) Prostate specific antigen values after radical retropubic prostatectomy for adenocarcinoma of the prostate: Impact of adjuvant treatment (hormonal and radiation). J Urol 145: 319–323

Myers RP, Zincke H, Fleming TR, Forrow GM, Furlow WL, Utz DC (1983) Hormonal treatment at time of radical retropubic prostatectomy for stage D_1 prostate cancer. J Urol 130: 99–101

National Institutes of Health Consensus Development Panel (1988) Consensus-statement – the management of clinically localized prostatic cancer. NCI Monogr 7: 3–6

Paulson DF, Moul JW, Robertson JE, Walther PJ (1990) Postoperative radiotherapy of the prostate for patients undergoing radical prostatectomy with positive margins, seminal vesicle involvement and/or penetration through the capsule. J Urol 143: 1178–82

Pilepich MV, Walz BJ, Baglan RJ (1984) Postoperative irradiation in carcinoma of the prostate, Int J Radiol Oncol Biol Phys 10: 1869–1873

Ray GR, Bagshaw MA, Freiha F (1984) External beam radiation salvage for residual or recurrent local tumor following radical prostatectomy. J Urol 132: 926–930

Schellhammer PF, Whitmore RB, Kuban DA, El-Mahdi AM, Ladaga LA (1989) Morbidity and mortality of local failure after definitive therapy for prostate cancer. J Urol 143: 567–571

Schmidt JD (1984) Cooperative clinical trials of the National Prostatic Cancer Project: protocol 900. Prostate 5: 387–399

Steinberg GD, Epstein JI, Piantadosi S, Walsh PC (1989) Management of stage D_1 adenocarcinoma of the prostate: The John Hopkins experience 1974–87. J Urol 141: 310A

Tomlinson RL, Currie DP, Boyce WH (1977) Radical prostatectomy Palliation for stage C carcinoma of the prostate. J Urol 117: 85–87

Vickery Al, Kerr WS (1963) Carcinoma of prostate treated by radical prostatectomy: clinicopathologic survey of 187 cases followed for 5 years and 148 cases followed for 10 years. Cancer 16: 1598–1608

Walsh PC (1987) Adjuvant radiotherapy after radical prostatectomy: is it indicated? J Urol 138: 1427–1428

Walsh PC, Epstein JI, Lowe FC (1987) Potency following radical prostatectomy with wide unilateral excision of the neurovascular bundle. J Urol 138: 823–827

Walsh PC (1988) radical retropubic prostatectomy with reduced morbidity: an anatomical approach. NCI Monogr 7: 133–137

Zincke H, Utz DC, Thulé PM, Taylor WF (1987) Treatment options for patients with stage D_1 (T_{0-3}, N_{1-2}, M_0) adenocarcinoma of prostate. Urology 30: 307–315

Zincke H (1989a) Radikale Prostatektomie und adjuvante Therapie beim Adenokarzinom der Prostata. In: Sommerkamp H, Altwein JE (Hrsg) Prostatakarzinom – Spektrum der kurativen Therapie. Karger, Basel, S 244–260

Zincke H (1989 b) Radikale Prostatektomie bei regionärem Lymphknotenbefann (D_1; T_{0-3}, N_{1-2}, M_0). In: Sommerkamp H, Altwein JE (Hrsg) Prostatakarzinom – Spektrum der kurativen Therapie. Karger, Basel, S 261–286

5 Radikale Prostatektomie mit Erhalt der erektilen Funktion

M. WIRTH und H. FROHMÜLLER

Die radikale Prostatektomie hat sich in den letzten Jahren zunehmend zur Behandlung lokal begrenzter Prostatakarzinome durchgesetzt. Durch eine prospektive, randomisierte Untersuchung von Paulson et al. (1982) konnte klar gezeigt werden, daß die radikale Prostatektomie bezüglich der Heilungsrate der Strahlentherapie des Prostatakarzinoms überlegen ist. Eine Schwierigkeit in der Akzeptanz dieses Verfahrens stellen jedoch die möglichen Komplikationen der radikalen Prostatektomie dar. Hier ist insbesondere die Harninkontinenz zu nennen, die jedoch durch verfeinerte Operationstechniken erheblich gesenkt werden konnte, wie aus dem Kapitel über die radikale Prostatektomie hervorgeht. Bei einem Teil der Patienten führt auch der Verlust der Potentia coeundi, der früher praktisch stets nach radikaler Prostatektomie eintrat, zu einer Ablehnung dieser kurativen Behandlungsmethode. Heute kann jedoch bei der radikaen Prostatektomie dank der Entwicklung eines nervenerhaltenden Operationsverfahrens durch Walsh et al. (1983) die erektile Funktion in einem hohen Prozentsatz erhalten werden.

Neuroanatomie des Plexus pelvicus

Der Plexus pelvicus ist für die autonome Innervation der Beckenorgane und des äußeren Genitale verantwortlich. Er wird von parasympathischen, viszeralen, efferenten, präganglionären Fasern gebildet, die vom sakralen Zentrum (S2 bis S4) entspringen, sowie von sympathischen Fasern aus dem thorakolumbalen Zentrum (Th11 bis L II). Der Plexus pelvicus versorgt mit viszeralen Ästen Harnleiter, Blase, Samenblasen, Prostata, Rektum, membranöse Urethra und die Corpora cavernosa. Insbesondere die nervale Versorgung der Corpora cavernosa war bis zu den grundlegenden Arbeiten von Walsh u. Donker (1982) sowie von Lue et al. (1983, 1984) unklar. Walsh u. Donker untersuchten den Verlauf dieser Nervenfasern zu den Corpora cavernosa an männlichen Föten und Totgeburten. Sie stellten fest, daß die Äste des Plexus pelvicus zu den Corpora cavernosa dorsolateral zwischen Rektum und Prostata verlaufen und das Diaphragma urogenitale nahe der muskulären Wand der Urethra penetrieren (Abb. 1–3). Im Jahre 1985 konnten Lepor et al. (1985) auch am erwachsenen Mann diese nervalen

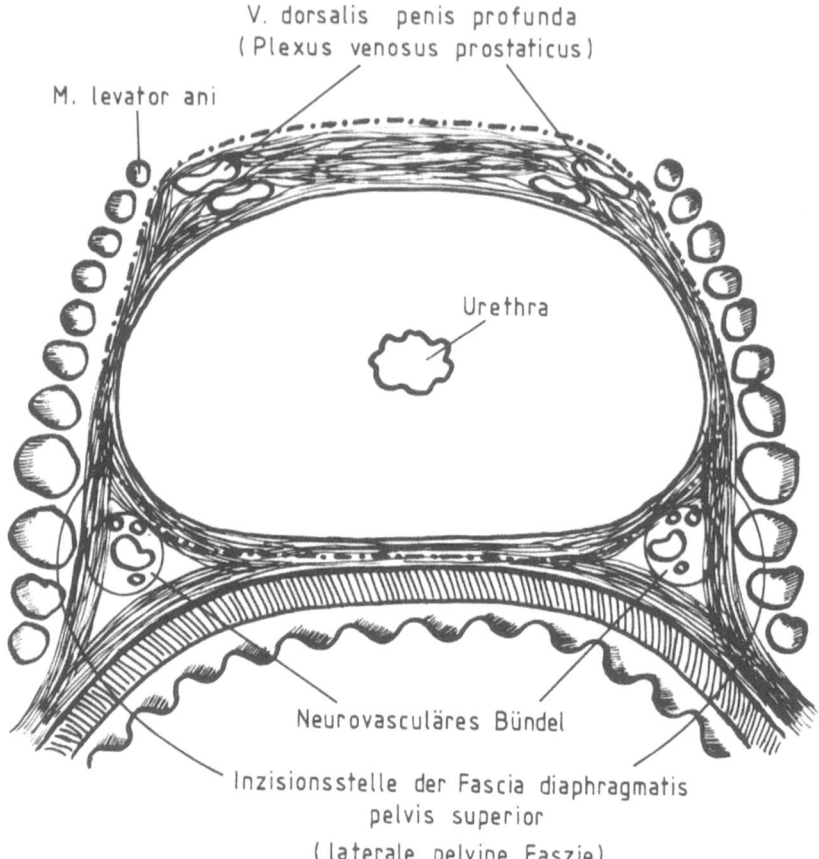

Abb. 1. Querschnitt der Prostata des erwachsenen Mannes. Anatomische Beziehungen zwischen neurovaskulärem Bündel und der lateralen endopelvinen Faszie. (Mod. nach Walsch 1986)

Strukturen nachweisen. Auf Grund ihrer Forschungsergebnisse entwickelten Walsh et al. (1983) ein operatives Verfahren zur nervenerhaltenden radikalen Prostatektomie beim Prostatakarzinom.

Operationstechnik

Das operative Vorgehen entspricht im wesentlichen dem Standardverfahren der radikalen Prostatektomie (Frohmüller 1982), jedoch unter Erhalt der neurovaskulären Bündel. Diese Operationstechnik wird nachfolgend kurz erläutert.

Nach der pelvinen Lymphadenektomie, die zur exakten pathohistologischen Bestimmung des Tumorstadiums durchgeführt wird, wird die endopel-

Radikale Prostatektomie mit Erhalt der erektilen Funktion 133

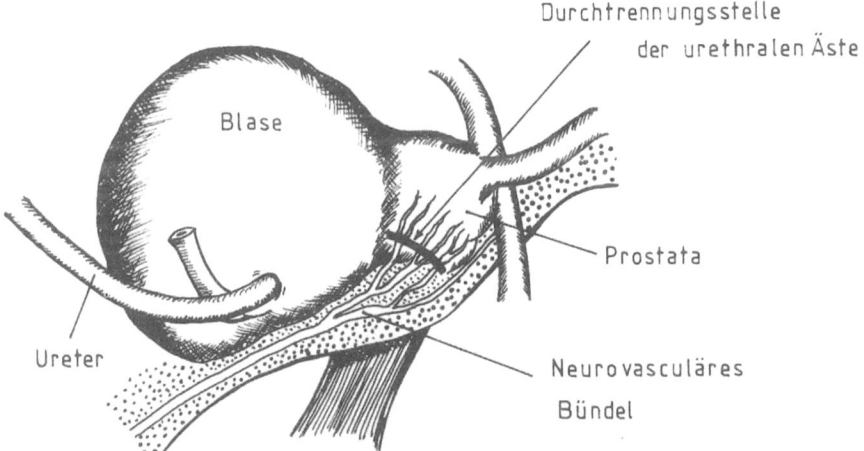

Abb. 2. Seitliche Ansicht von Blase und Prostata mit Angabe der Durchtrennungsstelle der urethralen Äste des neurovaskulären Bündels, (Mod. nach Walsh et al. ■)

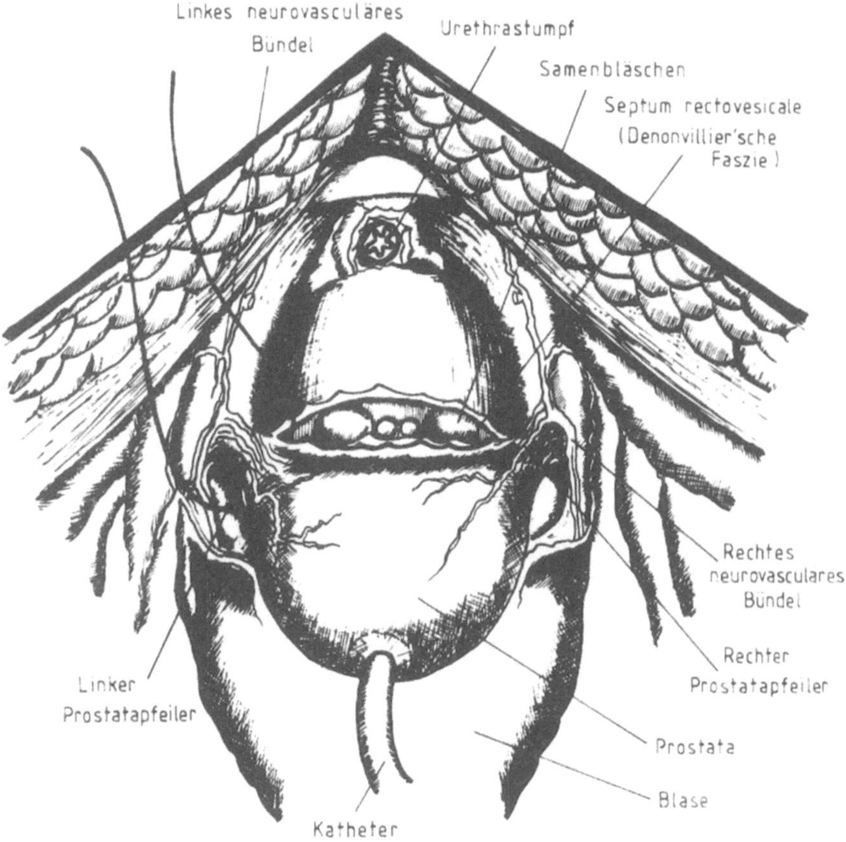

Abb. 3. Frontalansicht der Blase nach Durchtrennung der Urethra, Präparation der Apex prostatae sowie Eröffnung der Denonvillier-Faszie mit exakter Lokalisation der neurovaskulären Bündel, (Mod. nach Walsh 1986)

vine Faszie an ihrer Umschlagsfalte eröffnet. Der darunter liegende M. levator ani ist dann frei. Die Durchtrennung der puboprostatischen Ligamente erfolgt an ihrer Insertion am Os pubis. Der dorsale Venenkomplex (Plexus Santorini) wird dann mit einer gebogenen Klemme unterfahren und ligiert, wobei darauf geachtet werden muß, daß der externe Sphinkter nicht verletzt wird. Kommt es nach der Durchtrennung dieses dorsalen Venenplexus zu einer Blutung, wird dieser mit einer fortlaufenden Naht versorgt. Die Prostata wird dann mit einem Stieltupfer nach dorsal und caudal gedrückt. Dadurch werden an jeder Seite die intakten Bänder der lateralen pelvinen Faszie sichtbar, welche die neurovasculären Bündel zur Versorgung der Corpora cavernosa enthalten. Diese dürfen nicht verletzt werden, da sie zur Erhaltung der erektilen Funktion erforderlich sind. Anschließend wird mit einer gebogenen Klemme unter der Urethra hindurchgefahren, und die Urethra wird an der Apex prostatae durchtrennt. Mittels ALLIS-Klemmen oder eines FOLEY-Katheters in der prostatischen Harnröhre wird die Prostata nach kranial gezogen und der M. rectourethralis wird unter Sicht durchtrennt. Die Prostata wird dann vom Rektum abgelöst. Es erfolgt beidseitig die Separierung der lateralen pelvinen Faszie von der Prostata. Die Faszie wird medial des neurovaskulären Bündels (s. Abb. 1) bis in Höhe der Prostatapfeiler inzidiert.

Die Prostatapfeiler werden lateral der Samenblasen durchtrennt (s. Abb. 2, 3). Das neurovaskuläre Bündel sollte dabei stets identifiziert werden. Anschließend wird die Prostata vom Blasenhals abgetrennt und einschließlich der Samenblasen sowie der Ampullen der Ductus deferentes entfernt. Die Rekonstruktion des Blasenhalses sowie die Reanastomosierung der Urethra erfolgen in typischer Weise.

Diskussion

Die nervenerhaltende radikale Prostatektomie beruht auf neueren anatomischen Erkenntnissen und einer daraus entwickelten verfeinerten Operationstechnik. Das Ziel der radikalen Prostatektomie ist jedoch – und dessen sollte man sich stets bewußt sein – die komplette Exstirpation des Prostatakarzinoms und nicht die Erhaltung der Potenz. In Untersuchungen von Eggleston u. Walsh (1985) konnten diese Autoren zeigen, daß durch den Erhalt des neurovaskulären Bündels die Radikalität des Eingriffs wahrscheinlich nicht beeinträchtigt wird. Bei 7 von 100 Fällen mit einer extensiven Beteiligung des periprostatischen Gewebes und tumorpositiven Schnitträndern, über die diese Autoren berichteten, war Tumorgewebe nicht nur im Bereich der neurovaskulären Bündel, sondern auch an anderen Stellen nachweisbar, und somit hätte auch die Resektion des neurovasculären Bündels die Prognose der Patienten nicht verbessert. Catalona u. Dresner (1985) berichteten im Jahre 1985 ebenfalls, daß die gefäßnervenerhaltende radikale Prostatektomie im Stadium B zu keiner Verminderung der Radikalität dieses Eingriffes führt.

Aufgrund von neueren pathohistologischen Untersuchungen von Präparaten nach potenzerhaltender radikaler Prostatektomie stellten Stamey et al. (1990) fest, daß ein direkter Zusammenhang zwischen dem Volumen des Prostatakarzinoms und dem Risiko von positiven Tumorrändern besteht. Bei 28 Tumoren mit einem Volumen von > 12 cm^3 wurden in 24 Fällen (86%) positive Tumorränder beobachtet. Das war bei Tumoren mit einem Volumen unter 4 cm^3, die mit 109 Patienten den größten Anteil in ihrer Untersuchung darstellten, nur bei 17 (16%) der Fall. Das größte Risiko für einen positiven Tumorrand bestand im Bereich der Apex prostatae mit 40 von 83 Fällen (48%), wobei die kapsuläre Penetration, die in 22 dieser 40 Fälle vorlag, bei 19 der 22 Patienten über die perineuralen Räume erfolgte und somit in direkter Nachbarschaft zu den neurovasculären Bündeln lag. Stamey et al. (1990) schließen aus diesen Untersuchungen, daß bei apikal gelegenen Tumoren keine potenzerhaltende Operation erfolgen sollte und hier eine möglichst radikale Tumorchirurgie angezeigt ist. Desweiteren können nach ihrer Ansicht in vielen Fällen positive Tumorränder vermieden werden, wenn auf der ipsilateralen Seite des Karzinoms die neurovaskulären Bündel exzidiert werden. Damit ist jedoch dann auch ein geringerer Prozentsatz postoperativ potenter Patienten zu erwarten. Catalona u. Bigg (1990) berichteten im Jahr 1990 über die Ergebnisse von 250 nerverhaltenden radikalen Prostatektomien. Potent waren 71 der 113 Patienten (63%) mit beidseitigem Erhalt der neurovaskulären Bündel und 13 von 33 Patienten (39%) mit einseitiger Schonung der neurovaskulären Bündel. Auch diese Autoren zeigen in ihrer neuen Arbeit an Hand von pathohistologischen Untersuchungen, daß die potenzerhaltende radikale Prostatektomie möglicherweise mit einem erhöhten Risiko von positiven Tumorrändern einhergeht. Von 145 präoperativ potenten Patienten, über die Catalona u. Bigg berichteten, hatten 72 (50%) einen extrakapsulären Tumor mit positiven Schnitträndern. 6 dieser 72 Patienten (4%) hatten zusätzlich positive Lyphmknoten, 21 (14%) einen Samenblasenbefall, 18 (12%) einen positiven Urethralrand und 7 (5%) einen positiven Befund am Blasenhals. Nur 14 (10%) der 72 Patienten wiesen ausschließlich positive Tumorränder lateral auf und davon 11 einseitig und 3 beidseitig, wobei Catalona u. Bigg (1990) angegeben, daß nicht alle dieser 14 lateral positiven Tumorränder in der Nähe der neurovasculären Bündel lagen. Aufgrund dieser Ergebnisse schließen Catalona u. Bigg, daß ihre Untersuchungen insgesamt wenig Hinweise dafür geben, daß durch die Exzision der neurovaskulären Bündel eine verbesserte Prognose der Patienten erreicht wird. Dies wird von den Autoren auch unter dem Aspekt gesehen, daß die klinische Bedeutung mikroskopisch positiver Tumorränder nicht geklärt ist. Catalona u. Bigg (1990) sowie Stamey et al. (1990) sind sich jedoch einig, daß Patienten mit fokalem Tumor sowie mit Tumoren im Stadium A, die sich vorwiegend anteromedial befinden, ideale Kandidaten für eine nerverhaltende radikale Prostatektomie sind. Aufgrund der pathohistologischen Untersuchungen von Stamey et al. (1990) ist um das wichtigste Ziel der radikalen Prostatektomie, die komplette Resektion des Tumors nicht zu gefährden folgendes Vorgehen angezeigt. Bei apexnahen

Karzinomen ist Vorsicht geboten, und die neurovaskulären Bündel sollten im Zweifelsfall weit exzidiert werden. Desweiteren sollte aufgrund dieser Untersuchungen in die präoperative Operationsvorbereitung die transrektale Sonographie einbezogen werden, wobei dann bei Tumoren, die ein Volumen > 4 cm^3 aufweisen, aus Sicherheitsgründen eine Resektion der neurovaskulären Bündel auf der ipsilateralen Seite des Tumors empfehlenswert erscheint. Dies führt allerdings dazu, daß die Rate an postoperativ weiter potenten Patienten auf 39–69 % vermindert wird, wie Untersuchungen von Catalona u. Bigg (1990) sowie Walsh et al. (1986) zeigten.

Der Erhalt der sexuellen Funktion nach radikaler Prostatektomie ist neben der sorgfältigen Operationstechnik abhängig vom Alter des Patienten und dem Tumorstadium. Catalona u. Dresner (1985) geben an, daß 67 % Ihrer Patienten unter 60 Jahren nach nervenerhaltender radikaler Prostatektomie potent blieben. Bei Patienten über 60 Jahren war dies nur bei 43 % dieses Krankengutes der Fall. Walsh (1983) berichtet, daß 83 % seiner Patienten unter 60 Jahren nach radikaler Prostatektomie weiterhin sexuell potent waren. Für über 60 bis 70jährige Patienten galt dies nur bei 60 % und für mehr als 70jährige nur bei 33 % der Fälle. Die Tumorausdehnung hat ebenfalls einen wesentlichen Einfluß auf die postoperative Potenzrate, wie Walsh zeigen konnte (1983). Im Stadium B1 blieben nach radikaler Prostatektomie mit Erhaltung des neurovaskulären Bündels 71 % seiner Patienten potent und im Stadium B2 nur 56 %. Diese Ergebnisse wurden durch weitere Berichte von Catalona u. Bigg (1990) bestätigt.

Ein weiterer Vorteil der potenzerhaltenden radikalen Prostatektomie ist die Tatsache, daß aufgrund dieser Operationstechnik die Harninkontinenzrate deutlich gesenkt werden konnte. Dies zeigen Untersuchungen von O'Donnell u. Finan (1989), die bei Patienten mit einer nervenerhaltenden radikalen Prostatektomie keine totale Harninkontinenz und nur bei 6 % ihrer Patienten eine Streßinkontinenz beobachteten, während ohne diese Modifikation 18 % ihrer Patienten eine Streßinkontinenz aufwiesen und 12 % komplett inkontinent waren. Obwohl Steiner et al. (1991) keinen statistisch signifikanten Hinweis für die Bedeutung des Erhaltes der neurovaskulären Bündel für die Kontinenz ermitteln konnten, deuten auch ihre Ergebnisse auf einen solchen Zusammenhang hin. Von 328 Patienten mit Erhalt beider neurovaskulärer Bündel waren in ihren Untersuchungen 94 % komplett kontinent, während von 37 Patienten mit Exzision beider neurovaskulärer Bündel nur 81 % komplett kontinent waren.

An der Urologischen Klinik der Universität Würzburg wird die potenzerhaltende Modifikation der radikalen Prostatektomie bei Patienten mit einem Prostatakarzinom der Stadien A und B ($T_{1-2}N_0M_0$) vorgenommen. Die bisherigen Erfahrungen mit dieser verfeinerten Operationstechnik sind bezüglich Erhalt der erektilen Funktion und Radikalität des Eingriffs ähnlich denen von Walsh et al. (1987) sowie von Catalona et al. (1990). Besteht jedoch intraoperativ der geringste Verdacht auf ein Tumorinfiltration über die Kapsel der Prostata hinaus, so werden die neurovaskulären Bündel reseziert, da wie bereits erwähnt an erster Stelle der Operationsindikation stets die radikale Entfernung des Tumors mit einer Heilungschance für den Patienten zu stehen hat. Bewährt hat sich bei schwieriger Dissektion im Bereich der Apex prostatae die Verwendung einer Lupenbrille.

Zusammenfassung

Die radikale Prostatektomie hat sich in den letzten Jahren als das bestmögliche Verfahren zur Heilung des Patienten bei lokal begrenztem Prostatakarzinom erwiesen. Durch eine Modifikation der Operationstechnik kann die erektile Potenz erhalten werden. Als ein weiterer Vorteil der potenzerhaltenden Modifikation der radikalen Prostatektomie ist die höhere Rate an komplett kontinenten Patienten zu nennen. Um bei der potenzerhaltenden radikalen Prostatektomie positive Tumorränder zu vermeiden, ist bei apikal gelegenen Tumoren besondere Vorsicht geboten, und in solchen Fällen sollten die neurovaskulären Bündel im Zweifelsfall nicht geschont werden. Bei Karzinomen, die bei der transrektalen Sonographie ein Volumen > 4 cm^3 aufweisen, ist es empfehlenswert, das neurovaskuläre Bündel an der ipsilateralen Seite des Tumors zu entfernen um Tumorresiduen zu vermeiden.

Literatur

Catalona WJ, Dresner SM (1985) Nerve-sparing radical prostatectomy: extraprostatic tumor extension and preservation of erectile function. J Urol 134: 1149–1151
Catalona WJ, Bigg SW (1990) Nerve-sparing radical prostatectomy: Evaluation of results after 250 patients. Urol 143: 538–544
Egglestone JC, Walsh PC (1985) Radical prostatectomy with preservation of sexual function: pathological findings in the first 100 cases. J Urol 134: 1146–1148
Frohmüller HGW (1982) Radical prostatectomy in Europe. Trends and future perspectives. pp 165–194. In: Jacobi GH, Hohenfellner R (eds) Prostate cancer. Williams & Willkins, Baltimore London
Lepor H, Gregerman M, Crosby R, Mostofi FK, Walsh PC (1985) Precise localisation of the autonomic nerves from the pelvic plexus to the corpora cavernosa: a detailed anatomical study of the adult male pelvis. J Urol 133: 207–212
Lue TF, Takamura T, Schmidt RA, Palubinskas AJ, Tanagho EA (1983) Hemodynamics of erection in the monkey. J Urol. 130: 1237–1241
Lue TF, Zeineh SJ, Schmidt RA, Tanagho EA (1984) Neuroanatomy of penile erection: its relevance to iatrogenic impotence. J Urol 131: 273–280
O'Donnell PD, Finan BF (1989) Continence following nervesparing radical prostatectomy. J Urol 142: 1227
Paulson DF, Lin GH, Hinshaw W, Stephani S (1982) The Uro-Oncology Research Group. Radical surgery versus radiotherapy for adenocarcinoma of the prostate. J Urol 128: 502–505
Stamey TA, Villers AA, McNeal JE, Link PC, Freiha FS (1990) Positive surgical margins at radical prostatectomy: Importance of the apical dissection. J Urol 143: 1166–1173
Steiner MS, Morton RA, Walsh PC (1991) Impact of anatomical radical prostatectomy on urinary continence. J Urol 145: 512–515
Walsh PC, Donker PJ (1982) Impotence following radical prostatectomy: insight into etiology and prevention. J Urol 128: 492–497

Walsh PC (1987) Radical prostatectomy, preservation of sexual function, cancer control. The controversy. Urol Clin North Am 14: 663–673

Walsh PC, Lepor H, Eggleston JC (1983) Radical prostatectomy with preservation of sexual function: anatomical and pathological considerations. Prostate 4: 473–485

Walsh PC, Epstein JI, Lowe FC (1987) Potency following radical prostatectomy with wide unilateral excision of the neurovascular bundle. J Urol 138: 823–827

Walsh PC (1986) Radical retropubic prostatectomy. In: Walsh PC, Gittes RF, Perlmutter AD, Stamey TA (eds) Campbell's urology. Saunders, Philadelphia, pp 2754–2775

6 Strahlentherapie des Prostatakarzinoms

G. Schmitt

Einleitung

Die Strahlenbehandlung des Prostatakarzinoms mit kurativer und palliativer Zielsetzung ist seit langem etabliert (Bagshaw et al. 1965; Budhraja u. Anderson 1964; del Regato 1967). Vorwiegend differenzierte Tumoren weisen eine langsame, über viele Monate anhaltende Involution auf. Dies ist an der Rate positiver Biopsien abzulesen, die nach Strahlenbehandlung kontinuierlich abnimmt (van der Werf-Messing 1978).

Die klinischen Ergebnisse zeigen aber, daß die Frequenz von persistierenden Tumorzellen in Abhängigkeit vom Volumen und Differenzierungsgrad zunimmt (Pistenma et al. 1979; Bagshaw 1986). Die prognostische Relevanz positiver Biopsien wird nach wie vor kontrovers diskutiert, da nicht sicher gesagt werden kann, ob es sich hierbei um proliferationsfähige oder nicht mehr teilungsfähige Zellen handelt. Ein Vergleich mit den Behandlungsergebnissen nach radikaler Prostatektomie ist deswegen unter histopathologischen Kriterien schwierig. Hinzu kommen mögliche Unterschiede im Staging, das bei der Strahlentherapie im allgemeinen nicht histopathologisch bestimmt werden kann.

Während die Zehnjahresüberlebensraten bei den auf die Prostata beschränkten Tumoren in nicht randomisierten Studien nach Strahlentherapie und Prostatektomie vergleichbar sind, wird von einigen Autoren die Auffassung vertreten, daß bei kapselüberschreitendem Tumorwachstum der natürliche Verlauf der Erkrankung durch eine Strahlenbehandlung nicht beeinflußt wird (Batata et al. 1980; Paulson et al., 1984).

In dem vorliegenden Beitrag wird der aktuelle Stand der Strahlentherapie des Prostatakarzinoms unter kurativen und palliativen Aspekten umrissen. Weiterhin wird zur Frage der Nachbestrahlung nach R_1- und R_2-Resektion und bei Rezidiven Stellung genommen. Die möglichen Vorteile der interstitielen Therapie, der Hyperthermie und die bisherigen Ergebnisse der Anwendung von Protonen und dicht ionisierenden Strahlenarten werden beschrieben. Schließlich werden Akut- und Spätmorbidität im Vergleich zur radikalen Prostatektomie analysiert, insbesondere die Risiken von Impotenz und Inkontinenz.

Ergebnisse der Strahlentherapie bei auf die Prostata beschränkten Tumoren (T_{1-2}, UICC, 1987; A_2, B_1, B_2, AJC, 1983)

Für das Stadium A_1 gibt es bisher keine ausreichend gesicherten Kriterien dafür, ob eine Strahlentherapie oder Operation einen Vorteil gegenüber unbehandelten Patienten bietet (Johansson et al. 1989).

Dagegen entsprechen die unkorrigierten Zehnjahresüberlebensraten nach Strahlenbehandlung der Stadien A_2 und B den von gesunden Patienten vergleichbarer Altersgruppen.

Im Stadium B beträgt die Lokalrezidivrate nach Operation oder Bestrahlung 10% und die Metastasierungsrate 20–25% (Shipley, NIH Consensus Development Conference 1987).

Wird nach den von Jewett definierten Kriterien im klinischen Stadium B_1 operiert, so beträgt die rezidivfreie 15-Jahres-Überlebensrate 51%, obwohl bis zu 1/3 der Patienten mikroskopisch bereits ein Stadium C haben (Jewett et al. 1968). Im Stadium B_2 beläuft sich die Überlebensrate aber nur noch auf 26% (Elder et al. 1982), da bis zu 2/3 der Patienten histomorphologisch ein kapselüberschreitendes Tumorwachstum aufweisen (Walsh u. Donker 1982).

Nach Strahlentherapie beträgt die 15-Jahres-Überlebenswahrscheinlichkeit im Stadium B_1 60% und im Stadium B_2 30%. Betrachtet man hierbei Tumoren bis zur Größe eines halben Prostatalappens, so entspricht die Überlebensrate dieser Patienten der Lebenserwartung von Gesunden ab einem Alter von 63 Jahren (Bagshaw 1986). Inwieweit die 15-Jahres-Überlebensraten aller Stadien nach Strahlentherapie denen vergleichbarer gesunder Kontrollgruppen entsprechen, ist bisher aber noch offen (NIH Consensus Development Conference 1987).

Während im Vergleich größerer retrospektiver Studien von Standford und John's Hopkins kein Unterschied in den Langzeitüberlebensraten nach radikaler Prostatektomie oder Strahlentherapie gefunden wurde, zeigt die bisher einzige randomisierte multizentrische Studie der „Uro-Oncology Research Group" (USA) einen signifikanten Vorteil der metastasenfreien 5-Jahres-Überlebensraten nach radikaler Prostatektomie im Vergleich zur Strahlentherapie (Paulson et al 1982). Hierbei wurden das Auftreten von Metastasen oder der Anstieg der sauren Prostataphosphatase als Behandlungskriterien gewählt. 86% der operierten und 60% der bestrahlten Patienten waren nach 5 Jahren metastasenfrei ($p = 0{,}037$). Auffällig ist, daß 14 der bestrahlten Patienten Metastasen entwickelten, gegenüber nur 2 Patienten der operierten Gruppe. Ein Anstieg der sauren Prostataphosphatase fand sich dagegen bei 2 bzw. 3 Patienten.

Zu fragen ist bei dem Design der Studie, ob das Kriterium „Metastasen" ausreicht, um den Erfolg einer „lokalen" Behandlungsmaßnahme zu beurteilen, und ob die signifikant höhere Rate an Metastasen in der bestrahlten Patientengruppe subklinisch nicht bereits vor Therapiebeginn bestanden hat. Weiterhin sind keine Angaben zur Qualitätskontrolle der Strahlentherapie hinsichtlich Einstellgenauigkeit unter der Therapie und Dosishomogenität im Zielvolumen zu finden sowie zu dem Anteil an Patienten, der mit 65 Gy bzw. 70 Gy bestrahlt worden ist. Zum Vergleich kann eine Gruppe von 51 Patienten mit A_2- und B-Tumoren und negativen pelvinen Lymphknotenbiopsien herangezogen werden, bei denen neben der Prostata auch die pelvinen Lymphknoten mit einer Dosis von 50 Gy bestrahlt worden waren. Bei diesen Patienten war die rezidivfreie 5-Jahres-Überlebensrate von 90% vergleichbar mit der operierten Gruppe der „Uro-Oncology Research Group". Die 14-Jahres-Überlebenswahrscheinlichkeit beträgt 60% (Bagshaw 1986). Obwohl die Durchführung der Studie der „Uro-Oncology Research Group" als sehr verdienstvoll angesehen werden muß, sind ihre Ergebnisse, insbesondere wegen der kurzen Nachbeobachtungszeiten, unter den genannten Vorbehalten zu bewerten.

Inwieweit die absoluten 15-Jahres-Überlebensraten, die zur Beurteilung der definitiven Behandlungsergebnisse beim Prostatakarzinom erforderlich sind, den nach 5 Jahren gefundenen Unterschied bestätigen, muß abgewartet werden.

Ergebnisse der Strahlentherpaie lokal fortgeschrittener Tumoren (T_3, C) und der regionalen Lymphabflußwege

Die Mehrzahl der Patienten kommt heute noch in fortgeschrittenen Stadien zur Behandlung.

Nach den Ergebnissen verschiedener Autoren sind durch adäquate Strahlendosen von 65 bis 70 Gy Verbesserungen der 5- und 10-Jahres-Überlebensraten im Vergleich zu nicht bestrahlten Kontrollgruppen zu erreichen (Ray u. Bagshaw 1975; Neglia et al. 1977; Mc Gowan 1981; Rangala et al. 1982; Perez et al. 1980).

Dagegen steht die Auffassung, daß eine Photonenbestrahlung den natürlichen Verlauf der Erkrankung nicht beeinflußt (Batata et al. 1980; Paulson et al. 1984).

Die 5-Jahres-Überlebensraten nach Strahlentherapie im Stadium C liegen bei etwa 60% (Harisiadis et al. 1978; Perez et al. 1980; Schmitt et al. 1980; Taylor et al. 1979) für die weniger fortgeschrittenen und etwa 45% für die weiter fortgeschrittenen Stadien (Neglia et al. 1977). Die 10- und 15-Jahres-Überlebensraten sind 36% und 18% (Bagshaw 1986).

Die Lokalrezidivraten in den Stadien T_3 und T_4 (C) betragen 25–40% und die Raten an Fernmetastasen 50–70% (Shipley, NIH Consensus Development Conference 1987). Hierbei ist bisher der Effekt einer Bestrahlung der regionalen Lymphknoten auf die Überlebenszeit noch nicht eindeutig geklärt. Es gibt aber Hinweise darauf, daß bei Tumoren im Stadium A_2 und B und negativer Lymphknotenbiopsie eine Bestrahlung der regionalen Lymphabflußwege einen positiven Effekt auf die Überlebensraten hat. So betrug in einer Gruppe von 51 Patienten in Stanford die 14-Jahres-Überlebenswahrscheinlichkeit 60% (Bagshaw 1986). Weiterhin wurden die 14-Jahres-Überlebenswahrscheinlichkeiten bei 2 Patientengruppen mit „kleinen"

Tumoren des Stadium B verglichen. Pelvine Lymphknotenbiopsien wurden nicht durchgeführt. In einer Gruppe wurde nur die Prostata, in der anderen zusätzlich das regionale Lymphabflußgebiet bestrahlt. In der ersten Gruppe beträgt die 14-Jahres-Überlebenswahrscheinlichkeit 40 %, in der zweiten Gruppe 68 % ($p = 0{,}0083$; Bagshaw 1986). In einer multizentrischen Studie der Radiation Therapy Oncology Group (RTOG 77–06) wurden 445 Patienten der Stadien A_2 und B N_0 analysiert. Bis 7 Jahre nach Therapie wurde kein Vorteil einer Bestrahlung der pelvinen Lymphknoten mit 45 Gy im Vergleich zur ausschließlichen Bestrahlung der Prostata mit 65 Gy gefunden (Asbell et al. 1988).

Bei fortgeschrittenen B2- und C-Tumoren bringt eine „extended field" Bestrahlung besssere Überlebensraten als die ausschließliche Bestrahlung des Prostatavolumens (McGowan 1981). Dagegen werden bei großen Lymphknotenmetastasen zwar Regressionen beobachtet, jedoch keine Verbesserungen der Überlebensraten, da bei diesen Patienten nach kurzer Zeit häufig Skelettmetastasen auftreten.

Der Malignitätsgrad läßt gewisse Rückschlüsse auf die Wahrscheinlichkeit pelviner Lymphknotenmetastasen zu: Unterhalb eines Gleason-Grading von 5 wurden bei 449 Patienten keine Lymphknotenmetastasen nachgewiesen, während sie von Grad 5–10 kontinuierlich bis auf 100 % anstiegen (Abb. 1). Entsprechend wirkt sich das Grading auch signifikant auf die Langzeitprognose aus: Die tumorspezifische Überlebensrate nach 20 Jahren ist bis Grad 5 signifikant besser als für die höheren Malignitätsgrade (Bagshaw 1986). In einer Analyse von 223 Patienten erwies sich der Malignitäsgrad als das sicherste Prognosekriterium (Johansson et al. 1989).

Als Indikator für den Effekt einer Strahlentherapie hat sich das Prostata spezifische Antigen (PSA) bewährt (van Eijkeren u. van Haelst 1990). Wenn sich die Werte bis 6 Monate nach Therapie nicht normalisieren, muß mit einem frühen Rezidiv bzw. einer Tumorprogression gerechnet werden (Dundas et al. 1990).

Langzeitanalysen großer Patientenzahlen bei variierenden Behandlungsverfahren wurden über einen Zeitraum von 20 Jahren durchgeführt (Hanks 1985).

Diese als „Patterns of Care Studies" bezeichneten Untersuchungen bieten gegenüber randomisierten Studien den Vorteil, daß Dosis-Wirkungsbeziehungen, Dosis-Zeit-Beziehungen und Dosis-Volumen-Beziehungen ermittelt werden können, mit dem Ziel einer Verbesserung der Behandlungsergebnisse und Reduzierung der Komplikationsraten. Auch der Einfluß von Operationstechniken auf die Behandlungseergebnisse wurde untersucht.

Eine Analyse von 662 Patienten, die über einen Zeitraum von 2 Jahren behandelt worden waren, zeigte bei Tumoren des Studium T_0 und T_1 (frühe A- und B-Stadien) keine sichere Dosis-Wirkungs-Abhängigkeit auch bei Dosen unter 60 Gy, während im Stadium T_2 (B) eine optimale Kontrolle bei Dosen zwischen 60 und 65 und im Stadium T_3 (C) bei Dosen zwischen 65 und 70 Gy erzielt wurde ($p < 0{,}05$, Tabelle 1). Die Spätkomplikationsraten waren ebenfalls dosis- und zeitabhängig (s. Kap. Komplikationsraten).

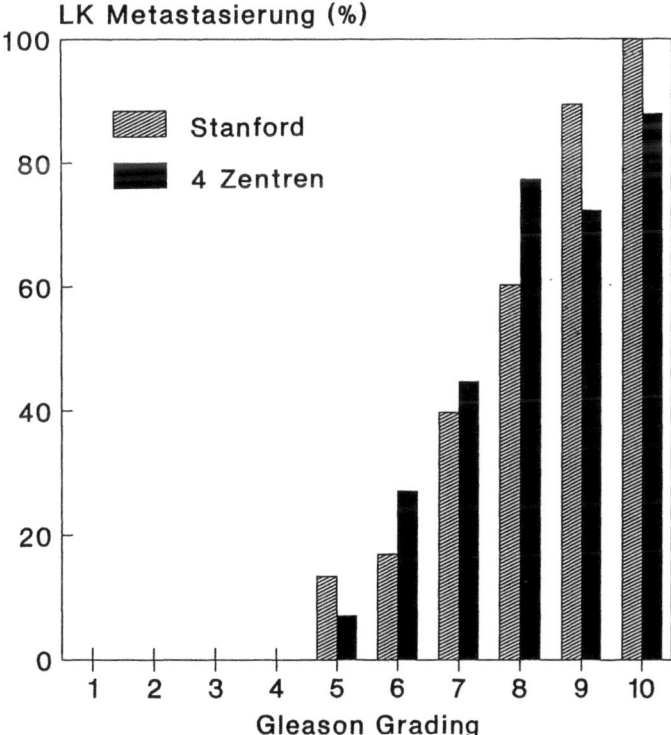

Abb. 1. Abhängigkeit der Lymphknotenmetastasierung (%) vom Gleason-Grading des Primärtumors bei 449 Patienten aus 4 Zentren (Nach *Bagshaw* 1986)

Schließlich wurde bei einer Gruppe von 139 Patienten festgestellt, daß nach transurethraler Resektion (TUR) von Tumoren der Stadien T_3 und T_4 (C) bei mittleren und niedrigen Differenzierungsgraden die Metastasierungsrate signifikant höher war als bei Patienten, die nur Nadelbiopsien erhalten hatten. Sie betrug nach 5 Jahren 38 % bzw. 13 % (Abb. 2). 10 Jahre nach TUR waren 52 % der Patienten verstorben, gegenüber 13 % nach Nadelbiopsie (p = 0,01). Als Prognosefaktoren wurden Stadium, TUR und Karnofsky-Index identifiziert.

Tabelle 1. Dosis-Wirkungsbeziehung in Abhängigkeit vom Stadium bei 574 Patienten, (Nach *Hanks* 1985)

Stadium	Optimale Dosis (Gy)	Therapieversager infolge Unterdosierung
T0/1	≤ 60	0
T2	60–64,99	5
T3	65–69,99	10
T4	≥ 70	13

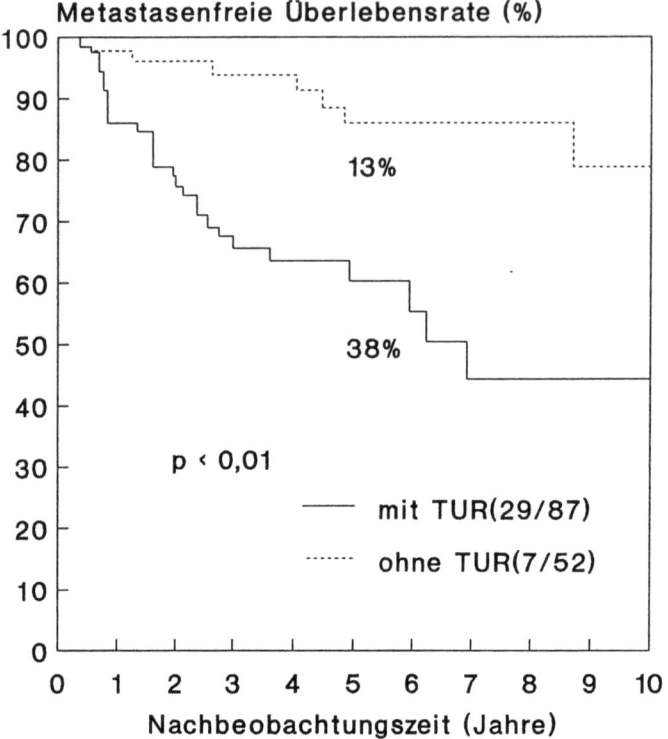

Abb. 2. Langzeitanalyse von 139 Patienten mit Tumoren des Stadium C, G_{2-3} nach TUR (87) – im Vergleich zu Patienten ohne TUR (52). – (Nach *Hanks* 1985)

Einsatz dicht ionisierender Strahlenarten

Dicht ionisierende Strahlenarten wie z.B. Neutronen und π-Mesonen unterscheiden sich von den konventionellen Strahlenarten durch eine höhere Ionisationsdichte im bestrahlten Gewebe, ausgedrückt durch das lineare Energieübertragungsvermögen (LET, Energiedeposition pro Wegstrecke, keV/μm). Dieses ist z.B. für Neutronen 20 bis 100mal höher als für Photonen. Als Folge dieser Energiedeposition treten nach Bestrahlung mit Neutronen und anderen dicht ionisierenden Strahlenarten verschiedene biologische Effekte auf, die auch für die Behandlung von malignen Tumoren von Bedeutung sind:

a) ein vermindertes Reparaturvermögen von subletalen und potentiell letalen Strahlenschäden (PLDR, Hall et al. 1975; Shipley et al. 1975). Insbesondere potentiell letale Strahlenschäden, die in Geweben mit einem hohen Anteil an Go-Phase-Zellen auftreten, können für die Sterilisation langsam wachsender Prostatakarzinome relevant sein.

b) Ein herabgesetzter Sauerstoffverstärkungsfaktor (OER). Dieser Faktor beträgt für Photonenstrahlen 3 und gibt die Strahlenempfindlichkeit eines gut oxygenierten Gewebes im Verhältnis zu einem hypoxischen Gewebe an. Für Neutronen beträgt dieser Faktor nur 1.6 (Barendsen et al. 1966).
c) Eine geringere Abhängigkeit der Strahlenempfindlichkeit von der Zellzyklusphase.

Schließlich erfolgt die Wirkung von Photonen auf die DNA vorwiegend indirekt über die Bildung freier Radikale, während dicht ionisierende Strahlenarten durch Doppelstrangbrüche direkte, irreparable DNA-Schäden verursachen (Hall 1978).

Diese biologischen Eigenschaften führen zu einer erhöhten Relativen Biologischen Wirksamkeit (RBW) dicht isonisierender Strahlen gegenüber Photonen oder Elektronen. Hierunter versteht man das Verhältnis einer definierten Dosis einer Referenzstrahlung (^{60}Co) zu einer Dosis einer zu untersuchenden Strahlenart bei gleichem biologischen Effekt.

Bisher liegen Ergebnisse einer multizentrischen, prospektiv randomisierten Studie (RTOG 7704) der „Radiation Therapy Oncology Group" (USA) an 91 Patienten mit Tumoren der Stadien C und D_1 vor. Verglichen wurde eine Photonentherapie mit einer Dosis von 50 Gy im Bereich der Prostata und der pelvinen Lymphknoten und einer kleinvolumigen Boostdosis von 20 Gy auf die Prostata mit einer Photonen-/Neutronenboostbestrahlung. Hierbei wurde nach Photonenbestrahlung der Prostata und der pelvinen Lymphknoten mit 50 Gy eine Neutronenboostdosis von 20 Gy „Photonenäquivalentdosis" auf die Prostata appliziert.

Die Überlebenswahrscheinlichkeit nach 8 Jahren ist 13% für die Photonen- und 63% für die Neutronenboostgruppe ($p=0,01$). Nach Korrektur der Überlebensraten für interkurrent verstorbene Patienten betragen die Überlebensraten 54% und 82% ($p=0,02$, Abb. 3). Klinisch waren 31% der mit Photonen und 77% der mit einem Neutronen-Boost bestrahlten Patienten rezidivfrei ($p=0,01$). Eine histologische Bestätigung der Befunde durch Nadelbiopsie erfolgte in 11 Fällen (Russell et al. 1987). Nach 10 Jahren liegt die absolute Überlebensrate für die Photonengruppe bei 27% und für die Neutronenboostgruppe bei 42% ($p=0,05$). Nach Korrektur der Überlebensraten für interkurrent verstorbene Patienten betragen die Werte 42% und 56% ($p=0,04$; Laramore, persönliche Mitteilung, 1990).

Aus diesen Zahlen ist bis 10 Jahre nach Therapie ein signifikanter Vorteil der Neutronenboosttherapie bei lokal fortgeschrittenen Postatakarzinomen zu erkennen.

Die Strahlentherapie mit π-Mesonen hat in Pilotstudien ebenfalls sehr günstige Kontrollraten bei lokal fortgeschrittenen Prostatakarzinomen erbracht. Der Vorteil dieser Strahlenqualität liegt in der physikalischen und biologischen Dosisverteilung. π-Mesonen weisen in ihrem Tiefendosisverlauf nach einem Plateau ein Bragg-Maximum auf, in dem es zu einer vollständigen Energiedeposition durch Bildung dicht ionisierender Teilchen, wie z.B.

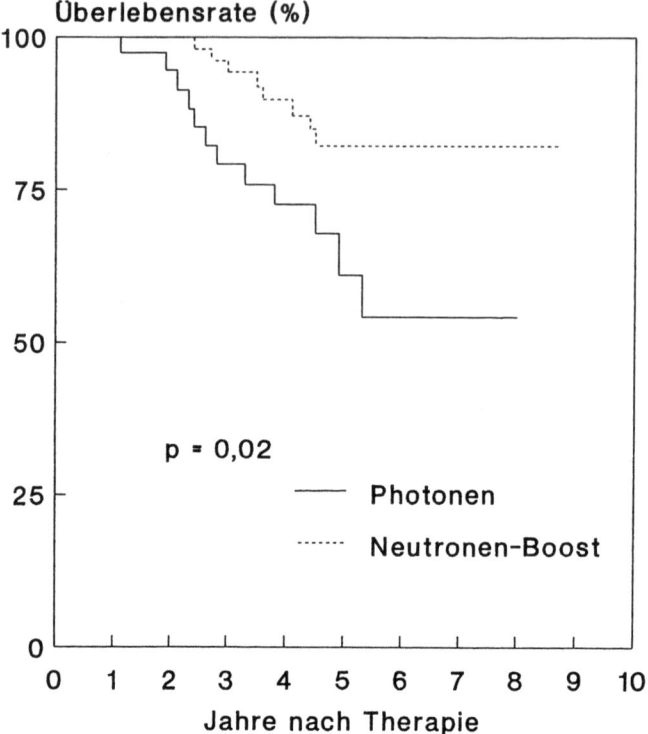

Abb. 3. Überlebensraten von Patienten mit lokal fortgeschrittenen Prostatakarzinomen 8 Jahre nach Photonen- bzw. Neutronen-Boostbestrahlung, nach Ausschluß interkurrent verstorbener Patienten. (Nach *Russell* et al. 1987)

Rückstoßprotonen, Deuteronen, Tritonen und schweren Kernen kommt. Dies bedeutet, daß die klinische RBW im Bereich des Bragg-Maximums bei ~ 1,5 liegt, während sie im Plateau 1 beträgt.

Die in Los Alamos und am Schweizerischen Institut für Nuklearforschung in Pilotstudien erzielten Ergebnisse weisen eine hohe Rückbildungsrate bei lokal fortgeschrittenen Tumoren auf. Nach einer minimalen Beobachtungszeit von 2 ½ Jahren hatten sich bei 18 von 20 Patienten mit Tumoren der Stadien C und Dl die Tastbefunde normalisiert. Die applizierten Strahlendosen lagen zwischen 26,5 Gy in 23 Fraktionen und 40,4 Gy in 38 Fraktionen. Eine bioptische Überprüfung der Ergebnisse war zu dem Zeitpunkt noch nicht erfolgt (Schmitt et al. 1985). Langzeitergebnisse in ausreichender Zahl liegen aber noch nicht vor.

Aus Gründen der günstigen physikalischen Dosisverteilung werden auch Protonen in der Behandlung des Prostatakarzinoms eingesetzt (Abb. 4). Hieraus ergibt sich die Möglichkeit, eine gegenüber konventionellen Techniken um bis zu 15 % höhere Dosis im Zielvolumen zu applizieren, ohne die

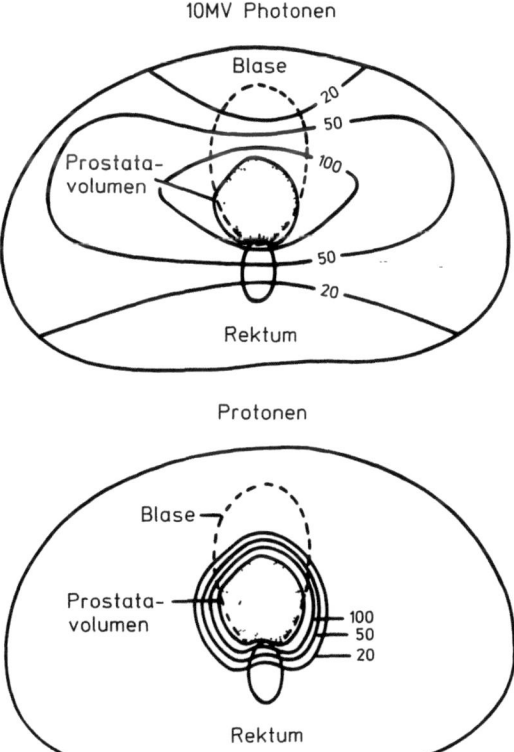

Abb. 4. Vergleich der Isodosenpläne für ein Prostata-Karzinom mit 10 MV-Photonen und 160 MeV-Protonen. In dem Protonenplan ist die niedrigere Integraldosis deutlich zu erkennen. (Nach *Shipley* et al. 1979)

Rate an Spätkomplikationen zu erhöhen. Es ist bisher aber noch nicht abzusehen, ob die Langzeitergebnisse nachProtonentherapie günstiger als nach Photonentherapie sind (Shipley et al. 1979).

Strahlentherapie nach inkompletter Resektion oder bei postoperativem Rezidiv

Analog zur Effektivität der Bestrahlung in der Primärbehandlung des Prostatakarzinoms ist ein therapeutischer Gewinn auch bei Rest- oder Rezidivtumoren nach Operation zu erwarten. Hierüber liegen aber nur wenige systematische Untersuchungen vor. Der Zeitpunkt der Strahlentherapie nach der Operation und die Tumorgröße haben einen signifikanten Einfluß auf das Behandlungsergebnis.

In einer Gruppe von 13 Patienten, die innerhalb von 4 Monaten nach Prostatektomie im Stadium B nach R_1 (10) und R_2 (3) Resektion mit einer Dosis von 70 Gy bestrahlt worden waren, betrug die 10-Jahres-Überlebensrate 57%, gegenüber 20% bei 19 Patienten mit R_2-Rezidiven, die zu einem späteren Zeitpunkt bestrahlt worden waren ($p=0,05$; Ray et al. 1984). Die schlechteste Prognose hatten Patienten mit erhöhter saurer Phophatase und/oder Blaseninfiltration.

In einer weiteren Studie wurden 45 Patienten nach radikaler perinealer Prostatektomie analysiert. Zwei hatten ein Stadium A_2, 26 ein Stadium B_1 und 17 ein Stadium B_2. Bei allen wurde histopathologisch ein kapselüberschreitendes Tumorwachstum diagnostiziert. 22 Patienten wurden innerhalb von 3 Monaten nach Prostatektomie mit einer mittleren Dosis von 63 Gy bestrahlt. 23 weitere wurden nicht bestrahlt. Die Entscheidung zur adjuvanten Strahlentherapie wurde vom Operateur getroffen. Die Verteilung der Patienten nach Alter, Stadium und Malignitätsgrad war in beiden Gruppen ausgeglichen. Nach einer mittleren Nachbeobachtungszeit von 9,2 Jahren beträgt die Rate an Lokalrezidiven in der bestrahlten Gruppe 5%, gegenüber 30% in der nicht bestrahlten Gruppe ($p<0,05$). Die Rate an Fernmetastasen liegt bei 23% in der bestrahlten und bei 35% in der nicht bestrahlten Patientengruppe (Gibbons et al. 1986). Vergleichbare Ergebnisse wurden von Pilepich u. Walz (1983) mitgeteilt.

Dagegen wurde in einer anderer Studie bei Nachbeobachtungszeiten von 5 Jahren (Life-table-Methode) kein Vorteil einer adjuvanten Strahlentherapie bei positiven Grenzschnitten beschrieben (Paulson et al. 1986). Dosisangaben werden in dieser Studie nicht gemacht. Die Autoren räumen ein, daß diese Nachbeobachtungszeit zur definitiven Beurteilung des Effektes einer adjuvanten Strahlentherapie möglicherweise zu kurz ist.

Die Mehrzahl der vorliegenden Studien weist aus, daß eine Strahlentherapie mit Dosen > 60 Gy nach R_1 oder R_2-Resektion die rezidivfreien Langzeitüberlebensraten verbessert (Tabelle 2). Wird die Strahlentherapie dagegen mehr als 6 Monate nach Operation bei makroskopischen Rezidiven eingesetzt, so ist die Rate an nicht beherrschbaren Rezidiven und Metastasen signifikant höher.

Tabelle 2. Ergebnisse der adjuvanten Strahlentherapie innerhalb von 6 Monaten nach radikaler Prostatektomie bei Patienten im pathologisch-anatomischen Stadium C

Autoren	Patienten n	Dosis (Gy)	Mittlere Nachbeobachtungszeit (Jahre)	Lokalrezidivrate [%]
Pilepich u. Walz (1983)	19	60–70	6	4
Ray et al. (1984)	13	70	5	23
Gibbons et al. (1986)	22	49–70,2	9,2	5

Interstitielle Strahlentherapie

Wegen der günstigen Geometrie bietet das Organ Prostata gute Voraussetzungen für eine interstitielle Strahlentherapie. Durch Kombiniation mit perkutaner Bestrahlung ist eine fast ideale Dosisverteilung mit größtmöglicher Schonung von Rectum und Blase zu erreichen.
^{198}Au und ^{125}J sind für die intraoperative Seedimplantation verwendet worden (Carlton et al. 1972; Hilaris et al. 1982). Hierbei erfolgt die Strahlenapplikation protrahiert mit geringer Dosisleistung. Dies läßt bei Tumoren mit langsamer Zellteilung strahlenbiologische Vorteile erwarten (Hall et al. 1978). Nach Tumordosen von mindestens 250 Gy wird bei 90 % eine lokale Rückbildung innerhalb von 30 Monaten erreicht (Hilaris et al. 1978; Kwong et al. 1984). Bei großen, undifferenzierten Tumoren ist eine ausreichende Dosishomogenität schwer zu erzielen. Ein Nachteil dieser Methode ist deshalb das Risiko nicht korrigierbarer Dosisinhomogenitäten und das Ausschwemmen von Seeds über die Urethra, weiterhin die Strahlenexposition des Personals bei der intraoperativen Applikation.

Diese Probleme treten bei Afterloading-Therapien, insbesondere bei der Anwendung von ^{192}Ir, nicht auf.

Bei einer ^{192}Ir-Bestrahlung von 40 Patienten mit Tumoren der Stadien A$_2$ (6), B$_1$ (12), B$_2$ (16) und C (6) mit einer minimalen Tumordosis von 30–35 Gy im Bereich der Prostata in Verbindung mit einer perkutanen Dosis von 40 Gy beobachteten Syed et al. (1983) in allen Fällen eine klinisch komplette Tumorinvolution. Die minimale Nachbeobachtungszeit betrug 8 Monate. Bei 15 von 16 Patienten waren Biopsien nach Strahlentherapie negativ. Diese Daten wurden von Khan et al. (1983) bestätigt.

Ob die Langzeitergebnisse der kombinierten Therapie der einer ausschließlich perkutanen Bestrahlung überlegen sind, ist bisher aber noch nicht erwiesen.

Strahlentherapie und lokale Hyperthermie

Eine Temperatursteigerung auf 41–43 % führt in Geweben zu einer Strukturveränderung von Makromolekülen, einer unmittelbaren Hemmung der DNA-, RNA- und Proteinsynthese sowie zu Schädigungen von Membranen und des Zellskeletts (Streffer 1987). In Verbindung mit einer Strahlentherapie werden u. a. Repairenzyme von Tumorzellen irreversibel geschädigt. Diese Behandlungsmodalität hat man deswegen auch in Pilotstudien beim Prostatakarzinom angewandt.

Hierbei ist die homogene Wärmeapplikation über einen transrektalen Applikator mit Mikrowellen von 2.45 GHz relativ einfach durchführbar.

Bei 18 von 27 Patienten (26 im Stadium C, einer im Stadium B) wurden komplette und bei 9 Patienten partielle Remissionen nach Bestrahlung mit 60 Gy und 2 wöchentlichen Hyperthermieapplikationen mit 42,5–43 °C erreicht.

43 Monate nach Therapie lebten 11 Patienten (40,7%) tumorfrei (Yerushalmi, 1987). Ähnliche Ergebnisse wurden von Servadio u. Leib (1984) mitgeteilt.

Sie deuten daraufhin, daß die lokale Hyperthermie in Verbindung mit der Strahlentherapie einen dosismodifizierenden Effekt bei der lokalen Behandlung des Prostatakarzinoms hat. Langzeitergebnisse liegen bisher aber noch nicht vor.

Weitere methodische Verbesserungen sind durch elektromagnetische Applikatoren niedriger Frequenz (27 MHz) zu erwarten (Franconi et al. 1990).

Prognostische Bedeutung positiver Biopsien nach Strahlentherapie

Die einzige Möglichkeit zur Überprüfung der Effektivität einer lokalen Behandlungsmaßnahme ist die Probebiopsie. Die prognostische Bedeutung wird aber unterschiedlich beurteilt. Scardino et al. (1986) untersuchten Biopsien von 124 Patienten 6–36 Monate nach kombinierter perkutaner und interstitieller Strahlentherapie mit Dosen von 65–80 Gy. Die mittlere Nachbeobachtungszeit betrug 64 Monate. 43 Patienten (35%) wiesen positive Biopsien auf, die stadienabhängig zunahmen. Bei B_1 Tumoren betrug die Rate 22% und nahm bis zum Stadium C_1 auf 50% zu. Lokalrezidive entwickelten sich bei 58% der Patienten mit positiven Biopsien bis 5 Jahre und bei 82% bis 10 Jahre nach Strahlentherapie. Bei negativen Biopsien betrug die Lokalrezidivrate nach 5 Jahren dagegen 18% und nach 10 Jahren 32% ($p = 0,0006$).

In einer weiteren Studie wurden über einen Zeitraum von 6 Jahren sequentielle Biopsien bei 159 Patienten mit Tumoren der Stadien A–C nach einer mittleren perkutanen Strahlendosis von 72 Gy durchgeführt (Leach et al. 1982).

Die tumorfreie 10-Jahresüberlebensrate für die Stadien A und B lag bei 80% und 69% und für das Stadium C bei 47%. Die entsprechenden Gesamtüberlebensraten betrugen 56% und 39%. Die tumorfreie Überlebensrate korrelierte signifikant mit steigendem Stadium und Malignitätsgrad ($p = 0,05$), während die Gesamtüberlebensrate mit dem Malignitätsgrad korrelierte ($p = 0,02$). Dagegen war keine signifikante Abhängigkeit der tumorfreien Überlebensrate, Gesamtüberlebensrate oder tumorbedingten Todesrate von dem Ergebnis der Biopsie bis 10 Jahre nach Therapie zu erkennen ($p > 0,05$), obwohl ⅔ der Biopsien positiv blieben.

Während der Einfluß einer positiven Biopsie auf die Rezidivraten in den meisten Studien nur bis 5 Jahre nach Therapie verfolgt wurde, liegt die besondere Bedeutung der letztgenannten Untersuchung darin, daß ein Zeitraum von 10 Jahren analysiert wurde. Hierbei zeigte sich, daß vom sechsten bis zehnten Jahr die Rezidivrate um weitere 30% zunahm (Leach et al. 1982). Dies bedeutet, daß die bis 5 Jahre nach Therapie gefundenen Unterschiede bei längeren Nachbeobachtungszeiten verändert werden.

Palliative Strahlentherapie

Zunächst ist die Strahlenbehandlung großer Primärtumoren zu nennen, um durch eine Volumenreduzierung lokale Symptome im Bereich von Rectum, Blase und des Plexus lumbosacralis zu lindern.

Da das Prostatakarzinom bevorzugt in das Skelettsystem metastasiert, ist die analgetische Behandlung dieser Läsionen eine vordringliche Aufgabe. Die Strahlentherapie hat hier einen wesentlichen Indikationsbereich im Hinblick auf Effektivität, Kosten, Behandlungsdauer und fehlende Nebenwirkungen.

In einer Studie von 62 Patienten, die wegen Knochenmetastasen mit einer Dosis von 30 Gy in 10 Fraktionen bestrahlt worden waren, wurde eine vollständige Rückbildung der Schmerzen in 26 Fällen (42%) und eine objektivierbare Beschwerdelinderung in 22 Fällen (35%) für eine mittlere Dauer von 6 Monaten erreicht. Nur bei 14 Patienten (23%) wurde keine Besserung der Schmerzen erzielt. In 10 Fällen lagen Metastasen der Lumbosakralregion vor (Benson et al. 1982).

Die Beobachtung deutet daraufhin, daß Metastasen in diesem Bereich offenbar strahlenresistenter sind als in anderen Regionen.

In einer weiteren Studie wurden bei 65 Patienten die pelvinen und bei 71 Patienten zusätzlich die paraaortalen Lymphknoten wegen bioptisch oder lymphografisch nachgewiesener Metastasierung mit Dosen von 50–60 Gy bestrahlt. Hierbei zeigte sich, daß bei 3% der paraaortal bestrahlten Patienten lumbosakrale Lymphknotenmetastasen auftraten gegenüber 15% bei den nur pelvin bestrahlten Patienten (p = 0,0258, Kaplan et al. 1990).

Diese Ergebnisse sind ein Hinweis darauf, daß eine prophylaktische Extended-field-Bestrahlung der paraaortalen Lymphknoten bei kapselüberschreitenden Tumoren das Risiko therapieresistenter lumbosakraler Knochenmetastasen vermindert. Von den knochenmark- bzw. knochenaffinen Radionukliden wurden die Betastrahler ^{32}P und ^{89}Sr eingesetzt. Nach Applikation von ^{32}P in Verbindung mit Parathormon sprachen 58% schmerzhafter Knochenmetastasen an (Glaser et al. 1981). Eine Schmerzlinderung ist bei bis zu 80% der Patienten zu erreichen, wenn durch eine vorherige Tracerdosis mit dem Gammastrahler ^{85}Sr eine Anreicherung nachgewiesen wird (*Firusian* et al. 1976; Kutzner et al. 1978; Brehmer et al. 1981). Bei periossalen Weichteilinfiltrationen ist die zusätzliche Applikation von ^{90}Y möglich (Kutzner et al. 1982).

Eine weitere Indikation zur palliativen Strahlentherapie sind Metastasen des Zentralnervensystems. Eine Besserung der neurologischen Symptome für die Dauer von durchschnittlich 6 Monaten ist bei etwa ⅔ der Patienten zu erreichen. Dies gilt besonders für Metastasen des Spinalkanals, bei denen Entlastungslaminektiomien allein häufig keine ausreichende Rückbildung der Läsionen bewirken.

Die schmerzhafte Gynäkomastie bei Oestrogentherapie kann nur dann verhindert werden, wenn die Brustdrüsen vor der Hormonbehandlung bestrahlt werden. Dosen von 3–4 × 3 Gy, appliziert in einer Woche, sind ausreichend (Zingg et al. 1968; Hauri u. Zingg 1971; Rost et al. 1977).

Komplikationsraten nach hochdosierter Strahlentherapie

Während akute und reversible Nebenreaktionen wie Durchfallneigung, dysurische und proktitische Beschwerden bei bis zu 50% der Patienten auftreten (Odell et al. 1971; Pistenma et al. 1976; McGowan 1977), beträgt die Rate an relevanten Spätkomplikationen (EORTC/RTOG Grad 3–4) nach Strahlentherapie bis zu 17%. Hierzu gehören vorwiegend Urethrastrikturen, Dünndarmstenosen sowie chronische Zystitiden und Proktitiden (Leach et al. 1982; Neglia et al. 1977; Taylor et al. 1979; Harisiadis et al. 1978).

Hierbei besteht eine signifikante Abhängigkeit vom Alter. Die Komplikationsrate beträgt 16% bei Patienten unter 65 Jahren und 30% bei Älteren ($p = 0,035$). Weiterhin besteht eine Korrelation zu vorhergehenden Operationen im Bestrahlungsgebiet ($p = 0,028$) und eine Abhängigkeit vom Bestrahlungsvolumen selbst ($p = 0,015$); Mameghan et al. 1990).

Werden pelvine Lymphknotenbiopsien durchgeführt, so wird die Rate an intestinalen Symptomen von 67% nach transperitonealer Lymphadenektomie auf 3% nach retroperitonealer Lymphadenektomie reduziert (Pistenma et al. 1979; van der Werf-Messing 1978). In einer Analyse von 574 Patienten betrug die Spätkomplikationsrate nach Dosen ≤ 70 Gy 3,5% und bei Dosen > 70 Gy 6,9% (Hanks 1985). Die Komplikationsrate war bei Protrahierung der Bestrahlungszeit auf 7–8 Wochen geringer als bei einer Bestrahlungszeit ≤ 6 Wochen.

Eine Dosisabhängigkeit wurde auch für das Rectum nachgewiesen, und zwar 22% Proktitiden Grad 2–3 bei Dosen bis 70 Gy. Bei Dosen ≥ 75 Gy steigt der Anteil steil auf 60% an (Smit et al. 1990).

Die für zahlreiche Patienten wesentliche Komplikation der radikalen Prostatektomie, die erektile Impotenz, wird nach Strahlentherapie bei bis zu 30% bobachtet (Zincke 1978). Durch neue Operationstechniken mit Erhaltung der Äste des Plexus pelvicus im neurovasculären Bündel wurde die Impotenzrate ebenfalls auf 30% reduziert (Walsh 1986). Der Einfluß dieser Operationstechniken auf die Langzeitergebnisse, insbesondere bei B_2-Tumoren mit Befall eines ganzen Lappens, ist bisher aber noch nicht geklärt.

Inkontinenz, die nach radikaler Prostatektomie bei bis zu 10% der Patienten zu erwarten ist, wird nach Strahlentherapie nicht beobachtet.

Zusammenfassung

Die Strahlentherapie des Prostatakarzinoms in kurativer und palliativer Zielsetzung ist ein bewährtes Behandlungsverfahren, das alternativ zur Operation eingesetzt werden kann.

Die kumulativen 5-, 10- und 15-Jahres-Überlebenswahrscheinlichkeiten großer Patientenzahlen betragen bei den auf die Prostata beschränkten Tumoren 81%, 60% und 35% und bei den organüberschreitenden Tumoren 61%, 36% und 18%.

Die einzige bisher vorliegende randomisierte Studie zeigt allerdings an kleinen Patientenzahlen nach Strahlentherapie eine um 26% schlechtere metastasenfreie 5-Jahres-Überlebenswahrscheinlichkeit als nach radikaler prostatektomie ($p = 0,037$). Langzeitergebnisse liegen aber noch nicht vor.

Die Neutronenboosttherapie ergibt bis 10 Jahre nach Bestrahlung lokal fortgeschrittener Tumoren eine signifikant höhere Überlebensrate (42%) als nach Photonentherapie (27%). Auch die Bestrahlung mit π-Mesonen hat hohe initiale Remissionsraten bei lokal fortgeschrittenen Tumoren (C – D1) erbracht. Ebenso wie mit der Protonentherapie liegen aber noch keine ausreichenden Langzeitergebnisse vor.

Eine ergänzende Bestrahlung der pelvinen Lymphknoten bringt nach den bisherigen Ergebnissen nur eine Verbesserung bei fortgeschrittenen B_2- und C-Tumoren.

Nach R_1-bzw. R_2-Resektion sind die rezidivfreien Überlebensraten durch eine ergänzende Strahlentherapie dann zu verbessern, wenn sie innerhalb von 6 Monaten nach Operation durchgeführt wird. Die Lokalrezidivrate ist von 30% auf 5% zu senken, wenn Dosen von mehr als 60 Gy appliziert werden.

Durch eine interstitielle Strahlentherapie mit ^{198}Au und ^{125}J können protrahiert Dosen ≥ 250 Gy appliziert werden, die bei 90% der differenzierten Tumoren zu einer Rückbildung innerhalb von 2 ½ Jahren führen.

Die Kombination einer ^{192}Ir-Afterloadingtherapie mit einer minimalen Tumordosis von 30–35 Gy in Verbindung mit einer perkutanen Dosis von 40 Gy ergibt noch höhere komplette Tumorinvolutionsraten. Langzeitergebnisse liegen bisher aber noch nicht vor.

Die lokale Hyperthermie in Verbindung mit einer perkutanen Strahlenbehandlung hat einen dosismodifizierenden Effekt vorwiegend bei lokal fortgeschrittenen, differenzierten Tumoren. Größere Therapiestudien mit ausreichend langen Nachbeobachtungszeiten sind aber auch hier noch nicht vorhanden.

Die prognostische Bedeutung positiver Biopsien wird unterschiedlich beurteilt, weil der Nachweis von Tumorzellen in hochdosiert bestrahltem Gewebe keine sichere Aussage über ihre biologische Aktivität zuläßt. Der bioptische Befund kann deswegen nur als ein Parameter neben den klinischen, röntgenmorphologischen und laborchemischen Befunden zur Beurteilung des Behandlungserfolges gewertet werden.

Die palliative Strahlentherapie findet breite Anwendung zur Linderung von Symptomen infolge ausgedehnter lokaler Tumoren oder von Metastasen. Insbesondere bei Skelettmetastasen sind durch Dosen von ~ 30 Gy objektive Schmerzlinderungen bei mehr als 70 % der Patienten für eine durchschnittliche Dauer von 6 Monaten zu erreichen. Eine Wiederholung der Therapie ist in vielen Fällen möglich. Der Indikationsbereich wird vorwiegend bei disseminierten Skelettmetastasen durch die Radionuklide ^{32}P und ^{89}Sr erweitert. Als weitere Indikationen sind spinale Metastasen und Hirnmetastasen zu nennen. Die Strahlentherapie zur Gynäkomastieprophylaxe ist nur wirksam vor Einleitung einer Östrogentherapie.

Unter der Strahlentherapie kann es in Abhängigkeit vom Behandlungsvolumen bei bis zu 50 % der Patienten zu akuten, reversiblen Nebenreaktionen wie Durchfallneigung, dysurischen und proktitischen Beschwerden kommen.

Die Rate an Spätkomplikationen beträgt bis zu 17 %. Hierzu gehören Urethrastrikturen, Dünndarmstenosen sowie chronische Zystitiden und Proktitiden. Hierbei bestehen signifikante Korrelationen zum Alter, vorausgegangenen Operationen im Bestrahlungsgebiet, Bestrahlungsvolumen und Dosis. Durch moderne, optimierte Bestrahlungstechniken kann die Komplikationsrate auf weniger als 10 % gesenkt werden. Erektile Impotenz tritt bei etwa ⅓ der Patienten nach Strahlentherapie auf und entspricht damit der Rate, die bei den heutigen Operationstechniken zu erreichen ist.

Literatur

AJC (1983) American Joint Committee for cancer staging and end results reporting: classification and staging of cancer by site. American Joint Committee, Chicago

Asbell SO, Krall JM, Pilepich MV, Baerwald, H, Sause WT, Hanks GE, Perez CA (1988) Elective pelvic irradiation in stage A2, B carcinoma of the prostate: analysis of RTOG 77–06. Int J Radiat Oncol Biol Phys 15: 1307–1316

Bagshaw MA, Kaplan HS, Sagermann RH (1965) Linear accelerator supervoltage VII. Carcinoma of the prostate. Radiol 85: 121–129

Bagshaw MA (1986) Current conflicts in the management of prostatic cancer. Int J Radiat Oncol Biol Phys 12: 1721–1727

Barendsen GW, Koot CJ, Van Kersen GR, Bewley DK, Field SW, Parnell CJ (1966) The effect of oxygen on impairment of the proliferative capacity of human cells in culture by ionizing radiations of different LET. Int J Radiat Biol 10: 317–327

Batata MA, Hilaris BS, Chu FCH, Whitmore WF, Song HS, Kim Y, Horowitz B, Song KS (1980) Radiation therapy in adenocarcinoma of the prostate with pelvic lymph node involvement on lymphadenectomy. Int J Radiat Oncol Biol Phys 6: 149–153

Benson RC, Hasan SM, Jones AO, Schlise S (1982) External beam radiotherapy for palliation of pain from metastatic carcinoma of the prostate. J Urol 127: 69–71

Brehmer B, Firusian N, Mellin P, Behrendt J (1981) Endoossale 89-Strontium-Therapie bei Prostatakarzinom-Patienten mit ubiquitären Skelettmetastasen. Verhandlungsber Dtsch Ges Urol, 32. Tagung. Springer, Berlin Heidelberg New York, S 194–196

Budhraja SN, Anderson JC (1964) An assessment of the value of radiotherapy in the management of carcinoma of the prostate. Br J Urol 36: 535–540

Carlton JCE, Dawoud F, Hidgons P, Scott R (1972) Irradiation of carcinoma of the prostate; a preliminary report based on 8 years of experience. J Urol 108: 924–927 del Regato JA (1967) Radiotherapy in the conservative treatment of operable and locally inoperable carcinoma of the prostate. Radiology 88: 761–766

Dundas GS, Porter AT, Venner PM (1990) Prostate-specific antigen. Monitoring the response of carcinoma of the prostate to radiotherapy with a new tumor marker. Cancer 66: 45–48

Elder JS, Jewett HJ, Walsh PC (1982) Radical perineal prostatectomy for clinical stage B2 carcinoma of the prostate. J Urol 127: 704–706

Eijkeren van M, van Haelst JP (1990) Monitoring of prostate-specific antigen during external beam radiotherapy for carcinoma of the prostate. Strahlenther Onkol 166: 557–561

Firusian N, Mellin P, Schmidt CG (1976) Results of ^{89}Strontium therapy in patients with carcinoma of the prostate and incurable pain from bone metastases: a preliminary report. J Urol 116: 764–768

Franconi C, Montecchia F, Ricci A, Benassi M, Di Nallo A, Cavaliere R (1990) The assessment of electromagnetic applicators for prostate treatment. Strahlenther Onkol 166: 515

Gibbons RP, Cole BS, Richardson RG, Correa RJ, Brannen GE, Mason JT, Taylor WJ, Hafermann MD (1986) Adjuvant radiotherapy following radical prostatectomy: results and complications. J Urol 135: 65–68

Glaser MG, Howard N, Waterfall N (1981) Carcinoma of the prostate: the treatment of bone mnetastases by radiophosphorus. Clin Rad 32: 695–697

Hall EJ, Roizine-Towle L, Theus RB, August LS (1975) Radiobiological properties of high-energy cyclotron-produced neutrons used for radiotherapy. Radiol 117: 173–178

Hall EJ (1978) Radiobiology for the Radiologist. Harper & Row Hagerstown, pp 3–12, 93–111

Hanks GE (1985) Optimizing the radiation treatment and outcome of prostate cancer. Int J Radiat Oncol Biol Phys 11: 1235–1245

Harisiadis L, Veenema RJ, Senyszyn JJ, Puchner PJ, Tretter P, Romas NA, Chang CH, Lattimer JK, Tannenbaum M (1978) Carcinoma of the prostate: treatment with external radiation therapy. Cancer 41: 2131–2142

Hauri D, Zingg E (1971) Mamillenbestrahlung bei Hormonbehandlung des Prostatakarzinoms. Schweiz Med Wochenschr 101: 571–572

Hilaris BS, Whitmore WF, Batata W, Tokita N (1978) ^{125}J implantation of the prostate: dose-response considerations. Front Radiat Ther Oncol 12: 82–90

Hilaris BS, Whitmore WF, Batata MA, Barzell W (1982) ^{125}J implantation of the prostate: dose-response consideration. In: Vaeth JM (ed) Renaissance of interstitial brachytherapy, vol 12 Karger, Basel pp 82–90

Jewett HJ, Bridge RW, Gray GF, Shelley WM (1968) The palpable nodule of prostatic cancer: results 15 years after radical excision. JAMA 203: 403–406

Johansson J (1989) Natural history of localised prostatic cancer. Lancet 8642: 799–803

Kaplan ID, Valdagni R, Cox RS, Bagshaw MA (1990) Reduction of spinal metastases after preemptive irrradiation in prostatic cancer. Int J Radiat Oncol Biol Phys 18: 1019–1025

Khan K, Crawford ED, Johnson EL (1983) Transperineal percutaneous iridium-192 implant of the prostate. Int J Rad Oncol Biol Phys 9: 1391–1395

Kutzner J, Grimm W, Hahn K (1978) Palliative Strahlentherapie mit Strontium-89 bei ausgedehnter Skelettmetastasierung. Strahlentherapie 154: 317–322

Kutzner J, Grimm W, Brod KH, Roesler A (1982) Die Yttrium-90-Therapie von Knochenmetastasen. Dtsch Med Wochenschr 107: 1360–1361

Kwong EW, Huh SH, Noblet MP, Smith HS (1984) Intra-operative Iodine-125 prostate implant following bilateral pelvic lymphadenectomy. Int J Radiat Oncol Biol Phys 10: 665–670

Leach GE, Cooper JF, Kagan AR, Snyder R, Forsythe A (1982) Radiotherapy for prostatic carcinoma: post-irradiation prostatic biopsy and recurrence patterns with long-term follow-up. J Urol 128: 505–509

Mameghan H, Fisher R, Mameghan J, Watt WH, Tynan A (1990) Bowel complications after radiotherapy for carcinoma of the prostate: the volume effect. Int J Radiat Oncol Biol Phys 18: 315–320

McGowan DG (1977) Radiation therapy in the management of localized carcinoma of the prostate. Cancer 39: 98–103

McGowan DG (1981) The value of extended field radiation therapy in carcinoma of the prostate. Int J Radiat Oncol Biol Phys 7: 1333–1339

Neglia WJ, Hussey DH, Douglas DE (1977) Megavoltage radiation therapy for carcinoma of the prostate. Int J Radiat Oncol Biol Phys 2: 873–882

NIH Consensus Development Conference, June 15–17 (1987) The management of clinically localized prostate cancer. J Urol 138: 1369–1375

Odell RW, Merrill MD, Attwood CJ (1971) Cobalt 60 teletherapy of localized carcinoma: a 10-year experience. J Urol 105: 843–846

Paulson DF, Lin GH, Hinshaw W, Stephani St, Uro-Oncology Research Group (1982) Radical surgery versus radiotherapy for adenocarcinoma of the prostate. J Urol 128: 502–504

Paulson DF, Hodge GB, Hinshaw W, Uro-Oncology Research Group (1984) Radiation therapy versus delayed androgen deprivation for stage C carcinoma of the prostate. J Urol 131: 901

Paulson DF, Stone AR, Walther PJ, Tucker JA, Cox EB (1986) Radical prostatectomy: anatomical predictors of success or failure. J Urol 136: 1041–1042

Perez CA, Walz BJ, Zivnuska RZ, Pilepich M, Prasa K, Bauer W (1980) Irradiation of carcinoma of the prostate localized to the pelvis: analysis of tumor response and prognosis. Int J Radiat Oncol Biol Phys 6: 555–563

Pilepich MV, Walz BJ (1983) Postoperative irradiation in carcinoma of the prostate. Int J Radiat Oncol Biol Phys [Suppl 1] 9: 105

Pistenma DA, Ray GR, Bagshaw MA (1976) The role of megavoltage radiation therapy in the treatment of prostatic carcinoma. Sem Oncol 3: 115–122

Pistenma DA, Bagshaw MA, Freiha FS (1979) Extended-field radiation therapy for prostate adenocarcinoma: Status report of a limited prospective trial. In: Johnson DE, Samuels ML (eds) Cancer of the genitourinary tract. Raven, New York, pp 229–247

Rangala N, Cox JD, Byhardt RW, Wilson JF, Greenberg M, Lopes da Conceicao A (1982) Local control and survival after irradiation for adenocarcinoma of the prostate. Int J Radiat Oncol Biol Phys 8: 1909–1914

Ray GR, Bagshaw MA (1975) The role of radiation therapy in the definitive treatment of adenocarcinoma of the prostate. In: Creger WP, Coggins CH, Hancock EW (eds) Annual review of medicine: selected topics in the clinical sciences, vol 26. Ann Rev, Palo Alto

Ray GR, Bagshaw MA, Freiha F (1984) External beam radiation salvage for residual or recurrent local tumor following radical prostatectomy. J Urol 132: 926

Rost A, Rühl U, Brosig W (1977) Bestrahlung zur Gynäkomastie-Prophylaxe vor der Östrogen-Therapie beim Prostata-Carcinom. Urologe [A] 16: 83–87

Russell KJ, Laramore GE, Krall JM, Thomas FJ, Maor MH, Hendrickson FR, Krieger JN, Griffin TW (1987) Eight years experience with neutron radiotherapy in the treatment of stages C and D prostate cancer: updated results of the RTOG 7704 randomized clinical trial. Prostate 11: 183–193

Scardino PT, Frankel JF, Wheeler TM, Meacham RB, Hoffman GS, Seale C, Wilbanks JH, Easley J, Carlton CE (1986) The prognostic significance of post-irradiation biopsy results in patients with prostatic cancer. J Urol 135: 510–516

Schmitt G, Lenz W, Mellin P, Scherer E, Schulte-Vels K (1980) Ergebnisse der perkutanen Strahlentherapie des lokalisierten Prostatakarzinoms. Dtsch Med Wochenschr 106: 365–368

Schmitt G, von Essen CF, Greiner R, Blattmann H (1985) Review of SIN and Los Alamos Pion Trials. Radiat Res 104: 272–278

Servadio C, Leib Z (1984) Hyperthermia in the treatment of prostate cancer. Prostate 5: 205–211

Shipley WU (ed) (1987) In: NIH Consensus Development Conference. The management of clinically localized prostate cancer. J Urol 138: 1374

Shipley WU, Tepper JE, Prout GR, Verhey LJ, Mendiondo OA, Goitein M, Koeler AM, Suit HD (1979) Proton radiation as boost therapy for localized prostatic carcinoma. J AM 241: 1912–1915

Smit WGJM, Helle PA, van Putten WLJ, Wijnmaalen AJ, Seldenrath JJ, van der Werf-Messing BHP (1990) Late radiation damage in prostate cancer patients treated by high dose external radiotherapy in relation to rectal dose. Int J Radiat Oncol Biol Phys 18: 23–29

Streffer C (1988) Aspects of metabolic change after hyperthermia. In: Issels RD, Wilmanns W (eds) Recent results in cancer res. Application of hyperthermia in the treatment of cancer, Springer, Berlin, vol 107. Heidelberg, New York, pp 7–10

Syed AMN, Puthawala A, Tansey LA, Shanberg AM et al. (1983) Management of prostate carcinoma. Radiology 149: 829–833

Taylor WJ, Richardson RG, Hafermann MD (1979) Radiation therapy for localized prostate cancer. Cancer 43: 1123–1127

UICC: TNM-Klassifikation maligner Tumoren (1987) Springer, Berlin Heidelberg New York

Walsh PC, Donker PJ (1982) Impotence following radical prostatectomy: insight into etiology and prevention. J Urol 128:492

Walsh PC (1986) Radical retropublic prostatectomy – An anatomic approach with preservation of sexual function. Urol Surg 13221–4755

Werf-Messing van der B (1978) Prostatic cancer treated at the Rotterdam Radiotherapy Institute. Strahlentherapie 154: 537–541

Yerushalmi A (1988) Localized, non-invasive deep microwave hyperthermia for the treatment of prostatic tumors: the first 5 years. In: Issels RD, Wilmanns W (eds) Recent results in cancer res. Application of hyperthermia in the treatment of cancer, vol 107. Springer, Berlin Heidelberg New York, pp 141–146

Zincke H (1978) Erfahrungen mit der Behandlung des Prostata-Karzinoms in der Mayo-Klinik. II. Intern Symp zur Behandlung des Prostatakarzinoms. Berlin, 1.12.1978. Extr Urol 1: 417–418

Zingg E, Heinzel F (1968) Verhütung der Gynäkomastie beim hormonbehandelten Prostata-Carcinom durch Röntgenbestrahlung der Mamilla (Mamma virilis). Urologe 7: 96–98

7. Interstitielle Strahlentherapie des Prostatakarzinoms – Radiologische Aspekte

MICHAEL WANNENMACHER, GREGOR BRUGGMOSER

Einführung

In der Strahlentherapie des Prostatakarzinoms wurden bereits frühzeitig Versuche unternommen, unter Verwendung spezieller Applikatoren Radium als umschlossenes Radionuklid intrakavitär über die Urethra in die Prostata einzubringen (Delcos 1978; Müller 1983; Wannenmacher et al. 1987). Die interstitielle Applikation über einen perinealen Zugang erfolgte erstmals 1922 durch Barringer. Als offenes Radionuklid verwendete Flocks (1952) Gold-198 in flüssiger kolloidaler Form als adjuvante Therapie im Rahmen einer radikalen Prostatektomie. Beide Radionuklide scheinen aus Strahlenschutzgründen aus heutiger Sicht ungeeignet.

Unter Belassung der Prostata mit dem Tumor werden ausschließlich umschlossene Radionuklide zur Anwendung gebracht. Hierbei handelt es sich um die Nuklide Jod-125 (Barzell et al. 1977; Goffinet et al. 1980; Hilaris et al. 1977, 1978; Knüfermann et al. 1980, 1981; Rohloff et al. 1980; Thiel et al. 1987a, b; Wannenmacher u. Knüfermann 1982; Wannenmacher et al. 1987), Gold-198 (Carlton et al. 1976) und Iridium-192 (Delcos 1978). Die Applikation von Jodseeds kann einerseits intraoperativ, andererseits auch perineal nach einer von Holm (1983) entwickelten Methode durchgeführt werden. Iridium-192 wird heute fast ausschließlich mit Hilfe einer interstitiellen Afterloadingtechnik perineal eingebracht (Kneschaurek et al. 1985; Koren et al. 1987; Schmid et al. 1987). Die Therapie mit Gold-198 sowie Iridium-192 kann als lokale Aufsättigung in Ergänzung einer perkutanen Strahlentherapie gesehen werden. Inzwischen wird auch Palladium-103 für die Implantation verwendet. In diesem Nuklid findet man eine niedere Photonenenergie vereint mit einer kurzen Halbwertszeit von 11 Tagen vor.

Kurativer Ansatz einer Strahlenbehandlung

Die Ansicht, ein Prostatakarzinom sei nur wenig strahlensensibel, wurde bereits durch die systematischen Arbeiten von Bagshaw et al. (1965) und del Regato (1967), die eine perkutane Strahlentherapie durchführten, entkräftet. Bei einer ausreichend hohen Strahlendosis scheint es somit möglich, einen Prostatatumor zu heilen, obwohl sich das Prostatakarzinom im Verhältnis zu anderen Tumoren parenchymatöser Organe als wenig strahlensensibel erweist. Daß der Therapieerfolg dosisabhängig ist, konnten von Lipsett et al. (1976) und van der Werf-Messing et al. (1976) in eindrucksvoller Weise belegt werden. Der Einwand, daß sich nach regelrecht durchgeführter, ausreichend hoch dosierter Strahlentherapie noch Tumorzellen nachweisen lassen, sollte nicht vorschnell als Persistenz der Erkrankung bzw. als Mißerfolg der Therapie gedeutet werden, da sich, je länger die Bestrahlung zurückliegt, in den Kontrollbiopsien immer weniger Tumorzellen nachweisen lassen (Cox u. Stoffel 1977; Van Der Werf-Messing 1976). Die biologische Wertigkeit des Tumors muß damit nicht mehr als maligne gedeutet werden. Bei den mit interstitieller Strahlentherapie möglichen hohen Dosen kann man mit einer absoluten Vernichtung des Tumorgewebes rechnen.

Vergleich zwischen perkutaner und interstitieller Strahlentherapie beim Prostatakarzinom

Vergleicht man die perkutane Strahlentherapie (Dewit u. Van Der Schueren 1984) mit der interstitiellen Strahlentherapie, so ergibt sich für letztere neben dem Vorteil einer maximalen lokalen Tumordosis, die vergleichsweise wesentlich geringere Belastung der umgebenden Organe. Der Dosisabfall wirkt sich besonders für das Rektum günstig aus. Unsere eigenen Untersuchungen zeigen bei vergleichenden Rektumbiopsien bei perkutan und interstitiell bestrahlten Patienten wesentlich geringere pathohistologische Veränderungen der Rektumschleimhaut (Wannenmacher u. Knüfermann 1982).

Die Wirkung einer interstitiellen Therapie mit Jod-125 auf den Tumor selbst konnten wir gemeinsam mit den Pathologen an verstorbenen Patienten nachweisen. Die entnommenen Prostatae waren in ihrem Volumen vollständig geschrumpft und derb anzufühlen. Von den Prostatae wurden ausgedehnte Serienschnitte angefertigt und untersucht. Nach einem Jahr zeigten sich noch existente, wenn auch nekrotische oder regressiv veränderte Tumorzellen. In dem nach zwei Jahren hergestellten Präparat fanden sich im gesamten Gebiet nur noch Fibrosierungen ohne Hinweis auf Tumorzellen (Bruggmoser et al. 1987).

Interstitielle Therapie mit Jod-125

Der Vorteil des Jod-125 liegt zweifelsohne in seinen Strahlungseigenschaften (Müller et al. 1983; Müller 1983), (Tabelle 1). Man kann dadurch die differentielle Regenerationsfähigkeit zwischen normalem Gewebe und Tumorzellen optimal ausnutzen. Damit wird auch eine wirksame Bestrahlung niedrig differenzierter und langsam wachsender Tumoren mit hohen Strahlendosen möglich.

Table 1. Physikalische Daten gebräuchlicher umschlossener Radionuklide

Isotop	J-125	Ir-192	Au-198	Pd-103
Halbwertzeit (Tage)	60,2	74,4	2,7	17
Photonenergie (keV)	27–35	300–600	410	21

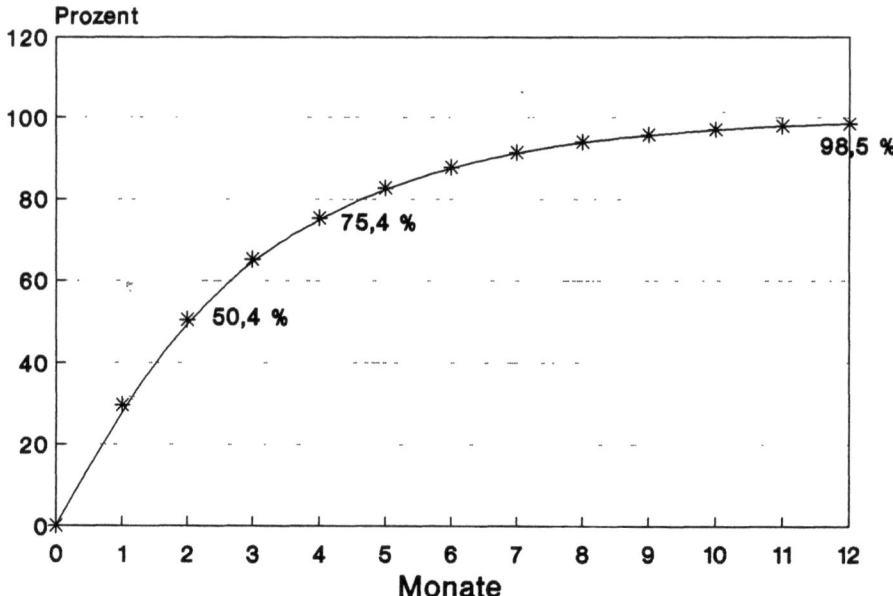

Abb. 1. Akkumulation der Dosis nach Jod-125-Permantimplantation

Bei kontrollierter Applikation kann mit Jod-125 eine optimale Dosisverteilung erreicht werden. Die mittlere Dosis am Rand der Prostata wird auf 160–180 Gy berechnet, dabei können im Zielvolumen Dosen von 300 Gy auftreten. Die akkumulierte Gesamtdosis wird nach etwa einem Jahr erreicht (Abb. 1). Bereits in den ersten 2 Monaten werden ca. 80 Gy am Tumor eingestrahlt, eine Dosis, die höher liegt als die der üblichen perkutanen Bestrahlung innerhalb eines vergleichbaren Zeitraums.

Diese hohe Dosis innerhalb des Tumors kann nur wegen des steilen Abfalls zu den umgebenden Organen ermöglicht werden. So kann man auch bei Rezidiven nach perkutaner Strahlentherapie, wenn die Operabilität gewährleistet ist, nochmals eine interstitielle Strahlentherapie durchführen (Goffinet et al. 1980).

Praktische Durchführung der interstitiellen Strahlentherapie

Nach Beendigung der bilateralen pelvinen Lymphadenektomie wird die Prostata in gleichmäßigen Abständen unter rektaler digitaler Kontrolle durchstochen.
  Die Zahl der zu implantierenden Jod-125-Kapseln, die Zahl der Nadeln sowie der Abstand der Nadeln voneinander ist einem Nomogramm von Anderson et al. (1981) zu entnehmen. Die Anzahl ist einerseits abhängig von der Aktivität des einzelnen Seeds sowie der sogenannten „mittleren Dimension". Diese erhält man aus der Größe der Prostata, die durch Längen-, Breiten- und Tiefenausdehnung zu definieren ist.

Implantation der Jod-125-Kapseln

Die einzustechenden Nadeln sind mit nummerierten Mandrins versehen; ihre Lage und Einstichtiefe wird zur besseren Orientierung in eine Schemazeichnung eingetragen. Anschließend wird mit Hilfe des „Mick-Applikators" die notwendige Zahl von Jod-125-Kapseln implantiert. Der Vorgang der Durchstechung der Prostata und das eigentliche Einbringen der Jodkapseln dauert im Mittel 30 min (Knüfermann et al. 1981).
  Die perineale Implantation wird nach einer von Holm (1983) entwickelten Technik durchgeführt (Paschkis u. Tättinger 1910). Dabei wird das Implantationsvolumen in einer ersten Sitzung mit Hilfe einer Serie transrektaler Ultraschallbilder bestimmt. Im Anschluß daran werden Hohlnadeln vorbereitet, die mit der laut Nomogramm berechneten Anzahl von Seeds gefüllt werden. Die einzelnen Seeds werden durch Teflondistanzhalter voneinander getrennt. Dabei handelt es sich um eine langwierige Prozedur, verbunden mit einer Strahlenexposition der Hände.
  In einer zweiten Sitzung wird die Ultraschallsonde wieder in die Planungsposition gebracht. Die Nadeln werden über ein Raster positioniert und eingestochen, wobei die Lage jeder einzelnen Nadel im Ultraschallbild mit Hilfe des eingeblendeten Rasters kontrollierbar ist. Mit Hilfe von Mandrins können nun Seeds und Distanzhalter durch die Hohlnadeln in die Prostata implantiert werden.
  Aus Strahlenschutzgründen wurde die Holm-Implantationstechnik in Freiburg modifiziert (Bruggmoser et al. 1987). Dabei kann in einer Sitzung sowohl die Planung als auch die Implantation der Seeds in die Prostata durchgeführt werden. Nach dem Ausmessen der Prostata verbleibt die Ultraschallsonde in der Planungsposition. Nach der Bestimmung der Anzahl der Seeds pro Nadel werden die einzelnen Nadeln mit Hilfe der auf das Sondenführungsrohr angebrachten Raster positioniert und eingestochen. Die Lage der Hohlnadeln kann nun am Ultraschallbild kontrolliert werden. Auf die einzelne Nadel wird nun ein Handstück gesteckt. Dieses Handstück enthält ein Magazin mit 10 Jodseeds. Nachdem über einen Mandrin ein Seed in die Prostata implantiert ist, wird die Schablone D (s. Abb. 2) und damit die

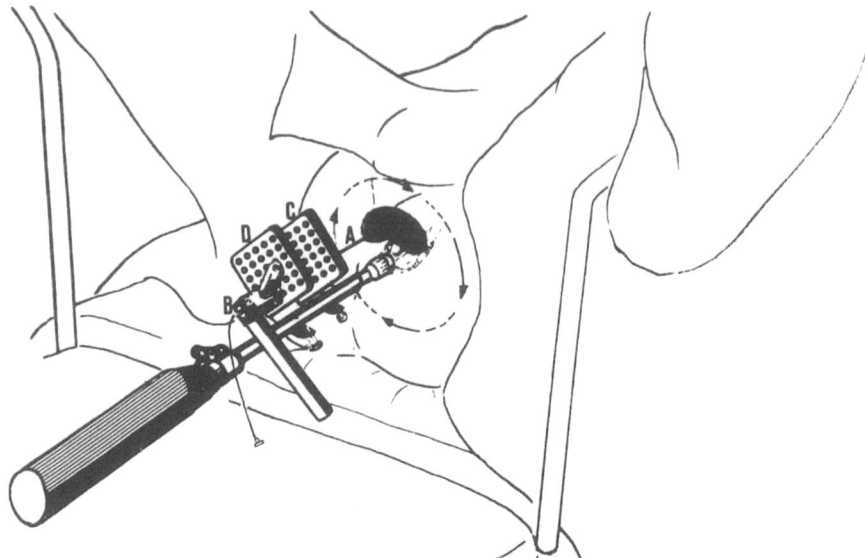

Abb. 2. Schemadarstellung der perinealen ultraschallkontrollierten interstitiellen Radiotherapie der Prostata

Nadel um einen definierten Abstand herausgezogen. Auf diese Weise werden alle vorberechneten Positionen pro Nadel abgearbeitet. Anschließend werden weitere Nadeln positioniert und mit Seeds beschickt.

Der Vorteil dieses Vorgehens liegt einerseits in der geringeren Strahlenbelastung für Operateur und Medizinphysiker, andererseits darin, daß in einer Sitzung Planung und Implantation durchgeführt werden kann. Da die Seeds einzeln und nicht über vorbereitete Nadeln appliziert werden, besteht eine größere Variationsmöglichkeit für die Seedverteilung. Der gesamte Vorgang der Implantation dauert etwa 1,5 h.

Nach Abschluß der Implantation wird eine erste Dosisbestimmung an der Körperoberfläche des Patienten durchgeführt und die Lage der Jod-125-Kapseln röntgenologisch und in CT-Schnitten dargestellt. Nach Lokalisation der Quellenpositionen wird eine Berechnung der akkumulierten Dosis durchgeführt (Abb. 3).

Richtlinien für den Strahlenschutz

In den Richtlinien Strahlenschutz in der Medizin (1979) wurden die Kriterien für die Entlassung der Patienten nach einer Brachytherapie mit Jod-125 festgelegt. Danach wird als Kriterium für die Entlassung sinnvollerweise nicht nur die implantierte Aktivität, sondern die Dosisleistung in der Umgebung des Patienten angegeben (Tabelle 2).

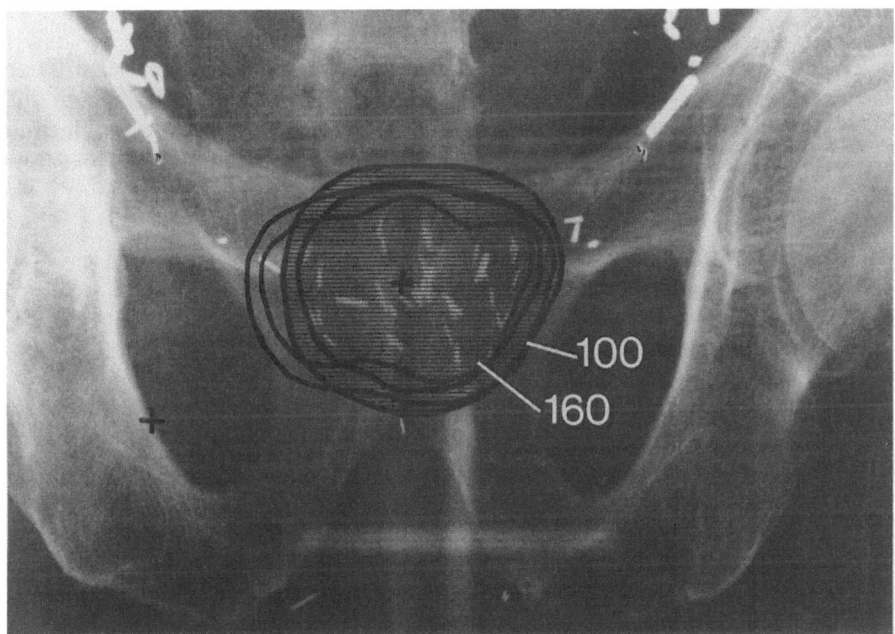

Abb. 3. Akkumulierte Dosis einer Jod-125-Implantation in Zielvolumenmitte. Vergleich der Isodosen 100 und 160-Gy-Isodosen. Berechnung für die geplante Seedverteilung (*schraffiert*) und für die Seedverteilung nach Implantation

Tabelle 2. Richtlinien nach Implantation
Dosisleistung (DL) in 1 m Abstand

DL <0,7 µsv/h	Entlassung ohne Benachrichtigung der Behörde
DL <2,4 µsv/h	Entlassung mit Benachrichtigung der Behörde
DL >2,4 µsv/h	Entlassung mit Genehmigung der Behörde

Im Mittel beträgt die Dosisleistung nach Implantation in einem Meter Abstand 0,5–1 µsv/h. Die Dosisleistung an der Körperoberfläche hingegen zwischen 60 und 120 µsv/h.

Praktische Strahlenschutzmaßnahmen

Wegen der geringen Photonenenergie ist die austretende Strahlung aus dem Körper des Patienten geringfügig und leicht abzuschirmen. Der Patient und seine Angehörigen werden in einem Merkblatt über die Beschränkungen im Umgang mit den übrigen Personen im häuslichen Bereich informiert. Die Erfahrung hat gezeigt, daß diese Einschränkungen in der Regel toleriert werden können.

Belastung des ärztlichen und Pflegepersonals

Unsere eigenen Untersuchungen – subtile Überwachung des betroffenen Personenkreises – ergaben eindeutig, daß sämtliche Strahlendosiswerte, die an den behandelnden Personen gemessen wurden, in voller Übereinstimmung mit der gültigen Strahlenschutzbestimmung stehen. Als Belastung ergeben sich für
Strahlentherapeut und Operateur (bei Implantation):
– Ganzkörperbelastung ca. 10 μSv, Fingerbelastung ca. 300 μSv.

Medizinphysiker (beim Messen der Aktivität der Kapseln, Laden der einzelnen Magazine und Implantation):
– Ganzkörperbelastung ca. 10 μSv, Fingerbelastung ca. 300 μSv

Operationsschwestern, Anästhesist und Pflegepersonal im Operationssaal:
– Ganzkörperbelastung vernachlässigbar, da keine meßbare Strahlenbelastung zu registrieren war.

Pflegepersonal:
– keiner besonderen Strahlenbelastung ausgesetzt [Auswertung größerer Reihen von Filmdosimetern im stationären Pflegebereich (Hilaris et al. 1977)].

Demgegenüber muß bei der Permanentimplantation von Gold-198 oder Iridium-192 mit einer wesentlich höheren Strahlenbelastung aller beteiligten Personen gerechnet werden.

Schlußfolgerungen

Hilaris et al. (1977, 1978) legten von einem großen mit interstitieller Strahlentherapie behandelten Krankengut Daten vor, die den Ergebnissen aller anderen Behandlungsmethoden bei gleicher Ausdehnung des Tumors wesentlich überlegen scheinen. Insbesondere wurden in den Stadien T1 und T2 ohne regionäre Lymphknotenmetastasen ausgezeichnete Resultate erzielt.

Aus radiologischer Sicht scheint die Implantationsmethode eine optimale Therapie darzustellen, da eine hohe Herddosis im Zielvolumen erreichbar ist, ohne das umgebende Gewebe wesentlich zu belasten. Auch in Rektum und Blase hält sich bei sorgfältig geplanter und durchgeführter Therapie die Strahlenbelastung in Grenzen (Wannenmacher u. Knüfermann 1982).

Die interstitielle Strahlentherapie bedeutet eine Optimierung der radiologischen Verfahren in der Behandlung des Prostatakarzinoms. Zusammen mit der pelvinen Lymphadenektomie wird eine Individualisierung der eventuell notwendigen Weiterbehandlung ermöglicht.

Für ein ausgewähltes Krankengut halten wir nach den vorliegenden Erfahrungen die Anwendung dieser Therapie für angezeigt (Koren et al.

1987), da nur geringfügige Nebenwirkungen, auch im Hinblick auf Spätkomplikationen, zu erwarten sind.

Literatur

Anderson LL, Kuan MN, Hilaris BS (1981) Modified dimension averaging method for J-125 interstitial implants. In: George FW (ed) KKK: Modern interstitial and intracavitary radiation management, Masson, New York Paris Barcelona

Bagshaw MA, Kaplan HS, Sagermann RH (1965) Linear accelerator supervoltage radiotherapy. VII. Carcinoma of the prostate. Radiology 85: 121

Barringer BS (1922) Carcinoma of the prostate. Surg Gynecol Obstet 34: 168

Barzell W, Ben MA, Hilaris BS, Whitmore WF (1977) Prostatic adenocarcinoma: relationship of grade and local extent to the pattern of metastases. J Urol 118: 278

Bruggmoser G, Nanko N, Hempel M, Heitz R, Wannenmacher M (1987) Vorrichtung zur schnellen, sicheren und strahlenbelastungsreduzierten perinealen Implantation von J-125-Seeds beim Prostatakarzinom. Strahlentherapie und Onkologie 163: 593–594

Burns GS, Raeside DE (1989) The accuracy of single-seed dose superposition for I-125 implants. Med Phys 16: 627–631

Carlton CE, Hudgins PT, Guerriero WG, Scott R (1976) Radiotherapy in the management of stage C carcinoma of the prostate. J Urol 116: 206

Cox JD, Stoffel TJ (1977) The significance of needle biopsy after irradiation for stage C adenocarcinoma of the prostate, Cancer 40: 156–160

Delcos I (1978) Are interstitial radium applications passé? In: Vafth M (ed) Renaissance of interstitial brachytherapy, frontiers of radiation therapy and oncology, vol 12. Karger, Basel, p 42

Del Regato JA (1967) Radiotherapy in the conservative treatment of operable and locally inoperable carcinoma of the prostate. Radiology 88: 761

Dewit L, van der Schueren E (1984) Radiation treatment planning for the localized prostatic carcinoma: methods and rationale. Strahlentherapie 160: 474–484

Flocks RH, Kerr HD, Elkins HP, Culp DA (1952) Treatment of carcinoma of the prostate by interstitial radiation with radioactive gold (Au-198): a preliminary report. J Urol 68: 510

Goffinet DR, Martinez A, Freiha F, Pooler DM, Pistenma DA, Cumes D, Bagshaw MA (1980) 125-iodine prostate implants for recurrent carcinomas after external beam irradiation: preliminary results. Cancer 46: 2727

Hanks GE, Dunlap K (1986) A comparison of the cost of various treatment methods for early cancer of the Prostate. Int J Radiat Oncol Biol Phys 12: 1879–1881

Hilaris BS, Whitmore WF, Batata M, Barzell W (1977) Behavioral Patterns of Prostate adenocarcinoma following 125-J implant ond pelvic node dissection. Int J Radiat Oncol Biol Phys 2: 631

Hilaris BS, Whitmore WF, Batata MA, Barzell W (1978) 125-J implantation of the prostate: dose-response considerations. In: Vaeth J (ed) Renaissance of interstitial brachytherapy: frontiers of radiation therapy and oncology, vol 12. Karger, Basel, p 82

Holm HH, Juul N, Pedersun F, Haugen H, Stroyer I (1983) Transperineal 125-iodine seed implantation in prostatic cancer guided by transrectal ultrasonography. J Urol 130: 283–286

Jani SK, Pennington EC, Knoop BM (1989) Dose anisotropy around an Au-198 seed source. Med Phys 16: 632–635

Kneschaurek P, Lindner H, Braun J (1985) Bestrahlungsplanung bei der interstitiellen Afterloadingbestrahlung der Prostata. Dt Ges Med Phy 6: 142145

Knüfermann H, Kuphal K, Bruggmoser G, Wannenmacher M, Sinagowitz W, Sommerkamp H (1980) Erster Erfahrungsbericht über die interstitielle Strahlentherapie des Prostatakarzinoms mit 125-Jod-Kapseln. Strahlentherapie 156: 167–177

Knüfermann H, Bruggmoser G, Wannenmacher M (1981) Die interstitielle Strahlentherapie in der Behandlung des Prostatakarzinoms. In: Wannenmacher M et al (Hrsg) Kombinierte chirurgische und radiologische Therapie maligner Tumoren. Urban & Schwarzenberg, München Wien Baltimore, S 63–69

Kuban DA, El-Mahdi AM, Schellhammer PF (1989) I-125 interstitial implantation for prostate cancer. What have we learned 10 years later? Cancer 63: 2415–2420

Koren H, Dollezal P, Alth G, Lunglmayer G, Kallinger W (1987) Interstitielle Iridiumtherapie des lokoregionalen Prostatakarzinoms mittels maschinellem Afterloading. In: Hammer J, Kärcher KH (Hrsg) Fortschritte in der interstitiellen und intrakavitären Strahlentherapie. Zuckerschwerdt, München Bern Wien San Francisco, S 167–168

Lipsett JA, Cosgrove MD, Green N, Casagrande JT, Melbye, George FW (1976) Factors influencing prognosis in the radiotherapeutic management of carcinoma of the prostate. Int. J Radiat Oncol Biol Phys 1: 1049

Marchese MJ, Hall EJ, Hilaris BS (1985) Clinical, Physical and radiobiological aspects of encapsulated: iodine-125 in radiation oncology. Endocuriether Hypertherm Oncol 6: 67–82

Müller RG, Thiel HJ, Schreiner F (1983) Physical conditions for interstitial therapy with I-125 seeds. Vth European Congress of Radiology, IInd Meeting of ESTRO, Bordeaux

Müller RG (1983) Biological conditions: experimental model for the cell response to low dose rate: irradiation. Vth European Congress of Radiology, IInd Meeting of ESTRO, Bordeaux

Paschkis R, Tättinger W (1910) Radiumbehandlung eines Prostatakarzinoms. Wien Klin Wochenschr 48: 1715

Riccabona M, Schorn A, Hammer J (1987) Perkutane, perineale, ultraschallgesteuerte Jod-125-Implantation beim Prostatakarzinom. In: Hammer J, Kärcher KH (Hrsg) Fortschritte in der interstitiellen und intrakavitären Strahlentherapie. Zuckschwerdt, München Bern Wien San Francisco, S 159–163

Rohloff R, Tauber R, Schätzl M, Wendt Th, Willich N (1988) Ergebnisse nach interstitieller Strahlentherapie mit J-125-Seeds bei der Behandlung des Prostatakarzinoms. Strahlenther Onkol 164: 195–201

Schmid AP, Seitz W, Schratter A, Zechner O, Theyer G (1987) Methodik und Technik der 192-Iridium-LDR-Afterloading-Behandlung des Prostatakarzinoms. In: Hammer J, Kärcher KH (Hrsg) Fortschritte in der interstitiellen und intrakavitären Strahlentherapie: Zuckerschwerdt, München Bern Wien San Francisco, S 164–166

Strahlenschutz in der Medizin (1979) Hoffmann, Berlin

Thiel HJ, Müller R, Schrott KM (1987a) Kombination von bilateraler pelviner Lymphadenektomie, permanenter J-125-Implantation und perkutaner Bestrahlung des lokalisierten Prostatakarzinoms, Teil 1: Methodik und Ergebnisse. Strahlenther Onkol 163: 175–184

Thiel HJ, Müller R, Schrott KM (1987b) Kombination von bilateraler pelviner Lymphadenektomie, permanenter J-125-Implantation und perkutaner Bestrahlung des lokalisierten Prostatakarzinoms. Teil 2: Diskussion und Schlußfolgerungen. Strahlenther Onkol 163: 164–175

Van der Werf Messing B, Sourer-Sikova V, Bronk DL (1976) Localized advanced carcinoma of the prostate radiation therapy versus hormonal therapy. Int J Radiat Oncol Biol Phys 1: 1143

Van der Werf Messing B (1976) Prostatic cancer treatment in the Rotterdam Radiotherapy Institute. Strahlentherapie 154: 537

Wannenmacher M, Sommerkamp H, Knüfermann H, Kuphal K (1979) Die interstitielle Strahlentherapie in der Behandlung des Prostatakarzinoms. Dtsch Ärztebl 76: 1371

Wannenmacher M, Knüfermann H (1982) Interstitielle Strahlentherapie des Prostata-Karzninoms – radiologische Aspekte. In: Faul P, Altwein J (Hrsg) Aktuelle Diagnostik und Therapie des Prostate-Karzinoms. Springer, Berlin Heidelberg New York, S 128–133

Wannenmacher, M, Sommerkamp H, Knüfermann H, Hempel M (1987) Interstitielle Strahlentherapie des Prostatakarzinoms mit Jod-125. In: Hammer J, Kärcher KH (Hrsg) Fortschritte in der interstitiellen und intrakavitären Strahlentherapie. Zuckerschwerdt, München Bern Wien San Francisco, S 149–155

Weaver KA, Smith V, Huang D, Barnett C, Schell MC, Ling C (1989) Dose parameters of 125-I and 192-Ir seed sources. Med Phys 16: 636–643

Young H (1922) Technique of radium treatment of cancer of the prostate and seminal vesicles. Surg Gynecol Obstet 34: 93

8. Brachytherapie des Prostatakarzinoms mit J-125.
Langzeitergebnisse nach retropubischer Seedimplantation

H. SOMMERKAMP und A. FRANKENSCHMIDT

Nach der klinischen Erprobung radioaktiver Nuklide – wie Au-198 und Ra-226 – zur interstitiellen Strahlentherapie des Prostatakarzinoms wurde J-125 von Hilaris u. Whitmore (1972) mit einem innovativen Konzept in die Klinik eingeführt. Die Strahlungscharakteristik dieses Nuklids ermöglichte in Vergleich zur konventionellen Teletherapie die Applikation höherer Herddosen über einen langen Zeitraum bei geringerer aktinischer Belastung der Nachbarstrukturen. Die Erfahrungen der ersten 10 Jahre (Grossman et al. 1982) waren ermutigend, wobei die zufriedenstellenden Ergebnisse bei frühen Tumorstadien und die sehr niedrige Rate an erektiler Impotenz das Verfahren als Alternative zur radikalen Prostatektomie erscheinen ließ.

Die nunmehr an zahlreichen Zentren gewonnenen Erfahrungen und das Vorliegen von Langzeitergebnissen ermöglichen zum jetzigen Zeitpunkt eine Wertung des Verfahrens und eine Gegenüberstellung der Ergebnisse mit denen der therapeutischen Alternativen.

Die eigenen Erfahrungen mit der retropubischen Implantationstechnik (Knüfermann et al. 1980) stützen sich auf ein Krankengut von 62 Patienten, die in den Jahren 1978–86 in der Abteilung behandelt wurden (Tabelle 1).

Bei einer Analyse der Ergebnisse nach dem Protokoll des Memorial Sloan Kettering Cancer Center New York (Monotherapie mit J-125 ohne perkutane Aufsättigung), wie es in den meisten Zentren Anwendung fand, müssen einige Punkte Berücksichtigung finden. Die Seedimplantation wurde auch bei Patienten mit regionärem Lymphknotenbefall vorgenommen, was bei einer Analyse von Progressionsdaten in Rechnung gestellt werden muß. Des weiteren wurden die Probleme einer geometrisch homogenen Seedverteilung bei manueller Implantation und das Ausmaß von Seedverlusten anfangs unterschätzt.

Tabelle 1. Eigenes Krankengut (1978–86). Stadien- und Gradingverteilung nach pelviner Lymphadenektomie und retropubischer J-125 Seedimplantation

	GI	GII	GIII	N+
T2	9	11	3	4
T3	3	24	12	14

Die Langzeitergebnisse nach retropubischer Seedimplantation müssen somit an den 3 Parametern:
- lokale Tumorkontrolle,
- Überlebensdaten und
- progressionsfreies Überleben

gemessen werden.

Lokale Tumorkontrolle

Das entscheidende Kriterium für die Effizienz des Konzepts der Brachytherapie mit J-125 ist seine Zuverlässigkeit in der lokalen Tumordestruktion. Eine Überlegenheit gegenüber der Hochvolttherapie müßte sich – bei höheren applizierbaren Gesamtdosen und geringeren Nebenwirkungen – primär hier dokumentieren. Die in verschiedenen Zentren erhobenen Befunde stützen sich in der Mehrzahl auf den klinischen Tastbefund (Tabelle 2), seltener auf bioptische Daten (Tabelle 3). Diese sind – beeinflußt durch die Strahlungscharakteristik des Nuklids – erst 24–26 Monaten nach Seedimplantation definitiv zu beurteilen (Kandzari et al. 86).

Die Datenanalyse läßt erkennen, daß kleinvolumige Tumoren (Stadium B) durchschnittlich in 85 % klinisch, und bioptisch gesichert in 62 % unter Kontrolle gebracht werden können. In höheren Tumorstadien und in Abhängigkeit von der Differenzierung des Karzinoms sind die Ergebnisse ungünstiger: in rund 34 % wird nach klinischen und in bis zu 67 % nach bioptischen Kriterien im Stadium C eine Tumorpersistenz gefunden. Schlecht differenzierte Karzinome weisen in diesem Stadium besonders hohe lokale Versagerquoten auf, die gegenüber der Hochvolttherapie signifikant sind (Schellhammer et al. 1989). Bei suspektem Tast- oder (transrektalem) Sonographiebefund läßt sich der bioptische Karzinomnachweis in 81 % führen (Lee et al. 1988). Abweichend von Rezidiven nach Hochvolttherapie,

Tabelle 2. Klinische Tumorpersistenz nach retropubischer J-125 Implantation (Langzeitergebnisse)

Patienten	Lokale Tumor-persistenz (%) Stadium		Zeit nach Implantation (Jahre)	Autoren
n	B	C		
106	15	25	5	*Morton* (1986)
113	15	25	5	*Peschel* (1985)
108	16	45	>2	*ElMahdi* (1984)
108	22	41	8,5	*Schellhammer* (1987)
160	20	40	>10	*Whitmore* (1987)
62	17	20	5–10	Eigenes Krankengut
Hochvoltdaten	7	17	>5	*Rounsaville* (1986)

Tabelle 3. Literaturübersicht: Biopsiebefunde nach Brachy-(Mono-) Therapie mit J-125 (retropub. Implantation)

Tumorstadium		Grading				$n =$	Zeit nach Implantation (Monate)	Autoren
B	C	alle Stad.	GI	GII	GIII			
		% positive Biopsie						
		78				14	12–19	Hadley (1979)
43	0	50	53	40	50	22	12–18	Lytton (1979)
		33				88		Herr (1982)
		62				8	12	Nadalini (1983)
		44				66	12–24	Walsh (1986)
37	67	42	25	60	67	38	24	Kandzari (1986)
33	43	35	27	35	47	71	>102	Schellhammer (1987)
		28				43	18	Torrey (1988)
		44				78	12–24	Weyrich (1990)
		46˜%						

die meist innerhalb von drei Jahren nach Bestrahlung apparent werden, zeigen sich Lokalrezidive nach J-125 überwiegend erst nach dieser Zeit (Kuban et al. 1987).

Eine Reihe von Faktoren sind für die ungünstigen lokalen Behandlungsergebnisse nach retropubischer J-125-Implantation diskutiert und auf ihre Relevanz überprüft worden (Sommerkamp et al. 1988): Dies sind in der mutmaßlichen Reihenfolge ihrer Bedeutung:
– Dosisinhomogenität,
– Diskordanz: Strahlencharakteristik/Tumorbiologie,
– Unterdosierung,
– Seedverluste.

Der bedeutsamste Faktor, der besonders bei größeren Zielvolumina zum Tragen kommt, ist die Isodoseninhomogenität. Eine Vielzahl von Autoren (Amin et al. 1985; Kandzari et al. 1986;) mußte feststellen, daß mit der retropubischen Frei-Hand-Implantation keine homogene Seedverteilung zu erreichen ist. Bei der geringen Halbwertsschichtdicke von J-125 (20 mm in Gewebe) mit steilem Dosisabfall am Rande sind Zonen relativer Unterdosierung für eine lokale Tumorpersistenz prädisponierend. – Die überdurchschnittlich ungünstigen Ergebnisse bei niederdifferenzierten Karzinomen führten zu der Erkenntnis, daß die langsame Abgabe der Strahlung beim J-125 nicht in der Lage ist, rasch proliferierende Zellklone aktinisch unter Kontrolle zubringen (Giles u. Brady 1986; Kuban et al. 1987; Marchese u. Hall 1984). Bei T3-Stadien addieren sich die Auswirkungen von Inhomogenität und Strahlenresistenz zu Resultaten, die übereinstimmend als nicht akzeptabel angesehen werden (Schellhammer et al. 1989; Sommerkamp et al. 1987, 1989). Die hohe mit J-125 applizierbare Herddosis von 180 Gy (entsprechend 70–80 Gy einer perkutanen Äquivalenzdosis) wurde von einer Reihe von Autoren nicht erreicht und erforderte oft eine sekundäre perkutane Aufsättigung (Amin et al. 1985; Lytton et al. 1979). Ursachen für die Unterdosierung waren eine unpräzise Volumenbestimmung des Zielorgans [bis zu 40 % Abweichung (Stone et al. 1988)] und Seedverluste bis zu 22 % (Giles u. Brady 1986; Sommerkamp et al. 1988).

Überlebensdaten

Literaturangaben aus verschiedenen Zentren zu Überlebensraten nach interstitieller Strahlentherapie mit J-125 (Tabelle 4)) sind mit durchschnittlich 85 % nach 5 Jahren gut übereinstimmend. Bei Beobachtungen über längere Zeiträume kommen die Einflüsse des Lymphknotenstatus, des Tumorstadiums und seiner Differenzierung deutlicher zum Tragen. Zahlreiche Autoren bewerten ihre Ergebnisse daher getrennt nach Kollektiven mit oder ohne regionären Lymphknotenbefall (Peschel et al. 1985; Schellhammer et al. 1985; Whitmore et al. 1985, 1987). Die schlechtere Prognose bei metastasierten Patienten kommt hier zum Ausdruck. Frühe Tumorstadien (T1-2) mit guter bis mittlerer Differenzierung zeigen mit 75–100 % 5-Jahresüberlebensraten Ergebnisse, die mit alternativen Strahlentherapieprotokollen (Hochvolt, Au-198) identisch sind (Schellhammer et al. 1985; Grossmann et al. 1982). Die deutlich schlechtere Prognose beim undifferenzierten Karzinom wird von einer Vielzahl von Autoren herausgestellt. Patienten mit lokal kontrolliertem Tumor haben deutlich bessere Überlebensdaten als solche mit lokaler Progression (Grossman et al. 1982).

Tabelle 4. 5- und 10-Jahres-Überlebensdaten („actuarial survival") nach Mono-Brachytherapie mit J-125 (pNo und pN+)

5-Jahres-Daten	Tumorstadium					Patienten	
	B1	B2	B3	C	alle Stad.	n	Autoren
					85	122	Giles (1986)
					86	141	Morton (1987)
					87	113	Peschel (1985)
	94	96	64	78	84	100	Grossman (1982)
					88	66	Walsh (1986)
	96		76	69	79	239	Whitmore (1985)
		83		72	76	62	Eigenes Krankengut
10-Jahres-Daten	72	66	58	50	(pNo)	96	Whitmore (1987)
		34	26	5	(pN+)	63	Whitmore (1987)

Progressionsanalyse

Ein Versagen der unter kurativer Intention ausgeführten Primärtherapie zeichnet sich nach der Brachytherapie mit J-125 durch lokale Tumorpersistenz oder -progression, Fernmetastasierung oder einer Kombination beider Faktoren ab. Ein Anstieg des Serum-PSA-Wertes wurde in unserem Krankengut als Progressionsindikator gewertet. Dieser Parameter stand früheren Autoren noch nicht zur Verfügung.

Bei der Bewertung der Progressionsdaten nach J-125-Monotherapie, als einem rein lokalen Behandlungsverfahren, sollten lymphknotenpositive Fälle (pN+; D1), die bis zu 35 % der Behandelten ausmachen (Whitmore et al. 1985), unberücksichtigt bleiben. Diese Stadien zeigen nach 5 Jahren in 55 % (Whitmore et al. 1985) bis 68 % (Peschel et al. 1985) und nach 10 Jahren in 92 % ein Therapieversagen (Whitmore et al. 1987).

Bei dem Krankengut, das allein für eine sinnvolle Behandlung mit J-125 in Betracht kommt (T1–3 pNo Mo), resultiert die Progression aus zum Zeitpunkt der Behandlung nicht erkannten Metastasen oder den Auswirkungen einer ungenügenden lokalen Tumorkontrolle. Welche Bedeutung die aktinische Zerstörung des Primärtumors für die Prognose hat, geht aus den Arbeiten von Kuban et al. (1987) und Scardino et al. (1986) deutlich hervor.

Analysen der Progressionsdaten zeigen, daß nach 5 Jahren rund 24 % der Patienten ohne Lymphknotenbefall in der Progression sind (Tabelle 5), davon ⅓ allein durch ein lokales Therapieversagen, ⅔ durch die Kombination mit Fernmetastasen (Whitmore et al. 1985). Nach 10 Jahren sind 64 % nicht tumorfrei, davon 36–62 % mit den Stadien B1–B2, die gute Voraussetzungen für einen kurativen Behandlungserfolg boten.

Zusammenfassende Wertung

Mit der Verwendung von J-125 als alleiniger Strahlenquelle in Form eines permanenten interstitiellen Implantats wurde 1972 ein radiotherapeutisches

Tabelle 5. Progressionsdaten nach retropubischer J-125 Seedimplantation bei lymphknoten-negativen (pNo) Patienten (% mit Progression)

5-Jahres-Daten	Tumorstadium				alle Stad.	Patienten n	Autoren
	B1	B2	B3 / B	C			
		20	62	28		87	Peschel (1985)
	0	25	34	20		51	Schellhammer (1985)
					17	394	Whitmore (1985)
		21	28		25	62	Eigenes Krankengut
10-Jahres-Daten	36	62	74	86	64	160	Whitmore (1987)

Konzept vorgestellt, das eine aussichtsreiche Alternative zur Hochvolttherapie des lokal begrenzten Prostatakarzinoms darstellte. Erfahrungen an zahlreichen Zentren über nunmehr fast 30 Jahre ermöglichen jetzt eine Bilanz und eine Wertung der Methode, insbesondere im Vergleich zu konkurrierenden Verfahren.

Die in früheren Jahren weit gestellte Indikation (mit Einbeziehung auch lymphknotenpositiver Patienten) erschwert die Bewertung des Verfahrens und erlaubt Vergleiche (wie etwa zur Radikaloperation) nur bei Kollektiven nach operativem (pNo) Staging.

Die Erfahrungen der vergangenen Jahre hat gezeigt, daß es – aus einer Vielzahl von Gründen – nicht zuverlässig möglich ist, eine geometrisch ideale Seed- und damit Isodosenverteilung bei manueller retropubischer Implantationstechnik zu erzielen. Bei kleinvolumigen Karzinomen (T1–2) fällt dieses Problem nicht sehr ins Gewicht. Hier sind Behandlungsresultate erzielt worden, die bezüglich der lokalen Tumorkontrolle denen einer Hochvolttherapie und auch der Radikaloperation gleichwertig sind (Schellhammer 1989). Bei größeren Tumoren ist durch eine Reihe von methodischen Problemen (Volumetrie, Gesamtdosis, Seedverluste) eine regionale Unterdosierung nicht auszuschließen. Die negativen Erfahrungen der meisten Zentren mit Tumoren im Stadium T3 veranlaßten einige Kliniker, die Mängel in der Dosisverteilung durch eine perkutane Aufsättigung auszugleichen (Delaney et al. 1986); hohe Komplikationsraten ohne deutlich bessere Ergebnisse im Vergleich zur alleinigen Teletherapie ließen diesen Weg jedoch nicht sinnvoll erscheinen (Sommerkamp et al. 1989). – Eine unerwartete Limitierung der Anwendung von J-125 wurde durch erfolglose Behandlungen beim niederdifferenzierten Karzinom induziert. Offensichtlich ist die Strahlungscharakteristik des Nuklids mit geringer Dosisabgabe über einen langen Zeitraum nicht geeignet, schnellproliferierende Zellpopulationen aktinisch auszuschalten. Die Mehrzahl der Autoren schließt daher undifferenzierte Karzinome – insbesondere im Stadium T3 – von der Behandlung mit J-125 aus. Mit der Hochvolttherapie lassen sich hier bessere Ergebnisse erzielen (Morton et al. 1986; Schellhammer et al. 1989).

Die früher weit gestellte Indikation zur Brachytherapie mit J-125 mußte nach den Ergebnisanalysen auf ein kleines Spektrum ausgewählter Patienten zurückgenommen werden. Die derzeitige Indikation zur Brachytherapie mit J-125 engt sich auf die Stadien T2 pNo Mo GI–II ein. Das inzidente Karzinom mit J-125 Seeds zu behandeln ist problematisch, da in der Prostatakapsel Seeds nur schwer zu implantieren sind und mit höheren Seedverlusten gerechnet werden muß. Spezialindikationen sind die sekundäre J-125-Implantation bei lokaler Tumorpersistenz nach Hochvolttherapie (Cumes et al. 1981); die Ergebnisse sind hierbei nicht zufriedenstellend. Bei Patienten nach Nierentransplantation ist die (perineale) J-125-Implantation oft der technisch einzig mögliche Weg der Primärtumorbehandlung.

Das retropubische, manuelle Seedimplantationsverfahren muß heute als technisch überholt und von den Ergebnissen her als unbefriedigend bezeichnet werden. Eine Überlegenheit gegenüber der perkutanen Hochvolttherapie hat sich nur in Teilbereichen nachweisen lassen. Die künftige Entwicklung der interstitiellen Therapie mit J-125 läuft – neben der Indikationseinengung und der Erprobung von Nukliden mit günstigerer Strahlungscharakteristik – auf eine Optimierung der Seedimplantationspräzision hinaus. Unter transrektaler Sonographiekontrolle lassen sich die Seeds perkutan perineal deutlich besser implantieren, als es nach der konventionell retropubischen Methode möglich war (Holm et al. 1983).

Vergleichende Ergebnisse, liegen derzeit noch nicht über einen genügend langen Zeitraum vor, wenn auch bereits über eine verbesserte lokale Tumorkontrolle berichtet wird.

Literatur

Amin PP, Sewchand W, Ravelo P, Salazar OM (1985) Correlation of clincal evaluation and dosimetry for I-125 implants of prostate cancer. Int J Radiat Oncol Biol Phys 11: abstr. 51

Cumes DM, Goffinet DR, Martinez A, Stamey TA (1981) Complications of 125-Iodine implantation and pelvic lymphadenectomy for prostatic cancer with special reference to patients who had failed external beam therapy as their initial mode of therapy. J Urol 126: 620–622

Delaney TF, Shipley WU, O'Leary MP, Biggs PJ, Prout GR jr (1986) Preoperative irradiation, lymphadenectomy, and 125-Iodine implantation for patients with localized carcinoma of the prostate. Int J Radiat Oncol Biol Phys 12: 1179–1185

El-Mahdi AM, Turalba CIC, Schellhammer PF, Higgins EM (1984) Local results of external beam irradiation versus Iodine-125-implantation for carcinoma of the prostate. Int J Radiat Oncol Biol Phys 10 [Suppl 2] abstr. 76

Giles GM, Brady LW (1986) 125-Iodine implantation after lymphadenectomy in early carcinoma of the prostate. Int J Radiat Oncol Biol Phys 12: 2117–2125

Grossman HB, Batata M, Hilaris B, Whitmore WF jr (1982) 125-Iodine implantation for carcinoma of prostate. Further follow-up of first 100 cases. Urology 20: 591–598

Hadley DAA, Herr HW, Wuerker RB (1979) Evaluation of postirradiated prostate biopsy for prostatic carcinoma. Surg Forum 30: 572–574

Herr HW, Whitmore WF (1982) Significance of prostatic biopsies after radiation therapy for carcinoma of the prostate. Prostate 3: 399–401

Hilaris BS, Whitmore WF (1972) Radiation therapy of cancer of the prostate, a new approach using interstitial and external sources. Clin Bull Memorial Hosp 2: 94–98

Holm HH, Juul N, Pedersen JF, Hansen H, Stroyer I (1983) Transperineal 125-Iodine seed implantation in prostatic cancer guided by transrectal ultrasonography. J Urol 130: 283–286

Kandzari SJ, Riley Rs, Belis JA, Jain PR (1986) Postradiation biopsy and histological effect in early stage prostatic cancer treated with 125-Iodine implants. Prostate 9: 319–326

Knüfermann H, Kuphal K, Bruggmoser G, Wannenmacher W, Sinagowitz E, Sommerkamp H (1980) Erster Erfahrungsbericht über die interstitielle Strahlentherapie des Prostatakarzinoms mit 125-Jod-Kapseln. Strahlenther 156: 167–177

Kuban DA, El-Mahdi AM, Schellhammer PF (1987) Effects of local tumor control on distant metastasis and survival in prostatic adenocarcinoma. Urology 30: 420–426

Lee F, Torp-Pedersen S (1988) Transrectal ultrasound in the diagnosis and staging of local disease after I-125 seed implantation for prostate cancer. Int J Radiat Oncol Biol Phys 15: 1453–1459

Lytton B, Collins JT, Weiss RM, Schiff MS, McGuire EJ, Livolsi V (1979) Results of biopsy after early stage prostatic cancer treatment by implantation of I-125 seeds. J Urol 121: 306–309

Marchese J, Hall EJ (1984) Encapsulated Iodine-125 in radiation oncology. Am J Clin Oncol 7: 613–616

Morton JD, Harrison LB, Peschel RE (1986) Prostatic cancer therapy: comparison of external beam radiation and I-125 seed implantation treatment of stages B and C neoplasms. Radiology 159: 249–252

Morton JD, Peschel RE (1987) Iodine-125 implant versus external beam therapy for stages A2, B and C cancer of the prostate. Int J Radiat Oncol Biol Phys 13 [Suppl 1]: 104 (meeting abstract)

Nadalini VF, Giglio C, Bruttini G, Positano N, Fassone M, Fasce L, Medica M, de Angelis P, Fantacci O, Scarpati D, Ledda S (1983) Contrôles histologiques après implant de grains d'I-125 pour cancer de la prostate. J d'Urol 89: 187–190

Peschel RE, Fogel TD, Kacinski BM, Kelly K, Mate TP (1985) Iodine-125 implants for carcinoma of the prostate. Int J Radiat Oncol Biol Phys 11: 1777–1781

Rounsaville MC, Green JP, Vaeth JM, Purdon RP, Heltzel MM (1987) Prostatic carcinoma: limited field irradiation. Int J Radiat Oncol Biol Phys 13: 1013–1020

Scardino PT, Frankel JM, Wheeler TM, Meacham RB, Hoffmann GS, Seale C, Wilbanks JH, Easley J, Carlton CE (1986) The prognostic significance of post-irradiation biopsy results in patients with prostatic cancer. J Urol 135: 510–515

Schellhammer PF, El-Mahdi AE, Ladaga LE, Schultheiss T (1985) 125-Iodine implantation for carcinoma of the prostate: 5-year survival free of disease and incidence of local failures. J Urol 134: 1140–1145

Schellhammer PF, El-Mahdi AM, Higgins EM, Schultheiss TE, Ladaga LE, Babb TJ (1987) Prostate biopsy after definitive treatment by interstitial 125-Iodine implant or external beam radiation therapy. J Urol 137: 897–901

Schellhammer PF, Whitmore RB, Kuban DA, El-Mahdi AM, Ladaga LA (1989) Morbidity and mortality of local failure after definitive therapy for prostate cancer. J Urol 141: 567–571

Sommerkamp H, Knüfermann H, Wannenmacher (1987) Grenzen der Strahlentherapie beim undifferenzierten Prostatakarzinom II. Interstitielle Strahlentherapie. Tumordiagn Ther 8: 22–27

Sommerkamp H, Rupprecht M, Wannenmacher M (1988) Seed loss in interstitial radiotherapy of prostatic carcinoma with I-125. Int J Radiat Oncol Biol Phys 14: 389–392

Sommerkamp H, Rupprecht M, Bruggmoser G, Wannenmacher M (1988) Determinanten der lokalen Tumorkontrolle in der interstitiellen Strahlentherapie des Prostatakarzinoms. Urologe [A] 27: 117–122

Sommerkamp H, Knüfermann H (1989) Interstitielle Strahlentherapie mit J-125 in: Prostatakarzinom. In: Spektrum der kurativen Therapie, Sommerkamp H, Altwein J (Hrsg). Karger, Basel München, S 41–83

Stone NN, Forman JD, Sogani PC, Hilaris BS, Whitmore WF (1988) Transrectal ultrasonography and I-125 implantation in patients with prostate cancer. J Urol 139: 313A

Torrey RR, Kunihira DY, Wong D, Slater JM (1988) The role of post 125-Iodine biopsy and lymph node status in predicting recurrence and survival in patients with adenocarcinoma of the prostate. J Urol 139: 461A

Walsh TF, Kandzari SJ (1986) Five year survival of 78 patients with adenocarcinoma of the prostate treated by I-125 interstitial irradiation and pelvic lymphadenectomy. J Urol 135: 337A

Weyrich TP, Kandzari SJ, Jain PR (1990) I-125 seed implants for prostatic carcinoma: five and ten year follow-up. J Urol 143: 306A

Whitmore WF jr, Hilaris B, Batata M, Sogani P, Herr H, Morse M (1985) Interstitial radiation: Short-term palliation or curative therapy? Urology 25 [Suppl]: 24–29

Whitmore WF jr, Hilaris B, Sogani PC, Herr HW, Fair WR (1987) Interstitial irradiation with I-125. In: Management of clinically localized prostate cancer. NIH Consensus Development Conference, Bethesda, Maryland, National Institutes of Health, pp 36–37

9 Problematik des inzidenten Prostatakarzinoms

P. FAUL und G. PARTECKE

Einleitung und Begriffsbestimmung

Die Bezeichnung „inzidentes" Prostatakarzinom wurde erstmals von der Weltgesundheitsorganisation (WHO) im Jahr 1974 vorgeschlagen. Der Begriff beschreibt ein Karzinom, welches zu Lebzeiten zufällig bei der mikroskopischen Untersuchung im Gewebematerial nach transurethraler Resektion (TUR) oder offener Adenomektomie gefunden wird. Der rektale Palpationsbefund ist dabei unauffällig.

Der Begriffsbestimmung, Einschätzung der biologischen Aktivität und die klinische Bedeutung dieses Karzinomtyps erfolgten bisher in keiner Weise einheitlich. Begriffe wie „latent", „okkult", „fokal", „Carcinoma in situ", „Pathologenkrebs" und „Frühkarzinom" waren gebräuchlich.

Folgende Begriffe haben neben dem „inzidenten Prostatakarzinom" Bedeutung und sind wie folgt definiert:
1. das „latente Karzinom": klinisch stummes, postmortal bei der Autobiopsie zufällig entdecktes Karzinom;
2. das „okkulte Karzinom": ein durch klinische Symptomatik, z.B. Metastasen, auffallender Tumor ohne Bekanntsein des Primärtumors;
3. das „klinisch manifeste Prostatakarzinom mit klinischem Erscheinungsbild.

Jewett stellte 1975 erstmals fest, daß das biologische Verhalten des inzidenten Prostatakarzinoms heterogen ist und mit dem Tumorvolumen und dem Grading korreliert. Er unterscheidet zwischen kleinen Tumoren (unifokal mit hohem Differenzierungsgrad) vom Typ A1, welche klinisch nur selten progredient werden und Karzinomen mit größerer Ausdehnung (multifokal oder niedrigem Differenzierungsgrad) vom Typ A2, welche aggressiv wachsen und frühzeitig metastasieren können.

Die in der Literatur nachfolgenden Subklassifikationen stützen sich auf diese von Jewett u.a. angegebenen Kriterien. Unglücklicherweise bleiben viele Fragen noch unbeantwortet. Im Augenblick fehlt immer noch eine einheitliche Definition für die Unterscheidung zwischen einem A1- und einem A2-Karzinom.

Die vorgeschlagenen Systeme sind sehr zahlreich und die Begriffe „fokal" und „diffus" werden sehr unterschiedlich definiert.

Dabei werden Kriterien wie unifokal oder multifokale Herde bzw. deren Anzahl, diffuses Karzinomwachstum, der Befall verschiedener Lappen, der prozentuale Karzinombefall der vorliegenden Gewebsprobe oder die Anzahl der karzinombefallenen Resektionsspäne und der histologische Differenzierungsgrad zur Unterscheidung zwischen einem A1- und A2-Karzinom herangezogen.

Der prozentuale Tumorbefall des Resektionsmaterials wird sehr unterschiedlich bewertet. Während für die eine Gruppe von Autoren ein mehr als 5%iger Tumorbefall bereits diffuses Tumorwachstum und ein A2-Karzinom bedeutet (Cantrell et al. 1981), fordern andere dafür einen mehr als 10%igen (Dhom u. Hautumm 1975), einen mehr als 25%igen (Barnes et al. 1976) bzw. einen mehr als 50%igen Befall des entfernten Gewebes (Donoghue et al. 1977).

Für Khalifa u. Jarman (1976) handelt es sich dann um ein A2-Karzinom, wenn mehr als 3 Tumorherde im Resektionsmaterial gefunden werden, und für Golimbu et al. (1978) liegt dann ein A2-Karzinom vor, wenn mehr als 5 Resektionsspäne befallen sind oder der Tumor schlecht differenziert ist. Bei Boxer et al. (1977) müssen mehr als 3 Späne befallen sein oder ein G2- bzw. G3-Karzinom vorliegen, damit die Voraussetzungen für ein A2-Karzinom gegeben sind (Tabelle 1).

Nach Catalona u. Scott (1978) und Sheldon et al. (1980) liegt immer dann ein A2-Karzinom vor, wenn in mehr als 1 Lappen Tumorherde gefunden werden.

Tabelle 1. Subklassifikation des inzidenten Prostatakarzinoms

Autor	A1	A2
WHO (1974)	$T_0N_0M_0G_1$	$T_0N_0M_0G_{2-3}$
Barnes (1976)	Fokal: < 25% der Probe	Diffus: > 25% der Probe
Dhom et al. (1975)	Fokal: < 10% der Probe	Diffus: > 10% der Probe
Jewett (1975)	Fokal: < 10% der Probe	Diffus: > 10% der Probe
Cantrell et al. (1981)	Fokal: < 5% der Probe	Diffus: > 5% der Probe
Donoghue et al. (1977)	G_1 Fokal: hochdifferenziert < 50% der Probe	G_{2-3} Diffus: mäßig- oder niederdifferenziert > 50% der Probe
Khalifa et al. (1976)	Fokal: 1–3 Foci	Diffus: > 3 Foci
Golimbu et al. (1978)	weniger als Stadium A2	>5 Resektionsspäne oder schlecht differenziert
Golimbu et al. (1979)	Fokal: G_1 < 5 Späne < 3 Foci	Diffus: multifokal $G_{2,3}$
Catalona et al. (1978)	A_0 = fokal A1 = 1 Lappen befallen	Diffus oder multifokal
Boxer (1977)	fokal: G_1 < 3 Späne	G_{2-3}, mehr Volumen
Sheldon et al. (1980)	A_0 fokal 3 Späne A1 lokal 3 Späne	Diffus; Karzinom in 2 nicht benachbarten Quadranten

Obwohl bereits 1974 von der WHO eine entsprechende Klassifikation erarbeitet wurde, welche sich jedoch nie durchsetzen konnte, und nur in Europa Anwendung fand, hat die vom Jewett 1975 empfohlene Einteilung, vor allem in den anglo-amerikanischen Ländern Bedeutung gewonnen und findet fast ausschließlich in der Literatur Berücksichtigung.

Nachdem beide Subklassifikationen mit Fehlern behaftet sind, hat die WHO eine neue Einteilung erarbeitet, welche große Aussicht auf eine weltweite Anerkennung und Anwendung verspricht (Hermanek 1986) (Tabelle 2).

Tabelle 2. Einteilung des „inzidenten Prostatakarzinoms"

Angloamerikanisch (nach *Jewett* 1975)	A	A1 ~ fokal begrenzt
		A2 ~ multifokal bzw. diffus
WHO bzw. UICC (1974)	T_0	$T_0N_0M_0G_1$ ~ A1
		$T_0N_0M_0G_{2-3}$ ~ A2
WHO bzw. UICC (1987)	T_1	T_{1a} ~ nicht mehr als drei mikroskopische Karzinomherde
		T_{1b} ~ mehr als drei mikroskopische Karzinomherde

Der Vorteil dieser neu verfaßten Klassifikation besteht darin, daß der hohen biologischen Aktivität des A2-Karzinoms Rechnung getragen wird.

Das A2- oder wie es jetzt heißt T 1b-Karzinom wird dem früheren B2- und jetzigen T 2b-Tumor (größer als 1,5 cm oder in mehr als einem Prostatalappen vorhanden) gleichgesetzt und in dem klinischen Stadium II zusammengefaßt.

Der Nachteil dieser neuen Einteilung besteht darin, daß die bisherigen Klassifikationsprinzipien des TNM-Systems unberücksichtigt bleiben, d.h. ein nichtpalpabler, klinisch unauffälliger Tumor – früher To – wird jetzt der T1-Kategorie, also einem palpablen und klinisch manifestenTumor zugeordnet.

Diese Tatsache fordert ein vollständiges Umdenken (Tabelle 3).

Häufigkeit des inzidenten Prostatakarzinoms

Die Häufigkeit eines inzidenten Prostatakarzinoms wird in der Literatur zwischen 4 und 30 % angegeben (Greene u. Simon 1955; Labess 1952) und ist von der Untersuchungstechnik einerseits sowie dem Lebensalter des Patienten andererseits abhängig (Barnes u. Ninan 1972; Gleason u. Mellinger 1974; Melchior et al. 1974; Sonda et al. 1984).

Tabelle 3. Inzidentes Prostatakarzinom T-Kategorie und Stadieneinteilung nach WHO (1987). (Nach *Hermanek* 1986)

T-Kategorie

$T_1 \begin{cases} T_{1a} \sim \text{nicht mehr als 3 mikroskopische Karzinomherde} \\ T_{1b} \sim \text{mehr als 3 mikroskopische Karzinomherde} \end{cases}$

Stadieneinteilung				
Stadium 0	T_{1a}	N_0	M_0	G_1
	T_{2a}	N_0	M_0	G_1
Stadium I	T_{1a}	N_0	M_0	$G_{2, 3-4}$
	T_{2a}	N_0	M_0	$G_{2, 3-4}$
Stadium II	T_{1b}	N_0	M_0	Jedes G
	T_{2b}	N_0	M_0	Jedes G

Im Autopsiematerial von Männern, welche älter als 50 Jahre sind, fand Shoonees et al. (1972) in 25-30% ein Prostatakarzinom, bei Männern älter als 80 Jahren, sogar in 66,7% der Fälle.

Bei diesen Karzinomen handelt es sich jedoch in allen Fällen um ein monofokales Karzinom. Edwards et al. (1953) berichtet über eine Inzidenzrate von 29% im Autopsiematerial. Man spricht in diesen Fällen von einem „latenten" Karzinom, nachdem das Karzinom zu Lebzeiten latent verlief und ausschließlich bei der Obduktion entdeckt werden konnte.

Pathomorphologische Untersuchungen haben gezeigt, daß nur ca. 10% aller Karzinome im Zentrum der Drüse entstehen und die Inzidenzhäufigkeit in Richtung der Peripherie hin zunimmt. Auffällig ist die unterschiedliche Inzidenz, welche von 4 – 80% reicht. Zu diesen erheblichen Abweichungen können folgende Überlegungen angestellt werden:

Die größte Fehlerquelle bei der morphologischen Beurteilung liegt zum einen im Gebrauch unterschiedlicher histologischer Kriterien und zum anderen in der unvollständigen Aufarbeitung des bei der TUR oder offenen Operation entfernten Gewebsmaterials (Carroll et al. 1985). Ein weiterer Fehler kann darauf beruhen, daß die transurethrale Resektion inkomplett erfolgt und nur der zentrale Anteil der Prostata reseziert wird, wobei die kapselnahen Anteile zurückbleiben.

Nachdem sich aus der Unterscheidung zwischen A1- und A2-Karzinom für den Urologen erhebliche Konsequenzen bezüglich der Therapie ergeben, kommt der Diagnosestellung durch den Pathologen entscheidende Bedeutung zu.

Eine morphologische Fehleinschätzung oder mangelhafte Untersuchung des vorliegenden Materials führt zwangsläufig zu einer falschen Stadieneinteilung und damit entsprechend falscher therapeutischer Konsequenz.

Diagnostik

Bedeutung der Materialaufarbeitung im TUR-Gewebe

Wie intensiv muß die Untersuchung des durch TUR oder Ektomie entfernten Gewebes erfolgen, um die Gefahr eines Understagings zu mindern?

Die aufgeworfene Frage findet wie so vieles im Zusammenhang mit dem inzidenten Prostatakarzinom keine einheitliche Beantwortung. In diesem Zusammenhang vertreten Murphy et al. (1986) die Meinung, daß bei der mikroskopischen Untersuchung von nur 6 g Gewebe bereits 100% aller klinisch bedeutenden A2-Karzinome und 63% aller A1-Karzinome entdeckt werden können. Untersucht man 10 g Gewebe, können 82% aller A1-Karzinome diagnostiziert werden.

Eine vollständige Untersuchung des gesamten, durch TUR oder offene Adenomektomie gewonnenen Gewebes sei nicht erforderlich. Eine statistische Erklärung dafür stellt die Tatsache dar, daß das Prostatakarzinom in der Regel uniform innerhalb der entfernten Resektionsspäne vorliegt.

Hinzu kommt die Tatsache, daß ein fokal begrenztes A1-Karzinom sehr selten niederdifferenziert ist. Zusätzlich könnten bei dieser Untersuchungstechnik auch Kosten und Zeit gespart werden (Tabelle 4).

Tabelle 4. Entdeckungsrate von A1- und A2-Karzinomen in Abhängigkeit von der untersuchten Gewebemenge. (Nach *Murphy* et al. 1986)

Untersuchungsmaterial		6 g	10 g	Gesamt
Entdeckungsrate	A1	63 %	82 %	100 %
	A2	100 %	100 %	100 %

Dieser Meinung widersprechen jedoch die Befunde von Kastendieck (1980), welcher bei der Untersuchung von 120 radikalen Prostataektomiepräparaten in 27,5 % ein unifromes und in 72,5 % ein pluriformes Karzinom fand. Gleichzeitig konnte er die Inzidenzrate von 11 % bei morphologischen Stichproben durch eine komplette Untersuchung des gesamten TUR-Materials auf 15,5 % steigern.

Um die Anzahl inzidenter Prostatkarzinome möglichst vollständig zu erfassen, empfiehlt die Mehrzahl der Autoren doch eine möglichst komplette Untersuchung der entfernten Prostata (Beynon et al. 1983; Dhom 1985; Moore et al. 1986; Newman et al. 1982; Sheldon et al. 1980).

Newman et al. (1982) konnten durch eine vollständige histologische Aufarbeitung des Resektionsmaterials die Anzahl der inzidenten Prostatakarzinome um 65 % steigern. Auch Moore et al. (1986) betonen die Notwendigkeit einer vollständigen Untersuchung des Gewebes, um auch – die zwar seltenen – jedoch biologisch hochaktiven unifokal niederdifferenzierten A2-Karzinome entdecken zu können. Denton et al. (1965) fanden bei Anwendung der Stufenschnitt-Technik eine 2- bis 3fach höhere Inzidenzrate.

Durch ein spezielles Vorgehen bei der TUR mit einer getrennten Vierquadrantenresektion und kompletter histologischer Untersuchung der peripheren, meist karzinomtragenden Gewebsanteile, glauben Sheldon et al. (1980) die Gefahr, ein vorhandenes inzidentes Prostatakarzinom nicht zu diagnostizieren, weitgehend ausschließen zu können.

Durch eine spezielle Resektionstechnik, welche der von Sheldon ähnelt, mit fraktionierter Resektion der rechten und linken Innendrüse sowie der rechten und linken Außendrüse und kompletter Untersuchung der entsprechenden Gewebsanteile konnten wir jedoch nur eine geringe Häufigkeitssteigerung des inzidenten Prostatakarzinoms erreichen.

Während bei 732 Prostataadenomen, welche einer konventionellen Untersuchungstechnik unterzogen wurden, eine Inzidenzrate von 7,9 % gefunden wurde, lag die Inzidenzrate bei 94 Prostataadenomen, welche fraktioniert reseziert wurden und deren Material komplett untersucht wurde, bei 9,6 % (Tabelle 5).

Tabelle 5. Unterschiedliche Häufigkeit des inzidenten Prostatakarzinoms nach konventioneller und fraktionierter Resektionstechnik

	Anzahl der TURs n	Anzahl der inzidenten Prostatakarzinome n [%]
TUR konventionell	732	58 (7,9)
TUR fraktioniert	94	9 (9,6)
Eigene Ergebnisse		

Bei der Intensität der Untersuchung des zur histologischen Beurteilung vorliegenden Materials wird man sich meist für einen Kompromiß zwischen dem Optimalen und dem Machbaren entschließen müssen.

Dhom (1985) und Beynon et al. (1983) schlagen deshalb folgende Untersuchungstechnik vor:

Bis zu einem Resektionsgewicht von 30 g wird das Material vollständig eingebettet und untersucht. Ist das resezierte Adenom schwerer als 30 g, werden zunächst 30 g eingebettet und vollständig untersucht (10 Paraffinblöcke). Findet man dabei ein Karzinom vom Stadium A1, so folgt anschließend die weitere Einbettung des restlichen Materials und komplette Untersuchung zum Ausschluß eines A2-Karzinoms.

Entdeckungsmöglichkeit des nicht palpablen Tumors

Die periphere Zone der Prostata ist in 80% der Ursprungsort für ein Prostatakarzinom. Obwohl auch durch transrektalen Ultraschall (TRUS) kleine periphere Karzinome diagnostizierbar sind, werden diese in der Regel zuerst durch die rektale Palpation erfaßt. Etwa 20% der Karzinome nehmen ihren Ursprung in der Übergangszone und stellen damit den Hauptanteil nicht palpabler und inzidenter Prostatakarzinome dar. Da die Übergangszone, welche die Harnröhre umgibt, den Ursprung für die BPH darstellt, wird diese auch bei der transurethralen Resektion zuerst entfernt (Cohen u. Resnick 1983).

Obwohl mit Hilfe des TRUS ein kapselüberschreitendes Wachstum relativ gut zu erkennen ist, läßt der TRUS beim Nachweis kleiner Karzinome in der Übergangszone der Prostata viele Wünsche offen. Die Gründe dafür sind vielschichtig. Zunächst ist das Auflösungsvermögen auch des 7 mgHz Schallkopfs im Zentrum der Drüse geringer als in der Peripherie. Hinzu kommt, daß spezifische Veränderungen, z.B. Steine, Infarkte und Entzündungen, besonders in der Übergangszone die Aussagekraft des TRUS einschränken und das normale Schallmuster der harnröhrennahen Region ein heterogenes, also hypo-, iso- und hyperdenses Echo haben kann, im Gegensatz zu der peripheren Zone, welche in der Regel ein homogenes Schallmuster besitzt.

Dabei liegt die Nachweismöglichkeit eines inzidenten Prostatakarzinoms mittels TRUS bei ungefähr 25% (Tabelle 12) Karzinome in der Übergangszone sind häufig von mikroskopischer Größe und multizentrisch angeordnet. Da ein Karzinom im Stadium A (T1) vor einer transurethralen Resektion der Prostata oder offenen Adenomektomie durch rektale Palpation nicht zu diagnostizieren ist, erhebt sich die Frage, ob das inzidente Prostatakarzinom durch andere Verfahren früher zu entdecken ist.

Agatstein et al. (1987) führten bei 102 Männern mit unauffälligem Palpationsbefund eine blinde, alle Quadranten der Prostata erfassende rektale Feinnadelbiopsie vor geplanter TUR durch. Die Inzidenzrate der Stadien A (T1)- Karzinome lag in dieser Gruppe von Männern bei 18,6% (19 von 102 Patienten). Von diesen 19 A (T1)- Karzinomen waren 15 A1 (T 1A) und 4 A2 (T 1b)- Karzinome.

Das prostataspezifische Antigen (PSA) kann auch bei nicht palpablen Tumoren erhöht sein. Da die Höhe des PSA in der Regel jedoch eng mit dem

Tabelle 12. TPS beim inzidentellen Prostatakarzinom

Autor	n	Hypo (%)	$PC_{bioptisch}$ (% der Hypo)
Perrin (1989)	602	27	7
Hunter (1989)	800	22	24
Cooner (1989)	1035	27	19

Tabelle 13. PSA zum Nachweis des T_1 – Prostatakarzinoms

Autor		PSA ↑	n	Sensitivität
Stamey	(1987)	> 2,5ng/ml	5 / 14	36 %
Ercole	(1987)	>4,0ng/ml	7 /12	59 %

Tumorvolumen und Staging korreliert, kann das PSA beim inzidenten Prostatakarzinom nicht als zuverlässiger Marker betrachtet werden. Stamey et al. (1987) und Ercole et al. (1987) geben eine Sensitivität der PSA zum Nachweis eines T1-Karzinoms von 36 bis 59 % an (Tabelle 13).

Patienten mit einem A- bzw. T1-Karzinom haben meist auch ein Begleitadenom, so daß die Spezifität der PSA-Bestimmung durch das Adenomvolumen mit negativ beeinträchtigt wird. Dies zeigt sich auch in der Beobachtung, daß nach TUR P der PSA-Spiegel abfällt. Während eine Normalisierung des PSA-Spiegels nach TUR keine klinische Bedeutung besitzt, sollte beim PSA-Anstieg nach TUR P an eine Tumorprogression gedacht und die Biopsie durchgeführt werden. Dabei muß festgestellt werden, daß es derzeit keine zuverlässige, nichtinvasive Untersuchung gibt, mit der ein nicht palpables Prostatakarzinom (A1, T1) vor einer TUR oder offenen Adenomektomie zu diagnostizieren ist.

Bedeutung einer wiederholten TUR (sog. Second-look-TUR)

In diesem Zusammenhang stellt sich die Frage: Kann bei einer einmaligen TUR das inzidente Karzinom ausreichend zuverlässig diagnostiziert werden oder sind mehrere Resektionen erforderlich, um auch die peripheren Karzinomanteile zu erfassen und damit auch Patienten mit einem größeren Residualtumor und höherem Risiko zu entdecken?

Zur Beantwortung dieser Frage tragen entscheidend die Befunde im radikalen Prostataektomiepräparat nach vorausgegangener TUR bei. Dabei konnten nach radikaler Prostatektomie und voran gegangener TUR in 50–80 % der Fälle ein Residualtumor gefunden werden (Blackard et al. 1971; Lehmann et al. 1968), welcher in 13–27 % der Fälle diffus wächst (Parfitt et al. 1983; Schroeder et al. 1983).

Zahlreiche Autoren berichten über die Inzidenzhäufigkeit des zufällig entdeckten Karzinoms nach wiederholter Resektion. Carrol et al. (1985) fanden im Resektat nach wiederholter TUR in 24 % einen Residualtumor (Tabelle 6).

Kopper et al. (1983) stellten fest, daß der im TUR-Material histologisch nachgewiesene Tumorherd nur in 75 % der Fälle der wahren Tumorausdehnung entspricht.

Ein wichtiges Kriterium bezüglich der biologischen Potenz eines Karzinoms und seiner Behandlungsbedürftigkeit stellt das Lebensalter des

Tabelle 6. Häufigkeit des inzidenten Prostatakarzinoms nach wiederholter TUR (Second-look-TUR)

Autoren		Residualtumor [%]	Up-Staging [%]
Carroll et al.	(1985)	24	7
Kopper et al.	(1983)	20	11
McMillen et al.	(1976)	37	26
Parfitt et al.	(1983)	18	3,5
Bridges et al.	(1983)	30	5
Sonda et al.	(1984)	29	9,7
Gesamt		24,6	10,3

Literaturübersicht

Krebspatienten dar. Wenn ein kleiner Tumor mit hoher Differenzierung (G1) progredient wird, erfolgt dies in der Regel über eine längere Zeitspanne. Wenn McNeals Theorie korrekt ist, lebt ein 60jähriger Patient lang genug, um an einem kleinen, hochdifferenzierten Karzinom (A1) nicht sterben zu müssen (McNeal 1969).

Eine Anzahl von durchschnittlich 10%, welche bei der ersten TUR falsch klassifiziert wurde (Understaging), unterstreicht die Notwendigkeit, eine zweite TUR („second look") anzuschließen, um die kleine Patientengruppe mit einem A2-Karzinom, welche ein höheres Risiko der Progression hat, zu entdecken (Tabelle 6).

Wann sollte eine Nachresektion (Second-look-TUR) durchgeführt werden?

Immer nur dann, wenn sich aus dem nachfolgenden Befund auch die therapeutische Konsequenz in Form einer radikalen Prostatektomie oder Strahlenbehandlung ergeben wird. Vor allem bei einem jungen Patienten mit einem lokalisierten, unifokalen G1-Karzinom (A1 entsprechend T 1a) sollte man zum Ausschluß eines A2- bzw. T1b-Karzinoms unbedingt eine Nachresektion anschließen (Sonda et al. 1984). Ebenso dann, wenn der Verdacht auf eine inkomplette Resektion besteht (Tabelle 7). Dabei erscheint es nur

Tabelle 7. Nachresektion beim inzidenten Prostatakarzinom A1 (T_{1a})

⊕Nachresektion

Nur bei geplanter therapeutischer Konsequenz
– radikale Prostatektomie oder Strahlenbehandlung
● Jüngerer Patient mit lokalisiertem, unifokalem G_1-Karzinom (A1)
  – Gefahr der Entdifferenzierung
● Verdacht auf inkomplette Resektion

logisch, daß eine Nachresektion bei Patienten in höherem Lebensalter und bei erhöhtem Operationsrisiko nicht in Frage kommt.

Nach Kopper et al. (1983) kann jedoch auch ein junger Mann mit einem unifokalen und hochdifferenzierten A1-Karzinom bereits nach der ersten TUR als geheilt angesehen werden, wenn die zusätzlich durchgeführte Stanz- bzw. Feinnadelbiopsie negativ ausfällt.

Mit dem Wunsch, eine lokale Tumorprogredienz frühzeitig zu erkennen, sollte man Patienten mit einem A1-Karzinom auf jeden Fall regelmäßig rektal untersuchen und in ¼-jährlichen Abständen feinnadelbioptisch kontrollieren.

Biologische Aktivität

Die biologische Potenz eines Prostatakarzinoms in seinen verschiedenen Tumorstadien ist prinzipiell nicht vorhersehbar. Ein kleines, hochdifferenziertes Karzinom wird meist nur langsam progredient werden, es kann jedoch auch schnell metastasieren oder zu Lebzeiten des Patienten latent bleiben. Wenn auch eine exakte Prognose in keinem Fall möglich ist, gibt es prognostische Kriterien, welche in der Regel die biologoische Aktivität des Karzinoms bestimmen, nämlich Tumorgröße und Differenzierungsgrad sowie Lebensalter des Patienten. Diese Merkmale haben auch beim inzidenten Prostatakarzinom Gültigkeit.

Patienten mit einem unifokalen, hochdifferenzierten Karzinom (A1 bzw. T 1a) haben nahezu alle eine sehr gute Prognose und zeigen nur selten klinisch eine Progredienz (Bauer et al. 1960; Correa et al. 1974; Haapiainen et al. 1986; Montgomery et al. 1961).

Demgegenüber haben Patienten mit einem A2 (T 1b) – Karzinom generell eine schlechte Prognose, vor allem in bezug auf die Überlebensrate (Barnes et al. 1976; Bartsch et al. 1983; Bauer et al. 1960; Khalifa u. Jarman 1976), eine frühzeitige Progression (Cantrell et al. 1981; Correa et al. 1974), das Auftreten von Lymphknotenmetastasen (Bass u. Barrett 1980; Donoghue et al. 1979; Golimbu et al. 1978) und histologischen Differenzierungsgrad (Bauer et al. 1960; Golimbu et al. 1978; Heaney et al. 1978; Prout et al. 1980).

Patienten mit einem A2-Karzinom scheinen eine heterogene Population darzustellen und eine Prognose hinsichtlich des klinischen Verlaufs ist im Individualfall schwierig. Trotz der Existenz gewisser Risikofaktoren für das A2-Karzinom, wie diffuses oder multifokales Wachstum, Entdifferenzierung (G2, G3) und geringes Lebensalter, gibt es Karzinomträger, für welche diese Kriterien keine Bedeutung haben. Eine kleine Gruppe zeigt nur eine geringe Neigung zur Invasion und Metastasierung.

Tabelle 8. Durchschnittliche Überlebenszeit beim Prostatakarzinom im Stadium A1 (T_{1a}) und Stadium A2 (T_{1b})

Autoren	5-Jahres-Überlebenszeit		10-Jahres-Überlebenszeit	
	A1	A2	A1	A2
Khalifa et al. (1976)	75%		44,8%	
Sheldon et al. (1980)	63%	66%	50%	28%
Bartsch et al. (1983)	69%	50%	59%	40%

Literaturübersicht

Überlebensrate

Klinische Untersuchungen haben gezeigt, daß die Überlebenszeit von Patienten mit einem A2-Karzinom in aller Regel geringer ist als die eines A1- und sogar eines B1-Karzinoms (Tabelle 8; Barnes et al. 1976; Bartsch et al. 1983; Kastendiek 1980; Jewett 1975; Khalifa u. Jarman 1976; Sheldon et al. 1980; Shoonees et al. 1972; Vickery u. Kerr 1963; Whitmore 1956).

Gleason u. Bellinger (1974) fanden beim A2-Karzinom eine 2mal höhere Todesrate als bei einem B-Karzinom. Auch Shoonees et al. (1972) berichtet über eine durchschnittliche Überlebenszeit von

1,96 Jahren im Stadium A,
4,03 Jahren im Stadium B,
3,65 Jahren im Stadium C und
1,72 Jahre für das Stadium D.

Demnach hätte nur das Karzinom im Stadium D eine schlechtere Prognose als im Stadium A.

Barnes et al. (1976) betonen ebenfalls die geringe Überlebensrate von Patienten im Stadium A gegenüber dem Stadium B1. Im einzelnen beträgt die 5-, 10- und 15-Jahres-Überlebenszeit:

im Stadium A2: 58%, 26 bzw. 14%;
im Stadium B1: 70%, 64 bzw. 38% und
im Stadium B2: 66%, 60 bzw. 36% (Tabelle 9).

Tabelle 9. Durchschnittliche Überlebensrate beim Prostatakarzinom im Stadium A (T_1) und B (T_2). (Nach *Barnes* et al. 1976)

Stadium	5-Jahres-Überlebenszeit	10-Jahres-Überlebenszeit	15-Jahres-Überlebenszeit
A1		50%	
A2	58%	26%	14%
B_1	70%	64%	38%
B_2	66%	60%	36%

Tabelle 10. Häufigkeit pelviner Lymphknotenmetastasen bei Prostatakarzinom im Stadium A (T_1) und B (T_2)

Autoren		A1 (T_{1a})	A2 (T_{1b})	B_1 (T_{2a})
Donoghue	(1976)	0 %	22 %	5 %
Varkarakis	(1975)		25	14,3
Golimbu	(1978)	0	37,5	18
Correa	(1979)		24	15
Carlton	(1979)		18	11
Wilson	(1977)	0	50	
Paulson	(1980)	0	27,5	
Leiskovsky	(1980)	0	12,5	
Grossmann	(1980)	0	53	
Sheldon	(1980)	0	24	
Mc Laughlin	(1976)			21

Literaturübersicht

Die Tatsache, daß die Überlebenszeit von Patienten mit einem A2-Karzinom weit unter der eines Karzinoms vom Stadium B, also einem tastbaren Tumor liegt, zeigt, daß dieser Tumor wegen seiner hohen biologischen Aktivität von großer klinischer Bedeutung ist. Damit muß ein A2-Karzinom in seinem Verhalten näher bei einem B2-Karzinom als bei einem A1-Karzinom angesiedelt werden.

Dieser Tatsache wurde auch in der neuen Einteilung der UICC dadurch Rechnung getragen, daß ein Karzinom vom Stadium A1 bzw. T1a (mittel-, niederdifferenziert oder anaplastisch) zusammen mit dem Stadium B1 (T2a; mitteldifferniziert oder anaplastisch) im klinischen Stadium I und das inzidente Prostatakarzinom vom Typ A2 bzw. T1b alle Differenzierungsgrade zusammen mit dem B2 bzw. T 2b- Tumor im klinischen Stadium II zusammengefaßt wurden.

Das aggressive Verhalten des A2-Karzinoms kommt auch dadurch zum Ausdruck, daß die Inzidenzrate pelviner Lymphknotenmetastasen wesentlich größer ist als beim B1-Karzinom (Tabelle 10).

Zusammenfassung und Empfehlungen zur Behandlungsstrategie

Ein inzidentes Prostatakarzinom ist definitionsgemäß ein nichtpalpabler Tumor, welcher morphologisch nach TUR oder offener Adenomektomie diagnostiziert wird. Durch TRUS und PSA-Bestimmung kann eine große, neue Gruppe von Patienten entdeckt werden, bei welchen durch eine anschließende Biopsie ein inzidentes Prostatakarzinom diagnostiziert werden kann. Die biologische Aktivität dieser Tumoren ist unklar und demnach auch die Wahl einer individuellen Therapie schwierig, so lang es nicht möglich ist, mit Hilfe exakter, klinisch nachgewiesener Faktoren entsprechende Risikogruppen zu definieren.

Neben einer konventionellen, hormonellen Behandlung und ausschließlichen Beobachtung des Patienten (Wait-and-see-Strategie) finden die Hochvolttherapie und aggressive Operationsverfahren, wie die radikale Prostatektomie Anwendung.

Durch TUR werden heute Alters- und untersuchungsabhängig zwischen 10 und 25 % Prostatakarzinome im Stadium A bzw. T 1 diagnostiziert. Die große Mehrzahl dieser Patienten wird an dem Karzinom nicht sterben, auch wenn keine Behandlung erfolgt.

Die Behandlung einer Erkrankung setzt ein Verständnis ihres natürlichen Verlaufs voraus, wobei stets auch die behandlungsbedingte Morbidität einer genauen Betrachtung bedarf und der Nutzen der Behandlung für den Patienten gewährleistet sein muß.

A1 (T1a)-Karzinome werden in der Regel äußert selten progredient und klinisch manifest. Wenn auch diese Gruppe von Patienten eine Tumorprogression aufweisen kann, muß diese Progression nicht zwangsläufig mit einer Morbidität oder dem Tod an dieser Erkrankung einhergehen.

Obwohl die Komplikationen, vor allem Impotenz und Inkontinenz nach radikaler Prostatektomie, in den letzten Jahren durch Verbesserung der Operationstechnik erheblich reduziert werden konnten, stellt diese Operation nach wie vor einen großen Eingriff dar, welche mit einer entsprechenden Morbidität verknüpft ist.

Für den typischen Patienten mit einem A1 (T 1a)-Karzinom, für welchen das Risiko, an dieser Erkrankung zu sterben, sehr gering einzuschätzen ist, besteht für eine aggressive Behandlungsform keine Berechtigung, so daß eine radikale Prostataektomie, jedoch auch eine Strahlenbehandlung, in diesem Krankheitsstadium nicht gerechtfertigt ist. Diese Patienten sollten einer Wait-and-see-Strategie zugeführt werden und durch regelmäßige rektale Palpationen, PSA-Bestimmung, transrektale Sonographie und evtl. transrektale Feinnadelbiopsie überwacht werden.

Die Häufigkeit pelviner Lymphknotenmetastasen, die hohe Anzahl multilokulärer Residualtumoren und die histologischen Befunde im radikalen Prostatektomiepräparat sowie die hohe biologische Aktivität des A2 (T 1b)-Karzinoms zeigt, daß es sich hier – im Gegensatz zu dem A1-Karzinom – um einen aggressiven Tumor handelt. Dies rechtfertigt (unter Berücksichtigung des Alters und des Gesundheitszustandes des Patienten) eine aggressive Therapie. Sowohl die radikale Prostatektomie als auch die externe Hochvolttherapie – wenn auch in etwas geringerem Maße – führen zu einer deutlichen Lebensverlängerung, auch wenn am Ende 20 % der Patienten trotz jeder Therapie an ihrem Karzinom versterben.

Bedauerlicherweise ist es heute noch nicht möglich, die kleine Gruppe von Patienten zu bestimmen, deren inzidentelles Prostatakarzinom eine hohe biologische Aktivität besitzt, deren Krankheit progredient wird und die an ihrem Karzinom sterben werden. Die dringende Empfehlung, diese Patienten sorgfältig zu überwachen, erscheint zwar logisch, aber der Erfolg einer evtl. verzögerten Behandlung mit kurativer Zielsetzung konnte bisher noch nicht nachgewiesen werden.

Tabelle 11. Therapie beim inzidenten Prostatakarzinom A1 (T_{1a}) und A2 (T_{1b})

A1 (T_{1a})	
älterer Patient	jüngerer Patient
"wait and see"	TUR-Nachresektion (Second-look-Resektion) / \ A1 A2 "wait and see" radikale Prostatektomie Hochvolttherapie

A2 (T_{1b})	
Androgendeprivation: • operativ (Orchiektomie) • medikamentös	radikale Prostatektomie

Deshalb müssen alle Anstrengungen gemacht werden, entsprechende klinisch relevante Prognostikatoren zu verfeinern und neue zu entwickeln. In der Zwischenzeit sollten alle emotionalen Argumente, daß jedes Prostatakarzinom einer Behandlung bedarf, unterdrückt werden, so lang der natürliche Verlauf und die biologische Aktivität des nicht palpablen Karzinoms (A bzw. T1) nicht auf besseres Verständnis stoßen. Handelt es sich um einen älteren Patienten mit einem A2-Karzinom, welcher für eine radikale Operation oder Strahlentherapie nicht in Frage kommt, sollte dieser einer systemischen Therapie mit entsprechend Androgen-Entzug zugeführt werden (Tabelle 11).

Die radikale Prostatektomie stellt zwar die aggressivste Therapieform beim A2-Karzinom dar und bietet die größte Aussicht auf Heilung, trotzdem sprechen im Einzelfall einige Punkte gegen diese Behandlungsform.

Beim A2-Karzinom handelt es sich häufig bereits um eine systemische Erkrankung mit pelvinen Lymphknotenmetastasen in 22–37 % der Fälle [21, 28], so daß der Wert einer radikalen Prostatektomie in derartigen Fällen diskutiert werden kann.

Literatur

Agatstein EH, Hernandez FJ, Layfield LJ, Smith RB, de Kernion JB (1987) Use of fine needle aspiration for detection of stage A prostatic carcinoma before transurethral resection of the prostate: a clinical trial. J Urol 138: 551–553

Barnes RW, Ninan Ca (1972) Carcinoma of the prostate: biopsy and conservative therapy. J Urol 108: 897–899

Barnes R, Hirst A, Rosenquist R (1976) Early carcinoma of the prostate. Comparison of stages A and B. J Urol 115: 404–415

Bartsch G, Dietze O, Hohlbrugger G, Marberger H, Mikuz G (1983) Incidental carcinoma of the prostategrading and tumor volume in relation to survival rate. World J Urol 1: 24–28

Bass RB, Barrett DM (1980) Radical retropubic prostatectomy after transurethral prostatic resection. J Urol 124: 495–497

Bauer WC, Mc Gavran MH, Carlin MR (1960) Unsuspected carcinoma of the prostate in suprapubic prostatectomy specimens; a clinico-pathological study of 55 consecutive cases. Cancer 13: 370–372

Beynon LL, Busuttil A, Newsam JE, Chisholm GD (1983) Incidental carcinoma of the prostate: selection for deferred treatment. Br J Urol 55: 733–736

Blackard CE, Mellinger GT, Gleason DF (1971) Treatment of stage I carcinoma of the prostate: a preliminary report. J Urol 106: 729–733

Boxer RJ, Kaufman JJ, Gooderin WE (1977) Radical prostatectomy for carcinoma of the prostate. 1951–1976, a review of 329 patients. J Urol 117: 208–210

Bridges CH, Belville WD, Insalaco SJ, Buck AS (1983) Stage A prostatic carcinoma and repeat transurethral resection: A reappraisal five years later. J Urol 129: 307–308

Carroll PR, Leitner TC, Yen B, Watson RA, Williams RD (1985) Incidental carcinoma of the prostate: significance of staging transurethral resection. J Urol 133: 811–814

Cantrell BB, Deklerk DP, Eggleston JJ, Boitnott JK, Walsh PC (1981) Pathological factors that influence prognosis in stage A prostatic cancer: the influence of extent versus grade. J Urol 125: 516–520

Catalona WJ, Scott WW (1978) Carcinoma of the prostate. A Review. J Urol 119: 1–8

Cohen JM, Resnick MJ (1983) The use of transrectal ultrasonography in the diagnosis of stage A prostate cancer. World J Urol 1: 12–14

Correa RJ, Anderson RG, Gibbon RP, Mason JT (1974) Latent carcinoma of the prostate – why the controversy? J Urol 111: 644–646

Cooner WH, Mosley BR, Rutherford CL, Beard JH, Pond HS, Bass RB, Terry WJ, Igel TC (1988) Clinical application of transrectal ultrasonography and prostatic specific antigen in the search for prostate cancer. J Urol 139: 758–761

Cooner WH, Mosley BR, Rutherford CL, Beard JH, Pond HS, Bass RB, Terry WJ, Igel TC (1989) Coordination of urosonography and prostatespecific antigen in the diagnosis of nonpalpable prostate cancer. J Endourol 3: 193–199

Dhom G, Hautumm B (1975) Die Morphologie des klinischen Stadiums O des Prostatakarzinoms (incidental carcinoma). Urologe [A] 14: 104–111

Dhom G (1985) Histopathology of prostatic cancer. Diagnosis and differential diagnosis. Pathol Res Pract 179: 277–303

Denton SE, Choy SH, Valk WL (1965) Occult prostatic carcinoma diagnosed by the step section technique of the surgical specimen. J Urol 93: 296–298

Donoghue RE, Pfister RR, Weigel, JW, Stonington OG (1977) Pelvic lymphadenectomy in stage A prostatic cancer. Urology 9: 273–275

Donoghue RE, Fauver HE, Whitesel JA, Pfister RR (1979) Staging prostatic cancer. A different distribution. J Urol 122: 327–328

Edwards CN, Steinthorsson E, Nicholson D (1953) An autopsy study latent prostatic cancer. Cancer 6: 531–554

Ercole CE, Lange PH, Mathisen M, Chiou RK, Redd DK, Vessella RL (1987) Prostatic specific antigen and prostatic acid phosphatase in the monitoring and staging of patients with prostatic cancer. J Urol 138: 1181–1194

Faul P, Eisenberger F, Elsaesser E (1985) Metastatischer Befall pelviner Lymphknoten in Abhängigkeit vom morphologischen Differenzierungsgrad und klinischen Stadium des Prostatakarzinoms. Urologe [A] 24: 326–329

Freiha FS, Pistenma DA, Bagshaw MA (1979) Pelvic lymphadenectomy for staging prostatic carcinoma: is it always necessary? J Urol 122: 176–177

Gleason DF, Mellinger GT, Veterans Administration Cooperative Urological Research Group (1974) Prediction of prognosis for prostatic adenocarcinoma by combined histological grading and clinical staging. J Urol 111: 58–64

Golimbu M, Schinella R, Morales P, Kurusu S (1978) Differences in pathological characteristics and prognosis of clinical A 2 prostatic cancer from A 1 and B desease. J Urol 119: 618–622

Golimbu M, Morales P (1979) Stage A 2 prostatic carcinoma. Should staging system be reclassified? Urology 13: 592–596

Greene LF, Simon HB (1955) Occult carcinoma of the prostate. Clinical and therapeutic study of eighty-three cases. JAMA 158: 1494–1498

Grossmann JC, Carpiniello V, Greenberg SH, Malley TR, Wein AJ (1980) Staging pelvic lymphadenectomy for carcinoma of the prostate: Review of 91 cases. J Urol 124: 632–634

Haapiainen R, Rauniko S, Mäkinen J, Alfthan O (1986) To carcinoma of the prostate. Influence of tumor extent and histologic grade on prognosis of untreated patients. Eur Urol 12: 16–20

Heaney JA, Chang HC, Daly JJ, Prout GJ (1978) Prognosis of clinically undiagnosed prostatic carcinoma and the influence of endocrine therapy. J Urol 118: 283–287

Hermanek P (1986) Neue TNM/pTNM-Klassifikation und Stadieneinteilung urologischer Tumoren ab 1987. Urologe [B] 26: 193–197

Hunter PK, Butler SA, Hodge GB, Hutchinson J (1989) Detection of prostatic cancer using transrectal ultrasound and sonographically guided biopsy in 1418 symptomatic patients. J Endourol 3: 167–175

Jewett, HJ (1975) The present status of radical prostatectomy for stages A and B prostatic cancer. Urol Clin North Am 2: 105–124

Kastendiek H (1980) Morphologie des Prostata Karzinoms in Stanzbiopsie und totalen Prostatektomien. Pathologe 2: 31–43

Khalifa NM, Jarman WB A Study of 48 cases of incidental carcinoma of the prostate. Followed 10 years or longer. U Urol 116: 329–331

Kopper B, Dhom G, Mast G, Konrad G, Ziegler M (1983) Staging des „Incidental carcinoma" der Prostata durch diagnostische transurethrale Resektion. Akt Urol 14: 277–280

Labess M (1952) Occult carcinoma in clinically benign hypertrophy of the prostate. J Urol 68: 893–896

Lehmann TH, Kirchheim D, Braun E, Moore R (1968) An evaluation of radical prostatectomy for incidentally diagnosed carcinoma of the prostate. J Urol 99: 646–650

Lieskovsky G, Skinner DG, Weisenburger T (1980) Pelvic lymphadenectomy in the management of carcinoma of the prostate. J Urol 124: 635–638

Mc Cullough DL, Prout, GR, Daly JJ (1974) Carcinoma of the prostate and lymphatic metastases. J Urol 111: 65–67

Mc Laughlin AP, Saltzstein SL, Mc Cullough DL, Gittes RF (1976) Prostatic carcinoma: incidence and location of unsuspected lymphatic metastases. J Urol 115: 89–94

Mc Millen SM, Wettlaufer JN (1976) The role of repeat transurethral biopsy in the stage A carcinoma of the prostate. J Urol 116: 759–760

Mc Neal JE (1969) Origin and development of carcinoma in the prostate. Cancer 23: 24–34

Melchior J, Valk WL, Foret JD, Mebust WK (1974) Transurethral resection of the prostate via perineal urethrostomy: complete analysis of 7 years of experience. J Urol 111: 640–643

Montgomery TR, Whitlock GF, Nohlgren JE, Lewis AM (1961) What becomes of the patient with latent or occult carcinoma of the prostate? J Urol 86: 655–658

Moore GH, Lawshe B, Murphy J (1986) Sampling of transurethral prostatectomy specimens in the diagnosis of adenocarcinoma. Am J Surg Pathol 10: 165–169

Murphy WM, Dean PJ, Brasfield JA, Tatum L (1986) Incidental carcinoma of the prostate. How much sampling is adequete? Am J Surg Pathol 10: 170–174

Newman AJ, Graham MA, Xarlton CE, Lieman S (1982) Incidental carcinoma of the prostate at the time of transurethral resection: importance of evaluating every chip. J Urol 128: 948–950

Parfitt HE, Smith JA, Seaman JP, Middleton RG (1983) Surgical treatment of Stage A 2 prostatic carcinoma: significance of tumor grade and extent. J Urol 129: 763–765

Paulson DF, Piserchia PV, Gardner W (1980) Predictors of lymphocytic spead in prostatic adenocarcinoma: Uro-Oncology Research Group Study. J Urol 123: 697–699

Perrin P, Mouriguand P, Monsallier M, Oukheira H, Maquet JH, Devonec M (1989) Hypothetical place of transrectal ultrasound in the diagnosis of prostate cancer at an early stage. J Endourol 3: 109–113

Prout GR, Heaney JA, Griffin PP, Daly JJ, Schipley WU (1980) Nodal involvement as a prognostic indicator in patients with prostatic carcinoma. J Urol 124: 226–231

Sheldon CA, Williams RD, Fraley EE (1980) Incidental carcinoma of the prostate: a review of the literature and critical reappraisal of classification. J Urol 124: 626–631

Shooness R, Palma LD, Gaeta JF, Moore RM, Murphy GP (1972) Prostatic carcinoma treated at categorial center clinical and pathologic observations. NY State J Med 72: 1021–1024

Sonda LP, Grossmann HB, Mc Gregor RJ, Gikas PW (1984) Incidental adenocarcinoma of the prostate: the role of repeat transurethral resection in staging. Prostate 5: 141–146

Schroeder FH, Bloom JHM, Hop WCJ, Mostofi FK (1983) Incidental carcinoma of the prostate treated by total prostatectomy. World J Urol 1: 15–23

Stamey TA, Yang N, Hay AR, Mc Neal JE, Freiha FS, Redwine E (1987) Prostate-specific antigen as a serum marker for adeno-carcinoma of the prostate. N Engl J Med 317: 909–916

Varkarakis MJ, Murphy GP, Nelson CM Chekval M, Moore RH, Flocks RH (1975) Lymph node involvement in prostatic carcinoma. Urol Clin North Am 2: 197–201

Vickery Al, Kerr WS (1963) Carcinoma of the prostate, treated by radical prostatectomy. A clinicopathological survey of 187 cases followed for 5 years and 148 cases followed for 10 years. Cancer 16: 1598–1608

Whitmore WF (1956) Symposium on hormones and cancer therapy: hormone therapy in prostatic cancer. Am J Med 21: 697–713

Wilson CS, Dahl DS, Middleton RG (1977) Pelvic lyphadenectomy for the staging of apparently localized prostatic cancer. J Urol 117: 197–203

10. Nachresektion beim inzidentellen Prostatakarzinom

B. KOPPER und M. ZIEGLER

Einleitung

Das inzidentelle Karzinom ist als das vom Pathologen zufällig im transurethralen Resektionsmaterial der Prostata oder Adenomektomiepräparat entdeckte Karzinom definiert. Da der Prostatatastbefund unauffällig ist und keine klinischen Hinweise auf einen malignen Prozeß bestehen, werden diese Tumoren als Stadium 0 oder T1 (UICC 1987) von den tastbaren, klinisch manifesten Prostatakarzinomen abgegrenzt. In der Literatur finden sich zahlreiche Hinweise, daß das Inzidentalkarzinom von seiner biologischen Potenz her und bezüglich seiner Prognose kein einheitlich zu bewertender Tumor ist. Histologische Untersuchungen des Primärtumors, Staging-TUR-Befunde und prognostische Kriterien beweisen die Heterogenität dieses Tumors, der zumindest 2 Gruppen vonTumoren umfaßt, die durch die lokale Ausdehnung des Tumors und dessen Malignitätsgrad gegeneinander abgrenzbar sind. Wenn auch der Wissensstand über das unterschiedliche biologische Verhalten der inzidentellen Karzinome in den letzten Jahren erheblich erweitert wurde, so gibt es weiterhin kontroverse Ansichten über Klassifikation, biologische Bedeutung und Art des therapeutischen Vorgehens beim Inzidentalkarzinom (Kastendieck 1985).

Inzidenz

Die Häufigkeit des inzidentellen Karzinoms beträgt, bezogen auf transurethrale Resektionen und Adenomektomien wegen benigner Prostatahyperplasie durchschnittlich 10 % (Chilton et al. 1978; Dhom u. Hautumm 1975; Dias et al. 1978; Jewett 1975; Newman 1982; Prout 1972; Kastendieck 1984; Sheldon et al. 1980). Voneinander abweichende Angaben über die Tumorinzidenz hängen neben der Ausdehnung der Resektion überwiegend von der Intensität der histologischen Untersuchungstechniken und vom Alter des Patienten ab. Wird statt der Aufarbeitung des Resektionsmaterials durch Stichproben die aufwendige Stufenschnittechnik angewandt, so steigt die Inzidenzrate von 6 auf 21 % (Correa et al. 1972).

Die Durchführung von Stufenschnitten bei der histo-pathologischen Aufarbeitung bedeutet eine 2- bis 3mal häufigere Entdeckung inzidenteller

Prostatakarzinome. Die vollständige Aufarbeitung des gesamten Resektionspräparates ist jedoch routinemäßig nicht durchführbar. Demnach werden durch die Routineschnittechnik nur 30–50 % der erfaßbaren Tumoren tatsächlich gesehen. Diese Zahlen müssen nachdenklich stimmen, wenn es um die Zuverlässigkeit der histo-pathologischen Befundaussagen geht (Kastendieck 1984). Als Alternative zur Stufenschnittuntersuchung empfehlen Dhom und Hautumm (1975) die fraktionierte Einsendung des TUR-Materials bei verdächtigem Resektionsbefund. Bei großen Adenomen sollten zentrale und periphere Anteile getrennt eingesandt werden.

Die von Battaglia et al. (1979) angegebene erheblich divergierende Frequenz inzidenteller Karzinome von 86 % erscheint wenig realistisch und ist nach Kastendieck (1984, 1985) auf eine mögliche Fehlbeurteilung präkanzeröser, atypischer Hyperplasien als maligne Veränderungen am Drüsenepithel zurückzuführen.

Korreliert man die Häufigkeit inzidenteller Karzinome mit dem Alter der Patienten, so zeigt sich entsprechend dem gehäuften Vorkommen latenter Prostatakarzinome in den höheren Altersgruppen eine steigende Frequenz des Inzidentalkarzinoms der Prostata mit zunehmendem Alter. Im Alter von 50–59 Jahren beträgt die durchschnittliche Häufigkeit 10,4 %, in der Altersgruppe 70–79 Jahre bereits 28,7 und bei den 80 bis 89jährigen Patienten bis zu 48,5 % (Sheldon et al. 1980).

Der prozentuale Anteil der Inzidentalkarzinome beträgt, bezogen auf alle Prostatakarzinome, laut einer Sammelstatistik etwa 10 % (Weissbach 1983).

Stadieneinteilung

Da sich unter dem Begriff des T1- (UICC 1987) oder Inzidentalkarzinoms zwei Tumorgruppen unterschiedlicher maligner Potenz verbergen (Correa et al. 1972; Denton et al. 1965; Donohve et al. 1977; Flocks et al. 1975; Hanash et al. 1972), erschien es sinnvoll, das Stadium T1 bzw. A der Einteilung nach Whitmore (1956) in A1 bei fokalem hochdifferenziertem Tumor und A2 bei diffusem oder niederdifferenziertem Karzinom zu unterteilen. Diese von Jewett (1975) vorgeschlagene Subklassifikation des Inzidentalkarzinoms erfolgte nach histo-pathologischen Kriterien, wobei zwischen dem Ausmaß der lokalen Tumorausdehnung sowie dem Malignitätsgrad des Tumors differenziert wurde. Die Begriffe „fokal" und „diffus" für die quantitative Bezeichnung des Tumorvolumens wurden in der Folge von zahlreichen Autoren (Bass et al. 1980; Bataglia et al. 1979; Boxer et al. 1977; Cantrell et al. 1981; Dhom u. Hautumm 1975; Donohue et al. 1977; Golimbu et al. 1978; Khalifa u. Jarman 1976; Mc Millen u. Wettlaufer 1976; Newman et al. 1982; Sheldon et al. 1980; Walsh u. Jewett 1980) unterschiedlich interpretiert und definiert. Zusätzliche Unterteilungen in Af (fokal), A1 (nur ein Lobus beteiligt), A2 (mulifokaler oder diffuser Tumor) wurden vorgenommen. Die UICC (1987) klassifiziert den histologischen Zufallsbefund als T_1-Tumor. Nicht mehr als drei mikroskopische Karzinomherde werden als T1a, mehr als drei mikroskopische Karzinomherde als T1b definiert (Tabelle 1). Stadienergänzungen betrafen die Bezeichnung B2 für den prognostisch schlechten diffusen Tumorbefall im Gegensatz zum prognostisch günstigeren isolierten Tumorknoten (B1). Das Fehlen eines einheitlichen Staging-Systems läßt daher den Vergleich von Therapiemodalitäten und prognostischen Wertungen nicht zu.

Tabelle 1. Verschiedene Stadienklassifikationen des Inzidentellen Prostatakarzinoms

Autor	Stadium	Definition
Jewett (1975)	A_1	fokal
	A_2	diffus
Dhom u. Hautumm (1975)	0–I	Befall < 10% des OP.-Präparates
	0–II	Befall > 10% des OP.-Präparates
	0–III	Karzinom im gesamten Material
Khalifa u. Jarman (1976)	fokal	1–3 Herde
	diffus	> 3 Herde
Mc Millen u. Wettlaufer (1976)	A_1	fokaler Tumor
	A_2	> 3 Tumorherde in wiederholter TUR
Boxer et al. (1977)	A_1	fokal, hochdiff., $\leq$ 3 TUR-Schnitte
	A_2	mehr Tumorvolumen oder wenig differenziert
Donohue et al. (1977)	A_1	fokal, hochdifferenziert
	A_2	> 50% des Resektates befallen oder wenig differenziert
Golimbu et al. (1978)	A_2	> 5 TUR-Schnitte oder wenig differenziert
	A_1	alles was weniger als A_2 ist
Sheldon et al. (1980)	A_f (fokal)	$\leq$ 3 TUR-Schnitte
	A_2 (lokalisiert)	> 3 TUR-Schnitte in 1 von 4 Resektionsquadranten oder in 2 benachbarten Quadranten
Walsh u. Jewett (1980)	A_1	Tumor in < 5% oder gut differenziert
	A_2	mehr als A_1
Cantrell et al. (1981)	A_1	G_1 oder Gleason < 5 oder < 5% Karzinombefall
	A_2	G_{2-3} oder Gleason > 5 oder > 5% Karzinombefall
Parfitt et al. (1983)	A_1	$\leq$ 5 mikroskopische Tumorherde
	A_2	> 5 mikroskopische Tumorherde
UICC 1987	T_1	Tumor ist zufälliger histologischer Befund (inzidental)
	T_1a	Nicht mehr als drei mikroskopische Karzinomherde
	T_1b	Mehr als drei mikroskopische Karzinomherde

Histopathologie

Ganz entscheidend für die prognostische Einschätzung sowie das therapeutische Konzept beim Inzidentalkarzinom ist die histo-pathologische Beurteilung der lokalen Tumorausdehnung und der histologischen Differenzierung.

Dhom u. Hautumm (1975) konnten zeigen, daß die Ausdehnung des inzidentellen Karzinoms sehr unterschiedlich sein kann. In nur 29,8% der Fälle macht das Tumorvolumen weniger als 10% des Resektats aus. Bei 48,2% der Tumoren nimmt das Karzinom mehr als 10% des untersuchten Gesamtmaterials ein und in 14,6% ist das gesamte Operationsmaterial vom Tumor durchsetzt. In 27 (19,15%) der 141 Fälle konnten Tumoreinbrüche über die Organgrenze (pT 3) hinaus nachgewiesen werden. Die Korrelation zwischen Tumorausdehnung und histologischer Differenzierung zeigt, daß nur bei den echten Mikrokarzinomen (kleiner als 10% Tumorvolumen) die hochdifferenzierten Formen überwiegen. Bei den ausgedehnten Tumoren mit

Tabelle 2. Histologische Klassifizierung des Prostatakarzinoms. (Nach Dhom u. Hautumm (1975))

	Uniform gebaute Prostatakarzinome			
	Alle Prostatakarzinome		Klinisches Stadium 0	
	Zahl der Fälle	% aller Prostatakarzinome	Zahl der Fälle	% Zahl
Hoch differenziertes Adenokarzinom	278	11,85	59	41,8
Wenig differenziertes Adenokarzinom	326	13,90	11	7,8
Kribriformes Karzinom	151	6,44	6	4,3
Solide-anaplastisches Karzinom	201	8,57	3	2,1
Urothelkarzinom	23	0,98	0	0
Plattenepithelkarzinom	7	0,30	0	0
Schleimbildendes Karzinom	3	0,13	0	0
Gesamt	989	42,17	79	56,0
	Pluriform gebaute Prostatakarzinome (mehr als ein histologischer Bautyp)			
Hoch und wenig differenziertes Adenokarzinom	148	6,30	18	12,8
Kribriform und solid-anaplastisches Karzinom	156	6,65	1	0,7
Kribriforme Herde in anderen Karzinomtypen	671	28,60	25	17,7
Andere Kombinationen	382	16,28	18	12,8
Gesamt	1357	57,83	141	44,0

und ohne Infiltration des periprostatischen Gewebes dominieren die niedriger differenzierten Karzinomtypen. Die histologische Klassifizierung der 141 Fälle ergibt bei 41,8 % der Tumoren einen hochdifferenzierten Tumortyp. 44 % zeigen einen pluriformen, teils wenig differenzierten und kribriformen Aufbau (Tabelle 2).

Im Gegensatz zu den latenten Karzinomen wechseln Malignitätsgrad und histologisches Muster in inzidentellen Karzinomen beträchtlich und ähneln klinisch manifesten Karzinomen (Dhom u. Hautumm 1975; Helpap u. Weißbach 1984; Kastendieck 1980). Der Unterschied liegt in der Häufigkeitsverteilung der einzelnen Muster mit Übergewicht der hochdifferenzierten Tumorformen bei den Inzidentalkarzinomen (Kastendieck 1984). Die Zahlenangaben über die Häufigkeit hochdifferenzierter Karzinome variieren je nach Zusammensetzung des Materials und des verwandten Gradingsystems erheblich.

Understaging

Trotz aller Bemühungen um Verbesserungen der Stadiendefinition durch ergänzende Subklassifikationen bleibt die Frage, wie repräsentativ der am eingesandten Resektionsmaterial erhobene histologische „Zufallsbefund" für den Gesamttumor ist. Dies trifft sowohl für die lokale Tumorausdehnung als auch für den Differenzierungsgrad zu. Ergibt die histologische Befundung z.B. einen monofokalen hochdifferenzierten Tumor (A1 oder T1a) so bleiben zwei Fragen offen (Kopper et al. 1983, 1985; Mc Millen u. Wettlaufer 1976):
1. Entspricht der nachgewiesene eine, gut differenzierte Herd der wahren Tumorausdehnung oder wurde bei der TUR nur „die Spitze des Eisberges" abgetragen (Abb. 1)?
2. Liegt ein uniformes hochdifferenziertes Karzinom vor oder wurde nur der gut differenzierte Anteil eines pluriformen Tumors mit der Resektion erfaßt?

Zur Ausbreitung des Karzinoms kann der Pathologe anhand des zur Verfügung stehenden Resektats nur beschränkte Aussagen machen. Der Nachweis weiterer histologischer Differenzierungsgrade im unberührten Residualtumor gelingt nur im Nachresektat oder Prostetektomiepräparat.

Zahlreiche Untersuchungen an Nachresektaten oder der ersten TUR nachfolgende totale Prostatektomien belegen eindeutig, daß man in einem nicht unerheblichen Prozentsatz der Stadienunterschätzung („Understaging") unterliegt (Tabelle 3).

Zur sicheren Abgrenzung fokaler Herde von einem diffusen Tumorwachstum und zur exakteren Differenzierung des Inzidentalkarzinoms wird an der Urologischen Universitätsklinik Homburg/Saar seit 1975 die sekundäre TUR der Prostata durchgeführt.

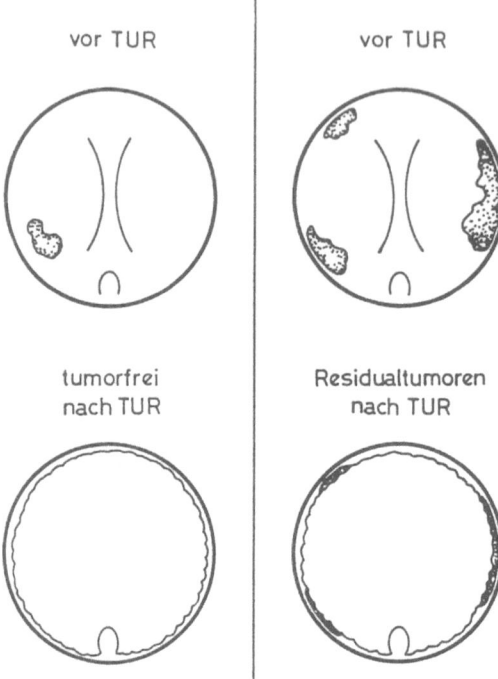

Abb. 1. Stadium T1a und T1b vor und nach transurethraler Resektion (TUR). Der kleine Herd des Stadiums T1a wurde durch die TUR vollständig entfernt, im Stadium T1b verbleiben nicht erfaßte periphere Tumoranteile

Tabelle 3. Residualtumor und Stadienunterschätzung beim Inzidentalkarzinom nach sekundärer TUR

Autor	Residualtumor (%)	Understaging (%)
Bridges et al. (1983)	30	5
Mc Millan u. Wettlaufer (1976)	37	26
Parfitt et al. (1983)	18	3,5
Kastendieck (1984)	70	14
Sonda et al. (1984)	29	9,7
Carrol et al. (1985)	24	7
Urologische Klinik Homburg Saar	29	28

Material und Methode

Von 1975 bis 1985 wurden bei 81 von 193 Patienten mit T1-Tumoren vor Festlegung des therapeutischen Vorgehens die Indikation zur transurethralen Nachresektion gestellt. In den übrigen 112 Fällen ergab sich aus dem histologischen Befund eines Inzidentalkarzinoms entweder in Anbetracht des Alters der Patienten keine therapeutische Konsequenz oder bei Vorliegen eines niedrigen Differenzierungsgrades die Indikation zur sofortigen Behandlung.

Das Material der ersten Resektion wird in Abhängigkeit von der Menge der Resektionsspäne in folgender Weise routinemäßig aufgearbeitet: Je 5 g werden in einen Paraffinblock eingebettet, die Zahl der Blöcke hängt demnach von der Gesamtmenge des Resektionsmaterials ab. Wird in einem Block ein Karzinomherd gefunden, wird das Material in Stufen aufgearbeitet. Die Ausdehnung des Tumors bzw. die Zahl der getroffenen Herde wird im Befund mitgeteilt. Das Malignitätsgrading wird nach dem Verfahren von Böcking et al. (1982) bzw. Müller et al. (1980) angegeben.

Das Durchschnittsalter der 81 Patienten mit diagnostischer transurethraler Nachresektion betrug 65,5 Jahre. Die Nachresektion erfolgte 3 Monate nach Diagnosestellung des Prostatakarzinoms. Bei der Resektion wurde zwischen dorsalen und ventralen Prostataanteilen unterschieden. Gleichzeitig wurde, soweit technisch aufgrund vorhandenen morphologischen Substrates durchführbar, je eine Stanzbiopsie der Prostata transperineal aus beiden Seitenlappen vorgenommen.

Ergebnisse

Bei 57 von 81 Patienten war im Resektionsmaterial der diagnostischen Nachresektion kein Tumorgewebe mehr nachweisbar. Dabei handelte es sich in 32 Fällen um T1a-Tumoren und bei 25 Patienten um hochdifferenzierte multifokale Karzinome des Stadiums T1b. 24 Patienten hatten einen Residualtumor (R1).

Bei 68 von 81 Patienten war die anhand des Resektionsmaterials der ersten TUR vermutete Tumorausdehnung korrekt. In 13 von 45 Fällen mit Verdacht auf unifokalen Tumor (T1a) fand sich bei der diagnostischen Nachresektion multifokales Tumorwachstum (T1b). Damit hat die sekundäre TUR eine Korrektur des prognostisch günstigen Stadiums T1a zum prognostisch ungünstigen Stadium T1b ergeben.

In 16 von 24 Fällen mit Residualtumor (R1) entsprach der histologische Differenzierungsgrad des resezierten Tumoranteils bei der ersten TUR dem des durch die diagnostische Nachresektion gewonnenen Tumors. Bei 8 Patienten war im Tumormaterial der sekundären TUR ein niedrigerer Differenzierungsgrad im Vergleich zum Erstbefund nachweisbar. Offenbar ist durch die erste TUR nur der gut differenzierte Anteil eines pluriformen Karzinoms entfernt worden.

Bei 11 von 24 Patienten mit Residualtumor (R1) war Karzinomgewebe ausschließlich im Resektionsmaterial und nicht in der Stanzbiopsie nachweisbar.

Prognose

Die inzidentellen Karzinome umfassen 2 prognostisch unterschiedliche Gruppen von Tumoren. Ein Großteil der inzidentellen Karzinome besitzt aufgrund der guten histologischen Differenzierung eine geringe maligne Potenz (Correa et al. 1972; Donohue et al. 1977; Kastendieck 1984; Montgomery et al. 1961). Diese umschriebenen hochdifferenzierten Tumoren der T1a-Kategorie gelten als prognostisch günstig; die Lebenserwartung entspricht etwa der einer tumorfreien Vergleichspopulation (Bartsch et al. 1983; Boxer et al. 1977; Haeney et al. 1977; Walsh u. Jewett 1980). Eine nur selten zu beobachtende Tumorprogression mit karzinombedingter Lebensverkürzung bei Patienten mit Tumoren der T1a-Kategorie ist am ehesten auf eine Fehleinschätzung (Understaging) des Tumorstadiums zurückzuführen. Kastendieck (1984, 1985) unterstreicht vom histologischen Aspekt her die klinisch belegte fehlende Aggressivität des unifokalen hochdifferenzierten Inzidentalkarzinoms, indem er aufgrund histo-morphologischer Beziehungen die T1a-Karzinome als „maligne Variante der benignen Prostatahyperplasie ohne Progressionstendenz" einstuft.

Ausgenommen davon und prognostisch entschieden ungünstiger sind die niederdifferenzierten Tumoren des Stadiums T1. Diese niederdifferenzierten und multifokalen Karzinome übertreffen sogar die T2-Tumoren an maligner Potenz, bezogen auf Progression, Lymphknotenmetastasierung und Überlebensrate (Bass u. Barrett 1980; Cantrell et al. 1981; Correa et al. 1972; Donohue et al. 1977; Golimbu et al. 1978; Haeney et al. 1977; Hanash et al. 1972; Khalifa u. Jarman 1976; Parfitt et al. 1983; Scardino 1986; Schröder 1983; Sheldon et al. 1980). Im Stadium T1b findet sich ein Lymphknotenbefall bei 38% der Patienten (Tabelle 4). Entsprechend der Metastasierungstendenz ist in 1/3 der Fälle mit einem progressiven Verlauf zu rechnen. Die Überlebensrate im Stadium T1b für 5 Jahre beträgt 48 bis 66% (Barnes et al. 1976; Bartsch et al. 1983; Dias et al. 1978; Sheldon et al. 1980), für 10 Jahre 28–40% (Bartsch et al. 1983; Shedon et al. 1980). Korreliert man die Überlebenszeiten mit den verschiedenen Graden der histologischen Differenzierung, so unterscheidet sich die Lebenserwartung von Patienten mit einem hochdifferenzierten T1b-Tumor ganz erheblich von schlecht differenzierten T1b-Karzinom-Fällen (Abb. 2). So betragen die 10-Jahres-Überlebensraten 63% für T1b G1-, 49% für T1b G2- und nur 28% für T1b G3-Tumoren. Aus den Untersuchungen von Bartsch et al. (1983) geht

Tabelle 4. Häufigkeit von Lymphknotenmetastasen beim Inzidentalkarzinom

Autor	Stadium T1a (%)	Stadium T1b (%)
Wilson et al. (1983)	0	50
Golimbu et al. (1978)	0	37,5
Paulson et al. (1980)	0	27,5
Donohue et al. (1979)	0	30
Guerriero et al. (1978)		24
Lieskovsky et al. (1980)	0	12,5
Grossmann et al. (1980)	0	53
Sheldon et al. (1980)	0	24

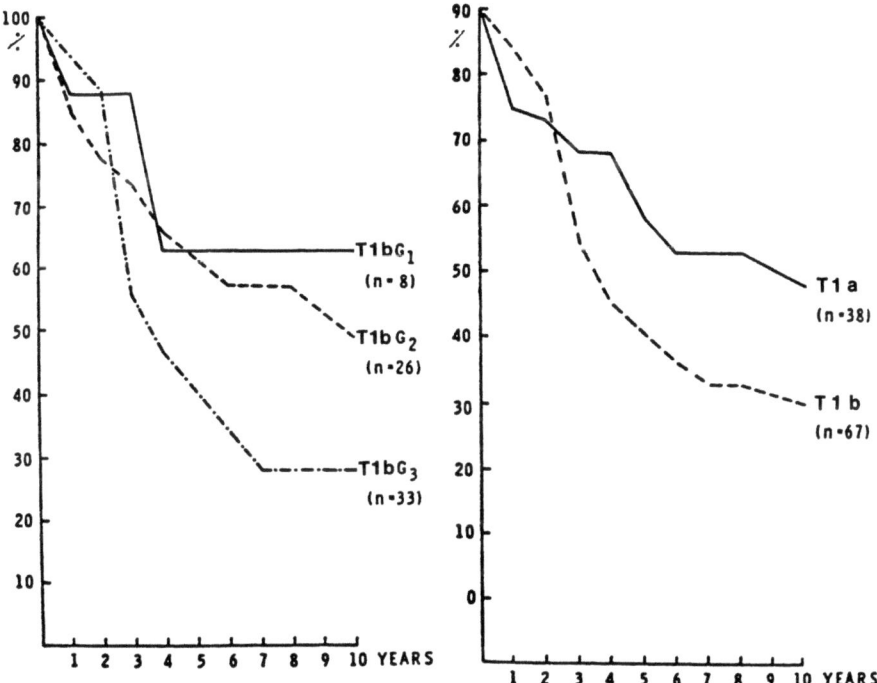

Abb. 2a, b. *a* Überlebensrate des fokalen und diffusen Inzidentalkarzinoms. *b* Überlebensrate des diffusen inzidentellen Prostatakarzinoms in Korrelation zum histologischen Differenzierungsgrad (Nach Bartsch et al. 1983)

eindeutig der Zusammenhang zwischen karzinombedingter Mortalität und histologischer Differenzierung in der Kategorie der T1b-Tumoren hervor. Die Untersuchungsergebnisse weisen jedoch auch auf die unzulängliche Stadiendefinierung von Inzidentalkarzinomen unterschiedlicher Malignität als anscheinend prognostisch gleich zu bewertende Tumoren mit der Bezeichnung T1-Karzinome hin.

Therapie

Aufgrund des unterschiedlichen biologischen Verhaltens und der unterschiedlichen malignen Potenz der Inzidentalkarzinome kann es keine einheitliche Behandlungsform geben. Entsprechend reichen die therapeutischen Empfehlungen von beobachtendem Zuwarten, über Hochvolttherapie bis zur pelvinen Lymphadenektomie mit nachfolgender radikaler Prostatektomie. Das therapeutische Konzept hat sich unter Berücksichtigung von Alter und Allgemeinzustand des Patienten an der Ausdehnung und dem Differenzierungsgrad des Tumors zu orientieren.

Bei Nachweis eines herdförmigen hochdifferenzierten Tumors (T1a) erscheint in Anbetracht der günstigen Prognose dieser Tumoren ein exspektatives Verhalten (Bridges et al. 1983; Cantrell et al. 1983; Kopper et al. 1983; Parfitt et al. 1983; Schröder 1983) ohne Einleitung einer Behandlung gerechtfertigt. Berücksichtigt man jedoch, daß die Tumorausdehnung beim T1a-Tumor in 20% der Fälle unterschätzt wird und der Tumorgrad im verbliebenen Resttumor nicht immer mit dem Ausgangsbefund übereinstimmt, so ergibt sich die Forderung nach einer diagnostischen Nachresektion (Carroll et al. 1985; Ford et al. 1984; Kopper et al. 1983, 1985; Mc Millen u. Wettlaufer 1976; Sheldon et al. 1980) bei Patienten mit einer geschätzten Lebenserwartung von mehr als 10 Jahren, um den fokalen, gut differenzierten Herd sicher von einem diffusen Tumorwachstum niedrigeren Malignitätsgrades abgrenzen zu können. Mit Hilfe der sekundären TUR ist es möglich, die Patientengruppe in der Kategorie T1a mit ungünstiger Prognose und drohender Progression zu identifizieren und einer frühzeitigen, stadiengerechten Therapie zuzuführen (Carroll et al. 1985; Ford et al. 1984). Hat die Nachresektion keinen Nachweis für einen Residualtumor ergeben, erhärtet sich der Verdacht einer fokalen Krankheit, das Risiko einer Progression verringert sich erheblich und die Empfehlung einer abwartenden Haltung mit der Maßgabe regelmäßiger klinischer und evtl. bioptischer Kontrolle erscheint gerechtfertigt.

Beim Inzidentalkarzinom des Stadiums T1b sind therapeutische Maßnahmen unabdingbar. Die Wahl des Behandlungsverfahrens richtet sich in erster Linie nach dem Differenzierungsgrad. Während niederdifferenzierte T1b-Karzinome eine aggressive Therapie erfordern, kann bei gut differenzierten, multifokalen Tumoren bereits die erste TUR – vorausgesetzt, die Nachresektion ergibt Tumorfreiheit – Therapie der Wahl sein (Ford et al. 1984). Diese Patienten bedürfen halbjährlicher Kontrollen einschließlich Prostatasonografie im Rahmen der Tumornachsorge. Ergibt die sekundäre TUR jedoch den Nachweis weiterer hochdifferenzierter Tumorherde, resultiert hieraus zum gegenwärtigen Zeitpunkt die gleiche Behandlung wie bei Vorliegen eines niederdifferenzierten T1b-Tumors. Die Therapie dieser Tumoren ist aufgrund ihrer lymphogenen Metastasierungsneigung der Behandlung klinisch manifester T2-Tumoren vergleichbar. Nach Ausschluß von Lymphknotenmetastasen durch pelvine Lymphadenektomie sollte eine radikale Prostatektomie und alternativ dazu, bei Patienten mit geschätzter Lebenserwartung von weniger als 10 Jahren, eine Radiotherapie durchgeführt werden.

Literatur

Barnes R, Hirst A, Rosenquist R (1976) Early carcinoma of the prostate: Comparison of stages A and B. J Urol 115: 404

Bartsch G, Dieze O, Hohlbrugger G, Marberger H, Mikuz G (1983) Incidental carcinoma of the prostate-grading and tumor volume in relation to survival rate. World J Urol 1: 24

Bass RB, Barrett DM (1980) Radical retropubic prostatectomy after transurethral prostatic resection. J Urol 124: 495

Battaglia S, Barbolini G, Botticelli AR (1979) Early (stage A) prostatic cancer. Virchows Arch [A] 382: 245
Böcking A, Kiehn J, Heinzel-Wack M (1982) Combined histologic grading of prostatic carcinoma. Cancer 50: 288
Boxer RJ, Kaufmann JJ, Goodwin WE (1977) Radical prostatectomy for carcinoma of the prostate: 1951–1976, a review of 329 patients. J Urol 117: 208
Bridges CH, Belville WD, Insalaco SJ, Buck AS (1983) Stage A prostatic carcinoma and repeated transurethral resection. A reappraial 5 years later. J Urol 129: 307
Cantrell BB, De Klerk DP, Eggleston JC, Boitnott JK, Walsh PC (1981) Pathological factors that influence prognosis in stage A prostatic cancer: the influence of extent versus grade. J Urol 125: 516
Carroll PR, Leitner TC, Yen TSB, Watson RA, Williams RD (1985) Incidental carcinoma of the prostate: significance of staging transurethral resection. J Urol 133: 811
Chilton CP, Morgan RJ, Englang HR, Paris AM, Blandy JP (1978) A critical evaluation of the results of transurethral resection of the prostate. Br J Urol 50: 542
Correa RJ, Anderson RG, Gibbons RP, Mason JT (1972) Latent carcinoma of the prostate – why the controversy? J Urol 108: 908–913
Denton SE, Choy SH, Valk L (1965) Occult prostatic carcinoma diagnosed by step-section technique of the surgical specimen. J Urol 93: 296
Dhom G, Hautumm B (1975) Die Morphologie des klinischen Stadiums 0 des Prostatakarzinoms (incidental carcinoma). Urologe [A] 14: 105
Dias R, Lavengood RW, Gaetz HP (1978) Survival of patients with unsuspected prostatic carcinoma after open prostatectomy Urologe 11: 599
Donohue DR, Pfister RR, Weigel JW, Stonigton OG (1977) Pelvic lymphadenectomy in stage A prostatic cancer. Urology 9: 273
Donohue RE, Fauver HE, Whitesel JA, Pfister RR (1979) Staging prostatic cancer: a different distribution. J Urol 122: 327
Ford TF, Cameron KM, Parkinson MC, O'Donoghue EPN (1984) Incidental carcinoma of the prostate: treatment selection by second-look TURP. Br J Urol 56: 682
Flocks RH, O'Donoghue EPN, Millehan LA, Culp DA (1975) Surgery of prostatic carcinoma. Cancer 36: 705
Golimbu M, Schinella R, Morales P, Kurusu S (1978) Differences in pathological characteristics and prognosis of clinical A2 prostatic cancer from A2 and B disease. J Urol 119: 618
Grossmann JC, Carpiniello V, Greenberg SH, Malloy TR (1980) Staging pelvic lymphadenectomy for carinoma of the prostate: review of 91 cases. J Urol 124: 632–634
Duerrierro WG, Barrett MT, Batholomew T, Hudgins PT, Carlton CE (1978) Combined interstitial and external radiotherapy in the definitive management of carcinoma of the prostate. In: Rost und Fiedler, international symposium on the treatment of carcinoma of the prostate. pp 141–152
Haeney JA, Chang HC, Daly JJ, Prout JR (1977) Prognosis of clinically undiagnosed prostatic carcinoma and influence of endocrine therapy. J Urol 118: 283
Hanash KA, Uth DC, Cook EN, Taylor WF, Titus JL (1972) Carcinoma of the prostate: a 15-year follow-up. J Urol 107: 450
Helpap B, Weißbach L (1984) Klassifikation, Zellkinetik und Grading des manifesten Prostatakarzinoms. In: Helpap B, Senge T, Vahlensieck W (Hrsg) Die Prostata, Bd 2. Frankfurt/Main, S 102
Jewett HJ (1975) The present status of radical prostatectomy for stages A and B prostatic cancer. Urol Clin North Am 2: 105
Jordan WP, Kreager JA (1967) Incidentally discovered microskopic carcinoma of the prostate. J Urol 97: 751
Kastendieck H (1980) Prostatic carcinoma. Aspects of pathology, prognosis and therapy. JC Cancer Res Clin. Oncol 96: 131
Kastendieck H (1984) Klassifikation, Morphologie und Pathogenese des inzidenten Prostatakarzinoms. In: Helpap B, Senge T, Vahlensieck W (Hrsg) Die Prostata, Bd 2. pmi, Frankfurt/Main, S 133

Kastendieck H (1985) Das Mikorkarzinom der Prostata. Helv Chir Acta 52: 503
Khalifa NM, Jarman WD (1976) A study of 48 cases of incidental carcinoma of the prostate followed 10 years longer. J Urol 116: 329
Kopper B, Dhom G, Ziegler M (1985) „Incidental carcinoma" der Prostata: Exaktes Staging durch sekundäre TUR. Helv Chir Acta 52: 521
Kopper B, Dhom G, Mast G, Konrad G, Ziegler M (1983) „Incidental carcinoma" der Prostata: Exaktes Staging durch sekundäre TUR. Staging des „incidental carcinoma" der Prostata durch diagnostische transurethrale Nachresektion. Akt Urol 14: 277
Lieskovsky G, Skinner DG, Weisenburger T (1980) Pelvic lymphadenectomy in the management of carcinoma of the prostate. J Urol 124: 635–638
Mc Millen SM, Wettlaufer JN (1976) The role of repeat transurethral biopsy in stage A carcinoma of the prostate. J Urol 116: 759
Montgomery TR, Whitlock GF, Nohlgreen JE, Lewis AM (1961) What becomes of the patient with latent or occult carcinoma of the prostate? J Urol 86: 655
Müller HA, Altenähr E, Böcking A, Dhom G, Faul P, Göttinger H, Helpap B, Hohbach C, Kastendieck H, Leistenschneider W (1980) Über Klassifikation und Grading des Prostatakarzinoms. Verh Dtsch Ges Pathol 64: 609
Newmann AJ, Graham MA, Carlton CE, Liemann S (1982) Incidental carcinoma of the prostate at the time of transurethral resection: importance of evaluating every chip. J Urol 128: 948
Parfitt HE, Smith JA, Gliedman JB, Middleton RG (1983) Accuracy of staging in A1 carcinoma of the prostate. Cancer 51: 2346
Paulson DF, Piserchia PV, Gardner W (1980) Predictors of lymphatic spread in prostatic adenocarcinoma: uro-oncology research group study. J Urol 123: 697–699
Prout GR (1972) Diagnosis and staging of prostatic carcinoma. Cancer 32: 1096
Scardino PT (1986) The treatment of localized prostatic cancer. Scand J Urol Nephrol 20: 1
Schröder FH (1983) Der lokoregionäre Tumor – Kritische Wertung und therapeutische Konsequenz. In: Faul P, Altwein J (Hrsg) Aktuelle Diagnostik und Therapie des Prostatakarzinoms. Erasmusdruck, Mainz
Sheldon CA, Williams RD, Fraley EE (1980) Incidental carcinoma of the prostate. A review of the literature and critical reappraisal of classification. J Urol 124: 626
Sonda LP, Grossmann HB, Mac Gregor RJ, Gikas PW (1984) Incidental adenocarcinoma of the prostate: the role of repeat transurethral resection in staging. Prostate 5: 141
Walsh PC, Jewett HJ (1980) Radicalsurgery for prostatic cancer. Cancer 45: 1906
Weissbach L (1983) Exspektative Beobachtungen beim Prostatakarzinom im Stadium T iS, T 1–2 und G1. In: Faul P, Altwein J (Hrsg) Aktuelle Diagnostik und Therapie des Prostatakarzinoms. Informed, S 97
Whitemore WF (1956) Symposium on hormones and cancer therapy; hormone therapy in prostatic cancer. Am J Med 21: 697
Wilson JW, Morales LA, Bruce AW (1983) The prognostic significance of histological grading and pathological staging in carcinoma of the prostate. J Urol 130: 481

Kapitel V
Behandlung des fortgeschrittenen
Prostatakarzinoms

1. Möglichkeiten der Androgensuppression und Entwicklung der Androgenresistenz beim Prostatakarzinom

H. SCHULZE

Einleitung

Das Prostatakarzinom ist die zweit- bzw. dritthäufigste Krebstodesursache aller Männer in den westlichen Industriestaaten (Silverberg 1982). In der Bundesrepublik Deutschland sterben jährlich über 9000 Männer an den Folgen dieses Tumors. Für Männer älter als 60 Jahre ist das Prostatakarzinom sogar die führende Krebstodesursache. Neben dieser hohen Mortalitätsrate weist das Prostatakarzinom auch eine hohe jährliche Inzidenzrate auf. In den USA beispielsweise macht das Prostatakarzinom 17% aller jährlich neu entdeckten Krebserkrankungen bei Männern aus (Silverberg 1982). Umgerechnet auf die derzeitige Lebenserwartung bedeutet dies, daß jeder 20. weiße Amerikaner ein klinisch manifestes Prostatakarzinom entwickeln wird (Seidmann et al. 1978). Weniger als 1% aller klinisch manifesten Prostatakarzinome werden bei Männern unter 50 Jahre diagnostiziert. Die Inzidenz dieses Malignoms steigt dann aber mit zunehmendem Lebensalter rapide und schneller an als die jeder anderen Krebsform. Aus diesen epidemiologischen Daten ergibt sich, daß mit der allgemein zunehmenden Lebenserwartung die Inzidenz des klinisch manifesten Prostatakarzinoms weiter ansteigen wird, wie sie auch in den letzten 50 Jahren ständig angestiegen ist (Devesa u. Silvermann 1978). Hieraus leiten sich statistische Analysen ab, nach denen das Prostatakarzinom innerhalb der nächsten 20 bis 25 Jahren die häufigste Krebstodesursache aller Männer sein wird.

Trotz der vermeintlichen Therapieerneuerungen und -verbesserungen in den letzten Jahrzehnten ist die Mortalitätsrate für Patienten mit Prostatakarzinom in den letzten 50 Jahren unverändert geblieben. Diese Daten unterstreichen die dringende Notwendigkeit einer effektiven Behandlungsform für das fortgeschrittene Prostatakarzinom.

Physiologische Grundlagen

Die normale Prostatazelle ist zur Ausführung ihrer metabolischen Funktionen abhängig von Androgenen. Die biologische Wirksamkeit dieser Androgene in der Prostata wiederum ist abhängig von der Umwandlung der

Androgene zu Dihydrotestosteron innerhalb der prostatischen Zelle (Walsh 1975). Testosteron ist das wichtigste Androgen im Serum und wird zu 90 % aus den Testes sezerniert. Ungefähr 57 % des gesamten Serumtestosterons ist an das Sexualhormon-bindende-Globulin (SHBG) gebunden, weitere 40 % an Albumin. Nur ungefähr 3 % des gesamten zirkulierenden Testosterons verbleibt somit frei und ist der eigentliche funktionelle Anteil dieses Sexualhormons. Dieses ungebundene Testosteron diffundiert passiv die Membran der Prostatazelle in das Zytoplasma, wo es durch die 5α-Reduktase zu Dihydrotestosteron (DHT) umgewandelt wird. DHT verbindet sich mit einem spezifischen Rezeptoreiweiß. Dieser DHT-Rezeptorkomplex führt zu einer DNS Aktivierung und schließlich (über weitere Zwischenschritte) zur Synthese von Eiweißen, die für die Aufrechterhaltung normaler metabolischer Funktionen in der Prostatzelle notwendig sind. Fehlen die Androgene so atrophiert die Prostata.

Möglichkeiten der Androgensuppression

Orchiektomie

Charles Huggins führte am 1. September 1939 an der University of Chicago erstmals eine Orchiektomie bei einem Patienten mit metastasiertem Prostatakarzinom durch. Huggins Überlegungen basierten auf den Ergebnissen seiner umfangreichen Versuche an Hunden, in denen er unter anderem zeigen konnte, daß das Prostataepithel nach Androgenentzug atrophiert (Huggins u. Clark 1940). Da zuvor von Demuth (1925) und Kutscher u. Wolbergs (1935) gezeigt worden war, daß die normale Prostata eine „saure" Phosphatase sezerniert, und Gutman et al. (1936) dramatisch erhöhte Werte dieser „sauren" Phosphatase bei einem Patienten mit metastasiertem Prostatakarzinom nachgewiesen hatten, stellte Huggins die These auf, daß sich normale Prostata und Prostatakarzinom ähnlich verhalten könnten. Daraus schlußfolgerte er, daß sich im klinischen Befinden von Patienten mit einem weit fortgeschrittenen Prostataneoplasma durch Androgenentzug eine effektive Behandlung dieses Tumors erzielen lassen könnte. Dies konnte schließlich in klinischen Untersuchungen bestätigt werden (Huggins u. Hodges 1941; Huggins et al. 1941a, b). Den direkten Zusammenhang zwischen Androgenentzug und Therapieerfolg wiesen Huggins und Mitarbeiter nach, indem sie einigen Patienten anschließend Testosteron verabreichten und einen erneuten Anstieg der Serumkonzentration der „sauren" Phosphatase bis zu den Ursprungswerten vor der Therapie fanden. Der Serumspiegel der „sauren" Phosphatase korrelierte dabei mit der klinischen Symptomatik des Tumors.

Heute ist bekannt, daß es nach einer bilateralen Orchiektomie innerhalb von 24 Stunden zu einer Reduzierung des zirkulierenden Testosterongehaltes von durchschnittlich 500 ng/dl auf 50 ng/dl kommt (Young u. Kent 1968; Robinson u. Thomas 1971; Mackler et al. 1972; Shearer et al. 1973). Auch nach Langzeitkontrollen bleiben die Testosteronwerte in diesem niedrigen Bereich (Young u. Kent 1968; Shearer et al. 1973; Walsh u. Siiteri 1975). Die Reduzierung der zirkulierenden Testosteronmenge um etwa 90 % führt zu einer effektiven Blockierung des Metabolismus der androgenabhängigen Zellpopulation von Prostatakarzinomzellen und induziert eine klinische Remission bzw. Stabilisierung in ca. 80 % aller so behandelten Patienten (Scott et al. 1980; The Leuprolide Study Group 1984; Murphy et al. 1983).

Die Vorteile der Orchiektomie in der Behandlung des fortgeschrittenen Prostatakarzinoms liegen insbesondere darin, daß diese Therapieform eine sichere und konstante Androgensuppression bewirkt, die kostengünstig und völlig unabhängig von der Patientencompliance ist, keine kardiovaskulären Komplikationen aufweist und keine Feminisierung hervorruft. Nachteilig sind die nach dem Testosteronabfall bei einem Teil der Patienten auftretenden Hitzewallungen und Schweißausbrüche, eine Symptomatik vergleichbar dem Klimakterium der Frau, deren Ursache die zentrale Erhöhung der Gonadotropine zu sein scheint (Ginsburg u. O'Reilly 1983). Diese Beschwerden können über Monate hin anhalten.

Östrogene

Bereits in ihren ersten Untersuchungen haben Huggins und Mitarbeiter einen Teil ihrer Patienten nicht orchiektomiert sondern durch die Gabe von Östrogenen therapiert und damit einen gleichermaßen positiven Effekt erzielt (Huggins u. Hodges 1941). Östrogene beeinflussen die Androgenregulation auf verschiedene Weise. Sie supprimieren die hypophysäre LH-Sekretion, erhöhen die Konzentration des sexualhormonbindenden Globulins, reduzieren die Testosteronsynthese in den Testes, stimulieren die hypophysäre Prolaktinsekretion und bewirken – allerdings nur in sehr hoher Konzentration – eine Verminderung der DNS-Synthese in Prostatakarzinomzellen (Catalona u. Scott 1986). Die unter Östrogenbehandlung beobachtete Stimulation der hypophysären Prolaktinsekretion ist dabei eher als unerwünscht anzusehen, da Prolaktin eine proliferierende Wirkung auf die Prostata ausüben und den Androgeneffekt potenzieren soll (Farnsworth u. Gonder 1977; Jacobi u. Altwein 1978). Die Suppression der hypophysären LH-Sekretion mit daraus sich ergebender Reduzierung der Testosteron Synthese scheint der wesentliche Wirkmechanismus der Östrogene bei der endokrinen Behandlung des Prostatakarzinoms zu sein (Bailar et al. 1970).

Das meist verwandte Östrogen zur Primärtherapie des Prostatakarzinoms ist Diethylstilbestrol (DES). Andere häufig benutzte Medikamente mit östrogenartiger Wirkung sind z.B. Fosfestrol, Chlorotrianisen (TACE), Ethinylestradiol, Polyestradiolphosphat und Estradiolundecylat. Alle diese Präparate üben praktisch einen gleichermaßen effektiven inhibitorischen Effekt auf das Prostatakarzinom aus, bezüglich der optimalen Dosierung dieser Medikamente ist aber kein Wirkstoff so dezidiert untersucht worden wie Diethylstilbestrol.

Während DES in einer Dosierung von 3 bis 5 mg/Tag die testikuläre Androgensekretion sicher verhindert, sind diese DES Gaben mit einem deutlich erhöhten Risiko kardiovaskulärer Komplikationen und Todesfällen verbunden (VACURG 1967; Glashan u. Robinson 1981). DES in Dosen von weniger als 1 mg/Tag senken die Serum Testosteronkonzentration nicht signifikant und eine Dosis von 1 mg/Tag senkt das Testosteron zumindest bei einem Teil der Patienten nur inkomplett und unzuverlässig auf Kastrationsniveau (Shearer et al. 1973; Prout et al. 1976; Beck et al. 1978). Dabei ist allerdings zu berücksichtigen, daß klinische Remissionen offenbar auch ohne eine komplette Suppression des Testosteronspiegels zu erreichen sind (Catalona u. Scott 1986). Interessanterweise sind andererseits auch Dosierungen von bis zu 30 mg DES/Tag nicht mehr in der Lage, den Plasmatestosteronspiegel weiter zu senken (Adler et al. 1968). Es ist möglich, daß eine Dosierung von 2 mg DES/Tag die ideale Dosierung zur Behandlung von Patienten mit Prostatakarzinom wäre, klinische Studien, die dies belegen könnten, sind aber z.Z. nicht bekannt. Andererseits zeigten Henriksson u. Johansson (1987), daß selbst niedrig dosierte Östrogengaben mit einer nicht vernachlässigbaren Erhöhung der Rate kardiovaskulärer Komplikationen behaftet sind.

Neben kardiovaskulären Nebenwirkungen können unter Östrogengaben eine Gynäkomastie, Störungen der Erythropoese, des Fett- und Eiweißstoffwechsels sowie der Nebennierenrindenfunktion auftreten als auch psychische Veränderungen bei den Patienten.

Antiandrogene

Antiandrogene konkurrieren mit Androgenen um ihre spezifischen Bindungsstellen, den Androgenrezeptoren, und blockieren somit die androgene Wirkung in der Zelle des Erfolgsorgans. Es werden reine, nichtsteroidale Antiandrogenen (z. B. Flutamid, Nilutamid) von antigonadotropen, steroidalen Antiandrogenen (Cyproteronazetat, Megestrolazetat) unterschieden.

Reine Antiandrogene blockieren Androgenrezeptoren nicht nur in der Prostata, sondern auch im hypothalamisch-hypophysären System (Prout et al. 1975). Dadurch kommt es zu einer Stimulation der LH-Ausschüttung mit konsekutiver Steigerung der Testosteron Sekretion. Dies hat zur Folge, daß zumindest ein Teil der Patienten unter einer Monotherapie mit solch einem reinen Antiandrogen nicht impotent werden. Andererseits ist aber auch die Diskussion darüber aufgetreten, ob nicht der steigende Serumtestosteronspiegel die Blockierung der prostatischen Androgenrezeptoren neutralisiert und somit infolge dieses sog. „Escapephänomens" das Wachstum des Prostatakarzinoms nicht weiter supprimiert wird. Lund u. Rasmussen (1988) zeigten in Langzeituntersuchungen an Patienten, die mit Flutamid behandelt worden waren, daß sich die primär erhöhten Testosteronwerte innerhalb eines Jahres wieder auf ihren Ausgangswert einstellen und somit das „Escapephänomen" nicht klinisch relevant in Erscheinung treten sollte.

Im Gegensatz zu den reinen Antiandrogenen besitzen die steroidalen Antiandrogenen neben der Rezeptorblockade noch eine gestagene und somit antigonadotrope Wirkung. Dies führt dazu, daß neben der Androgenblokkade in der Zielzelle auch die Sekretion der Gonadotropine, insbesondere des LH, gehemmt wird. Hierdurch kommt es zu einer Senkung des Testosterons, was Impotenz und Sistieren der Spermiogenese zur Folge hat. Andererseits wird unter einer Behandlung mit Antiandrogenen wir dem Cyproteronazetat aufgrund zentraler Hemmungen im Zwischenhirn und durch Hemmung der Gonadotropinsekretion das Auftreten von Hitzewallungen deutlich reduziert (Radlmaier et al. 1989).

LH-RH-Analoga

In den letzten Jahren ist mit den LH-RH-Analoga ein neues Therapiekonzept in die Behandlung des Prostatakarzinoms eingeführt worden. Hierbei handelt es sich um synthetisch hergestellte Analoga des natürlich vorkommenden hypothalamischen Hormons LH-RH, die sich vom natürlichen Hormon durch Änderungen in den Positionen 6 und 10 der Dekapeptidkette unterscheiden.

Während die zunächst zur Verfügung stehenden LH-RH-Analoga entweder täglich subkutan injiziert oder aber als Nasenspray mehrfach täglich appliziert werden mußten, stellen heute Depotpräparate, die nur alle 4 Wochen appliziert werden müssen, eine konsequente Weiterentwicklung dieser Therapeutika dar. Zur Zeit sind auch schon Präparate mit noch längerem Applikationsintervall in Erprobung. Durch eine derartige Darreichungform verliert der Unsicherheitsfaktor der Patientencompliance an Bedeutung. Der größte Vorteil einer Behandlung mit LH-RH-Analoga gegenüber der chirurgischen Orchiektomie oder einer Östrogentherapie scheint in der Verminderung der körperlichen und psychischen Nebenwirkungen zu liegen. Diesem Vorteil stehen jedoch hohe Therpaiekosten gegenüber.

Bei allen LH-RH-Analoga kommt es nach der erstmaligen Gabe zu einem initialen Anstieg der Gonadotropine LH und FSH. Konsekutiv steigt der Testosteronspiegel kurzfristig an. Bei Langzeitapplikation von LH-RH-Analoga in suprphysiologischen Dosen tritt jedoch eine paradoxe Hemmung der Gonadotropinsekretion auf. Dieses Hemmungsphänomen ist bei Hormonen bekannt und wird in der Pharmakologie als Tachyphylaxie, in der Physiologie als Desensibilisierung und in der Biochemie als Rezeptordown-Regulation bezeichnet. Diese Eigenschaft der LH-RH-Analoga führt dazu, daß es bei chronischer Applikation dieser Substanzen nach dem anfänglichen Anstieg von LH, FSH und Testosteron etwa ein bis zwei Wochen später zur „medikamentösen Kastration" kommt. Somit ist mit

LH-RH-Analoga eine Alternative zur chirurgischen Kastration bei der palliativen Therapie des fortgeschrittenen Prostatakarzinoms gegeben, wenngleich endokrinologisch Unterschiede zwischen der Gabe von LH-RH-Analoga und der bilateralen Orchiektomie bestehen.

Während die Orchiektomie innerhalb von 24 h ein Absinken des Serumtestosteronspiegels auf Kastrationsniveau bewirkt, dauert dieser Vorgang, wie oben dargestellt, bei den LH-RH-Analoga etwa 2 Wochen. Ferner kommt es nach chirurgischer Kastration aufgrund fehlender Rückkopplung im hypothalamisch-hypophysären Regelkreis zu einem Anstieg der Gonadotropine auf Dauer, während die chronische Applikation der LH-RH-Analoga zu einem Absinken von LH und FSH führt.

Obwohl – zumindest klinisch – die Gonadotropine keinen direkten Einfluß auf das Prostatakarzinom ausüben, wird dem unterschiedlichen Verhalten des Testosteronspiegels nach Orchiektomie und unter LH-RH-Analoga mehr Aufmerksamkeit geschenkt. Basierend auf dem Wissen, daß die Verabreichung von Testosteron bei Patienten mit Prostatakarzinom eine Aktivierung des Tumors bewirkt, stellt sich die Frage, ob der initiale Anstieg des Testosterons nach Gabe von LH-RH-Analoga einen ungünstigen Einfluß auf das Krankheitsgeschehen nehmen kann. Ein solcher „Tumorflare" wurde tatsächlich z.B. unter 830 mit Goserelin behandelten Patienten in 6,1 % der Fälle beschrieben (Faure et al. 1983; Kahan et al. 1984; Winfield u. Trachtenberg 1984). Bei 35 dieser Patienten trat eine passagere Zunahme der Skelettschmerzen, bei neun eine passagere Harnleiterobstruktion und bei 10 Patienten eine Wirbelsäulenkompression auf. Gerade letztere ist eine ernste Folgeerscheinung, und auch eine notfallmäßige Laminektomie kann in einem solchen Fall irreversible Folgeerscheinungen nicht immer verhindern. Dennoch bleibt zu betonen, daß derartige Komplikationen insgesamt sehr selten sind.

Weitaus häufiger als ein „klinischer" Tumorflare ist jedoch mit dem initialen Testosteronanstieg unter LH-RH-Analoga ein vorübergehender Anstieg der sauren Prostataphosphatase (PAP), der als „biochemischer" Tumorflare bezeichnet werden kann, zu verzeichnen. Dieser passagere PAP-Anstieg ist natürlich auch als Zeichen einer Aktivierung des Prostatakarzinoms zu werten, selbst wenn er nicht mit weiteren klinischen Symptomen assoziiert auftritt. Ein solcher PAP-Anstieg wird in mehr als der Hälfte aller Patienten, die mit einer LH-RH-Monotherapie behandelt werden, gesehen. Aus diesem Grunde ist gefordert worden, daß in der Frühphase der Behandlung mit LH-RH-Analoga zusätzlich ein Antiandrogen gegeben werden sollte (Klijn et al. 1985; Habenicht et al. 1986; Labrie et al. 1987). Tatsächlich ist gezeigt worden, daß durch die Kombination von LH-RH-Analoga und Antiandrogen dieser nachteilige Effekt einer LH-RH-Monotherapie zumeist aufgehoben werden kann (Labrie et al. 1987; Kuhn et al. 1989; Schulze u. Senge 1990). Allerdings reicht eine eintägige Vorbehandlung mit einem Antiandrogen wie Nilutamid oder Flutamid offensichtlich nicht aus um in allen Fällen diesen „biochemischen" Tumorflare zu antagonisieren (Kuhn et al. 1989; Schulze u. Senge 1990), während nach einer

7tägigen Vorbehandlung mit Cyproteronazetat oder Flutamid kein PAP Anstieg über den Ausgangswert zu verzeichnen ist (Schulze u. Senge 1990).

Für Patienten die eine bilaterale Orchiektomie ablehnen, stellen LH-RH-Analoga ein alternatives Therapiekonzet dar, um so mehr, als diese Substanzklasse nicht mit den kardiovaskulären Komplikationen einer Östrogenbehandlung behaftet ist. Wie oben dargestellt, erscheint es aber ratsam, LH-RH-Analoga in der Initialphase mit einemAntiandrogen zu kombinieren, wodurch die Behandlungskosten zusätzlich steigen.

Die in den kommenden Jahren zu erwartenden klinischen Erprobungen mit LH-RH-Antagonisten wird im Vergleich zu den LH-RH-Analoga den Vorteil bringen, daß ihre Anwendung keine initiale Stimulierung von Gonadotropinen und Androgenen erzeugt, somit sich auch kein „biochemischer" Tumorflare ergibt. Letztlich ist aber auch durch LH-RH-Antagonisten kein Vorteil in der Behandlung von Patienten mit fortgeschrittenem Prostatakarzinom gegenüber der bilateralen Orchiektomie zu erwarten.

Entwicklung der Androgenresistenz

Praktisch alle Karzinomformen besitzen die Eigenschaft gegen eine Chemo- oder Hormontherapie im Laufe der Behandlung eine Resistenz zu entwikkeln, selbst wenn sie primär sensibel auf die Behandlung reagierten (Skipper et al. 1978; Goldie u. Coldman 1979; Isaacs 1982; Ling 1982). Wie bereits dargestellt ist seit den Pionierarbeiten von Huggins u. Hodges (1941) bekannt, daß das Prostatakarzinom durch Androgene beeinflußbar ist. Androgensupprimierende Therapien induzieren eine Remission bzw. Stabilisation zuvor unbehandelter fortgeschrittener Prostatakarzinome in bis zu 80 % aller Fälle (Scott et al. 1980; The Leuprolide Study Group 1984). Auch wenn dieser initialen Remission ein substantieller palliativer Wert zuzuschreiben ist, so hat sich doch gezeigt, daß praktisch alle so behandelten Patienten schließlich eine erneute Progression ihres Karzinoms erfahren und letztendlich daran versterben. Alle Versuche, durch weitere hormonelle Maßnahmen die nach einer Kastration, Östrogen- oder LH-RH-Analogatherapie in niedriger Konzentration im Körper verbleibenden nichttestikulären Androgene zu supprimieren und somit eine erneute Tumorremission zu erzielen, erweisen sich mit objektiven Remissionsraten zwischen 5,6 und 7,2 % als ineffektiv (Scott et al. 1980; Schulze et al. 1987) (Tabellen 1–3).

Wenn man sich vergegenwärtigt, daß normale Gewebe niemals resistent gegen toxische Effekte der unterschiedlichsten Therapieformen werden, so wird deutlich, daß diese eben beschriebene Resistenzentwicklung eine ungewöhnliche, karzinomspezifische Eigenschaft darstellt. Zum Beispiel benötigt auch die normale Prostata Androgene um ihre Funktion und Zellzahl aufrecht zu erhalten. Die einer Kastration folgende Involution der Prostata ist mit einer Reduktion von über 80 % aller Epithelzellen verbunden (Lesser u. Bruchovsky 1973). Tierexperimentell ist gezeigt worden, daß

Tabelle 1. Wirkung der bilateralen Adrenalektomie bei Tumorprogression nach Standardhormontherapie. (Nach Schulze et al. 1987)

Autoren	Patienten n	Objektive Besserung
Huggins u. Scott (1945)	4	0
Huggins u. Bergenstal (1952)	7	0
Baker (1953)	10	0
Whitmore et al. (1954)	17	2
Morales et al. (1955)	20	1
MacFarlane et al. (1960)	13	1
Bhanalaph et al. (1974)	26	1
	97	5
Insgesamt beurteilbar	89	5 (5,6%)

Tabelle 2. Wirkung der Hypophysektomie bei Tumorprogression nach Standardhormontherapie. (Nach Schulze et al. 1987)

Autoren	Patienten n	Objektive Besserung
Scott u. Schirmer (1962)	17	7
Fergusson u. Hendry (1971)	100	0
Morales et al. (1971)	23	0
Murphy et al. (1971)	34	0
Maddy et al. (1971)	20	7
Levin et al. (1978)	10	0
Smith et al. (1984)	15	0
	219	14
Insgesamt auswertbar	209	14 (6,7%)

Tabelle 3. Wirkung von Antiandrogenen bei Tumorprogression nach Standardhormontherapie; *Cyp.* Cyproteronazetat; *Flu.* Flutamid. (Nach Schulze et al. 1987)

Autoren	Antiandrogen	Patienten n	Objektive Besserung
Wein u. Murphy (1973)	Cyp.	15	1
Smith et al. (1973)	Cyp.	28	2
Stoliar u. Albert (1974)	Flu.	14	1
Sogani et al. (1975)	Flu.	26	2
MacFarlane u. Tolley (1985)	Flu.	14	1
Gesamt		97	7 (7,2%)

durch die Zufuhr exogener Androgene sich die atrophierte Prostata wieder voll regeneriert. Selbst wenn eine Behandlung mit Androgenentzug und Androgengabe zyklisch vielfach wiederholt wird, so ändert sich dieser Vorgang doch nicht – die normale Prostata wird gegenüber dem Androgeneinfluß niemals resistent (Sandford et al. 1984; Isaacs 1986).

Wie bereits gesagt, tritt unter der Behandlung eines Prostatakarzinoms nach anfänglicher Remission unter Androgenentzug im weiteren Verlauf praktisch immer eine erneute, hormonunabhängige Tumorprogression auf; eine Heilung ist selten (Scott et al. 1980; Menon u. Walsh 1979). Diese Tumorprogression ist Ursache dafür, daß sich die jährliche Prostatakarzinomtodesrate in den letzten 50 Jahren, auch nach Einführung der Hormontherapie, nicht geändert hat (Devesa u. Silverman 1978). Die unter Androgenentzug zu beobachtende initiale Remission täuscht lediglich eine gute Beeinflußbarkeit des Prostatakarzinoms durch antihormonale Behandlung vor. Dabei darf aber nicht übersehen werden, daß es für das metastasierende Prostatakarzinom noch immer keine Therapieform gibt, die die Überlebensrate der Patienten effektiv erhöht (Lepor et al. 1982).

Da die Überlebenszeit von Patienten mit fortgeschrittenem Prostatakarzinom noch eingeleiteter Hormontherapie eine große Variabilität aufweist (10% der Patienten versterben innerhalb der ersten 6 Monate, 50% innerhalb der ersten 3 Jahre und 10% leben länger als 10 Jahre) (Blackard et al. 1973) ist nach prognostischen Parametern gesucht worden, die eine Aussage über Remissionswahrscheinlichkeiten unter Androgenentzug erlauben.

Nach vorläufigen Ergebnissen von Robinson u. Thomas (1971) und Adlercreutz et al. (1981) waren Harper et al. (1984) die ersten, die die Beziehung zwischen prätherapeutischen Serumtestosterongehalt und Überlebenszeit an einer großen Patientenzahl untersuchten. Sie fanden, daß Patienten, die innerhalb der ersten 3 Jahre nach Diagnosestellung verstarben, einen signifikant geringeren Testosteronwert hatten, als Patienten, die länger als 3 Jahre lebten. Diese Ergebnisse konnten von Haapiainen et al. (1988) bestätigt werden. Bei einer Multivarianzanalyse von 110 Patienten mit metastasiertem Prostatakarzinom zeigte sich der prätherapeutische Testosteronwert in bezug zur Zeit bis zur Progression sogar als die am höchsten signifikante Variable aller untersuchten Parameter (Ishikawa et al. 1989).

Im Bestreben einen Parameter zu finden der Patienten mit guter und schlechter Prognose unterscheidet, unternahmen Brendler et al. (1984, 1985) einen methodisch wesentlich komplexeren Weg. Diese Autoren bestimmten im Gewebe von Prostatastanzbiopsien bei einer kleinen Patientengruppe die Aktivitäten von 6 Enzymen (5α-Reduktase, 17(β)-Hydroxysteroid-oxidoreduktase, 3α(β)-Hydroxysteroid-oxidoreduktase, saure Phosphatase, alkalische Phosphatase und Laktatdehydrogenase). Aus diesen Daten konnte ein Quotient gebildet werden, der Patienten mit guter und schlechter Prognose statistisch signifikant unterscheidet. Wurde in diesem Wert noch der Gehalt der durch Salz extrahierbaren nukleären Androgenrezeptoren integriert, so ergab sich ein Faktor, der beide Patientengruppen nahezu vollständig trennte. Trotz dieser vielversprechenden vorläufigen Ergebnisse ist diese Methodik aufgrund ihrer sehr aufwendigen Technik bisher nicht weiter verfolgt worden. Interessant erscheint anzumerken, daß sich bei den Untersuchungen von Brendler et al. (1984) für den Gehalt von Testosteron (und Dihydrotestosteron) im Prostatagewebe, im Gegensatz zu den oben genannten Daten zum Testosteronserumgehalt, kein Unterschied zwischen den Patientengruppen ergab.

Die Bestimmung des Östrogenrezeptorgehaltes im Mammakarzinom erlaubt eine Aussage über die Remissionswahrscheinlichkeit unter hormonaler Therapie (Shek u. Godolphin 1989). Aufgrund der Parallelen in der Hormonempfindlichkeit zwischen Mamma- und Prostatakarzinom, ist in der Vergangenheit vielfach versucht worden, den Androgenrezeptorgehalt im Prostatakarzinom als einen prognostischen Parameter zu verwenden. Da für solche Untersuchungen bei Patienten mit fortgeschrittenem Tumor in der Regel nur Prostatastanzbiopsien zur Verfügung stehen, ist eine biochemische Androgenrezeptorbestimmung mit technischen Schwierigkeiten verknüpft. Blankenstein et al. (1982) sowie Barrack et al. (1983) zeigten aber, daß eine weitgehend genaue Bestimmung des Androgenrezeptorgehaltes mit Mikroassays an Gewebsmengen mit weniger als 500 mg möglich ist.

Es sind Ergebnisse mehrerer Arbeitsgruppen publiziert, die den Zusammenhang zwischen Androgenrezeptorgehalt und Therapieerfolg in aller Regel retrospektiv und an einer kleinen Patientenzahl untersucht haben. Diese Ergebnisse sind z.T. widersprüchlich, was vielleicht schon als Hinweis darauf gedeutet werden kann, daß der Gehalt an spezifischen Steroidrezeptoren beim Prostatakarzinom – im Gegensatz zum Mammakarzinom – wenn überhaupt, nur einen geringen prognostischen Wert hat. Bei kritischer Wertung dieser Daten ergibt sich, daß der Gehalt an Androgenrezeptoren im Zytosol sich bei Patienten mit guter Prognose nicht von dem von Patienten mit schlechter Prognose unterscheidet (z.B. Trachtenberg et al. 1982; Brendler et al. 1984; Benson et al. 1987). Demgegenüber wurde gezeigt, daß der Gehalt an nukleären Androgenrezeptoren zwischen diesen Patientengruppen signifikant differiert (z.B. Trachtenberg u. Walsh 1982; Benson et al. 1987). Allerdings gibt es deutliche Überschneidungen der individuellen Rezeptorgehalte zwischen den Gruppen. Zudem konnten van Aubel et al. (1988) diese Ergebnisse an einem eigenen Patientengut nicht reproduzieren.

Barrack u. Coffey (1980, 1982) haben zeigen können, daß mehr als die Hälfte aller nukleärer Rezeptoren in Zielorganen an der nukleären Matrix gebunden sind. Da der nuklären Matrix u.a. eine wesentliche Bedeutung für die spezifische Kontrolle der Nukleinsäure zugesprochen wird (Barrack u. Coffey 1982; Nelson et al. 1986), war mit der Entwicklung von Methoden zur Bestimmung von nukleären, salzextrahierbaren und salzresistenten (an der nukleären Matrix gebundenen) Androgenrezeptoren (Barrack et al. 1983) die Hoffnung verknüpft, weiteren Einblick in die Unterscheidung von Patienten mit guter und schlechter Prognose erhalten zu können. Bisher gibt es jedoch keinen Anhalt dafür, daß die Bestimmung von Androgenrezeptoren in den beiden nukleären Komponenten gegenüber der Bestimmung des gesamten Rezeptorgehaltes im Zellkern einen Vorteil erbringt (Brendler et al. 1984).

Insgesamt haben somit alle Bestrebungen, über den Androgenrezeptorgehalt weitere Informationen über die Prognose des einzelnen Patienten zu erfahren, nur sehr begrenzte Erfolge gezeigt. Als mögliche Gründe hierfür wurden das nur geringe zur Verfügung stehende Tumorvolumen (ca. 30 mg/Stanzbiopsie), die Tumorzellheterogenität und die Vermischung von Tumorgewebe mit nicht malignem Prostatagewebe in den Stanzen angesehen (Barrack et al. 1987). Mit der Entwicklung monoklonaler Antikörper gegen Androgenrezeptoren (Chang et al. 1988; Lubahn et al. 1988) ist die Hoffnung verknüpft, evtl. einen Teil der genannten Schwierigkeiten mit Hilfe der Immunhistochemie überwinden zu können. Präliminären Ergebnissen an 10 Patienten zufolge hat sich die Hoffnung aber bisher nicht erfüllt (Sadi et al. 1990).

Faßt man alle genannten Daten über Studien zur Erlangung prognostischer Faktoren zusammen, so scheint der prätherapeutische Serumtestosteronspiegel noch am ehesten in der Lage zu sein, die Remissionswahrscheinlichkeit für Patienten mit metastasiertem Prostatakarzinom vorhersagen zu können. Aber auch dieser Faktor vermag nicht zu erklären, warum ein anfänglich hormonsensibles Prostatakarzinom sich derart ändert, daß es plötzlich durch hormonelle Maßnahmen nicht mehr beeinflußbar ist und letztendlich den betroffenen Patienten tötet. Die Antwort auf die Frage nach der Ursache dieses geänderten Tumorverhaltens ist von grundlegender Bedeutung. Mit ihr ist die Hoffnung verknüpft, den Status der Hormonunabhängigkeit des Tumors verhindern zu können. Zu ihrer Beantwortung sind 2 Modelle – das *Adaptations-* und das *Selektionsmodell* – entwickelt worden. Im folgenden soll versucht werden anhand bekannter Daten das Für und Wider dieser Modelle zu beschreiben und die Ursache für die hormonunabhängige Progression des Prostatakarzinoms zu erläutern.

Die Modelle

Für den Fall, daß zum Zeitpunkt der Diagnose eines klinisch manifesten Prostatakarzinoms der Tumor homogen aus androgenabhängigen Krebszellen besteht, kann sich folgendes Denkmodell ergeben: Nach einer Kastration geht der überwiegende Teil aller androgenabhängigen Zellen zugrunde. Klinisch ergibt sich das Bild der initialen Remission. Einige der ursprünglich androgenabhängigen Zellen adaptieren sich jedoch an die Verhältnisse ihrer neuen Umgebung und werden androgenunabhängig. Es kommt zur Proliferation dieser androgenunabhängig gewordenen Zellen. Schließlich wird ihre Tumormasse groß genug, um klinisch als Progression aufzufallen. In diesem Modell der adaptiven Transformation einer ursprünglich androgenabhängigen Zelle in eine androgenunabhängige Zelle kommt den Änderungen im

Wirtsmilieu eine kritische Bedeutung zu. Es wird als *Adaptationsmodell* bezeichnet.

Andererseits ist es möglich, daß der Tumor schon primär, also vor jeglicher Therapie, heterogen aus androgenabhängigen und -unabhängigen Zellklonen besteht. Die androgenunabhängigen Karzinomzellen können dabei in 2 Typen unterteilt werden: a) Zellen, deren Wachstum weder abhängig von Androgenen noch sensibel auf eine Androgenstimulation ist (androgenunabhängige und -insensible Zellen), und b) Zellen, die unter Androgenstimulation eine höhere Proliferationsrate aufweisen, die aber auch in Abwesenheit von Androgenen weiter wachsen (androgenunabhängige sensible Zellen) (Isaacs 1982). Gleichgültig ob die androgenunabhängigen Zellen nun androgensensibel oder -insensibel sind, kommt es in diesem Modell nach Androgenentzug nur zum Untergang der androgenabhängigen Zellen. Die Proliferation der androgenunabhängigen Zellen besteht kontinuierlich fort. Der Tod der androgenabhängigen Zellen wird klinisch das Bild der initialen Remission erzeugen. Die Kastration bewirkt jedoch nur eine Selektion der bereits primär vorhandenen heterogenen Zellklone. Die fortbestehende Proliferation der androgenunabhängigen Zellen imponiert schließlich klinisch als Progression (*Selektionsmodell*).

Obwohl bei beiden Modellen letztendlich die Proliferation androgenunabhängiger Tumorzellen das Schicksal des Patienten bestimmt, kommt der Beantwortung der Frage, welches Modell der tatsächlichen Situation am Nächsten kommt, große Relevanz zu. Denn die optimale Therapie des Prostatakarzinoms stellt sich für das Adaptations- oder Selektionsmodell völlig unterschiedlich dar.

Das Adaptationsmodell – Argument für die komplette Androgenblockade

Sollte das *Adaptationsmodell* erklären, warum es nach Kastration zu einer erneuten, hormonunabhängigen Progression des Prostatakarzinoms kommt, dann sind die gegenwärtig verwandten Therapieformen der Androgensuppression (d.h. chirurgische oder medikamentöse Kastration) unzureichend. Diese Therapieformen senken den Testosteronserumspiegel nur um etwa 90%. Sie belassen die adrenalen Androgene und erzeugen somit lediglich einen partiellen Androgenentzug. Dies hat einige Autoren veranlaßt, die Hypothese aufzustellen, daß durch die Neutralisierung nichttestikulärer Androgene mittels gleichzeitiger Gabe eines Antiandrogens eine effektivere Behandlung erreicht wird als mit der alleinigen Kastration (Giuliani et al. 1980; Labrie et al. 1985). Nach Labrie et al. (1985) bestehen „99 Prozent aller Prostatakarzinome selbst zum Zeitpunkt der Metastasierung rein aus androgenabhängigen Zellen. Die androgenunabhängigen Zellen sind vor der Behandlung noch nicht vorhanden. Sie entstehen erst, wenn die Tumorzellen dem Milieu der erniedrigten Androgenkonzentration durch die nach Kastration verbleibenden adrenalen Androgene ausgesetzt sind." Um die Entwicklung androgenunabhängiger Tumorzellen zu vermeiden, fordern Labrie und Mitarbeiter dementsprechend die gleichzeitige Gabe eines Antiandrogens zusätzlich zur chirurgischen oder medikamentösen Kastration von Therapiebeginn an.

In Übereinstimmung mit seiner Theorie hat Labrie vorläufige Daten einer nichtrandomisierten klinischen Studie veröffentlicht (Labrie et al. 1987). Patienten mit einem zuvor unbehandelten metastasierten Prostatakarzinom wurden mit der Kombination von Kastration (chirurgische Kastration oder Gabe eines LH-RH-Analogons) plus Antiandrogen behandelt. Nach einer initialen Ansprechrate der Tumoren unter dieser Therapie von 95 % ergab sich nach zwei Jahren eine um über 300 % verminderte Todesrate im Vergleich zu publizierten Daten anderer Studien, in denen die Patienten eine Standardform der Hormontherapie (chirurgische Kastration, Östrogen- oder LH-RH-Analogatherapie) erhalten hatten.

In der Zwischenzeit mehren sich jedoch die Ergebnisse randomisierter, prospektiver Studien anderer Gruppen, in denen die von Labrie beschriebenen außergewöhnlich positiven Ergebnisse nicht reproduzierbar waren. Diese klinischen Daten lassen Zweifel daran aufkommen, daß mit der kompletten Androgenblockade klinisch relevant bessere Ergebnisse als mit der herkömmlichen Kastration in bezug auf Ansprechrate und Überlebensdauer zu erzielen sind (Schröder et al. 1987; Schulze et al. 1988). In einer großen Studie mit über 600 Patienten ergab sich zwar ein signifikanter Vorteil zugunsten einer Behandlung von LH-RH-Analogon plus Antiandrogen versus LH-RH-Analogon allein (Crawford et al. 1989); einerseits verbesserte sich dadurch aber die mittlere Überlebenszeit nur um wenige Monate, andererseits erfolgte kein Vergleich gegenüber einer Behandlung durch eine bilaterale Orchiektomie, die immer noch als der „goldene Standard" in der Therapie des metastasierten Prostatakarzinoms anzusehen ist.

Obwohl die theoretischen Überlegungen, auf denen sich die komplette Androgenblockade stützt, vernünftig und überlegenswert erscheinen, so sind doch weitere Untersuchungsergebnisse bekannt, die eine Überlegenheit der kompletten Androgenblockade über eine Standardhormontherapie anzweifeln lassen. Es ist zwar richtig, daß von der Nebennierenrinde Steroide sezerniert werden, die theoretisch als Androgene auf die Prostata einwirken können, bisher hat jedoch nicht gezeigt werden können, daß diese Androgenvorstufen einen signifikanten Einfluß auf das Wachstum von Prostatazellen ausüben können. Die Ergebnisse einer Studie von Oesterling et al. (1986) lassen dies auch eher unwahrscheinlich erscheinen. Diese Autoren untersuchten an Obduktionspräparaten die Prostatae zweier Patientengruppen: zum einen von Patienten mit Panhypogonadismus, bei denen sowohl die testikulären als auch die adrenalen Androgene fehlten, zum anderen von Patienten mit hypogonadotropem Hypogonadismus, bei denen also nur die testikulären, nicht aber die adrenalen Androgene fehlten. Die Prostatae beider Patientengruppen waren nach den erhobenen histologischen und morphometrischen Kriterien völlig atrophiert. In der zweiten Patientengruppe konnte also keine durch Nebennierensteroide hervorgerufene Stimulierung der Prostata nachgewiesen werden.

Das *Adaptationsmodell* stützt sich auf die These, daß sich das Prostatakarzinom primär homogen aus androgenabhängigen Karzinomzellen zusammensetzt. Es ist aber histologisch gezeigt worden, daß klinisch manifeste Prostatakarzinome bereits vor jeglicher Therapie z.B. in aller Regel multifokal auftreten (Byar u. Mostofi 1972; Hayashi et al. 1987), in über 60% unterschiedlich differenzierte Karzinomanteile in sich enthalten (Kastendieck 1980) und ein weites heterogenes Verteilungsmuster bezüglich der sauren Prostataphosphatase (Mostofi u. Sesterhenn 1981), dem prostataspezifischem Antigen (Viola et al. 1986), dem karzinoembryonalem Antigen (Viola et al. 1986) und dem p21 Harvey-ras Onkogen (Viola et al. 1986) beinhalten.

Diese Ergebnisse unterstreichen, daß sich individuelle Prostatakarzinome primär aus heterogenen Zellklonen zusammensetzen. Wenngleich diese Daten nichts direkt zur Androgenabhängigkeit der Prostatakarzinomzellen aussagen, so haben unterschiedliche Arbeitsgruppen in den letzten 10 Jahren doch wiederholt die These aufgestellt, daß sich das Prostatakarzinom grundsätzlich aus androgenabhängigen und androgenunabhängigen Zellklonen zusammensetzt (Prout et al. 1976; Sinha et al. 1977; Smolev et al. 1977; Isaacs u. Coffey 1981).

Das Selektionsmodell – Argument für die Kombination von Hormontherapie und Chemotherapie

Um ein besseres Verständnis von der Tumorbiologie des Prostatakarzinoms zu erhalten, sind in den zurückliegenden Jahren zahlreiche Tiermodelle entwickelt und untersucht worden. Limitierender Faktor dabei ist, daß das Adenokarzinom der Prostata in allen Spezies – mit Ausnahme des Menschen – nur selten spontan auftritt. In einer Übersichtsarbeit über publizierte Fälle von Prostatakarzinomen in Laboratoriumstieren zwischen 1900 und 1977 fanden Rivenson u. Silverman (1979) keinen Fall bei Mäusen, einen Fall beim Rhesusaffen und 2 Fälle bei syrischen Goldhamstern. Unter den gewöhnlich verwandten Versuchstieren scheint die höchste Rate von Prostatakarzinomen in einigen Stämmen alter Ratten aufzutreten. So traten die in Serie transplantierbaren Dunning (1963) und Pollard (1980) Adenokarzinome der Prostata spontan in einer kleinen Anzahl alternder Copenhagen- bzw. Lobound-Wistar-Ratten auf. Eine hohe Inzidenzrate spontaner Prostatakarzinome ist bisher nur in Ratten des ACI/seg-Stammes beobachtet worden (Shain et al. 1975, 1977; Ward et al. 1980).

Unter den Haustieren tritt das Prostatakarzinom am häufigsten beim Hund auf. Die Inzidenzrate für Hunde, die älter als 6 Jahre sind, wird mit 5% angegeben (Leav u. Ling 1968). Dabei kann das Prostatakarzinom des Hundes, wie beim Menschen, metastasieren. Auch hier werden Knochenmetastasen häufig beobachtet (Durham u. Dietze 1986).

Betrachtet man die Inzidenzrate bei Versuchstieren, so darf nicht vergessen werden, daß das Prostatakarzinom eine Erkrankung alternder Tiere ist. Das bedeutet, daß die Prostatae vieler Tiere am Ende ihres natürlichen Lebens sorgfältigst durchuntersucht werden müßten, um eine bessere Vorstellung über die Inzidenzrate des Prostatakarzinoms bei bestimmten Tierarten zu erhalten. Aber auch wenn man deshalb davon auszugehen hat, daß die bekannten Inzidenzraten bei den unterschiedlichen Tierarten unter den realen Werten liegen werden, so ändert dies doch nichts daran, daß das Prostatakarzinom bei Tieren wesentlich seltener als beim Menschen auftritt. Diese niedrige Inzidenzrate läßt es daher auch wenig sinnvoll erscheinen, die Tumorbiologie des Prostatakarzinoms nur unter kontrollierten Bedingungen bei jeweils spontan aufgetretenen Tumoren in individuellen Tieren zu untersuchen. Es ist vielmehr erfolgsversprechender einmal aufgetretene Tumore weiter zu züchten und nach Möglichkeit *in vitro* und/oder *in vivo* zu untersuchen.

Zu den bestcharakterisierten und -untersuchten Prostatakarzinomtumormodellen gehören dabei die Dunning-Tumoren. Dunning beschrieb 1963 ein spontan entwickeltes Karzinom in der dorsolateralen Prostata einer alten Copenhagen-Ratte. Aus diesem Tumor haben sich nach zahlreichen seriellen In-vivo-Transplantationen mehrere Tumorlinien mit unterschiedlichen biologischen Charakteristika entwickelt (Isaacs et al. 1986).

Bei dem primären Dunning-Tumor (R-3327-H) handelt es sich um ein langsam wachsendes, androgenabhängiges, hoch differenziertes Adenokarzinom, in dem Androgenrezeptoren nachweisbar sind und in dem über die 5α-Reduktase Testosteron zu Dihydrotestosteron metabolisiert werden kann (Voigt u. Dunning 1974; Voigt et al. 1975). Dieser Dunning-Tumor entwickelte sich zu einem wichtigen Modell zur Erforschung der Tumorbiologie, da sein Verhalten in vielen Punkten dem des menschlichen Prostatakarzinoms entspricht (Isaacs et al. 1978). Werden männliche Ratten, auf die dieser exponentiell wachsende Tumor transplantiert wurde, kastriert, so sistiert, vergleichbar mit der Situation beim Menschen, das Tumorwachstum. Diesem initialen Ansprechen des Tumors auf Androgenentzug folgt jedoch immer nach ca. 50 bis 60 Tagen ein erneutes Tumorwachstum, welches durch weitere hormonelle Maßnahmen nicht mehr beeinflußbar ist. Dieses erneute Tumorwachstum beruht, wie Isaacs u. Coffey (1981) durch Fluktuationsanalysen zeigen konnten, auf eine initiale Heterogenität des Tumors, in dem sowohl androgenabhängige als auch androgenunabhängige Tumorzellklone existieren.

Die Fluktuationsanalysen basieren auf der ursprünglich von Hakansson u. Troupe (1974) beschriebenen Methodik. Nimmt man als Arbeitshypothese an, daß der Dunning-H-Tumor primär heterogen aus androgenabhängigen und -unabhängigen Zellen zusammengesetzt ist, so sind in kleinen, zufällig vom Tumor entnommenen Trokarstückchen zwar stets eine annähernd konstante Gesamtzahl von Tumorzellen enthalten, das Verhältnis von androgenabhängigen und androgenunabhängigen Zellen wird jedoch sehr variabel sein. Läßt man nun diese gleichgroßen Tumorstückchen in intakten männlichen Ratten bis zu einer Größe von 1 cm^3 wachsen, so ergibt sich hierfür, unter der Annahme, daß androgenabhängige und -unabhängige Tumorzellen gleichermaßen proliferieren können, eine praktisch identische Zeitspanne für alle Tiere. Das heißt, es wird nur eine geringe zeitliche Fluktuation zu erwarten sein. Im Gegensatz hierzu wird die Zeitspanne bis zum Wachstum der Tumoren auf 1 cm^3 bei kastrierten Ratten eine große Fluktuation zeigen, da davon auszugehen ist, daß der Anteil androgenunabhängiger Tumorzellen in den einzelnen Trokarstückchen rein zufällig deutlich variieren kann.

Sollte der Dunning-H-Tumor aber nicht heterogen, sondern lediglich homogen aus androgenabhängigen Zellen bestehen, in denen sich, kastrationsbedingt, aktiv die Adaptation androgenunabhängiger Tumorzellen ergibt, so sollte die Zeitspanne bis zum Wachstum des Tumors auf 1 cm^3 für alle Tumoren – auch bei kastrierten Wirtstieren – praktisch identisch sein. Es wäre zu erwarten, daß die Chance der Adaptation zu androgenunabhängigen Tumorzellen in allen Trokarstücken gleich groß ist. Somit sollte nur eine geringe zeitliche Fluktuation zu beobachten sein.

Die Ergebnisse dieser Untersuchungen (Isaacs u. Coffey 1981) zeigten bei den intakten Wirtstieren erwartungsgemäß nur eine geringe zeitliche Fluktuation da die implantierte Tumorzellzahl für alle Tiere identisch war und alle Tumorzellen gleichermaßen gut proliferieren konnten (Abb. 1). Demgegen-

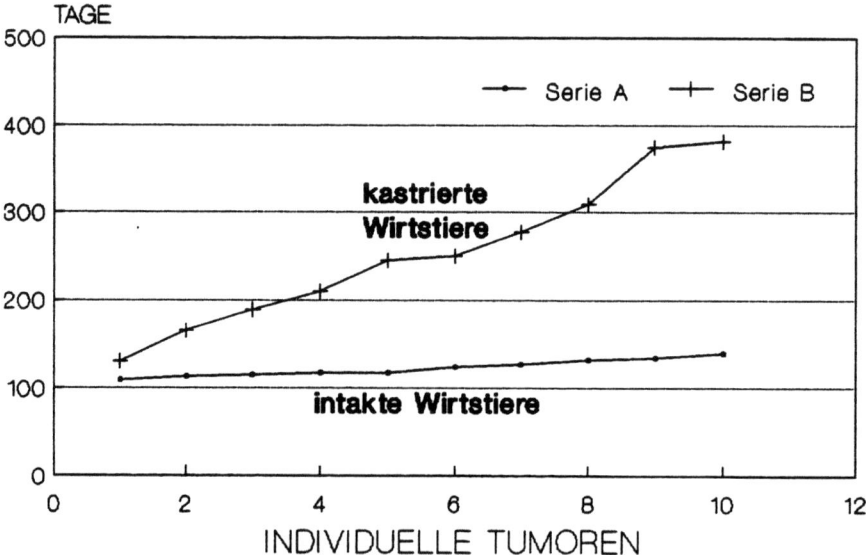

Abb. 1. Fluktuation der Wachstumsraten von transplantierten Trokarstückchen des R-3327-H-Dunning-Tumors. 10 intakten (Serie A) und 10 kastrierten (Serie B) Ratten wurde jeweils ein Trokarstückchen des Tumors transplantiert und die Zeitspanne der individuellen Tumoren von der Implantation bis zum Wachstum auf 1 cm^3 (in Tagen) bestimmt und in aufsteigenden Zeiträumen aufgezeigt. Während sich für die Wachstumsraten der Tumoren in intakten Wirtstieren eine nahezu identische Zeitspanne ergab, zeigten die Zeiträume in kastrierten Ratten eine große zeitliche Fluktuation. (Nach Isaacs u. Coffey 1981)

über ergab sich bei den kastrierten Wirtstieren eine weite zeitliche Fluktuation (Abb. 1). Diese Daten belegen, daß der Dunning-H-Tumor primär, d. h. vor jeglicher hormoneller Manipulation, heterogen aus androgenabhängigen und androgenunabhängigen Tumorzellen zusammengesetzt ist. Das nach Androgenentzug zu beobachtende erneute, hormonunabhängige Tumorwachstum beruht auf einer klonalen Selektion initial bereits existierender Populationen androgenunabhängiger Tumorzellen.

In weiteren Untersuchungen mit dem Dunning-H-Tumor konnte im Rahmen serieller Transplantationen gezeigt werden, daß sich auch bei intakten (d.h. nichtkastrierter) Wirtstieren aus androgenabhängigen Karzinomzellen androgenunabhängige Karzinomzellen entwickeln können (Isaacs et al. 1982). Dieser Prozeß ist mit einer genetischen Instabilität verknüpft, bei dem definitive genetische Änderungen nachweisbar sind (Wake et al. 1982). Zusätzlich ist die Entwicklung einer beschleunigten Wachstumsrate, einer Metastasierungsneigung und einer Androgenunabhängigkeit, wie sie bei einigen Zellinien der Dunning-Tumoren auftreten, mit chromosomalen Alterationen verknüpft (Wake et al. 1982). Dabei treten bei den aggressiver als der Dunning-H-Tumor wachsenden Zellinien Änderungen am Chromosom 4 auf (Isaacs u. Hukku 1988).

Zusammenfassung

Das Wachstum des Prostatakarzinoms kann in den meisten Fällen durch Androgene beeinflußt werden. Eine Androgensuppression durch eine bilaterale Orchiektomie oder durch eine medikamentöse Therapie mit Östrogenen, Antiandrogenen oder LH-RH-Analoga kann bei vielen Patienten mit metastasiertem Prostatakarzinom eine Remission bzw. eine Stabilisierung erzielen. Bei der Wahl der Therapie für den einzelnen Patieten sind Vor- und Nachteile jedes Verfahrens abzuwägen. Dabei ist zu berücksichtigen, daß nach anfänglicher Remission unter Androgenentzug im weiteren Verlauf praktisch immer eine erneute, durch weitere hormonelle Maßnahmen nicht mehr beeinflußbare Tumorprogression auftritt.

Die Bemühungen einen Parameter zu finden, der Patienten mit guter und schlechter Prognose unterscheidet, haben bisher nur wenig Erfolg gebracht. Eine wichtige Aussagekraft scheint dem prätherapeutischen Serumtestosterongehalt zuzukommen. Hoffnungen, über den Androgenrezeptorgehalt eine gezielte Prognose erstellen zu können, haben sich demgegenüber bisher nicht erfüllt. Dennoch bleibt festzuhalten, daß über derartige Parameter die manchmal primär, häufig aber erst sekundär auftretende Hormonunabhängigkeit des Prostatakarzinoms nicht erklärt werden kann.

Die mit dem Dunning-Tumormodell erarbeiteten Ergebnisse deuten darauf hin, daß der Prozeß der genetischen Instabilität in Zusammenhang mit der klonalen Selektion zumindest ein, wenn nicht der Mechanismus ist, der dem veränderten Tumorverhalten bei der androgenunabhängigen Progression nach Androgenentzug zugrunde liegt. Es muß natürlich ständig bedacht werden, daß alle in Tumormodellen erhobenen Befunde stets nur mit Vorsicht und Zurückhaltung auf die Situation beim Menschen übertragen werden können (Ware 1987). Gerade die anatomischen Unterschiede zwischen der Prostata des Menschen und der Ratte sind als Unsicherheitsfaktor für die Vergleichbarkeit von Prostatakarzinomen von Mensch und Ratte genannt worden (McNeal 1983; Jesik et al. 1982). Dennoch stellen die Dunning-Tumoren sicher ein wichtiges und brauchbares Modell dar, um das Verhalten unterschiedlicher Prostatakarzinom-Anteile von der Einzelzelle bis zum metastasierenden Tumor zu untersuchen.

Schließlich stimmen die Ergebnisse, die mit dem Dunning-Tumor erarbeitet wurden, mit den klinischen Daten überein, daß nämlich die Patienten an ihrem Prostatakarzinom wegen der androgenunabhängigen Zellklone versterben, unabhängig davon, ob sie mit einer kompletten oder aber mit einer partiellen Androgenblockade behandelt werden. Um eine effektive Verlängerung der Überlebenszeit von Patienten mit metastasiertem Prostatakarzinom zu erzielen, ist eine Behandlung notwendig, die die schon vor Therapiebeginn im individuellen Prostatakarzinom vorhandenen androgenunabhängigen Tumorzellen abtötet. Durch die Kombination einer solchen Behandlungsform mit irgendeiner Art der Androgensuppression sollten alle Tumorzellen in ihrem Wachstum gehemmt und abgetötet werden. Die Effektivität einer solchen Therapie ist experimentell im Dunning-Tumor bereits gezeigt worden (Isaacs 1984), vergleichbare Ergebnisse beim Menschen stehen jedoch noch aus.

Literatur

Adler A, Burger H, Davis J, Dulmanis A, Hudson B, Sarfaty G, Straffon W (1968) Carcinoma of prostate: response of plasma luteinizing hormone and testosterone to oestrogen therapy. Br Med J 1: 28

Adlercreutz H, Rannikko S, Kairento AL, Karonen SL (1981) Hormonal pattern in prostatic cancer. II. Correlation with primary response to endocrine treatment. Acta Endocrinol 98: 634

van Aubel OGJM, Bolt-de Vries J, Blankenstein MA, Schröder FH (1988) Prediction of time to progression after orchiectomy by the nuclear androgen receptor content from multiple biopsy specimens in patients with advanced prostate cancer. Prostate 12: 191

Bailar JC, Byar DP, Veterans Administration Cooperative Urological Research Group (1970) Estrogen treatment for cancer of the prostate. Cancer 26: 257

Barrack ER, Bujnovsky P, Walsh PC (1983) Subcellular distribution of androgen receptors in human normal, benign hyperplastic, and malignant prostatic tissues: Characterization of nuclear salt-resistant receptors. Cancer Res 43: 1107

Barrack ER, Brendler CB, Walsh PC (1987) Steroid receptor and biochemical profiles in prostatic cancer: correlation with response to hormonal treatment. Prostate cancer, part A. Research, endocrine treatment, and histopathology. Prog Clin Biol Res 243: 79

Beck PH, McAnnich JW, Goebel JL, Stutzman RE (1978) Plasma testosterone in patients receiving diethylstilbestrol. Urology 11: 157

Benson RC, Gorman PA, O'Brien PC, Holicky EL, Veneziale CM (1987) Relationship between androgen receptor binding activity in human prostate cancer and clinical response to endocrine therapy. Cancer 59: 1599

Blackard CE, Byar DP, Jordan WP, Veterans Administration Cooperative Urological Research Group (1973) Orchiectomy for advanced prostatic carcinoma: a reevaluation. Urology 1: 553

Blankenstein MA, Bolt-de Vries J, Foekens JA (1982) Nuclear androgen receptor assay in biopsy-size specimens of human prostatic tissue. Prostate 3: 351

Brendler CB, Isaacs JT, Follansbee AL, Walsh PC (1984) The use of multiple variables to predict response to endocrine therapy in carcinoma of the prostate: a preliminary report. J Urol 131: 694

Brendler CB, Isaacs JT, Walsh PC (1984) An update on the use of multiple variables to predict response to endocrine therapy in carcinoma of the prostate. Proceedings of the Annual Meeting of the American Urological Association, 1984, p 368A

Byar DP, Mostofi FK (1972) Carcinoma of the prostate: prognostic evaluation of certain pathological features in 208 radical prostatectomies, examined by the step section technique. Cancer 30: 5

Catalona WJ, Scott WW (1986) Carcinoma of the prostate. In: Walsh PC, Gittes RF, Perlmutter AD, Stamey TA (eds) Campbell's urology, 5th ed. Saunders, Philadelphia, pp 1463–1534

Chang C, Whelan CT, Popovich TC, Kokontis J, Liao S (1988) Fusion proteins containing androgen receptor sequences and their use in the production of poly- and monoclonal anti-androgen receptor antibodies. Endocrinology 125: 1097

Crawford ED, Eisenberger MA, McLeod DG, Spaulding JT, Benson R, Dorr FA, Blumenstein BA, Davis MA, Goodman PJ (1989) A controlled trial of leuprolide with and without flutamide in prostatic carcinoma. N Engl J Med 321: 419

Demuth F (1925) Über Phosphatstoffwechsel. I. Über Hexosephosphatasen in menschlichen Organen und Körperflüssigkeiten. Biochem Z 159: 415

Devesa S, Silverman DT (1978) Cancer incidence and morbidity trends in the United States: 1935–1974. J Natl Cancer Inst 60: 545

Dunning WF (1963) Prostate cancer in the rat. Natl Cancer Inst Monogr 12: 351

Durham SK, Dietze AE (1986) Prostatic adenocarcinoma with and without metastasis to bone in dogs. J Am Vet Assoc 12: 1432

Farnsworth W, Gonder MJ (1977) Prolactin and prostate cancer. Urology 10: 33

Faure N, Lemay A, Laroche B, Robert G, Plante R, Jean C, Thabet M, Roy R, Fazekas ATA (1983) Preliminary results on the clinical efficacy and safety of androgen inhibition by an LH-RH agonist alone or combined with an antiandrogen in the treatment of prostatic carcinoms. Prostate 4: 601

Ginsburg J, O'Reilly B (1983) Climacteric flushing in a man. Br Med J 287: 262

Giuliani L, Pescatore D, Giberti C, Martorana G, Natta G (1980) Treatment of advanced prostatic carcinoma with Cyproterone acetate and orchiectomy. 5 Year follow-up. Eur Urol 6: 145

Glashan RW, Robinson MRG (1981) Cardiovascular complications in the treatment of prostatic carcinoma. Br J Urol 53: 624

Goldie GH, Coldman AJ (1979) A mathematical model formulating the drug sensitivity of tumors to their spontaneous metastatic rate. Cancer Treat Rep 63: 1727

Gutman EB, Sproul EE, Gutman AB (1936) Significance of increased phoshatase activity of bone at the site of osteoplastic metastases secondary to carcinoma of the prostate gland. Am J Cancer 28: 485

Haapiainnen R, Rannikko S, Alfthan O, Adlercreutz H, The Finnprostate Group (1988) Pretreatment plasma levels of testosterone and sex hormone binding globulin binding capacity in relation to clinical staging and survival in prostatic cancer patients. Prostate 12: 325

Habenicht UF, Witthaus E, Neumann F (1986) Antiandrogene und LH-RH-Agonisten; Endokrinologie in der Initialphase ihrer Anwendung. Akt Urol 17: 10–16

Hakannson L, Troupe C (1974) On the presence within tumors of clones that differ in sensitivity to cytostatic drugs. Acta Pathol. Microbiol Scand [A] 82: 32

Harper ME, Pierrepoint CG, Griffiths K (1984) Carcinoma of the prostate: relationship of pretreatment hormone levels to survival. Eur J Cancer Clin Oncol 20: 477

Hayashi T, Taki Y, Ikai K, Hiura M, Kiriyama T, Shizuki K (1987) Latent and clinically manifest prostatic carcinoma. Prostate 10: 275

Henriksson P, Johansson SE (1987) Prediction of cardiovascular complications in patients with prostatic cancer treated with estrogen. Am J Epidemiol 125: 970–978

Huggins C, Clark PJ (1940) Quantitative studies of prostatic secretion. II. The effect of castration and of estrogen injection on the normal and on the hyperplastic prostatic glands of dogs. J Exp Med 72: 747

Huggins C, Hodges CV (1941) Studies on prostatic cancer. I. The effect of castration, of estrogen and of androgen injection on serum phosphatases in metastatic carcinoma of the prostate. Cancer Res 1: 293

Huggins C, Stevens RE, Hodges CV (1941a) Studies on prostatic cancer. II. The effects of castration on advanced carcinoma of the prostate gland. Arch Surg 43: 209

Huggins C, Scott WW, Hodges CV (1941b) Studies on prostatic cancer. III. The effects of fever, desoxycorticosterone and of estrogen on clinical patients with metastatic carcinoma of the prostate. J Urol 46: 997

Isaacs JT, Heston WDW, Weissman RM, Coffey DS (1978) Animal models of the hormone-sensitive and -insensitive prostatic adenocarcinomas: Dunning R-3327-H, R-3327-HI, and R-3327-AT. Cancer Res 38: 4353

Isaacs JT, Coffey DS (1981 Adaptation vs. selection as the mechanism responsible for the relapse of prostatic cancer to androgen ablation as studied in the Dunning R-3327-H adenocarcinoma. Cancer Res 41: 5070

Isaacs JT (1982) Hormonally responsive versus unresponsive progression of prostatic cancer to antiandrogen therapy as studied with the Dunning R-3327-AT and -G rat adenocarcinomas. Cancer Res 42: 5010

Isaacs JT, Wake N, Coffey DS, Sandberg AA (1982) Genetic instability coupled to clonal selection as a mechanism for tumor progession in the Dunning R-3327 rat prostatic adenocarcinoma system. Cancer Res 42: 2353–2361

Isaacs JT (1982) Cellular factors in the development of resistance to hormonal therapy. In: Bruchovsky N, Goldie JH (eds) Drug and hormone resistance in neoplasia. vol I CRC, Boca Raton, FL, pp 139–156

Isaacs JT (1984) The timing of androgen ablation therapy and/or chemotherapy in the treatment of prostatic cancer. Prostate 5: 1

Isaacs JT (1986) Control of cell proliferation and cell death in the normal and neoplastic prostate: a stem cell model. In: Proceedings of the 2nd NIADDK Symposium on Benign Prostatic Hyperplasia, 1986

Isaacs JT, Isaacs WB, Feitz WFJ, Scheres J (1986) Establishment and characterization of seven Dunning rat prostatic cancer cell lines and their use in developing methods for predicting metastatic abilities of prostatic cancers. Prostate 9: 261

Isaacs JT, Hukku B (1988) Nonrandom involvement of Chromosome 4 in the progression of rat prostatic cancer. Prostate 13: 165

Ishikawa S, Soloway MS, van der Zwaag R, Todd B (1989) Prognostic factors in survival free of progression after androgen deprivation therapy for treatment of prostate cancer. J Urol 141: 1139

Jacobi GH, Altwein JE (1978) Bromocriptin, ein neues therapeutisches Prinzip beim Prostata-Adenom und -Karzinom. Dtsch Med Wochenschr 103: 827

Jesik CJ, Holland JM, Lee C (1982) An anatomic and histologic study of the rat prostate. Prostate 3: 81

Kahan A, Delrieu F, Amor B, Chiche R, Steg A (1984) Disease flare induced by D-Trp6-LHRH analogue in patients with metastatic prostatic cancer. Lancet i: 971

Kastendieck H (1980) Correlation between atypical primary hyperplasia and carcinoma of the prostate. Hitstologic studies on 180 total prostatectomies due to manifest carcinoma. Pathol Res Pract 169: 366

Klijn JGM, de Voogt HJ, Schröder FH, de Jong FH (1985) Combined treatment with buserelin and cyproterone acetate in metastatic prostatic carcinoma. Lancet i: 493

Kuhn J-M, Billebaud T, Navratil H, Moulonguet A, Fiet J, Grise P, Louis J-F, Costa P, Husson J-M, Dahan R, Bertagna C, Edelstein R (1989) Prevention of the transient adverse effects of a gonadotropin-releasing hormone analogue (Buserelin) in metastatic prostatic carcinoma by administration of an antiandrogen (Nilutamide). N Engl J Med 321: 413–418

Kutscher W, Wolbergs H (1935) Prostata Phosphatase. Phys. Chem 236: 237

Labrie F, Dupont A, Belanger A (1985) Complete androgen blockade for the treatment of prostate cancer. In: Devita VT, Hellman S, Rosenberg S (eds) Important advances in oncology Lippincott, Philadelphia, pp 193–217

Labrie F, Dupont A, Belanger A, Emond J, Monfette G (1987) Flutamide in combination with castration (surgical or medical) is the standard treatment in advanced prostate cancer. J Drug Dev 1 [Suppl] 1: 34

Labrie F, Dupont A, Belanger A, Lachance R (1987) Flutamide eliminates the risk of disease flare in prostatic cancer patients treated with a luteinizing hormone-releasing hormone agonist. J Urol 138: 804–806

Leav I, Ling GV (1968) Adenocarcinoma of the canine prostate. Cancer 22: 1329

Lepor H, Ross A, Walsh PC (1982) The influence of hormonal therapy on survival of men with advanced prostatic cancer. J Urol 128: 335

Lesser B, Bruchovsky N (1973) The effects of testosterone, 5α-dihydrotestosterone, and adenosine 3',5'-monophosphate on cell proliferation and differentiation in rat prostate. Biochim Biophys Acta 308: 426

Ling V (1982) Genetic basis of drug resistance in mammalian cells. In: Bruchovsky N, Goldie JH (eds) Drug and hormone resistance in neoplasia, vol. I, CRC, Boca Raton, FL, pp 1–19

Lubahn DB, Joseph DP, Sar M, Tan J, Higgs HN, Larson RE, French FS, Wilson EM (1988) The human androgen receptor: complementary deoxyribonucleic acid cloning, sequence analysis and gene expression. Mol Endocrinol 2: 1265

Lund F, Rasmussen F (1988) Flutamide versus stilboestrol in the management of advanced prostatic cancer. A controlled prospective study. Br J Urol 61: 140

Mackler MA, Liberti JP, Smith MJV, Koonth WW, Prout GR (1972) The effect of orchiectomy and various doses of stilbestrol on plasma testosterone levels in patients with carcinoma of the prostate. Invest Urol 9: 423

McNeal JE (1983) Monographs in urology, vol. 4. Stamey TA (ed) Custom Publ. Services, pp 3–33

Menon M, Walsh PC (1979) Hormonal therapy for prostatic cancer. In: Murphy GP (ed) Prostatic cancer PSG, Littleton, MA, pp 175–200

Mostofi FK, Sesterhenn J (1981) The role of prostatic acid phosphatase in histological diagnosis of carcinoma of the prostate. Proceedings of the Seventy-Sixth Annual Meeting of the American Urological Association, Abstract 42, 1981

Murphy GP, Beckley S, Brady MF, Chu TM, de Kernion JB, Dhabuwala Ch et al. (1983) Treatment of newly diagnosed metastatic prostate cancer patients with chemotherapy agents in combination with hormones versus hormones alone. Cancer 51: 1264–1271

Nelson WG, Pienta KJ, Barrack ER, Coffey DS (1986) The role of the nuclear matrix in the organization and function of DNA. Ann Rev Biophys Biophys Chem 15: 457

Oesterling JE, Epstein JI, Walsh PC (1986) The inability of adrenal androgens to stimulate the adult human prostate: an autopsy evaluation of men with hypogonadotropic hypogonadism and panhypopituitarism. J Urol 136: 1030

Pollard M (1980) The Pollard tumors. In: Murphy GP (ed) Models for prostate cancer. Liss, New York, pp 293–302

Prout GR, Irwin RJ, Kliman B, Daly JJ, MacLaughlin RA, Griffin PP (1975) Prostatic cancer and SCH-13521: II. Histological alterations and the pituitary gonadal axis. J Urol 113: 834

Prout GR, Kliman B, Daly JJ, McLaughlin RA, Griffin PP, Young HH (1976) II: Endocrine changes after diethylstilbestrol therapy: Effects on prostatic neoplasm and pituitary-gonadal axis. Urology 7: 148

Radlmaier A, Bormacher K, Neumann F (1989) Hitzewallungen bei Endokrintherapie des Prostatakarzinoms: Modellvorstellung zu ihrer Genese. Akt Urol 20: 143

Rivenson A, Silverman J (1979) The prostatic carcinoma in laboratory animals. Invest Urol 16: 468

Robinson MRG, Thomas BS (1971) Effect of hormonal therapy on plasma testosterone levels in prostatic carcinoma. Br Med J 4: 391

Sadi MV, Walsh PC, Barrack ER (1990) Can immunocytochemical assay of androgen receptors (AR) predict androgen responsiveness of metastatic prostate cancer? J Urol 143: 204A, Abstract 63

Sandford NL, Searle JW, Kerr JFR (1984) Successive waves of apoptosis in the rat prostate after regulated withdrawal of testosterone stimulation. Pathology 16: 406

Schroeder FH, Klijn JG, de Jong FH (1987) Metastatic cancer of the prostate managed with buserelin versus buserelin plus cyproterone acetate. J Urol 137: 912

Schulze H, Isaacs JT, Coffey DS (1987) A critical review of the concept of total androgen ablation in the treatment of prostate cancer. In: Murphy GP et al. (eds) Prostate cancer, PT, a progress in clinical and biological research, vol 243 Liss, New York pp 1–19

Schulze H, Kaldenhoff H, Senge T, Westfälische Prostatakarzinom Study Group (1988) Evaluation of total versus partial androgen blockade in the treatment of advanced prostatic cancer. Urol Int 43: 193

Schulze H, Senge T (1990) Influence of different types of antiandrogens on LHRH analog induced testosterone surge in patients with metastatic carcinoma of the prostate. J Urol 144: 934

Scott WW, Menon M, Walsh PC (1990) Hormonal therapy of prostatic cancer. Cancer 45: 1929

Seidman H, Silverberg F, Boddon A (1978) Probabilities of eventually developing and dying of cancer (risk among persons previously undiagnosed with cancer). Ca-Cancer J Clin 28: 33

Shain S, McCullough B, Segaloff A (1975) Spontaneous adenocarcinoma of the ventral prostate of the aged A X C rats. J Natl Cancer Inst 55: 177

Shain SA, McCullough B, Nitchuk M, Boesel RW (1977) Prostatic carcinogenesis in the AXC rat. Oncology 34: 114

Shearer RJ, Hendry WF, Sommerville IF, Ferguson JD (1973) Plasma testosterone: an accurate monitor of hormone treatment in prostatic cancer. Br J Urol 45: 668

Shek LL, Godolphin W (1987) Survival with breast cancer: the importance of estrogen receptor quantity. Eur J Cancer Clin Oncol 25: 243

Silverberg F (1982) Cancer statistics. Ca (New York) 32: 15

Sinha AA, Blackard CE, Seal US (1977) A critical analysis of tumor morphology and hormone treatments in the untreated and estrogen-treated responsive and refractory human prostatic carcinoma. Cancer 40: 2836

Skipper HE, Schabel FM, Lyoyd MM (1978) Selection and overgrowth of specifically and permanently drug-resistant tumor cells. Exp Ther Kinetics 15: 207

Smolev JK, Heston WD, Scott WW, Coffey DS (1977) Characterization of the Dunning R-3327-H prostatic adenocarcinoma. An appropriate animal model for prostatic cancer. Cancer Treat Rep 61: 273

The Leuprolide Study Group (1984) Leuprolide versus diethylstilbestrol for metastatic prostatic cancer. N Engl J Med 311: 1281

Trachtenberg J, Bujnovsky P, Walsh PC (1982) Androgen receptor content of normal and hyperplastic human prostate. J Clin Endocrinol Metab 54: 17

Veterans Administration Cooperative Urological Research Group (VACURG) (1967) Treatment and survival of patients with cancer of the prostate. Surg Gynecol Obstet 124: 1011

Viola MV, Fromowitzh F, Oravez MS, Deb S, Finket G, Lundy J, Harel P, Thor A, Schlom J (1986) Expression of ras oncogene p21 in prostatic cancer. N Engl J Med 314: 133

Voigt W, Dunning WF (1974) In vivo metabolism of testosterone-^{3}H in R-3327, an androgen-sensitive rat prostatic adenocarcinoma. Cancer Res 34: 1447

Voigt W, Feldman M, Dunning WF (1975) 5α-Dihydrotestosterone binding proteins and androgen sensitivity in prostatic cancers of Copenhagen rats. Cancer Res 35: 1840

Wake N, Isaacs JT, Sandberg AA (1982) Chromosomal changes associated with progression of the Dunning R-3327 rat prostatic adenocarcinoma system. Cancer Res 42:4131
Walsh PC (1975) Physiologic basis for hormonal therapy in carcinoma of the prostate. Urol Clin North Am 2: 125
Walsh PC, Siiteri PK (1975) Suppression of plasma androgens by spironolactone in castrated men with carcinoma of the prostate. J Urol 114: 254
Ward JM, Reznik G, Stinson SF, Lattatuda CP, Longfellow DG, Cameron TP (1980) Histogenesis and morphology of naturally occuring prostatic carcinoma in the ACI/segHapBR rat. Lab Invest 43: 517
Ware JL (1987) Prostate tumor progression and metastasis. Biochem Biophys Acta 907: 279
Winfield H, Trachtenberg J (1984) A comparison of a powerful luteinising hormone releasing hormone analogue agonist and estrogen in the treatment of advanced prostatic cancer. J Urol 131: 1108
Young HH, Kent JR (1968) Plasma testosterone levels in patients with prostatic carcinoma before and after treatment. J Urol 99: 788

2. Probleme und Prinzipien der Hormontherapie des fortgeschrittenen Prostatakarzinoms

J. E. ALTWEIN[1] und P. FAUL[2]

In einer Vielzahl von Experimenten wurde gezeigt, daß Androgene die Synthese der DNS in den normalen und maligne entarteten Zellen der Prostata stimulieren (Farnsworth 1970; Lesser u. Bruchovsky 1973; Mc Mahon et al. 1972; Sufrin u. Coffey 1973). Da Hormone mit androgener Wirkung über diesen Mechanismus auch die Zellproliferation stimulieren, war die Androgendeprivation ein möglicher Weg zur Behandlung des Prostatakarzinoms, der seit 50 Jahren praktiziert wird (Huggins u. Hodges 1941; Klosterhalfen u. Becker 1987; Paulson 1985; Smith 1987). Die Entwicklung und der klinische Einsatz von nebenwirkungsarmen LH RH-Analoghormonen und Antiandrogenen wir Cyproteronazetat[1], Flutamid[2], Nilutamid[3] und ICI 176 334[3a], bedingten einen Wandel der hormonalen Androgendeprivation. Dies hatte zur Folge, daß die mit erheblichen Nebenwirkungen belastete Gabe von Östrogenen von einzelnen Autoren bereits als obsolet gesehen wird (86).

In der Praxis wird die Wirksamkeit der androgenopriven Hormontherapie als unstrittig angesehen, aber Beginn, Dauer, Art bzw. optimale Anwendung werden kontrovers diskutiert (Chisholm 1985; Grossman 1986; Pollen 1983). Eine der Altlasten der Hormontherapie besteht darin, daß heute noch nicht zweifelsfrei, in reproduzierten Daten bewiesen zu sein scheint, daß die Kastration ohne zusätzliche endokrine Manipulation quoad vitam einer kombinierten Hormontherapie unterlegen scheint (Chisholm 1985). Im Tierexperiment unter Verwendung des Dunning-Prostatakarzinoms war keine noch so „totale" Androgenblockade wirksamer als die bilaterale Orchiektomie allein (Ellis u. Isaacs 1985). Im folgenden werden die Prinzipien der Hormontherapie und deren Probleme geschildert.

Indikation

Palliative primäre Hormontherapie

Da die Hormontherapie in etwa 90% palliativ eingesetzt wird, ist sie beim Nachweis von Lymphknoten- und/oder Knochenmetastasen angezeigt. Eine

---

[1] Androcur®, Schering.   [2] Fugerel®, Essex-Pharma.
[3] Anandron®, Roussel-Uclaf, Frankreich.   [3a] Casocex®, Prüfpräparat der ICI.

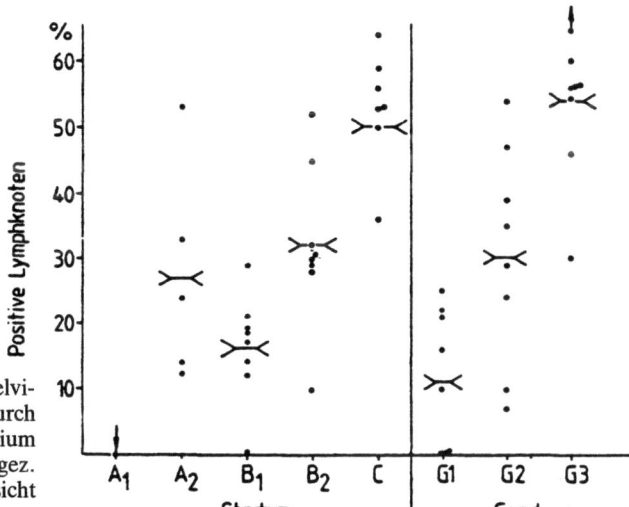

Abb. 1. Voraussage des pelvinen Lymphknotenbefalls durch Kenntnis von Tumorstadium und Differenzierungsgrad (gez. nach einer Literaturübersicht von Faul et al. 1985)

absolute Indikation zum sofortigen Therapiebeginn ist bei den ersten Zeichen einer Rückenmarkkompression gegeben. Der Hinweis auf einen unblutig, d.h. ohne Staging-Lymphadenektomie schwierig nachzuweisenden Befall der pelvinen Lymphknoten ist aus dem Korrelationsdiagramm abzuleiten, wenn Stadium und Grad sorgfältig bestimmt wurden. Danach haben im Stadium C (Tabelle 1) 50–75 % Lymphknotenmetastasen (Abb. 1), die mit bildgebenden Verfahren nur mit 66 %iger Sensitivität nachzuweisen sind (Altwein et al. 1984; Faul et al. 1985).

Tabelle 1. Stadieneinteilung des Prostatakarzinoms – Vergleich des TNM-Systems mit dem ebenfalls gebräuchlichen amerikanischen System

TNM 1987	AJCC	
T_0		Kein Anhalt für Primärtumor
$T_1N_0M_0$	A	Inzidentell keine Metastasen
T_{1a}	A_1	≦3 mikroskopische Herde in der Prostata/ hochdifferenziert, monofokal
T_{1b}	A_2	>3 mikroskopische Herde in der Prostata/ mäßig differenziert, multifokal
$T_2N_{0-3}M_0$	B	auf die Prostata beschränkt/*intrakapsulär*; lymphogene Metastasen möglich
T_{2a}	B_1	≦1,5 cm in größter Ausdehnung
T_{2b}	B_2	>1,5 cm in größter Ausdehnung oder ein Lappen
$T_3N_{0-3}M_0$	C	extrakapsulär; lymphogene Metastasen häufig
$T_4N_{0-3}M_0$	C	größer T_3: fixiert an Beckenwand/infiltriert Nachbarorgane
$T_{1-4}N_{1-3}M_{0-1}$	D	alle Primärtumorstadien; *Metastasen obligat*
$N_{1-2}M_0$	D_1	Lymphknotenmetastasen ≦5 cm/*intrapelvin*
$N_3M_{0.1}$	D_2	Lymphknotenmetastasen >5 cm/*extrapelvin*

Adjuvante primäre Hormontherapie

Eine adjuvante primäre Hormontherapie hat immer dann ihren Stellenwert, wenn durch eine operative Behandlung das Karzinom nicht radikal zu entfernen ist oder bereits zum Zeitpunkt der Diagnose einzelne regionäre Lymphknoten befallen sind (D 1). Sie wurde bereits in der Vergangenheit nach transurethraler Resektion im Stadium A2 (T_{1b}) und B (T2) oder bei Karzinomresiduen (unterschätztes Stadium T3) nach vermeintlich radikaler Prostatektomie vorgenommen (Übersicht bei Altwein 1983 und Myers et al. 1983), im Stadium D1 wieder aufgegriffen (Tabelle 1): Von 70 radikal prostatektomierten Patienten mit lokalen, niedervolumigen Lymphknotenmetastasen hatten nach 5 Jahren nur 14% der hormonbehandelten versus 88% ohne adjuvante Therapie eine Tumorprogression. Allerdings war der Unterschied in der Überlebenszeit nicht statistisch zu sichern. Es gilt auch hier die Byar'sche Feststellung aus der II. VACURG-Studie, daß Progression nicht mit Tumortod gleichzusetzen ist (Byar 1973).

Salvage - Hormontherapie

Das bioptisch gesicherte Prostatakarzinom, welches unter perkutaner Hochvolttherapie trotz kurativer Zielsetzung persistiert, wird in der Regel durch androgenoprive Maßnahmen bekämpft (Jacobi et al. 1983). Das gleiche gilt für das lokale Rezidiv oder den systemischen Progress nach radikaler Prostatektomie (Myers et al. 1983).

„Diagnostische" Hormontherapie

Die womöglich reversible chemische Kastration mit einem LH RH-Analogon zur frühzeitigen Demaskierung eines hormontauben Prostatakarzinoms mit der Möglichkeit eines chemotherapeutischen Behandlungsversuchs ist zwar vom theoretischen Ansatz her interessant (Altwein 1986; Hofstetter 1986), klinisch relevante Erfahrungsberichte wurden bisher jedoch nicht mitgeteilt.

Sekundäre Hormontherapie

Eine Umstellung der primären Hormontherapie ist bei Unverträglichkeit, meist aber bei Krankheitsprogression indiziert (Berry et al. 1979). Wird Progression eines hormonexponierten Tumors gleich Hormonresistenz gesetzt, dann wäre die Vorstellung einer sekundären – also geänderten – Hormontherapie eine contradictio in adjecto. In der Praxis halten sich Gegner und Befürworter einer sekundären Hormontherapie nur scheinbar die Waage. Folgende „sekundären" androgenopriven Maßnahmen waren nach Meinung der Autoren nicht geeignet, um einen posthormonalen Relaps

Tabelle 2. Estramustinphosphat als Primär- und Sekundärtherapie beim G_3-Prostatakarzinom (70 der 90 Patienten hatten Metastasen; nach Andersson et al. 1983)

Ergebnis	Sekundärtherapie nach Behandlung: Oestrogen mit/ohne Bestrahlung (N-73)	Primärtherapie keine Vorbehandlung (N-17)
Regression des Primärtumors	8/16	11/14
Zytologische Regression	12/22	5/8
Verkleinerung von Weichteilmetastasen	5/8	5/7
Rückbildung von Knochenmetastasen	3/28	2/14
Abfall der sauren Phosphatase	10/29	8/14

zu remittieren: Orchiektomie (Jacobi et al. 1981), LH RH-Analoga (Kerle et al. 1986), (Tabelle 3) Cyproteronazetat (Altwein 1979), Flutamid (Catalona u. Scott 1986), Bromocriptin[4] oder Steroidsynthesehemmer (Jacobi et al. 1988; Jonsson et al. 1975; Robinson 1983). Tatsächlich handelt es sich bei den aufgeführten Berichten um retrospektive Studien mit unscharfen Aufnahmekriterien und Studienendpunkten. Stellvertretend für zahllose, gegenteilige Mitteilungen sei die Untersuchung von Fossa et al. (1982) zur Orchiektomie und von Rohlf et al. (1969) mit Fosfestrol[5] („Honvanstoß") und Andersson et al. (1983) mit Estramustinphosphat[6] (Abb. 4, Tabelle 2) genannt. Gleichsinnig sind die Erfahrungen mit einen Androgen-Priming zu deuten: in einer kontrollierten, prospektiven Studie von Patienten mit einem Prostatakarzinom in der posthormonalen Progression gelang es, mit einem synthetischen Testosteron das Tumorwachstum zu stimulieren (Levell et al. 1987). Dies wird als Beweis gegen eine endokrine Autonomie gewertet und stützt das Konzept einer sekundären Hormontherapie (Medikamente vgl. Altwein 1986). Remissionsraten von 35 % wurden beobachtet (Labrie et al. 1988). Eine Änderung androgenopriver Maßnahmen bei Tumorprogression scheint demnach in Einzelfällen durchaus sinnvoll und deshalb einen Versuch wert zu sein.

Kontraindikation

Obwohl die Wirkung der meisten androgenopriven Maßnahmen beim symptomatischen Patienten am deutlichsten sind, besteht ein Konsens, alle Patienten mit Metastasen zu behandeln, mit Ausnahme derjenigen, die zu alt oder zu krank sind (Chisholm 1985). Spezifische Risiken sind besonders beim

---

[4] Pravidel®, Sandoz.

[5] Honvan®, Asta.

[6] Estracyt®, Pharmacia.

Einsatz von Substanzen mit entsprechenden Nebenwirkungen zu beachten; beispielsweise:
- kardiovaskuläre Erkrankungen mit Ödembildung bei Antiandrogenen und Östrogenen;
- gastrointestinale Erkrankungen bei Estramustinphosphat.

Außerdem sollte *während* einer Radiotherapie keine Hormonbehandlung und *danach* keine Chemotherapie durchgeführt werden.

Sofortige oder verzögerte Hormontherapie

Sollte die palliative endokrine Behandlung aller Patienten mit einem metastasierenden Prostatakarzinom, obwohl nur 50% Tumorsymptome haben (Chisholm 1985), bereits zum Zeitpunkt der Diagnose eingeleitet werden?

Das aktuelle Konzept der exspektativen Beobachtung bei asymptomatischen Metastasen wird kontrovers diskutiert: zweifelsohne sind kleinere Tumoren besser zu behandeln als große. Demgegenüber wird im Hinblick auf den palliativen Charakter des Hormoneinsatzes die Auffassung vertreten, die sich aus der Regel „one cannot make the asymptomatic better" ergibt.

Es ist eine allgemeine Erfahrung, daß eine chirurgische oder medikamentöse Androgendeprivation häufig zu einer dramatischen symptomatischen Besserung führt, welche von einer Besserung oder Normalisierung serologischer Marker (prostataspezifisches Antigen PSA, prostataspezifische Phosphatase PAP, alkalische Phosphatase AP) oder röntgenologischer Befunde begleitet werden kann. Demgegenüber steht die in der VACURG I gemachte Beobachtung, daß eine sofortige Hormontherapie im Vergleich zur verzögerten Hormontherapie die Überlebenszeit nicht verlängert (Blackard et al. 1973). Dadurch wurde das Konzept der exspektativen Beobachtung bis zu dem Zeitpunkt, an dem der Patient subjektive Beschwerden von Seiten der Metastasen und des Primärtumors entwickelt, begründet (Menon u. Walsh 1975; Murphy 1977; Paulson 1985).

Die Berechtigung einer verzögerten Hormontherapie wurde aus den Ergebnissen der I. VACURG-Studie abgeleitet (Byar 1973). Während die eine Gruppe von Patienten von Beginn an einer Hormontherapie unterzogen wurde, erhielt die zweite Gruppe – der Placeboarm – erst beim Auftreten von Schmerzen Östrogene ohne Änderung der Randomisierung. Am Ende waren alle Placebopatienten androgenopriv behandelt. Dafür ergab sich keine signifikante Verschlechterung der Überlebensrate im Vergleich zwischen der primären Placebogruppe zu den ab initio Hormonbehandelten. Demnach schien die verzögerte Hormontherapie vertretbar zu sein (Menon u. Walsh 1975). Allerdings wurde in der II. VACURG-Studie beobachtet, daß die Progressionsrate vom Stadium C zum Stadium D bei den Placebo-(„verzögert"-therapierten um 42% höher waren als bei den primär Hormonbehandelten (Byar 1973). Der gleiche Autor betont aber, daß diese Beobachtung

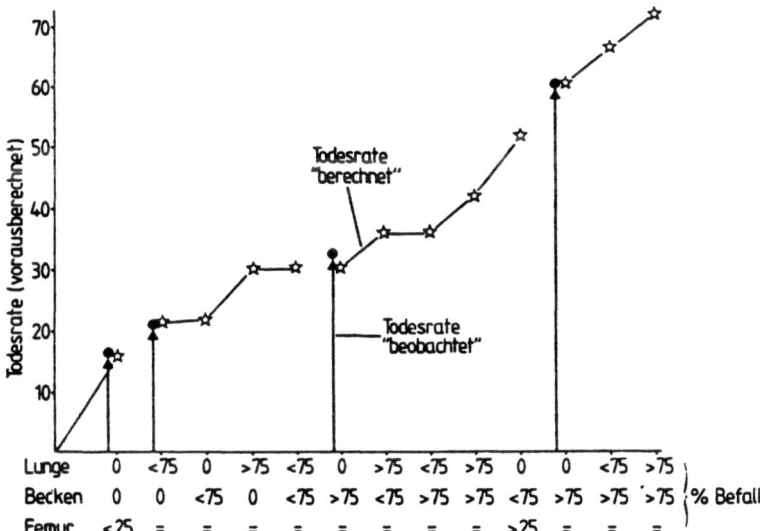

Abb. 2. Einflüsse der Menge der Knochen- und Lungenmetastasen auf die berechnete bzw. beobachtete Todesrate bei 103 Patienten mit Prostatakarzinom (gezeichnet nach Angaben von Hovsepian et al. 1975)

der Empfehlung einer verzögerten Therapie nicht entgegenstehe; denn Progression der Erkrankung sei nicht gleichzusetzen mit Tod an der Erkrankung. Den Einfluß des Metastasenvolumens auf die Überlebenszeit untersuchten Hovsepian et al. (1975) bei 103 M1-Tumor-Patienten, welche alle androgenopriv behandelt und usque ad finem beobachtet wurden.

Das Volumen der Metastasen korrelierte so eng mit der Todesrate, daß sie deren Vorherberechnung genau gestattete (Abb. 2). Diese Beobachtung deckt sich mit experimentellen Daten, wonach eine frühe Behandlung die Tumortodesrate senkt (Skipper 1971).

Aus der Erfahrung der meisten Autoren ist eine sofortige Hormontherapie des metastasierenden Prostatakarzinoms geeignet, die Komplikationen eines unkontrollierten Tumorwachstums:
– obstruktive Blasenentleerungsstörungen,
– extrinsische Ureterverlegung
– Rektumobstruktion,
– Blutung,
– Paraplegie durch extramedulläre Metastasen

zu vermeiden (Altwein 1986; Chisholm 1985; Grayhack u. Kozlowsky 1980).

Die Kontroverse um diese Diskussion ist derzeit nicht zu lösen, das zeigt sich in der Tatsache, daß die verzögerte Hormontherapie in den USA durchaus noch Anhänger findet, während im europäischen Sprachraum die Behandlung des metastasierten Prostatakarzinoms nicht zuletzt – auch aus forensischen Gründen – bereits zum Zeitpunkt der Diagnosestellung eingeleitet wird. Interessant ist in diesem Zusammenhang eine Beobachtung, daß die Überlebenszeit in Jahren mit dem Alter des Prostatakarzinompatienten zum Zeitpunkt der Orchiektomie steigt (Forrest u. Howards 1984). Die EORTC hat 1990 eine Phase III-Studie begonnen, um dieses Problem zu lösen.

Ziel und Wirkungsweise

Ziel einer endokrinen Tumortherapie ist es, den Kontakt des wachstumstimulierenden Hormons mit der Target- bzw. Tumorzelle zu unterbinden bzw. zu drosseln. Eine derartige Androgendeprivation ist auf unterschiedliche Weise und in jeder Höhe des Regelkreises möglich (Abb. 3).

Androgen-(Testosteron-)entzug

Die chirurgische Kastration (plastische Orchiektomie nach Riba) ist das einfachste, zuverlässigste und kostengünstigste Verfahren zum Testosteronentzug und senkt binnen 24 h das Plasmatestosteron auf 20–50 ng/dl, wodurch 90 % des zirkulierenden Testosteron eliminiert werden (Shearer et al. 1973; Straub u. Braun 1974). Eine Progression des Prostatakarzinoms nach der Orchiektomie wurde auf die fortdauernde Sekretion adrenaler Androgene zurückgeführt (Sanford et al. 1977). Eine erhöhte 17-Ketosteroidausscheidung im Harn und ein Anstieg der adrenalen Androgene im Serum bis zum 10fachen (Beach 1979) fanden zahlreiche Untersucher, nachdem

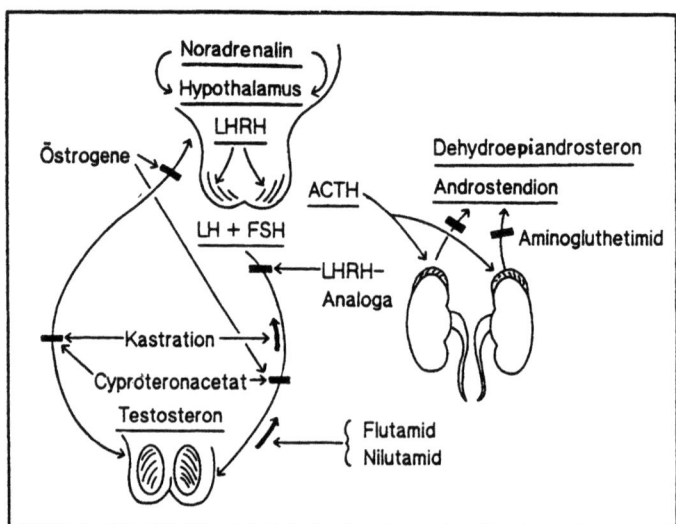

Abb. 3. Wechselbeziehungen des männlichen Hormonhaushaltes. Der Angriffspunkt der verschiedenen Modalitäten einer Hormontherapie wird dargestellt

Gandy u. Peterson (1968) erstmals einen Androstendion-Anstieg post castrationem gemessen hatten.

Labrie et al. (1983, 1985) meinen, daß 40 % der prostatotropen Androgene adrenalen Ursprungs seien und fordern deswegen die komplette Androgenblockade. Durch die zusätzliche Gabe eines Antiandrogens nach durchgeführter Kastration würden die, von der Nebenniere stammenden Androgene, an ihrer stimulierenden Wirkung auf die Prostatakarzinomzelle gehindert (Labrie et al. 1987). Tatsächlich zeigten Bertagna et al. (1987) daß die Nebennierenandrogene Dehydroepiandrosteron, Dehydroepiandrosteronsulfat und Androstendion bei Nilutmidgabe nach der Orchiektomie um 20–50 % im Vergleich zur alleinigen Orchiektomie abfielen. Eine Überlegenheit dieser von Labrie et al. (1983, 1985) beschriebenen kompletten Androgenblockade gegenüber einer alleinigen Kastration (Orchiektomie oder LH RH-Analoghormongabe) konnte bisher durch entsprechende klinische Studien nicht nachgewiesen werden, wenngleich 2 der internationalen Studien Hinweise liefern (s. Kapitel V).

Suppression der LH-Produktion

Östrogene in vivo sind zwar typische LH-Suppressoren, die in vivo nur indirekt lediglich über den nachfolgenden Abfall des Plasmatestosterons auf die Prostata wirken (Abb. 4), aber eine unmittelbare „kanzeroide" Wirkung auf die Prostata ist mit pharmakologischen Dosen nicht zu erzielen (Bouffioux 1979; Catalona u. Scott 1986; Walsh 1975). Eine direkte zytotoxische Wirkung wurde nach Gabe von 1–5 mg DES (Diathylstilboestrol) anhand der morphologisch nachweisbaren Zerstörung der Prostatakarzinomzellen allerdings zur Diskussion gestellt (Sinha et al. 1977).

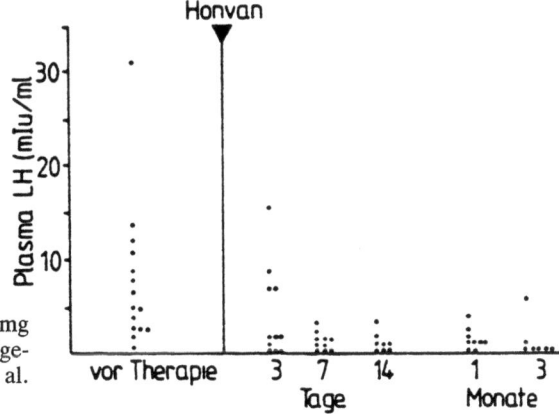

Abb. 4. Wirkung von 3 × 100 mg Honvan auf den LH-Spiegel (gezeichnet nach Griffiths et al. 1976)

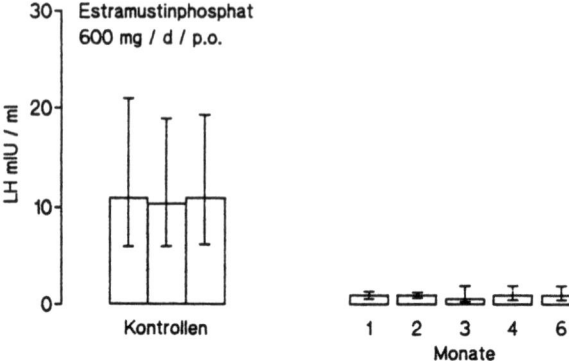

Abb. 5. LH-Spiegel unter einer Behandlung mit Estramustinphosphat 600 mg/die (nach Jonsson et al. 1975)

Selbst wenn man eine gleichartige Wirkung aller Östrogene unterstellt (Chisholm 1974) ist zu beachten, daß Polyöstradiolphosphat[7] in einer monatlichen Dosis von 160 mg i.m. keine vollständige LH-Hemmung bewirkt (Jonsson et al. 1975). Stege et al. (1987) nahmen sich dieses Östrogens erneut an und überprüften das Absinken des Testosteronspiegels nach 160, 240 und 320 mg Polyöstradiolphosphat:
nach 4 Wochen war lediglich nach einer Dosis von 320 mg der Testosteronplasmaspiegel in den Kastrationsbereich abgesunken. Estramustinphosphat senkt in einer Dosis von 600 mg/Tag per os LH maximal (Abb. 5). Hinzu kommt auch der zytotoxische Effekt des Estramustinphosphats, welcher zum einen bei der Primärbehandlung von Bedeutung ist, zum anderen kann durch sekundäre Hormontherapie in etwa 30 % eine Regression erzielt werden (Andersson et al. 1983; Sandberg 1983).

Aufgrund seiner antigonadotropen Eigenschaften – Gestagene (Medroxyprogesteronazetat[8], Megestrolazetat[9]) spielen für die primäre Behandlung wegen ungenügender, Phase-III-gestützter Wirkung keine Rolle mehr (Pavone-Macaluso et al. 1966) – ist Cyproteronazetat ein wirksamer LH-Suppressor mit konsekutivem Testosteronabfall (Neumann 1981).

Wegen ihrer Nebenwirkungsarmut haben die agonistischen Analoga des natürlichen LH-Releasinghormons Bedeutung für die Behandlung des Prostatakarzinoms gewonnen (Schaison et al. 1984; Schally et al. 1983). Da die exogene Zufuhr von LH RH die Hypophyse nur dann zu einer lang anhaltenden LH- und FSH-Sekretion anregen kann, wenn das Peptid intermittierend wirkt, nämlich alle 90 bis 120 min (Santen u. Bardin 1973) supprimiert seine ununterbrochene Gabe LH und FSH (Abb. 6). Klinische

---

[7] Estradurin®, Pharmacia.

[8] Farlutal®, Farmitalia.

[9] Megestat®, Bristol.

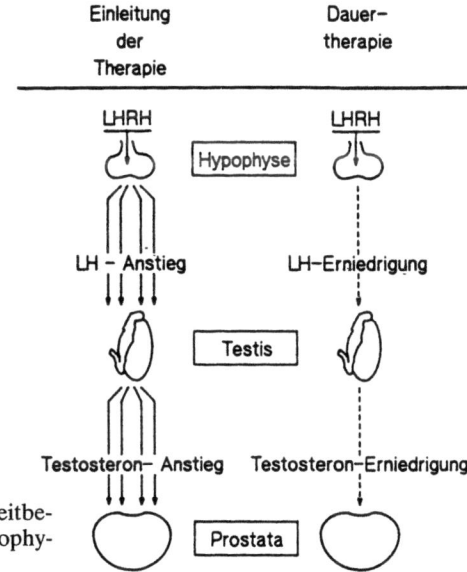

Abb. 6. Einfluß der Kurz- und Langzeitbehandlung mit LH RH-Analoga auf Hypophysen-Gonaden-Achse

Tabelle 3. LHRH-Analoga zur Behandlung des Prostatakarzinoms

Neue Aminosäuren in Position	Freiname	Handelsname	Hersteller	Anwendung
Serin^6	Buserelin	Suprefact (Hoe 766)	Behringwerke	s.c./nasal
D-Leucin^6	Leuprorelin, Leuprolid	Carcinil Enantone	Abbott, Takeda	s.c.
D-Tryptophan^6	D-Try^6-LRHR	Decapeptyl	Ferring	s.c.
D-Serin^6 und Azaglycin	Goserelin	Zoladex (ICI 11 86 30)	ICI	s.c. (4-Wochen-Depot)
D-Naphthylalanin^6	Nafarelin	(RS 94991)	Syntex	s.c./nasal

Bedeutung erlangten 5 der über 1400 synthetischen LH RH-Analoga (Tabelle 3). Diese superaktiven LH RH-Agonisten („Superagonisten") führen zu Beginn der Behandlung zu einem maximalen LH-Anstieg; nach 7 Tagen werden bei fortdauernder Gabe die Ausgangswerte unterschritten und LH bleibt supprimiert (Borgmann et al. 1982). Das Plasmatestosteron verhält sich gleichsinnig; zwischen dem 3. und 6. Tag nach Applikation des LH RH-Analogon wird der Ausgangswert um 20% (Wenderoth u. Jacobi 1985) überschritten (Abb. 6).

Dieser therapeutisch ungünstige Testosterongipfel kann die Symptome des Prostatakarzinompatienten verschlimmern („flare-up"):

Tabelle 4. Behandlung des Flare-up-Phänomens während der LHRH-Analogagabe

1. Cyproteronazetat (Androcur®): 300 mg i.m. eine Woche vor dem Analogon; hingegen ist die Wirkung bei simultaner Androcur-Gabe schwach (Smith 1987).
2. Flutamid (Fugerel®): Während Labrie et al. (1987) bei simultaner Gabe von 750 mg p.o./Tag eine gute Wirkung beobachtete, konnte dies von anderen Autoren nicht bestätigt werden (Aulitzky et al. 1987).
3. Nilutamid (Anandron®[3]): 300 mg p.o./Tag simultan wurden als wirksam beschrieben (Kuhn et al. 1987).
4. Diäthylstilböstrol (DES): 3 mg p.o./Tag eine Woche vor dem Analogon erwiesen sich als ungenügend wirksam (Stein et al. 1985).

1. Intensivierung der Knochenschmerzen,
2. Phosphatasenanstieg,
3. Zunahme der obstruktiven Miktionsbeschwerden,
4. Paraplegie,

so daß eine antiandrogene Vorbehandlung notwendig ist (Tabelle 4).

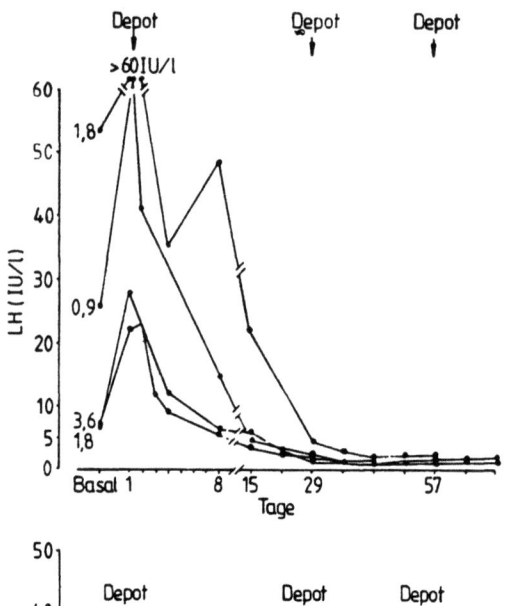

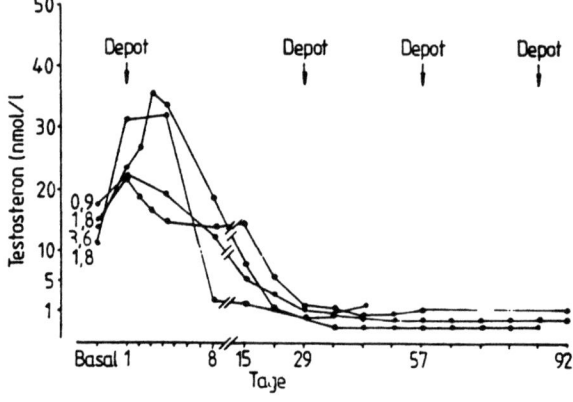

Abb. 7. Auswirkungen einer Zoladex-Depot-Injektionsserie auf LH- und Testosteronspiegel (n = 4 Patienten). (Nach Ahmed et al. 1986)

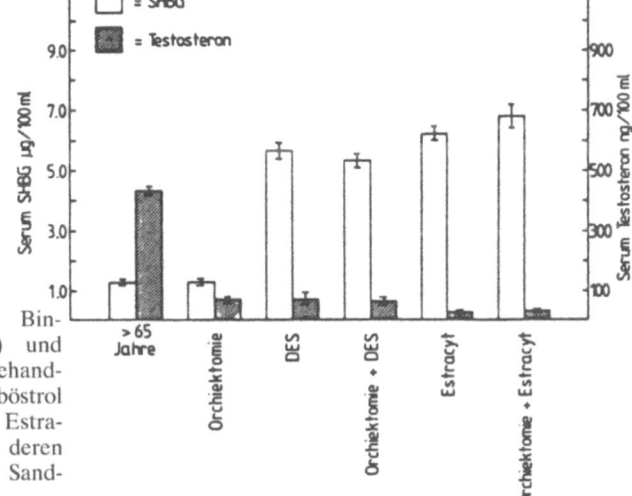

Abb. 8. Sexualhormon Bindungsglobulin (SHBG) und Testosteron unter der Behandlung mit Diäthylstilböstrol (DES), Orchiektomie, Estramustinphosphat oder deren Kombinationen. (Nach Sandberg 1980)

Die tägliche s.c. oder intranasale Zufuhr des LH RH-Analogons belasten den Kranken bisher sehr. Nach Polymerisation mit d,1-Lactid-Glycolid entstehen Depotpräparate (z. B. Goserelin), die monatlich unter die Bauchhaut injiziert werden können (Furr u. Hutchinson 1985), ohne Änderung des endokrinen Effekts. Dies gilt auch für Buserelin, Nafarelin und D-Try LH RH sowie Leuprorelin (Tabelle 3).

Letztlich senken alle LH-Suppressoren das Plasmatestosteron (Abb. 7) zuverlässig (Ahmed et al. 1985; Aulitzky u. Frick 1988; Borgmann et al. 1982; Furr u. Hutchinson 1985; Jacobi et al. 1988; Labrie et al. 1985; Shearer et al. 1973). Vom Referenzöstrogen DES müssen 3 mg verabreicht werden, um Testosteron konstant und reproduzierbar zu senken (Shearer et al. 1973). Unter der Östrogen- und Estramustinphosphattherapie steigt aber auch die Trägereiweiß-(SHBG)konzentration (SHBG, Sexualhormonbindungsglobulin) auf das 8fache (Abb. 8), so daß die für die Tumorzelle entscheidende Menge des freien (physikalisch gelösten) Testosteron auf ¼ fällt (Levell et al. 1987). Dieser Östrogeneffekt erklärt möglicherweise die klinische Wirkung von DES-Dosen unter 3 mg.

Hemmung der Androgensynthese

Eine Vielzahl von therapeutisch nutzbaren Hormonen vermag die Androgenbiosynthese zu hemmen (Tabelle 5). Teilweise wirken sie nur beim Tier, aber nicht beim Menschen, beispielsweise LH RH-Analoga (Schaison et al. 1984; Sufrin u. Coffey 1973). Teilweise wird diese Synthesehemmung von der Hauptwirkung überdeckt: Cyproteronazetat, Östrogene und Medrogeston[10].

[10] Prothil®, Kali Chemie.

Tabelle 5. Inhibitoren der Androgensynthese

Enzymschritt	Substanz
20,21-Desmolase ($\rightarrow$ Cholesterin $\downarrow$)	Aminoglutethimid (Orimeten) Ketoconazol (Nizoral)
17,20-Desmolase ($\rightarrow \Delta_4$ und $\Delta_5 \downarrow$)	Spironolacton (Aldactone) Cyproteronazetat (Androcur) Östrogene Ketoconazol (Nizoral)
3 β-OH Dehydrogenase ($\rightarrow \Delta_5 \downarrow$)	Cyproteronazetat (Androcur) Östrogene Medrogeston (Prothil)

Spironolacton[11], Aminoglutethimid[12] und Ketoconazol[13] sind wegen ihres hemmenden Effektes auf die Bildung testikulärer *und* adrenaler Androgene theoretisch interessant (Bruchovsky 1980).

Klinisch haben jedoch sowohl Spironolacton (Hyperkaliämie), Aminoglutethimid (adrenale und thyreoidale Insuffizienz) und Ketoconazol (Hepatotoxizität und Septikämie) wegen ihrer Nebenwirkungen keine Bedeutung (Nicolle et al. 1985; Trachtenberg 1984; Williams et al. 1986).

Hemmung der Androgenwirkung auf die Targetzelle

Antiandrogene sind Endorganantagonisten; die „reinen" Antiandrogene haben, verkürzt formuliert, keine weiteren endokrinen Effekte (Dorfman 1979). Sie wirken kompetitiv auf den Androgenrezeptor aller Targetorgane (Bruchovsky 1980; Walsh u. Korenman 1971; Walsh 1975) (Abb. 9), also einschließlich des Hypothalamus und der Hypophyse (61). Im Sinne dieser Definition sind *reine* Antiandrogene (Flutamid, Nilutamid und ICI 176334),

[11] Aldactone®, Boehringer Mannheim.

[12] Orimeten®, Ciba-Geigy.

[13] Nizoral®, Janssen.

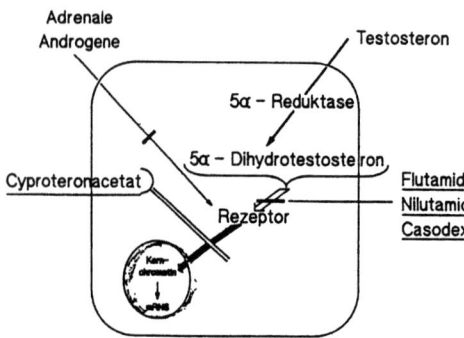

Abb. 9. Beeinflussung des Androgenstoffwechsels in der Prostata-(karzinom)zelle durch Antihormone

antigonadotrope Antiandrogene (Cyproteronazetat, Megestrolazetat) und Pharmaka mit antiandrogener Nebenwirkung zu unterscheiden (Cimetidin[14] Spironolacton).

Mit Ausnahme von ICI 176.334 (Furr et al. 1987; Furr 1988), welches allerdings bisher noch nicht zugelassen ist, hemmen die reinen Antiandrogene nicht nur (erwünscht) die Androgenrezeptoren in der Prostata, sondern auch (unerwünscht) die zentralen Androgenrezeptoren des Hypothalamus und der Hypophyse, so daß LH RH und LH ohne Rückkoppelung ausgeschüttet werden (Raynaud et al. 1984). Der steigende LH-Spiegel zieht einen steigenden Testosteronspiegel nach sich, der die Blockierung der prostatischen Androgenrezeptoren möglicherweise neutralisiert (Escape Phänomen). Daraus resultiert, daß der Patient zwar seine Potenz nicht verliert – im Gegensatz zu den übrigen Formen der Hormontherapie – aber möglicherweise infolge des Escape Phänomens das Wachstum des Prostatakarzinoms nicht völlig supprimiert bleibt. Die Aromatisierung des Testosterons erklärt die Gynäkomastie und Mastodynie der Patienten, die mit Flutamid und Nilutamid behandelt werden.

Störung des Androgensynergismus

Die Prostata ist ein Prolaktin-Zielorgan (Huggins u. Hodges 1941; Jacobi u. Altwein 1983; Mee et al. 1984; Witorsch u. Smith 1977). Prolaktin potenziert die Androgenwirkung auf die Prostata (Farnsworth 1970): seine intraprostatische Bindung ist androgenabhängig (Witorsch u. Smith 1977): Beim Prostatakarzinom wurde daher konsequenterweise der Einsatz von Prolaktininhibitoren erprobt, konnte sich aber wegen der schlechten Verträglichkeit der Antiprolaktine bei ungenügender Wirksamkeit im posthormonalen Relaps nicht durchsetzen (Catalona 1984). Die Bedeutung der Hyperprolaktinämie als ungünstiges prognostisches Zeichen (Berry et al. 1975; Mee et al. 1984; Wander 1987) wird verwässert, wenn ein streß- oder therapiebedingter Anstieg des Prolaktins (Östrogen, Cyproteronazetat) nicht berücksichtigt wurde (Jacobi u. Altwein 1983; Klosterhalfen u. Becker 1987).

Therapeutische Konsequenzen und Schlußfolgerung

Orchiektomie und Östrogene sind die klassischen Behandlungsmodalitäten des Prostatakarzinoms (Altwein 1979; Grossman 1986; Haapiainen et al. 1986; Jacobi 1980). Die Einführung neuer, antiandrogen wirksamer Substanzen bei der Behandlung des Prostatakarzinoms hat zum Ziel, eine Progression des Tumorleidens zu verzögern oder ein Rezidiv günstig zu beeinflussen (Schally et al. 1983). Bei äquieffektiver Androgendeprivation sind wegen ihrer Nebenwirkungen Östrogene allen anderen antiandrogenwirksamen Therapieformen unterlegen. Entsprechend hat die bis vor kurzer Zeit noch

---

[14] Tagamet®, SKD.

praktizierte Kombinationsbehandlung von Orchiektomie und Östrogenen keine Berechtigung mehr. Dies gilt – bedingt – auch für die sekundäre Therapie von Patienten, deren Erkrankung trotz Orchiektomie fortschritt.

Die Wirkung der Antiandrogene entspricht derjenigen nach Orchiektomie. Flutamid als reines, nicht steroidales Antiandrogen scheint vor allem bei den Patienten Vorteile zu bieten, die großen Wert auf ihre Libido und sexuelle Potenz legen. Im Gegensatz zu den antigonadotropen Antiandrogenen wird bei den reinen Antiandrogenen die erektile Potenz nicht negativ beeinflußt (Lund u. Rasmussen 1988). Bedingt durch eine vermehrte Sekretion hypothalamischer Neurotransmitter, wie Noradrenalin, treten jedoch vereinzelt Hitzewallungen mit oder ohne Schweißneigung auf – vergleichbar den klimakterischen Beschwerden der Frau. Diese Hitzewallungen beobachtet man aber hauptsächlich (> 60% der Patienten) nach Orchiektomie, nach LH RH-Analoga, auch in Kombination mit Flutamid. Sie treten jedoch nicht bei Behandlung mit einem Antiandrogen auf, welches neben der rein antiandrogenen auch eine antigonadotrope Wirkung besitzt, wie Cyproteronazetat (Tabelle 4).

Nach neuen Erkenntnissen können trotz der vermehrten LH-Ausschüttung und der daraus resultierenden erhöhten Testosteronbiosynthese in den Leyding-Zellen auch reine Antiandrogene wie Flutamid und Nilutamid zur Monotherapie des fortgeschrittenen Prostatakarzinoms verwendet werden (Nauratil 1987; Neri u. Kassem 1984).

Das größte Interesse unter den neuen hormonellen Behandlungsmethoden haben in der letzten Zeit die LH RH-Analoga erfahren. Nachdem zunächst unterschiedliche Applikationsformen, wie tägliche subkutane Injektionen Leuprorelin und tägliches Schnupfen von Buserelin an die Compliance des Patienten hohe Anforderungen stellten, vermeiden Depotpräparate wie Goserelin (Tabelle 3) diesen Nachteil (Ahmed et al. 1985). Mit den LH RH-Analoga gelingt es permanent, den Testosteronplasmaspiegel auf Kastrationsniveau zu senken, so daß diese Therapie einer chirurgischen Kastration gleichzusetzen ist. Die höheren Kosten gilt es jedoch zu bedenken. Bei der Anwendung ist zu beachten, daß während der Initialphase (über 2 bis 3 Wochen) die LH RH-Antagonisten die hypophysäre LH-Sekretion stimulieren und der Testosteronspiegel in dieser Zeit ansteigt. Erst nach Verbrauch („Downregulation") dieses gonadotropen Hormons kommt es zu einer chemischen Kastration. Um eine mögliche Tumoraktivierung („flare-up") mit Schmerzen zu vermeiden, ist während der Initialphase der Behandlung ein Antiandrogen zusätzlich empfehlenswert. Demzufolge sollten Patienten mit einer metastasenbedingten drohenden Querschnittsymptomatik oder schmerzhaften Metastasierung von einer Behandlung mit LH RH-Analoga ausgeschlossen werden.

Im allgemeinen besteht keine Notwendigkeit, Patienten, die einer Orchiektomie zustimmen, mit anderen Hormonen zu behandeln; denn auch heute noch fehlen klinische Daten, welche den Schluß zulassen, daß die Orchiektomie jeder anderen androgensuppressiven Manipulation unterlegen

Tabelle 6. Vergleich der Nebenwirkungen

	LHRH-Analogon	Kastration (Depot)	Östrogen	Flutamid	Anandron	Cyproteron-azetat
Gynäkomastie	–	–	+	+	+	+
Hitzewallungen	+	+	–	(+)	(+)	–
Impotenz	+	+	+	–	–	+
Salz Retention	–	–	+	–	–	–
Thromboembolie	–	–	+	–	–	(+)
Hepatotoxizität	–	–	+	+	+	–
Sehstörungen	–	–	–	–	+	–
Pneumopathie	–	–	–	–	+	–

ist. Eine äquieffektive Androgendeprivation vorausgesetzt, wird die Wahl der Therapiemodalität von Nebenwirkungen, Akzeptanz durch den Patienten und Kosten beeinflußt (Tabelle 6).

Trotz der Begeisterung für das Konzept der kompletten Androgenblockade steht fest, daß eine gewisse Subpopulation beim Prostatakarzinom existiert, die androgenunabhängig wächst und wahrscheinlich für den Progreß der Karzinomerkrankung verantwortlich ist. Beim fehlenden Ansprechen oder Tumorprogression nach einer rein androgen suppressiven Therapie ist unter einer Sekundärbehandlung mit Estramustinphosphat noch mit einer Remission von ca. 30% zu rechnen (Andersson et al. 1983).

Durchschlagende Therapieerfolge mit einer konventionellen Mono- oder Polychemotherapie, welche aufgrund der heute bekannten heterogenen Zellklonpopulation des Prostatakarzinoms sinnvoll erscheinen würde, konnten klinisch bisher an einem größeren Krankengut nicht nachgewiesen werden.

Literatur

Ahmed SR, Grant JPF, Shalet SM (1985) Preliminary report on use of depot formulation of LH RH analogue ICI 118630 (Zoladex) in patients with prostatic cancer. Clin Res 290: 185–187

Altwein JE (1979) Hormontherapie des Prostatakarzinoms. Beitr Onkol 1: 78–90

Altwein JE (1983) Estrogens in the treatment of prostatic cancer. In: Pavone-Macaluso M, Smith P (eds). Cancer of the prostate and kidney. Plenum, New York, pp 317–32

Altwein JE, Leitenberger A, Ay R (1984) Wert der Computertomographie und Lymphographie zum Nachweis von pelvinen Lymphknotenmetastasen beim Prostatakarzinom. Urol Int 39: 178–183

Altwein JE (1986) Wertung der Hormontherapie des metastasierenden Prostatakarzinoms. Onkol Forum Chemother 2: 1–9

Andersson L, Edsmyr F, Könyves I (1983) Estramustine and predimustine. In: Pavone-Macaluso M, Smith P (eds) Cancer of the Prostate and Kidney. Plenum, New York, pp 359–363

Aulitzky W, Frick J (1988) Unterschiedliche Effekte von LH RH-Analoga auf die Testosteron-Sekretion während der Initialphase der kombinierten antiandrogenen Therapie beim Prostatakarzinom. In: Die Prostata; Bd. 4. PMI, Frankfurt, S 218–224

Beach PD (1979) Hormonal therapy for prostatic carcinoma. In: Johnson DE, Samuels ML (eds) Cancer of the genitourinary tract. Raven, New York, pp 273–278

Berry WR, Larzlo J, Cox E (1979) Prognostic factors in metastatic and hormonally unresponsive carcinoma of the prostate. Cancer 44: 763–775

Bertagna C, Fiet J, de Gery A, Hucher M (1987) Endocrine effects of the pure antiandrogen Anandron in castrated patients with metastatic prostatic cancer. Eur J Cancer Clin Oncol 23: 1233

Blackard CE, Byar DP, Jordan WP (1973) Orchiectomy for advanced prostatic carcinoma. Urology 1: 553–560

Borgmann V, Nagel R, Schmidt-Gollwitzer M (1982) Langzeitsuppression der gonadalen Testosteronproduktion durch den LH RH-Agonisten (Buserelinacetat; Hoe 766) beim fortgeschrittenen Prostatakarzinom eine neue Therapieform? Akt Urol 13: 200–203

Bouffioux C (1979) Le cancer de la prostate. Acta Urol Belg 47: 189–470

Bruchovsky N (1980) Molecular action of androgens and antiandrogens. In: Hammerstein J, Lachnit Fixon U, Neumann F et al (eds) Androgenization in Women. Excerpta Medica, Amsterdam, pp 7–20

Byar DP (1973) The VACURG's studies of cancer of the prostate. Cancer 32: 1126–1130

Catalona WJ (1984) Prostate Cancer. Grune & Stratton, Orlando, pp 151–152

Catalona WJ, Scott WS (1986) Carcinoma of the prostate. In: Walsh PC, Gittes RF, Perlmutter AD, Stamey TA (eds) Campbell's urology 5. Sounders, Philadelphia, pp 1461–1534

Chisholm GD (1974) Conservative treatment of cancer of the prostate. In: Castro JE (ed) The treatment of prostatic hypertrophy and neoplasia. MTP, Lancaster, pp 121–146

Chisholm GD (1985) Treatment of advanced cancer of the prostate. Semin Surg Oncol 1: 38–55

Dorfman RI (1979) Biological activity of antiandrogens. Br J Dermatol 82 [Suppl 6]: 3–8

Ellis WJ, Isaacs IT (1985) Effectiveness of complete versus partial androgen with drawal therapy for the treatment of prostatic cancer as studied in the Dunning R-3327 systems of rat prostatic adenocarcinoma. Cancer Res 45: 6041–6050

Farnsworth WE (1970) The normal prostate and its endocrine control. In: Griffiths K, Pierrpoint W (eds) Some aspects of the aetiology and biochemistry of prostatic cancer. Alpha Omega Alpha, Cardiff, pp 3–15

Faul P, Eisenberger F, Elsässer E (1985) Metastatischer Befall pelviner Lymphknoten in Abhängigkeit vom morphologischen Differenzierungsgrad und klinischen Stadium des Prostatakarzinoms. Urologe [A] 24: 326–329

Forrest JB, Howards SS (1984) Survival following orchiectomy for stage D adeno-carcinoma of the prostate. J Surg Oncol 49: 71–74

Fossa SD, Host H, Aakvaag A (1982) Serum-Testosteronspiegel bei der Behandlung des fortgeschrittenen Prostatakarzinoms. Akt Urol 13: 273–276

Furr BJA, Hutchinson FG (1985) Biodegradable sustained release formulation of the LH RH analogue „Zoladex" for the treatment of hormoneresponsive tumours. In EORTC Genitourinary Group Monograph 2, part A: therapeutic principles in metastatic prostatic cancer, pp 143–147

Furr BJA, Valcaccia B, Curry B (1987) ICI 176 334: A novel nonsteroidal, peripherally selectice antiandrogen. J Endocrinol 113 R 7–R 9

Furr BJA (1988) ICI 176 334: A novel non-steroidal, peripherally selective antiandrogen. In: Management of advanced cancer of prostate and bladder. Liss, New York, pp 13–26

Gandy H, Peterson R (1968) Measurement of testosterone and 17-KS in plasma by the double isotope dilution derivative technique. J Clin Endocrinol Metab 28: 349–353

Grayhack JT, Kozlowski JM (1980) Endocrine therapy in the management of advanced prostatic cancer; the case for early initiation of treatment. Urol Clin North Am 7: 639–643
Griffiths K, Harper ME, Peeling WB (1976) Hormon studies in scientific foundation of urology, vol II. In: Williams, Chisholm GD (eds) Williams & Heinemann, London, pp 354–361
Grossman HB (1986) Hormonal therapy of prostatic carcinoma: Is there a rationale for deloyed treatment? Urology 27: 199–204
Haapiainen R, Rannikko S, Alfthan O (1986) Comparison of primary orchiectomy with oestrogen therapy in advanced prostatic cancer Br J Urol 58: 528–533
Hofstetter AG (1986) Therapiepläne urologischer Tumoren. Urologe [B] 26 (1986) 207–209
Hovsepian JA, Byar DP, Vacurg (1975) Carcinoma of prostate Correlation between radiologic quantitation of metastases and patient survival. Urology 6: 11–16
Huggins C, Hodges CV (1941) Studies on prostatic cancer I. The effect of castration, of estrogen and of androgen injection on the normal and on the hyperplastic prostate glands of dogs. Cancer Res 1: 293–298
Jacobi GH (1980) Palliativtherapie des Prostatakarzinoms – Endokrinologische Grundlage, klinische Situation Prolaktin – Ein neues Prinzip. Zuckschwerdt, München 29–33
Jacobi GH, Riedmiller H, Hohenfellner R (1981) Lokale Hochvoltbestrahlung des Prostatakarzinoms: Analyse von 214 Fällen. Verh Dtsch Ges Urol 32: 185–187
Jacobi GH, Altwein JE (1983) Prolaktin-Inhibitoren, ein weiteres Therapieprinzip für das Karzinom der Prostata. In: Klosterhalfen H (Hrsg) Therapie des fortgeschrittenen Prostatakarzinoms. Schering, Berlin, S 41–54
Jacobi GH, Wenderoth UK, Wallenberg H v (1988) LH RH-Analogues for palliation of advanced prostatic carcinoma. A critical review after five years of experience. In: Höffken K (Hrsg) LH RH-Agonists in oncology. Springer, Berlin Heidelberg New York Tokyo, S 72–82
Jonsson G, Olsson AM, Luttrop W (1975) Treatment of prostatic carcinoma with various types of estrogen derivatives. Vit Horm 33: 351–373
Kerle D, Williams G, Weire H (1986) Experience with an LH RH-Analogue in the management of relapsed progressive prostatic cancer. Br J Urol 56: 495–498
Klosterhalfen H, Becker H (1987) 10-Jahres-Ergebnisse einer randomisierten Prospektivstudie beim metastasierenden Prostatakarzinom. Akt Urol 18: 234–236
Kuhn JM, Bertagna C, Billeband T (1987) Combining the antiandrogen anandron with LH RH agonist: Sequetial essays of hormones and prostate markers during a double blind study. Eur J Cancer Clin Oncol 23: 1243–1243
Labrie F, Dupont A, Belanger A (1983) New approach in the treatment of prostate cancer: complete instead of only partial withdrawal of androgens. Prostate 4: 579–594
Labrie F, Dupont A, Belanger A (1985) Long-term treatment with luteinizing hormone agonistsand maintenance of serum testosterone to castration concentrations. Br Med J 291: 369–370
Labrie F, Dupont A, Belanger A (1987) Flutamide eliminates the risk of desease flare in prostatic cancer patients treated with a LH RH agonist. J Urol 138: 804–806
Labrie F, Dupont A, Gighere M (1988) Benefits of combination therapy with flutamide in patients relapsing after castration. Br J Urol 61: 341–346
Lepor H, Ross A, Walsch PC (1982) The influence of hormonal therapy on survival of men with advanced prostatic cancer. J Urol 128: 335–340
Lesser B, Bruchovky N (1973) The effects of testosteron, 5-dihydrotestosterone and adenosine 3'5'monophosphate on cell proliferation and differentiation. Biochem Biophys Acta 308: 426–437
Levell MJ, Siddall JK, Rowe E (1987) Relationship of testosterone, sex hormone binding globuline, and calculated free testosterone to subsequent clinical progress in patients with carcinoma of the prostate treated with bilateral orchiectomy or estrogens. Prostate 11: 17–21

Lund F, Rasmussen F (1988) Flutamide versus stilboestrol in the management of advanced prostatic cancer. A controlled prospective study. Br J Urol 61: 140–142

Manni A, Santen RJ, Boucher A (1985) Hormon stimulation and chemotherapy in advanced prostate cancer: preliminary results of prospective controlled clinical trial. Anticancer Res 5: 161–166

Mc Mahon MJ, Butler ABJ, Thomas GH (1972) Morphological responses of prostatic cancer to testosterone in organ culture. Br J Urol 26: 388–394

Mee AD, Khan O, Mashiter M (1984) High serum prolactin associated with poor prognosis in carcinoma of the prostate. Br J Urol 56: 698–701

Menon M, Walsh PC (1979) Hormonal therapy for prostatic cancer. In: Murphy GP (ed) Prostatic cancer. PSG, Littleton, pp 175–200

Murphy GP (1977) Current status of therapy in prostatic cancer. In: Tannenbaum H (ed) Urologic pathology: the prostate. Lea & Febiger, Philadelphia

Myers RP, Zincke R, Fleming TR (1983) Hormonal treatment at time of radical retropubic prostatectomy for stage D 1 prostate cancer. J Urol 130: 99–101

Navratil H (1987) Double blind study of anandron vs placebo in stage D 2 prostate cancer patients receiving buserelin. Prog Clin Biol Res 243 A 401–410

Neri R, Kassem N (1984) Biological and clinical properties of antiandrogens. Propr. Cancer Res Ther 31: 507–518

Neumann F (1981) Antiandrogens: Pharmacology. In: Altwein JE, Bartsch G, Jacobi GH (Hrsg) Antihormone. Bedeutung in der Urologie. Klin Exp Urol 3: 89–115

Nicolle P, Pontin A, Saembock L (1985) High-dose ketoconazole therapy in prostatic cancer. South Afr Med J 67: 888–889

Paulson DF (1985) Management of metastatic prostatic cancer. Urology 25 [Suppl] 49–52

Pavone-Macaluso M, de Vogt HJ, Viggiano G (1986) Comparison of diethylstilbestrol, cyproterone acetateand medroxy-progesterone acetate in the treatment of advanced prostatic cancer: Final analepsis of a randomized phase III trial of the EORTC Urological group. J Urol 136: 624–631

Pollen JJ (1983) Endocrine treatment of prostatic cancer. Urology 21: 555–558

Raynaud JP, Bonne C, Moguilewsky M (1984) The pure antiandrogen RU 23908 (Anandron), a candidate of choice for the combined antihormonal treatment of prostatic cancer: a Review. Prostate 5: 299–311

Robinson MRG (1983) Carcinoma of the prostate: Adrenal inhibitors. In: Pavone-Macaluso M, Smith PH (eds) Cancer of the prostate and kidney. Plenum, New York, pp 349–354

Rohlf PL, Flocks RH (1969) Stilphostrol therapy in 100 cases of prostatic carcinoma. J Iowa Med Soc 59: 1096–1101

Sandberg AA (1983) Metabolic aspects and actions unique to estracyt. Semin Oncol 10 [Suppl]: 3–15

Sanford EJ, Paulson DF, Robner TJ (1977) The effects of castration on adrenal testosterone secretion in men with prostatic carcinoma. J Urol 118: 1019–1021

Santen RJ, Bardin CW (1973) Episodic luteinizing hormone secretion in man. Pulse analepsis, clinical interpretation, physio-logical mechanisms. J Clin Invest 52: 2617–2633

Schaison G, Brailly S, Vuagnat P (1984) Absence of a direct inhibitory effect of the GnRH agonist D-Ser (TBU)^6, des-Gly-NH$_2$^{10} GnRH ethylamide (Buserelin) on testicular steroid genesis in man. J Clin Endocrinol 58: 885–888

Schally AV, Redding TW, Comaru-Schally AM (1983) Inhibition of prostate tumors by agonistic and antagonistic analogs of LH RH. Prostata 4: 545–552

Shearer RJ, Hendry WF, Sommerville IF (1973) Plasma testosterone; An accurate monitor of hormone treatment in prostatic cancer. Br J Urol 45: 668–677

Sinha AA, Blackard CE, Seal UA (1977) A critical analysis of tumor morphology and hormone treatments in the untreated and estrogen-treated responsive and refactory human prostatic carcinoma. Cancer 40: 2836–2850

Skipper HE (1971) Kinetics of mammary tumor all growth and implications for therapy. Cancer 28: 1479–1499
Smith JA (1987) New Methods of endocrine management of prostatic cancer. J Urol 137: 1–10
Stege R, Carström K, Collste C (1987) Single drug polyestradiol phosphate (REP) therapy in prostatic cancer (CAP). Eur J Cancer Clin Oncol 23: 1249
Stein BW, Smith JA (1985) DES lead-in to use of luteinizing hormone releasing hormone analogs in treatment of metastatic carcinoma of the prostate. Urology 25: 350–353
Stone AR, Hargreave TB, Chisholm GD (1980) The diagnosis of estrogen escape and the role of secondary orchiectomy in prostatic cancer. Br J Urol 52: 535–538
Straube W, Braun JS (1974) Zur Orchiektomie und Oestrogentherapie des Prostatakarzinoms. Urologe [A] 13: 198–201
Sufrin G, Coffey DS (1973) New Model for studying the effect of drugs on prostatic growth. I. Antiandrogenes and DNA synthesis. Invest Urol II: 45–54
Trachtenberg J (1984) Ketoconazole therapy in advanced prostatic cancer. J Urol 132: 61–63
Walsh PC, Korenman SG (1971) Mechanism of androgenic action: effect of specific intracellular inhibitors. J Urol 105: 850–857
Walsh PC (1975) Physiologic basis for hormonal therapy in carcinoma of the prostate. Urol Clin North Am 2: 125–140
Wander HE (1987) Zur Hormontherapie maligner Erkrankungen. Die gelben Hefte 27: 115–122
Wenderoth UK, Jacobi GH (1985) Langzeitergebnisse mit dem GnRH Analogon Buserelin (Suprefact) bei der Behandlung des fortgeschrittenen Prostatkarzinoms seit 1981. Akt Urol 16: 58–63
Williams G, Kerle DJ, Ware H (1986) Objective responses to ketoconazole therapy in patients with relapsed progressive prostatic cancer. Br J Urol 58: 45–51
Witorsch RJ, Smith JP (1977) Evidence for androgen dependent intracellular binding of prolactin in rat ventral prostate gland. Endocrinology 101: 929–938

Kapitel V
3 Therapeutische Kontroverse

3.1 Sofortige und verzögerte Orchiektomie

H. BECKER

Beim fortgeschrittenen Prostatakarzinom ist seit den grundlegenden Arbeiten von Huggins u. Hodges (1941) die endokrine Behandlung die Therapie der Wahl. Die Prinzipien dieser Therapie haben sich in den letzten 50 Jahren nicht wesentlich verändert, sie beruhen auf der Senkung des Testosterons. Dieser Testosteronabfall wird erreicht durch Orchiektomie, gegengeschlechtliche Hormone oder neuerdings durch die Applikation von LH-RH Analoga, mit denen eine chemische Kastration erzielt wird. Die Testosteronwerte fallen mit allen 3 Maßnahmen auf etwa $1/10$ des Ausgangswertes (Tabelle 1). Die Bedeutung dieser Restandrogene, die überwiegend aus der Nebennierenrinde stammen, ist zum gegenwärtigen Zeitpunkt durch den Versuch einer „kompletten Androgenblockade" beim fortgeschrittenen Prostatakarzinom wieder aktuell geworden, eine endgültige Beurteilung steht jedoch noch aus.

Bereits 1944 hat Alyea (1945) auf dem Meeting der American Urologic Association in St. Louis die Frage diskutiert, ob man beim Prostatakarzinom die frühe oder späte Orchiektomie vornehmen sollte. Eine Lösung dieses Problems blieb damals offen. Während Klosterhalfen (1985) eindeutig die Frühkastration beim fortgeschrittenen Prostatakarzinom empfiehlt, wird die Frage der verzögerten endokrinen Therapie von verschiedenen Autoren immer wieder diskutiert. Insbesondere die erste Vacurg-Studie, bei der im

Tabelle 1. Testosteron im Plasma (µg/l) vor und nach endokriner Therapie

	Therapie	Vor Therapie	Nach Therapie
Young u. Kent	Orchiektomie	4,2	0,5
	5 mg DES		0,5
Robinson u. Thomas	Orchiektomie	6,07	0,3
Mackler et al.	Orchiektomie	6,2	0,5
	1 mg DES		0,8 (nach 7 Tagen)
Shearer et al.	Orchiektomie	2,8	0,47
Bartsch et al.	Orchiektomie	4,4	0,23
Wenderoth u. Jacobi	Buserelin	3,9	0,5 (nach 4 Wochen)
Eigene Untersuchungen	Buserelin	6,6	0,48 (nach 6 Monaten)

Stadium D die Überlebensrate der Placebogruppe mit denen der endokrin behandelten Patientengruppe übereinstimmte, ist für viele Urologen Anlaß gewesen, mit der Hormonbehandlung abzuwarten (Byar 1973). Hierzu muß man jedoch kritisch anmerken, daß die Patienten in der Placebogruppe der ersten Vacurg-Studie beim Auftreten von Symptomen endokrin behandelt wurden, so daß hier nicht eine reine Placebogruppe mit einer endokrinen Gruppe verglichen wurde, sondern die sofortige Hormontherapie der verzögerten Hormonbehandlung gegenübergestellt wurde. In der zweiten Vacurg-Studie zeigte sich dann, daß im Stadium D die Placebogruppe deutlich schlechter beim Vergleich mit den endokrin behandelten Patienten abschnitt.

Verzögerte endokrine Therapie im Stadium C?

Für das Stadium C wird die Frage der verzögerten endokrinen Behandlung durch die Vacurg-Studie klar beantwortet. Das Auftreten von Metastasen wird durch die endokrine Therapie eindeutig hinausgezögert (Abb. 1). Die Ergebnisse nach alleiniger Orchiektomie sind hier etwas schlechter als nach reiner Oestrogentherapie oder Orchiektomie plus Östrogengabe. Die erste größere Statistik zur Überlebenszeit legten 1950 Nesbit u. Baum (1950) vor. Sie konnten zeigen, daß die endokrin behandelten Patienten deutlich länger überlebten beim Vergleich mit Patienten aus der vorendokrinen Ära. Im Stadium C wurde das beste Ergebnis mit Orchiektomie und zusätzlicher

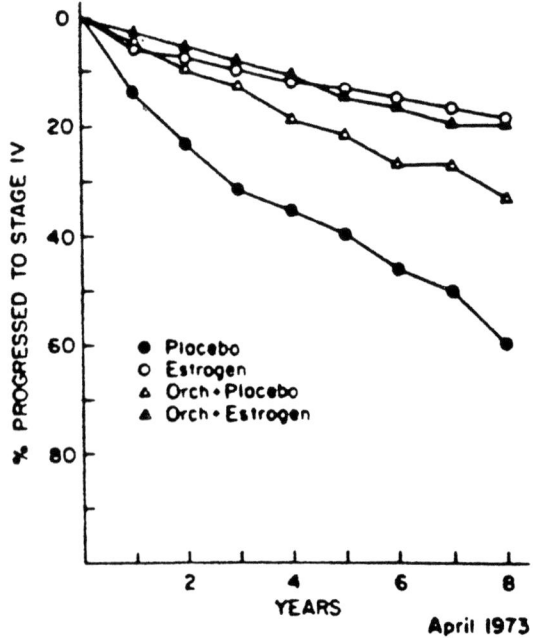

Abb. 1. Tumorprogreß vom Stadium C nach Stadium D unter verschiedenen Therapieschemata (VACURG)

Tabelle 2. 5-Jahres-Überlebensrate von 587 Patienten mit einem Prostatakarzinom im Stadium C + D (Nesbit u. Baum 1950)

	Stadium C (n = 324)	Stadium D (n = 263)
Keine Therapie	10%	6%
Östrogene	29%	10%
Orchiektomie	31%	20%
Orchiektomie + Östrogene	44%	21%

Östrogengabe erzielt. Es handelte sich bei dieser Untersuchung jedoch nicht um eine kontrollierte Studie: Die endokrin behandelten Patienten wurden mit den Patienten aus der vorendokrinen Ära verglichen, in der noch keine Antibiotika und Sulfonamide zur Verfügung standen, die möglicherweise ebenfalls einen Einfluß auf die Überlebenszeit gehabt haben (Tabelle 2). In einer weiteren Studie wiesen dann Emmet et al. (1968) nach, daß die besten 5- und 10-Jahres-Überlebensraten mit der Frühorchiektomie erzielt werden konnten (Tabelle 3).

Tabelle 3. 5- und 10-Jahres-Überlebensrate von Patienten mit einem Prostatakarzinom im Stadium C + D (Emmet et al. 1960)

Therapie	Patienten n	5-Jahres-Überlebensrate [%]	Patienten n	10-Jahres-Überlebensrate n
Stadium C				
Orchiektomie	81	(56,8)	49	26,5
Diethylstilbestrol	263	(35,4)	261	11,5
Keine Therapie	39	(15,4)	39	5,1
Stadium D				
Orchiektomie	445	(13,5)	285	3,2
Diethylstilbestrol	56	(21,4)	54	9,3
Keine Therapie	9	–		

Verzögerte endokrine Therapie im Stadium D?

Bei der Mehrzahl der Patienten mit einem metastasierten Prostatakarzinom stehen Knochenschmerzen, eine Anämie hervorgerufen durch Tumorinfiltration in das Knochenmark, eine subvesikale Obstruktion oder eine Hydronephrose im Vordergrund. Der sofortige Einsatz einer endokrinen Therapie wird in diesen Fällen allgemein akzeptiert. Die Frage der verzögerten endokrinen Behandlung stellt sich daher nur für eine kleine Gruppe asymptomatischer Patienten mit nachgewiesenen Fernmetastasen. Die Vacurg-Studie I zeigte zwar, daß die Überlebensraten der frühzeitigen Behandlung mit der verzögerten Behandlung gleich gut sind, demgegenüber stehen jedoch die besseren Ergebnisse der endokrinen Therapie in den Studien von Nesbit u. Baum (1950) (Tabelle 2) und Emmet et al. (1968) (Tabelle 3). Parker et al. (1985) berichten, daß weder die Überlebenszeit noch der subjektive Tumorresponse durch eine verzögert eingesetzte Therapie ungünstig beeinflußt werden, sie können ihre These jedoch nicht überzeugend belegen. Parker et al. (1985) und auch Williams (1985) verweisen auf die Notwendigkeit einer kontrollierten prospektiven Studie bezüglich einer verzögerten Behandlung, die von der Medical Research Cancer Working Party on Urological Cancer organisiert werden soll. Die Vacurg-Studie II konnte zeigen, daß die endokrine Therapie die Überlebensrate der Patienten mit einem Prostatakarzinom im Stadium D deutlich verbesserte, insbesondere Catalona weist darauf noch einmal hin.

Für Prostatakarzinome im Stadium D 1 konnten Van Aubel et al. (1985) zeigen, daß die sofortige Orchiektomie beim histologischen Nachweis von Lymphknotenmetastasen eine deutliche Verbesserung der Ergebnisse bezüglich des Auftretens von Metastasen beim Vergleich mit anderen Autoren ergab, die die endokrine Therapie verzögert einsetzten. Damit übereinstimmend fanden Zincke u. Utz (1984) für D 1-Fälle nach radikaler Prostatektomie und sofortiger adjuvanter bilateraler Orchiektomie signifikant bessere Ergebnisse bezüglich der Überlebensrate und der Tumorprogression verglichen mit einer Gruppe von Patienten, die bei nachgewiesenen Lymphknotenmetastasen keine sofortige „adjuvante" Orchiektomie erhielten.

Mechanismen, die nach endokriner Therapie einen Tumorprogress bewirken

Die endokrine Therapie bewirkt beim metastasierenden Prostatakarzinom anfangs häufig eine dramatische Besserung der Beschwerden. Dieses ist i.allg. ein palliativer Effekt. Der größte Teil der Patienten kommt nach einem kürzeren oder längeren Zeitintervall wieder in die Tumorprogression. Nur wenige Patienten überleben länger als 10 Jahre. Reiner et al. (1979) fanden bei 5 von 56 Patienten mit einem metastasierenden Prostatakarzinom eine Überlebensrate von mehr als 10 Jahren, 4 dieser Patienten starben später an ihrem Karzinom. In unserer eigenen Studie überlebten 4 von 79 Patienten im Stadium D 2 länger als 10 Jahre unter endokriner Therapie, auch von diesen starben später 2 an ihrem Karzinom. Als Ursache dieser begrenzten Ansprechbarkeit auf endokrine Behandlungsverfahren kommen 2 Faktoren in Frage:
1. Die Prostatakarzinomzellen sprechen unterschiedlich sensibel auf Androgenkonzentrationen an und werden nach einer endokrinen Standardtherapie u.U. von den Restandrogenen stimuliert. Die Bedeutung der

niedrigen Androgenkonzentration nach endokriner Standardtherapie für das Tumorwachstum von Prostatakarzinomen ist noch weitgehend ungeklärt, da Untersuchungen am Tumorgewebe wegen fehlenden Materials nur vereinzelt durchgeführt werden können.

Die Daten der sogenannten kompletten Androgenblockade von Labrie et al. (1986) sprachen zunächst einmal dafür, daß eine weitergehende Blockade der Restandrogene das Tumorwachstum erheblich beeinflussen könnten. Das Konzept einer medikamentösen „kompletten Androgenblockade" ist beileibe nicht neu. Es wurde schon 1963 von Klosterhalfen (1963) publiziert und 1965 mit ersten Daten über die Blockierung der Nebennierenrinden-Androgene durch Cortison untermauert. Spätere 10-Jahresergebnisse dieses im Prinzip mit dem Vorschlag Labrie vergleichbaren Therapieansatzes konnten dann aber gegenüber der alleinigen Orchiektomie keinen signifikanten Unterschied feststellen (Klosterhalfen u. Becker 1987). Auch für die jetzt von Labrie wieder in die Diskussion eingeführte „komplette Androgenblockade" sind also weitere kontrollierte Studien erforderlich, bevor dieses Therapiekonzept allgemein empfohlen werden kann.

Eine Voraussage über die endokrine Ansprechbarkeit mit Hilfe von Androgenrezeptoren im Prostatakarzinom ist zum gegenwärtigen Zeitpunkt nach Lämmel et al. (1986) noch nicht möglich.

2. Bei den Prostatakarzinomen handelt es sich um einen polyklonalen Tumor, der aus hormonsensiblen und hormonresistenten Tumorzellen besteht. Die endokrine Therapie beeinflußt nur die hormonsensiblen Tumorzellen, während die hormonresistenten Zellen unbeeinflußt bleiben und dann später den Tumorprogreß bewirken. Insbesondere durch die Arbeiten von Isaacs (1984) konnte am Dunningtumor gezeigt werden, daß das Prostatakarzinom polyklonale Zellinien hat. Isaacs konnte weiterhin zeigen, daß die besten Therapieergebnisse mit einer frühen endokrinen und frühen zytostatischen Behandlung erzielt werden konnten. Die Ergebnisse der Dunning-Tumoren können zwar nur bedingt auf das menschliche Prostatakarzinom übertragen werden, erste Ergebnisse einer frühen Kombination von Hormonbehandlung und Chemotherapie beim metastasierenden Prostatakarzinom zeigten jedoch eine deutlich verbesserte Überlebensrate gegenüber Standardtherapien (Mukamel et al. 1980).

Zusammenfassung

Beim fortgeschrittenen Prostatakarzinom ist die endokrine Behandlung nach wie vor die Therapie der Wahl. Es gibt in der Literatur keine überzeugenden Argumente für einen verzögerten Behandlungsbeginn. Lediglich beim Inzidentalkarzinom mit einem kleinen histologisch hochdifferenzierten Herd, von dem man annehmen kann, daß er durch die Operation entfernt wurde, ist eine abwartende Therapie vertretbar. Weiterhin kann mit einer endokrinen Behandlung bei Patienten im hohen Lebensalter oder bei bestehenden schweren sonstigen Erkrankungen ohne Symptomatik von Seiten des Prostatakarzinoms abgewartet werden. Die unbefriedigenden Ergebnisse der Behandlung des fortgeschrittenen Prostatakarzinoms sollte Anlaß sein, nach neuen Wegen zu suchen. Als Zukunftsperspektive ist die weitere Abklärung der Wirksamkeit der sogenannten kompletten Androgenblockade erforderlich. Nach Lepor et al. (1982) und Grayhack u. Kozlowski (1980) können durch eine früheinsetzende Behandlung die schlecht ansprechenden Patienten zu einem frühen Zeitpunkt des Krankheitsverlaufs herausgefunden werden und dann einer entsprechenden Alternativtherapie zugeführt werden. Auch Van Aubel et al. (1985) empfehlen die frühe endokrine Therapie beim fortgeschrittenen Prostatakarzinom, da nur so frühzeitig das Nichtansprechen des Tumors auf Hormone erkannt wird und die Patienten zu einem Zeitpunkt der Chemotherapie zugeführt werden können, wenn sie sich in einem klinisch besseren Zustand befinden. Die Ergebnisse der Untersuchung von Isaacs (1984) sprechen dafür, auch beim menschlichen Prostatakarzinom beim Nachweis von Fernmetastasen eine kombinierte endokrine Therapie mit einer Zytostatikagabe unmittelbar nach Diagnosestellung durchzuführen. Dieses Therapiekonzept wird auch in der Publikation von Kozlowski et al. (1991) vertreten, nach deren Meinung die frühe endokrine Behandlung überlegen ist. Für metastasierende Prostatakarzinome empfehlen die Autoren neben der Entwicklung neuer Behandlungskonzepte gegen androgen resistente Tumorzellen die frühe Androgendeprivation.

Literatur

Alyea EP (1945) Early or late orchiectomy for carcinoma of the prostate. J Urol 53: 143–153

Van Aubel OGJM, Hoekstra WJ, Schroeder FH (1985) Early orchiectomy for patients with stage D 1 prostatic carcinoma. J Urol 134: 292–294

Bartsch W, Horst HJ, Becker H, Nehse G (1977) Sex hormone binding globuline capacity, testosterone, 5-dihydrotestosterone, oestradiol and prolactin in plasma of patients with prostatic carcinoma under various types of hormonal treatment. Acta Endocrinol (Copenh) 85: 650–664

Byar DP (1973) The Veterans Administration Cooperative Urological Research Group's Studies of Cancer of the Prostate. Cancer 32: 1126–1130

Catalona WJ Prostate cancer. Endocrine therapy, pp 145–171

Emmet JL, Greene LF, Papaution A (1968) Endocrine therapy in carcinoma of the prostate gland: 10-year survival studies. J Urol 83: 471–484

Grayhack JT, Kozlowski JM (1980) Endocrine therapy in the management of advanced prostatic cancer: the case of early initiation of treatment. Urol Clin North Am 7: 639–643

Huggins C, Hodges CV (1941) Studies of prostatic cancer: effect of castration, estrogen and androgen injection on serumphosphatase in metastatic carcinoma of the prostate. Cancer Res 1: 293–297

Isaacs JT (1984) The timing of androgen ablation therapy and/or chemotherapy in the treatment of prostatic cancer. Prostate 5: 1–17

Klosterhalfen H (1985) Tumoren der Prostata. In: Gross R, Schmidt CG (Hrsg) Klinische Onkologie. Georg Thieme, Stuttgart, S. 32.1–32.34

Klosterhalfen H (1963) Die Behandlungsmethoden des Prostatakarzinoms – Versuch einer medikamentösen Androgenblockade der Nebennierenrinde. Ergeb Chir Orthop 45: 77

Klosterhalfen H, Voigt KD, Tamm J (1965) Die Wirkung der Orchiektomie auf die Ausscheidung von Testosteron, 17-Ketosteroiden, Oestrogenen, Pregnandiol, 17-OH-Corticosteroiden und Gonadotropinen. Urol Int 20: 364

Klosterhalfen H, Becker H (1987) 10-Jahres-Ergebnisse einer randomisierten Prospektivstudie beim metastasierten Prostatakarzinom. Akt Urol 18: 234–236

Kozlowski JM, Ellis WJ, Grayhack JT (1991) Advanced prostatic carcinoma. Early versus late endocrine therapy. Urol Clin North Am 18: 15–24

Labrie F, Dupont A, Belanger A, Poyet P, Giguere M, Lacourciere Y, Emond J, Monfelte G, Borsauyi JP (1986) Combined treatment with flutamide and surgical or medical (LHRH agonist) castration in metastatic prostatic cancer. Lancet 49

Lämmel A, Krieg M, Klosterhalfen H, Bressel M, Voigt KD (1986) Bestimmung von Steroidrezeptoren im Prostatakarzinom: Möglichkeiten und Grenzen. Urologe [A] 25: 59–62

Lepor H, Ross A, Walsh PC (1982) The influence of hormonal therapy on survival of men with advanced prostatic cancer. J Urol 128: 335–340

Mackler MA, Liberti JP, Smith MJV, Koontz WW, Prout GR (1972) The effect of orchiectomy and various doses of stilbestrol on plasma testosterone levels in patients with carcinoma of the prostate. Invest Urol 9: 423–425

Mukamel E, Nissenkorn I, Servadis C (1980) Early combined hormonal and chemotherapy for metastatic carcinoma of the prostate. Urology 16: 257–260

Nesbit RM, Baum WC (1950) Endocrine control of prostatic carcinoma; clinical and statistical survey of 1818 cases. JAMA 143: 1317–1320

Parker MC, Cook A, Riddle PR, Fryatt I, O'Sullivan J, Shearer RJ (1985) Is delayed treatment justified in carcinoma of the prostate? Br J Urol 57: 724–728

Reiner WG, Scott WW, Eggleston JC, Walsh PC (1979) Long-term survival after hormonal therapy for stage D prostatic cancer. J Urol 122: 183–184

Robinson MRG, Thomas BS (1971) Effect of hormonal therapy on plasma testosterone levels in prostatic carcinoma. Br Med J 4: 391

Shearer RJ, Hendry WF, Sommerville F, Fergusson JD (1973) Plasma testosterone: an accurate monitor of hormone treatment in prostatic cancer. Br J Urol 45: 668–677

Wenderoth UK, Jacobi GH (1985) Langzeitergebnisse mit dem Gn-RH-Analogon Buserelin (Suprefact) bei der Behandlung des fortgeschrittenen Prostatakarzinoms seit 1981. Akt Urol 16: 58–63

Williams G (1985) Endocrine treatment of prostatic cancer. J R Soc Med 78: 797–799

Young HH, Kent JR (1968) Plasma testosterone levels in patients with prostatic carcinoma before and after treatment. J Urol 99: 788–792

Zincke H, Utz DC (1984) Observation on surgical management of the carcinoma of the prostate with limited nodal metastases. Urology 24: 137–145

3.2 Östrogene: Pro und Contra

K.-H. Bichler und St. H. Flüchter

Die Hormontherapie des Prostatakarzinoms durch Androgenentzug infolge Orchiektomie oder Östrogensubstitution ist Historie. Die für dieses Therapiekonzept richtungsweisenden tierexperimentellen Untersuchungen von Huggins (Huggins u. Hodges 1941; Huggins u. Clark 1941; Huggins u. Sommer 1953) liegen heute 50 Jahre zurück. Aber die Erkenntnisse von Huggins bilden auch heute noch die Basis für das Verständnis der Therapie des metastasierenden Karzinoms. Es ist die Fragestellung dieses Artikels, welche Wertigkeit den Östrogenen heute mit Verfügbarkeit anderer, vom Wirkmechanismus vergleichbarer Medikamente zukommt.

Östrogene hemmen das Prostatakarzinomwachstum

Die Wirkung der Östrogene auf das Wachstum des Prostatakarzinoms ist zweifelsfrei belegt (Huggins u. Hodges 1941; Murphy et al. 1983; Scott et al. 1980; The Leuprolide Study Group 1984). Unbestritten ist die Existenz des Paradeeinzelfalls mit dramatischer symptomatischer Besserung unter Östrogentherapie:
- Verschwinden von Knochenmetastasen bis hin zur vollen Belastungsfähigkeit,
- Beseitigung von Harnstauungsnieren infolge Elimination massiver Harnleiterummauerungen,
- Besserung der Miktionsqualität,
- Verkleinerung des Karzinoms.

Östrogene haben eine direkte und indirekte Wirkung auf die Prostata.

Direkte Effekte der Östrogene in der Prostata selbst

- Sie supprimieren die Testosteronaufnahme in die Prostatazelle.
- Sie inhibieren die Enzymaktivität der 5a-Reduktase und der DNA-Polymerase und somit den Testosteronmetabolismus.
- Sie hemmen die Bindung von Dihydrotestosteron an den Rezeptor.
- Sie stimulieren möglicherweise die Östrogenrezeptorsynthese.

- Sie induzieren eine fibromuskuläre Metaplasie, eine Drüsenatrophie, eine squamöse Epithelmetaplasie.

Direkte Effekte sind in vitro bei unphysiologisch hohen Dosierungen nachweisbar. Sie sind in vivo bei den langfristig applizierten, niedrigen Östrogenmengen offensichtlich ohne Bedeutung. Eine direkte zytotoxische Wirkung auf die Prostatakarzinomzelle wird jedoch bei in vivo Applikation von hohen Östrogendosen vereinzelt diskutiert, wurde jedoch nie in vivo nachgewiesen (Klosterhalfen u. Becker 1987).

Indirekte, außerhalb der Prostata liegende Östrogeneffekte

Die indirekten Effekte sind von kausaler Bedeutung für die Therapieerfolge beim hormonsensiblen Prostatakarzinom. Sie führen über den Rückkopplungsmechanismus Hypophyse–Hypothalamus–Zielorgan zur Senkung der FSH- und LH-Sekretion (FSH, follikelstimulierendes Hormon; LH, luteinisierendes Hormon). Daraus resultiert ein Rückgang der Testosteronsynthese sowie ein Anstieg der Serumspiegel von Prolaktin und Sexualhormon-Bindungsglobulin. Im Blut kommt es zu einer Verschiebung zugunsten des gebundenen, inaktiven Testosterons.

Die zitierten „Paradebeispiele" einer effektiven Hormontherapie wurden in den 50er bis 70er Jahren mit dem damals häufig praktizierten Therapiekonzept Kastration und Hormonstoß (1 g Honvan – Fosfestrol-Tetranatrium –/die über 10 bis 15 Tage) erzielt. Konsekutiv folgte eine Östrogendauerapplikation (z. B. 80 oder 40 mg Estradurin – Polyestradiolphosphat –/die) usque ad finem. Es ist verständlich, daß sich unter den damaligen therapeutischen Möglichkeiten dieses Therapieschemas als die Therapie der Wahl empfahl.

Beträchtliche Östrogennebeneffekte

Retrospektive und randomisierte prospektive Studien (Blackard et al. 1970; Byar 1973, 1977; VACURG 1967) haben jedoch dieses dieses „Therapiedenkmal" durch Aufdecken beträchtlicher Nebeneffekte der Östrogene ins Wanken gebracht. Folgende Nebenwirkungen müssen bedacht werden (Tabelle 1):

Kardiovaskuläre Komplikationen wie Herzinfarkt, Lungenembolie und Apoplex sind am folgenschwersten. Die Erkrankungen lassen sich pathophysiologisch auf die östrogeninduzierte Thrombozytenaggregation, Natrium- und Kaliumretention und den daraus resultierenden Hypertonus zurückzuführen.

Kaum zur Kenntnis genommen wurden bisher die Auswirkungen der Östrogentherapie auf die Leberfunktion. In der Leber induziert die chronische Östrogentherapie einen Anstieg der mikrosomalen Leberenzyme sowie

Tabelle 1. Folgeerscheinungen einer Östrogentherapie des Prostatakarzinoms

Nebeneffekte der Östrogentherapie	
Kardiovaskuläre Komplikationen	Na^+- und K^+-Retention Ödeme Hypertonus Thrombose Herzinfarkt, Lungenembolie Apoplex
Intrahepatische Cholestase	
Suppression der zellvermittelten Immunabwehr	
Störungen von	– Nebennierenfunktion – Erythropoese – Fett- und Eiweißmetabolismus
Potenz- und Libidoverlust Gynäkomastie	$>$ psychische Veränderungen

eine ausgeprägte intrahepatische Cholestase (Harzmann et al. 1982). Bei Praedisposition oder existenten Leberfunktionsstörungen sollte deshalb auf eine Östrogentherapie verzichtet werden.

Daneben wird eine Suppression der zellvermittelten Immunabwehr diskutiert. Weiterhin kommt es zur Störung von Nebennierenrindenfunktion, Erythropoese, Fett- und Eiweißmetabolismus.

Das Auftreten von depressiven Veränderungen, psychosomatischen Beschwerden sowie eine Minderung der Lebensaktivität beruht z. T. auf dem Verlust von Potenz und Libido sowie auf der östrogeninduzierten Gynäkomastie. Während der Potenzverlust zwangsläufig eintritt und daher prätherapeutisch Aufklärung und anschließend psychologische Führung verlangt, kann die Gynäkomastie vermieden werden. Effektive Maßnahmen sind Mammabestrahlung, Antiprolaktine und die Andromastektomie.

VACURG-Studien

Die Veterans Administration Cooperative Urological Research Group (VACURG) (Blackard et al. 1970; Byar 1973, 1977; VACURG 1967) hat die klinische Effizienz der Östrogene auf der einen und deren Folgen und Nebenwirkungen auf der anderen Seite kritisch dargestellt. Die VACURG-Studien zeigten eindrucksvoll Nutzen und Nachteil der Östrogentherapie in Abhängigkeit von Therapiebeginn und -dosis. Die Studien umfaßten ausschließlich Patienten mit nicht vorbehandelten Prostatakarzinomen. Das Alter der Kranken, insbesondere derjenigen mit Stadium C und D, lag im Mittel zwischen 70 und 73 Jahren (Tabelle 2). In jeder Behandlungsgruppe konnte, wenn das Prostatakarzinom progredient wurde, die Therapie geän-

Tabelle 2. Studien der Veterans Administration Cooperative Urological Research Group (VACURG) zum Prostatakarzinom. Zeitraum der Studien und Altersverteilung der Prostatakarzinompatienten. (Nach Byar 1973)

Zeitraum der Studien	VACURG-Studien	
	Alter (Jahre) der Patienten mit Prostatakarzinom	
	Stadium C	Stadium D
1960 bis 1967	70,41	69,53
1967 bis 1969	71,74	70,96
1969 bis 1974	72,89	70,71

dert werden. Die Ergebnisse, beispielsweise hinsichtlich der Überlebenszeit und Todesursache, wurden jedoch immer der Anfangsgruppe zugeordnet.

So ändert sich in der VACURG-Studie I bei insgesamt 20% der Patienten das primär begonnene Therapiekonzept. Von der Placebogruppe wechselten über 70% mit Stadium C und 100% mit Stadium D im Verlauf der Studie zu einer anderen Behandlungsform über, das heißt zur ablativen oder additiven Hormonbehandlung.

Die VACURG-Studien lassen somit keinen direkten Vergleich zwischen endokriner und Placebotherapie zu. Sie versuchen, folgende Fragen zu beantworten:
1. Ist primär eine lebenslange Östrogentherapie oder der Entzug von Testosteron beim Prostatakarzinom sinnvoll?
2. Welches ist die günstigste Östrogendosis?
3. Verspricht die Kombination von Orchiektomie und Östrogensubstitution einen größeren therapeutischen Gewinn als die Östrogengabe allein?
4. Gibt es eine adäquate Nichtöstrogentherapie?

Ad 1: Östrogentherapie erst bei Metastasierung indiziert

Die Überlebensrate der radikal prostatektomierten und initial mit 5 mg Diethylstilbestrol (DES, Cyren A) behandelten Prostatakarzinompatienten in den Stadien A und B beträgt nach einem Follow-up von 5 Jahren rund 60%, nach radikaler Prostatektomie allein jedoch 80% (Abb. 1).

Der Einschluß einer initial mit Placebo behandelten Gruppe in die verschiedenen Protokolle erlaubt Aussagen über die Progression des Karzinoms und den Krankheitsverlauf bei unbehandelten und behandelten Patienten. Die Wahrscheinlichkeit einer Tumorprogression von Stadium C nach Stadium D ist, wie das achtjährige Follow-up der 1. VACURG-Studie zeigte, unter Placebo mit 60% am größten (Byar 1973). Die Tumorprogression entspricht aber nicht zwangsläufig dem Tod am Karzinom. Eine

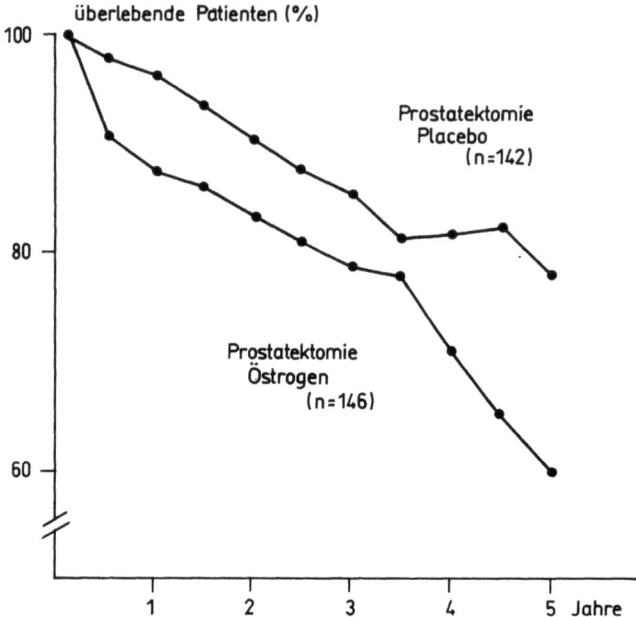

Abb. 1. Überlebensrate von Patienten mit Prostatakarzinom, Stadien A und B, nach radikaler Prostatektomie. Sie war nach alleiniger Prostatektomie höher als nach zusätzlicher Östrogentherapie (Daten der VACURG-Studie 1967)

verzögert einsetzende Östrogentherapie nach Auftreten von Symptomen oder nach Progression des Tumors verschlechterte die Lebenserwartung der Patienten nicht. Vielmehr war in der 1. VACURG-Studie beim lokoregionären Prostatakarzinom im Stadium C die Überlebenszeit der primär mit Placebo therapierten Patienten am längsten. Die Kranken, die primär mit Östrogenen oder mit Kastration plus Placebo oder Kastration plus Östrogene behandelt worden waren, starben schneller. Die Überlebenszeit der primär kastrierten und östrogentherapierten Patienten war signifikant schlechter als im Placebokollektiv (Byar 1973) (Abb. 2). Inwieweit im Stadium C primär durch andere Behandlungsverfahren, z. B. Strahlen- oder Zytostatikatherapie oder deren Kombination mit Hormonen oder Operationen, noch eine Heilung oder doch ein Hinauszögern des Progresses möglich sein kann, ist nicht Fragestellung dieses Vortrages.

Nach Menon u. Walsh (1972) ist, bei aller Zurückhaltung, in der VACURG-Studie 2, beim Kollektiv der Patienten mit metastasierendem Prostatakarzinom, Stadium D, ein Vergleich zwischen Hormon- und Placebotherapie möglich, da hier die placebobehandelten Patienten die Therapie gewöhnlich nicht gewechselt haben. Die Östrogentherapie erhöhte die Überlebensrate um knapp 20%. Eine Steigerung der Östrogentherapie führte zu keiner signifikanten Besserung (Abb. 3).

Östrogene: Pro und Contra 265

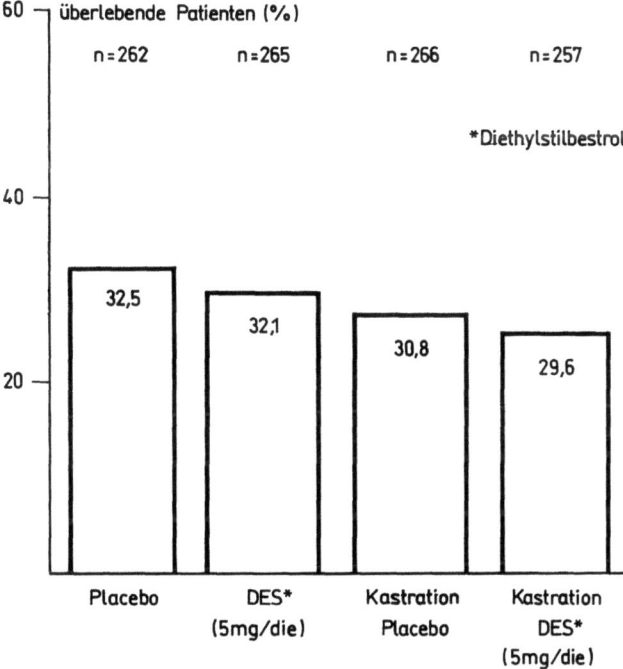

Abb. 3. Überlebensrate von Patienten mit Prostatakarzinom, Stadium D, nach unterschiedlichen Östrogendosierung. Daten der VACURG-Studie 2. (Nach Byar 1973)

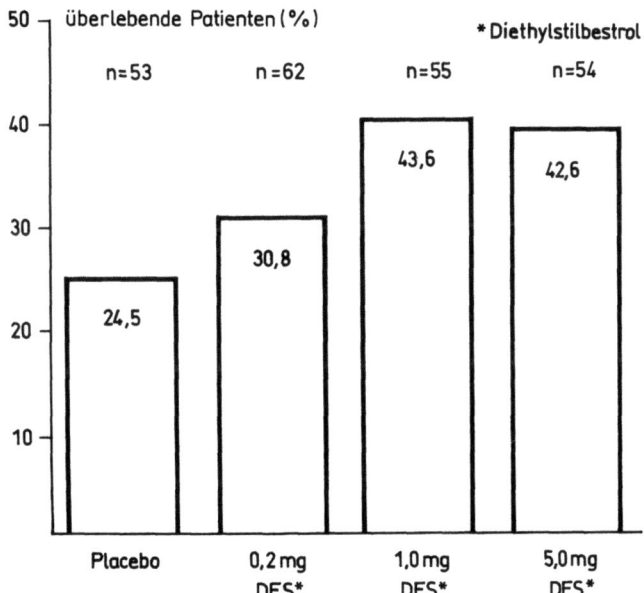

Abb. 2. Überlebensrate von Patienten mit Prostatakarzinom, Stadium C. Die Überlebensrate war nach Kastration plus DES versus Placebo signifikant verschlechtert. Daten der VACURG-Studie 1. (Nach Byar 1971)

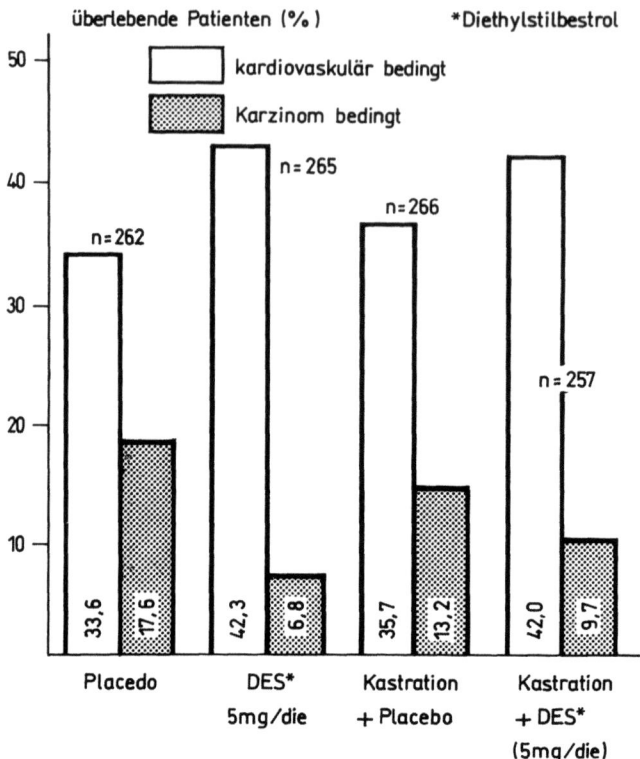

Abb. 4. Sterberate von Patienten mit Prostatakarzinom, Stadium C, nach unterschiedlicher Therapie, aufgeschlüsselt nach den Todesursachen. Daten der VACURG-Studie 1. (Nach Byar 1973)

Ad 2: *Kardiovaskuläres Risiko steigt mit Östrogendosis*

Bei der Östrogentherapie des Prostatakarzinoms wurde in der 1. VACURG-Studie unterschieden, ob der Tod durch kardiovaskuläre Komplikationen oder durch das Karzinom selbst herbeigeführt wurde. Im Stadium C ohne Therapie starben 17,6% der Patienten an den Folgen der Tumorprogression, 6,8% unter Östrogentherapie, 13,2% nach Kastration allein und 9,7% nach Kastration plus Östrogentherapie. Somit ist die Wahrscheinlichkeit, an den Folgen des Karzinoms zu sterben, unter Applikation von 5 mg DES/die am geringsten. Die Wahrscheinlichkeit, an den Folgen östrogeninduzierter, kardiovaskulärer Komplikationen zu sterben, ist unter Therapie mit 5 mg DES/die mit über 42% am größten. Werden keine Östrogene appliziert, sterben 34 bzw. 36% an kardiovaskulären Komplikationen (Abb. 4).

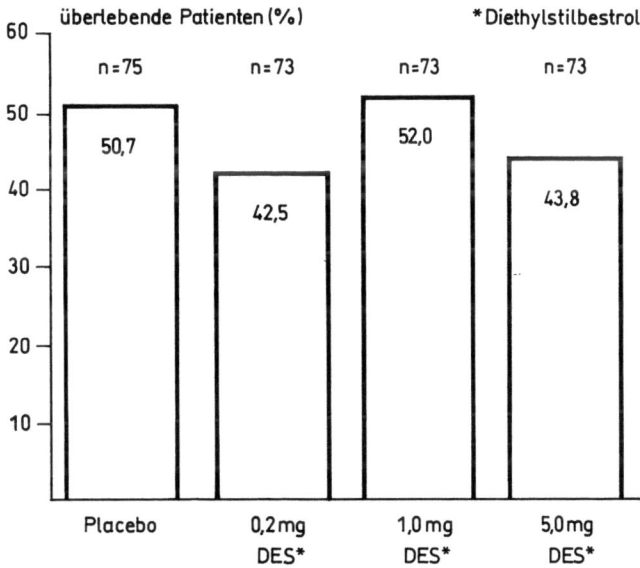

Abb. 5. Überlebensrate von Patienten mit Prostatakarzinom, Stadium C, nach unterschiedlicher Östrogendosierung. Daten der VACURG-Studie 2. (Nach Byar 1973)

Östrogendosis DES von 1,0 mg/die am effektivsten

Die Tatsache, daß die angepaßte, verzögerte Hormontherapie in bezug auf die Bekämpfung der Symptome und die Verlängerung der Überlebenszeit nicht weniger wirksam ist als die sofort einsetzende Östrogentherapie, wird durch die VACURG-Studie 2 bekräftigt. In ihr wird die Wirkung mit Placebo mit der verschiedener Östrogenmengen, und zwar 0,2, 1,0 und 5,0 mg DES verglichen (Abb. 5). Die günstigste Überlebenszeit wird neben Placebo durch eine tägliche Östrogenapplikation von 1,0 mg DES erreicht. Die Analyse der Todesursachen unter Hormontherapie läßt klar erkennen, daß 1,0 und 5,0 mg DES/die das Wachstum des Prostatakarzinoms gleich gut hemmen. Die kardiovaskulären Nebenwirkungen sind jedoch mit 24,7% unter 1,0 mg DES/die anstelle von 42,5% unter 5 mg DES/die deutlich geringer.

Ad 3: Kombination Orchiektomie und Östrogene nicht sinnvoll

Verschiedenste Östrogene sind zur Therapie des Prostatakarzinoms verfügbar (Schulze u. Senge 1987). Keines der Präparate weist einen signifikanten Vorteil gegenüber Diethylstilboestrol auf. Für die Kombination Orchiektomie und Östrogensubstitution gibt es nach Ansicht vieler Autoren keine rationale Basis. Die Östrogensubstitution in Dosen, die die bekannten

Therapiefolgeerscheinungen weitgehendst ausschließen, zeigen weder direkte Effekte auf das Karzinomgewebe noch beeinflussen sie die periphere oder intraprostatische DHT-Konzentration. Dies gilt auch für die Second-line-Therapie von orchiektomierten Patienten im Falle eines Progresses (Neumann et al. 1987). Ob im letzten Fall eine hochdosierte Östrogentherapie unter der Vorstellung der Zytotoxizität noch wirksam sein kann, bleibt kontrovers (Klosterhalfen u. Becker 1987). Die Vorteile einer kompletten Androgendeprivation auf das Prostatakarzinomwachstum durch operative oder chemische Kastration und Blockierung der adrenalen Androgensynthese oder Androgenverwertung werden zur Zeit in Studien überprüft.

Ad 4: Alternativen zur Östrogentherapie?

Die VACURG-Studien unterstrichen die klare Indikation zur Östrogenbehandlung beim metastasierenden Prostatakarzinom unter Abwägung der Vorteile mit etwaigen kardiovaskulären Komplikationen. Bei Risikopatienten wurde die Therapie mit Nichtöstrogenen, in der Regel einem Gestagenderivat, empfohlen, da entsprechend den Erfahrungen der 3. VACURG-Studie (Byar 1977) sowie andere Autoren (Bouffioux 1979; Pavone-MacAlvso 1981; Popellier 1973) hiermit ebenfalls ein Therapieansprechen mit geringeren Komplikationen erwartet werden kann. Heute, mit Verfügbarkeit hormonell wirksamer Medikamente mit geringeren Komplikationsraten, läßt sich diese Frage leichter und klarer beantworten.

Östrogene heute in der Primärtherapie obsolet!

Die VACURG-Studien waren 1974 abgeschlossen. Ihre Erfahrungen hafben die klinische Forschung und die pharmazeutische Industrie veranlaßt, neue Medikamente zu entwickeln und zu erproben, die eine den Östrogenen vergleichbare karzinoprive Wirkung, aber geringere oder zu vernachlässigende Nebenwirkungen aufweisen. Mit den Antiandrogenen und LH-RH-Analoga im Rahmen der Hormontherapie des Prostatakarzinoms sind heute Medikamente verfügbar, die diese Voraussetzungen erfüllen. Bei deutlich geringeren Nebenwirkungen ist deswegen der Einsatz von Östrogenen in der Primärtherapie des Prostatakarzinoms heute nicht mehr vertretbar.

Östrogenindikation beim Prostatakarzinom in Progreß?

Solange der zytotoxische Effekt einer hochdosierten Östrogentherapie nicht gesichert ist, kann unter Berücksichtigung des meist reduzierten Allgemeinzustandes der Patienten mit progredientem, hormontauben Prostatakarzinom und der zu erwartenden hohen Komplikationsrate eine Östrogenstoßtherapie (z. B. 1 g Honvan – Fosfestrol-Tetranatrium –/die über 10 bis 15 Tage) mit einem Östradiolpräparat nicht empfohlen werden. Als Sekundärtherapie diskutabel ist die Applikation von Estramustinphosphat, einem Kombinationspräparat aus Stickstofflost und Östrogen. Dabei erwies sich in Prostatakarzinomzellinien Estramustin, ein Wirkprodukt nach Abspaltung des Phosphatrestes, stärker zytotoxisch als die Einzelkomponente N-Lost (Hartley-Asp 1984). Das hier verwandte Östrogen kommt zwar in hohen Dosen zur Anwendung, das freigesetzte Östrogen liegt aber zu 90% als Östron vor (Jönsson et al. 1975), das seinerseits eine geringere Kardiotoxizität aufweist, andererseits aber über den Rückkopplungsmechanismus Hypothalamus Hypophyse Testes eine zuverlässige chemische Kastration bewirkt. Eine Androgenstimulation des ansonsten klinisch „hormontauben" progredienten Prostatakarzinoms kann hierbei auch bei nicht stattgehabter Kastration ausgeschlossen werden.

Literatur

Blackard CE, Doe RP, Mellinger GT, Byar DP (1970) Incidence of cardiovascular disease and death in patients receiving diethylstilbestrol for carcinoma of the prostate. Cancer 26: 249

Bouffioux C (1979) Le cancer de la prostate. Acta Urol Belg 47: 201

Byar DP (1973) The Veterans Administration Cooperative Urological Research Studies of Cancer of the Prostate. Cancer 32: 1126

Byar DP (1977) VACURG Studies on Prostatic Cancer and its Treatment. In: Tannenbaum M (ed) Urologic pathology: the prostate. Lea Febiger, Philadelphia

Hartley-Asp B (1984) Estramustine-induced mitotic arrest in two human prostatic carcinoma cell lines DU 145 and PC-3. Prostate 5: 93

Harzmann R, Fleischmann R, Flüchter SH, Bichler K-H (1982) Intrahepatic cholestasis as a result of estrogen treatment in prostatic cancer. V. Kongreß der europäischen Vereinigung für Urologie, Wien, 12. bis 15.5.1982

Huggins C, Hodges CV (1941) Studies on prostatic cancer: 1. The effect of castration, of estrogen and of androgen injection on serum phosphatases in metastatic carcinoma of the prostate. Cancer Res 1: 293

Huggins C, Clark PJ (1941) Quantitative studies of prostatic secretion. II. The effects of castration on advanced carcinoma of the prostate gland. Arch Surg 43: 209

Huggins C, Sommer JL (1953) Quantitative studies of prostatic secretion. III. Simultaneous measurement of size and secretion of the canine prostate and the interaction of androgenic and estrogenic substances. J Exp Med 97: 663

Isaacs JT, Coffey DS (1981) Adaption vs. selection as the mechanism responsible for the relaps of prostatic cancer to androgen ablation as studied in Dunning R-3327-H adenocarcinoma. Cancer Res 41: 5070

Jönsson G, Olsson AM, Luttrop W, Cekan Z, Purvis K, Diczfalusy E (1975) Treatment of prostatic carcinoma with various types of estrogen derivatives. Vitam Horm 33: 351

Klosterhalfen H, Becker H (1987) 10-Jahres-Ergebnisse einer randomisierten Prospektivstudie beim metastasierenden Prostatakarzinom. Akt Urol 18: 234–236

Menon M, Walsh PC (1972) Hormonal therapy for prostatic cancer. In: Murphy GP (ed) Prostatic cancer. PSG, Littleton/MA, p 175

Murphy GP, Beckley S, Brady MF et al. (1983) Treatment of newly diagnosed metastatic prostate cancer patients with chemotherapy agents in combination with hormones versus hormones alone. Cancer 51: 1264

Neumann F, El Etreby MF, Habenicht U-F, Radelmaier A, Bohrmacher K (1987) Möglichkeiten des Androgenentzugs und der totalen Blockade. In: Nagel R (Hrsg) Konservative Therapie des Prostatakarzinoms – eine Standortbestimmung. Springer, Berlin Heidelberg New York Tokyo, S 61–86

Pavone-Macaluso M (1981) EORTC Urological Group (Palermo). Treatment of prostatic carcinoma with hormones and antihormons. In: Altwein JE, Bartsch G, Jacobi GH (Hrsg) Antihormone, Bedeutung in der Urologie. Zuckschwerdt, München

Popellier G (1973) Behandlung des Prostatacarcinoms mit Gestagen. Urologie [A] 12: 134

Schulze H, Senge T (1987) Klassische Methoden des Androgenentzuges in der Therapie des fortgeschrittenen Prostatakarzinoms. In: Nagel R (Hrsg) Konservative Therapie des Prostatakarzinoms – Eine Standortbestimmung. Springer, Berlin Heidelberg New York Tokyo, S 89–98

Scott WW, Menon M, Walsh PC (1980) Hormonal therapy of prostatic cancer. Cancer 45: 1929

The Leuprolide Study Group (1984) Leuprolide versus diethylstilbestrol for metastatic prostatic cancer. N Engl J Med 311: 1281

VACURG (1967) Treatment and survival of patients with cancer of the prostate. Surg Gynecol Obstet 12: 1012

Antiandrogene

U. W. TUNN

In der Definition von Dorfman (1970) sind Antiandrogene als Substanzen definiert, die die Wirkung von Androgenen am Erfolgsorgan neutralisieren. Cyproteronacetat (CPA) war das erste klinisch verfügbare Antiandrogen, das bereits vor 20 Jahren erstmals in der Therapie des Prostatacarcinoms eingesetzt wurde (Scott u. Schirmer 1966). Heute sind weitere Antiandrogene verfügbar: Flutamid, Nilutamid (Anandron) und Casodex.

Pharmakologie der Antiandrogene

Die Pharmakologie von Antiandrogenen ist in einer Reihe von Übersichtsarbeiten im Detail beschrieben (Neumann 1983, 1987; Neumann et al. 1982), so daß hier zum weiteren Verständnis nur einige wenige Aspekte diskutiert werden sollen.

Prinzipiell sind 2 Antiandrogentypen zu differenzieren: Das *steroidale* Cyproteronacetat (*CPA*) und *nichtsteroidale* Antiandrogene CPA und Flutamid befinden sich (z.B. Plutamid) unter dem Warenzeichen Androcur bzw. Fugerel im Handel. Ein weiteres Toluidinderivat (Anandron) ist gegenwärtig in klinischer Prüfung. Die Formelbilder dieser Antiandrogene sind Abb. 1 zu entnehmen. Alle Antiandrogene hemmen die Wirkung von Androgenen kompetitiv auf Rezeptorebene (Neumann 1983).

Prinzipiell wirken Antiandrogene auf alle androgenabhängigen Organe hemmend. Der antiandrogene Effekt beruht in der Zelle auf einem

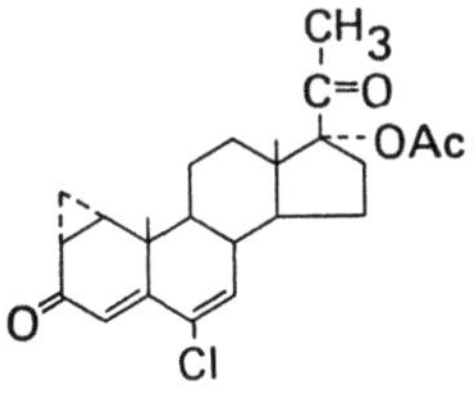

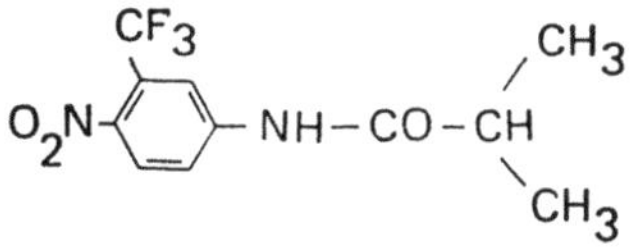

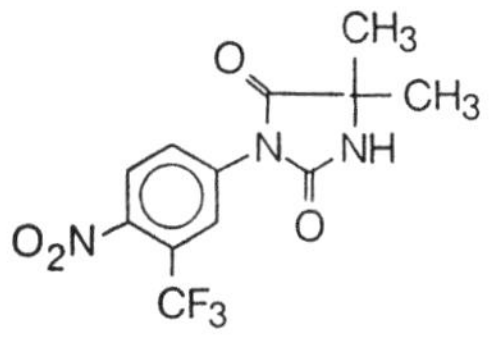

Abb. 1. Strukturformeln der Antiandrogene Cyproteronacetat (*I*), Flutamid (*II*), Anandron (*III*)

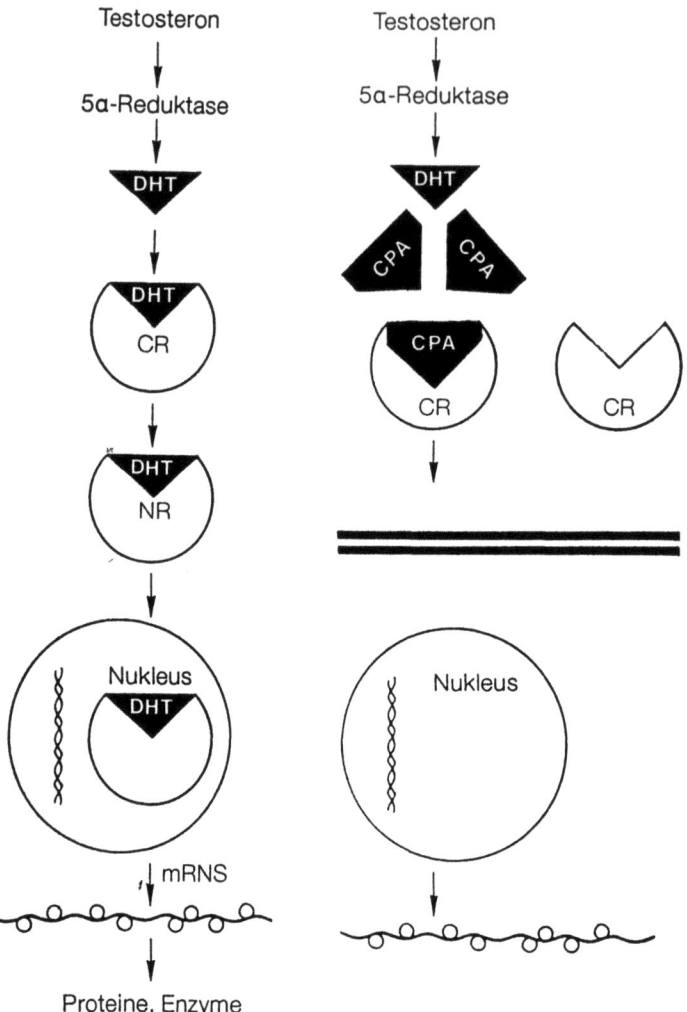

Abb. 2. Schematische Darstellung des Wirkmechanismus von Antiandrogenen am Beispiel von Cyproteronacetat (CPA) in der Prostatazelle.
I Passive Diffusion von Testosteron in die Zelle; *II* Reduktion von Testosteron zu Dihydrotestosteron (*DHT*) durch das 5-Alpha-Reduktase-Enzymsystem; *III A* Bindung von DHT an den zytoplasmatischen Rezeptor (*CR*); *B* Kompetitiver Antagonismus von CPA mit DHT um den Zytosolrezeptor; *IV A* Transformation des Zytosolrezeptors (*CR*) zum Nuklearrezeptor (*NR*); *B* Transformation und Translokation des Antiandrogenrezeptorkomplexes findet nicht statt; *V A* Transskription: Aktivierung der RNS-Polymerase; *B* Transskription findet nicht statt bei fehlendem intranukleären DHT; *VI A* Translation: Synthese spezifischer Proteine und Enzyme in den Ribosomen; *B* Translation tritt bei fehlender mRNS nicht auf. (Nach Neumann)

kompetitiven Antagonismus mit Dihydrotestosteron (DHT) um den Zytosolrezeptor und in einer Hemmung der Translokation des aktivierten DHT-Rezeptorkomplexes in den Zellkern. Dadurch resultiert eine Reduktion des DHT-Gehaltes des Zellkernes (Mainwaring 1977; Bruchovsky 1980). Abbildung 2 veranschaulicht den antiandrogenen Wirkmechanismus auf zellulärer Ebene. Bei einem Verlust des DHT-Gehaltes im Zellkern um mehr als 90% resultiert zelluläre Atrophie.

Steroidale und nicht-steroidale Antiandrogene wirken auf zellulärer Ebene identisch. Grundsätzlich unterschiedlich ist ihr Einfluß auf die hypophysäre Gonadotropinsekretion (Tunn et al. 1991). Antiandrogene vom CPA-Typ haben wegen ihres steroidalen Charakters auch antigonadotrope Eigenschaften. Sie hemmen die hypophysäre Gonadotropinsekretion (vor allem die des Luteinisierungshormons LH) und damit konsekutiv die Testosteronbiosynthese der Leydig-Zellen des Hodens. Antiandrogene vom Flutamidtyp führen dagegen zu einer Stimulation der hypophysären Gonadotropine und folglich zu einer Stimulierung der testikulären Testosteronbiosynthese (Knuth et al. 1984). Tabelle 1 veranschaulicht diese grundsätzlich unterschiedlichen pharmakologischen Effekte der beiden Antiandrogentypen. Darüber hinaus wird in Abb. 3 die unterschiedliche Beeinflussung der Hypothalamus-Hypophysen-Hoden-Achse durch die beiden Antiandrogentypen veranschaulicht.

Tabelle 1. Konträre und identische pharmakologische Wirkungen von Cyproteronacetat und Flutamid auf Hypothalamus, Hypophyse, Hoden und Prostata

	Cyproteronacetat	Flutamid
Hypothalamus Hypophyse	Antigonadotrope Wirkung: LH-RH-Abfall LH-Abfall Stabilisierung der Thermoregulation	Hypertrophie und Hyperplasie gonadotrostimulierender Zellen: LH-RH-Anstieg LH-Anstieg Stimulation der Noradrenalinsekretion („hot flushes")
Hoden	Leydig-Zellhypoplasie Reduktion der Testosteronbiosynthese Spermatogenesehemmung	Leydig-Zellhyperplasie Stimulation der Testosteronbiosynthese Spermatogenesestimulation
Prostata	Kompetitiver Antagonismus mit DHT	Kompetitiver Antagonismus mit DHT
Pharmakologische Synopse	Zentrale Hemmung Testikuläre Androgendeprivation Antiandrogen am Zielorgan	Zentrale Stimulation Testikuläre Androgenstimulation Antiandrogen am Zielorgan

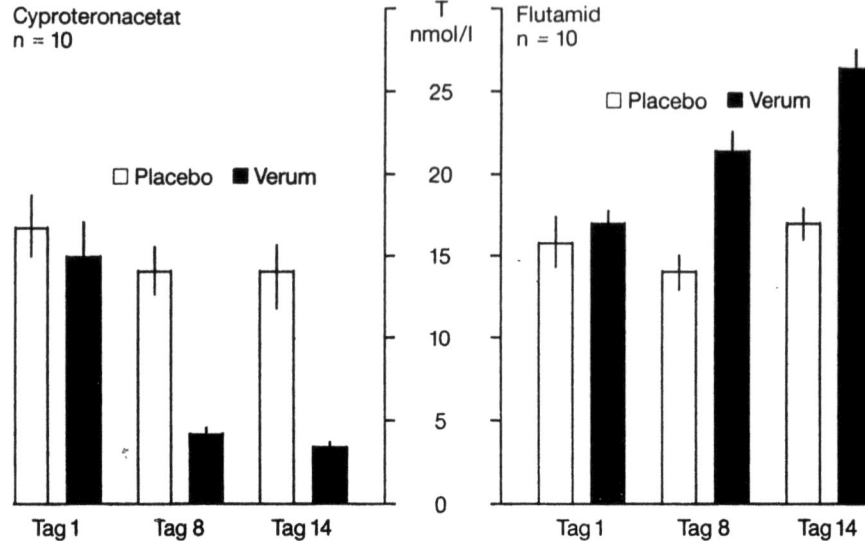

Abb. 3. Serumtestosteronkonzentrationen bei gesunden Probanden nach Behandlung mit Cyproteronacetat (100 mg/d) oder Flutamid (750 mg/d) im Vergleich zur Plazebobehandlung. (Nach Knuth et al. 1984)

Prinzipielle Möglichkeiten des Einsatzes von Antiandrogenen

Die grundsätzlich kontroversen Einflüsse der steroidalen und nichtsteroidalen Antiandrogene auf die Hypothalamus-Hypophysen-Hoden-Achse sind beim klinischen Einsatz zu berücksichtigen. Da nicht-steroidale Antiandrogene beim hodenintakten Patienten einen Anstieg der Serumtestosteronkonzentration und damit in letzter Konsequenz eine erhöhte intraprostatische Bioverfügbarkeit von Dihydrotestosteron (DHT) hervorrufen, ist ihr alleiniger Einsatz mit dem Unsicherheitsfaktor einer ungenügenden Androgenneutralisierung auf intraprostatischer Ebene belastet. Steroidale Antiandrogene vom CPA-Typ dagegen reduzieren die Serumtestosteronkonzentration und intrazelluläre Bioverfügbarkeit von DHT, so daß sie die verbleibenden testikulären und adrenalen Androgene auf zellulärer Ebene sicher neutralisieren. Damit kann CPA auch als Monotherapie beim hodenintakten Patienten eingesetzt werden können. Bei entsprechend hoher Dosierung blockiert CPA intraprostatisch testikuläre und adrenale Androgene.

Nach medikamentöser oder chirurgischer Ausschaltung der testikulären Androgene lassen sich die verbleibenden adrenalen Androgene sowohl durch steroidale als auch nichtsteroidale Antiandrogene gleichermaßen neutralisieren.

In Tabelle 2 sind die prinzipiellen Möglichkeiten des Androgenentzuges unter besonderer Berücksichtigung der Antiandrogene zusammengestellt. Die alleinige Ausschaltung der testikulären Androgene wird als subtotale,

Tabelle 2. Prinzipielle Möglichkeiten des Androgenentzuges unter besonderer Berücksichtigung von Antiandrogenen

Androgendeprivation	
Subtotal (Neutralisierung testikulärer Androgene)	Komplett oder Total (Neutralisierung testikulärer und adrenaler Androgene)
1. Chirurgische Kastration	1. Kastration (chirurgisch/medikamentös) plus Antiandrogene (steroidale oder nichtsteroidale) Dosierung: CPA 50 mg/d. oder Flutamid 750 mg/d.
2. Medikamentöse Kastration – Östrogene – Gestagene – LH-RH-Agonisten	2. Cyproteronacetatmonotherapie Dosierung: 200 mg/d. per oral oder 300 mg i.m./Woche

die der testikulären und adrenalen Androgene als totale oder komplette Androgendeprivation bezeichnet (Labrie et al. 1983; Neumann et al. 1987). Mit dem Terminus „komplette Androgendeprivation" soll verdeutlicht werden, daß auf zellulärer Ebene Androgene nicht mehr wirksam sind. Ob beim Zielorgan Prostata ein Entzug testikulärer und adrenaler Androgene zur vollständigen Neutralisierung androgener Effekte notwendig ist, wird in experimentellen Studien bezweifelt (Voigt u. Bartsch 1986; Isaacs 1985). Ebenso kontrovers diskutiert wird die Frage, ob die komplette Androgendeprivation in der Therapie des fortgeschrittenen Prostatakarzinoms der alleinigen Kastration überlegen ist (Schroeder et al. 1987; Schulze et al. 1987; Navratil 1987; Klosterhalfen u. Becker 1987). Die hohen Responseraten, die Labrie durch medikamentöse komplette Androgendeprivation erzielte, ließen sich nicht reproduzieren. Bevor die Frage des Therapievergleiches subtotale versus komplette Androgendeprivation endgültig beantwortet werden kann, ist jedoch gegen ein Therapieschema des kompletten Androgenentzugs nichts einzuwenden. In keinem Fall ist die komplette Androgendeprivation der subtotalen unterlegen, so daß man sich mit dieser Therapiestrategie auf sicherer Seite befindet. Darüber hinaus wird bei der peroralen Gabe von CPA in einer Dosierung von 50 bis 100 mg zusätzlich zur chirurgischen oder medikamentösen Kastration die in einem hohen Prozentsatz durch die Kastration in Form von Hitzewallungen und Schweißausbrüchen auftretende gestörte Thermoregulation günstig beeinflußt (Eaton u. McGuire 1983).

Klinische Erfahrungen mit Cyproteronacetat

Über CPA ist inzwischen eine umfangreiche Literatur entstanden. In diesem Beitrag soll auf einige repräsentative klinische Studien eingegangen werden.

Tabelle 3. Einsatz von Cyproteronacetat beim fortgeschrittenen Prostatakarzinom in offenen und kontrollierten klinischen Studien.

Autor	Jahr	Patienten n	CPA-Dosierung	Additivtherapie	Therapiedauer
Nagamatsu	1971	22	250 mg/d.	keine	5 Monate–3 Jahre
Bracci	1979	236	50–250 mg/d.	Kastration o. Östrogene	7 Jahre
Giuliani et al.	1980	106	150–300 mg/d.	Kastration	5 Jahre
Pescatore et al.	1980	38	150–300 mg/d.	Kastration	5 Jahre
De Voogt et al.	1986	84	250 mg/d.	Keine	3 Jahre
Klosterhalfen u. Becker	1983	28	300 mg i.m./2. Woche	Radiotherapie + Kastration	5 Jahre
Jacobi et al.	1983	95	300 mg i.m./Woche	Keine	6 Monate
Tunn et al.	1985	51	50 mg/d.	Kastration	6 Monate
Tunn et al.	1986	39	100 mg/d.	Keine	5 Jahre
Tunn et al.	1986	53	50 mg/d.	Kastration + Zytostase	12 Monate
Maier u. Rummelhardt	1986	45	-200 mg/d. -100 mg/d.	-Kastration -Keine	2 Jahre 2 Jahre
Schulze et al.	1987	55	50 mg/d.	Kastration	5 Jahre
Pavone-Macaluso et al.	1987	60	250 mg/d.	Keine	4 Jahre
Robinson et al.	1987	86	150 mg/d.	Kastration	4 Jahre
Schroeder et al.	1987	12	150 mg/d.	LH-RH	1 Jahr
Klosterhalfen u. Becker	1987	26	100 mg/d.	Kastration	10 Jahre

Die klinischen Erfahrungen mit Cyproteronacetat (CPA) basieren auf zahlreichen offenen und kontrollierten prospektiven Studien. Die in Tabelle 3 zusammengefaßten Studien beinhalten die Behandlungsergebnisse von mehr als 1000 Patienten. Ein Vergleich dieser klinischen Studien ist jedoch nur bedingt möglich, da Aufnahmekriterien, Dosierungsregime, Behandlungszeitraum und Erfolgskriterien stark differieren. Um die Wirksamkeit von CPA besser analysieren zu können, wird im folgenden zwischen den Ergebnissen der offenen und randomisierten Studien unterschieden.

In *offenen Studien* wurde CPA sowohl als Primärtherapie als auch als Sekundärtherapie eingesetzt (De Voog 1985; Giuliani 1980; Tunn 1987; Tunn et al. 1983a; Pescatore et al. 1980; Bracci 1979). Die Dosierung variierte zwischen 100 bis 300 mg/Tag bei einer Behandlungsdauer bis zu 7 Jahren. Der regressive Effekt von Cyproteronacetat auf den Prostatatumor wird in allen Studien hervorgehoben. Insbesondere fand sich bei ⅔ aller Patienten eine Reduktion der lokalen Tumormasse. Kürzlich wurde darüber hinaus über eine Korrelation zwischen Prostatavolumenreduktion und zytologischem Regressionsgrad berichtet (Arnold et al. 1986).

Weitere Autoren (De Voogt 1985) berichteten über regressive CPA-Effekte auf Metastasen in 41 bis 62% der Patienten, die auf andere endokrine Therapieformen nicht mehr angesprochen hatten und bei denen CPA als Sekundärtherapie eingesetzt worden war. Keine eindeutigen Aussagen finden sich allerdings in diesen Arbeiten über die Dauer der Remission.

Bei der Diskussion der therapeutischen Beeinflussung der Überlebensraten ist die unterschiedliche Prognose eines von vornherein heterogenen Patientengutes mit zu berücksichtigen. Bei insgesamt 192 Patienten, die eine bilaterale Orchiektomie und additive CPA-Behandlung erhielten, fanden Giuliani et al. (1980) eine 5-Jahres-Überlebensrate von durchschnittlich 41 % bei M_O-Patienten gegenüber einer 5-Jahres-Überlebensrate von 18 % bei primären M_1-Patienten.

Weiterhin fand sich bei der Subklassifizierung der M_O-Patienten in Karzinome mit hohem und niedrigem Differenzierungsgrad wiederum eine signifikant unterschiedliche 4-Jahres-Überlebensrate (60 vs. 30 %). Die Ergebnisse dieser CPA-behandelten Prostatakarzinompatienten zeigen die Wirksamkeit der antiandrogenen Therapie auf den lokalen Tumor und seine Metastasen (Pescatore et al. 1980).

Jacobi et al. (1980) waren die ersten, die in einer *randomisierten, prospektiven Phase-III-Studie* bei 42 Patienten mit zuvor unbehandeltem fortgeschrittenen Prostatacarcinom die Effektivität von CPA nachwiesen. Die Anzahl der Patienten wurde in einer multizentrischen Phase-III-Studie erhöht (Jacobi 1983; Tunn et al. 1983b). Bei 192 Patienten wurden Wirksamkeit und Nebenwirkungsrate einer 6-monatigen Therapie mit CPA in einer Dosierung von 300 mg i.m./Woche mit einer konventionellen Östrogentherapie verglichen. Diese Kurzzeitstudie dokumentierte, daß CPA der Standardöstrogentherapie mindestens ebenbürtig war bei wesentlich geringerer Nebenwirkungsrate. Die von der Urologischen Klinik der Ruhr-Universität Bochum in dieser Studie eingebrachten Patienten verblieben über die 6 Monate hinaus in den primären Therapiearmen bei Reduzierung der CPA-Dosierung auf 100 mg/Tag (Tunn et al. 1983b; Tunn 1987). Die globale 5-Jahres-Überlebensrate von 39 in die Studie eingegangenen Patienten betrug für die Östrogengruppe 24 %, für die CPA-Gruppe 26 %. Bei selektiver Betrachtung der M_O-Patienten fand sich eine 5-Jahres-Überlebensrate von 52 % in der CPA-Gruppe gegenüber 43 % in der Östrogengruppe. Bei der statistischen Auswertung fanden sich keine signifikanten Differenzen der Überlebenskurven. Dabei ist zu berücksichtigen, daß die hier zur Anwendung gekommene CPA-Dosierung von 100 mg/Tag unter heutigen Gesichtspunkten als zu niedrig einzustufen ist. Bei CPA-Monotherapie sollte die Dosierung mindestens 300 mg i.m./Woche oder mindestens 200 mg per oral/Tag betragen.

In der 1987 von Klosterhalfen u. Becker (1987) veröffentlichten prospektiven, randomisierten 10-Jahres-Studie werden endokrine Zusatztherapien mit der Kastration bei 78 M_1-Patienten verglichen. CPA wurde in einer täglichen Dosierung von 100 mg zur Orchiektomie gegeben, weitere Patientengruppen erhielten Cortison (2 × 5 mg Decortin tgl.), Diäthyldioxystilben-diphosphat (3 × 120 mg Honvan tgl.) oder Placebo. Die 5- und

Tabelle 4. Überlebensraten beim metastasierenden Prostatakarzinom nach Kastration und endokriner Zusatztherapie (*Klosterhalfen* u. *Becker* 1987)

Therapie	Patienten n	Überlebensrate 5 Jahre	10 Jahre
CPA	26	23 %	4 %
Decortin	12	25 %	–
Honvan	24	8 %	–
Placebo	16	6 %	–

Tabelle 5. 5-Jahres-Überlebensraten beim fortgeschrittenen Prostatakarzinom (T_3, M_0 oder M_1) nach CPA-Therapie

Autoren	*Klosterhalfen* u. *Becker* (1987)	*Guilani* et al. (1980)	
Therapie	Kastration + 100 mg CPA/d	Kastration + 150–300 mg CPA/d	
Patientenzahl (Tumorstadium)	26 (M_1)	38 (M_1)	68 (M_0)
5-Jahres-Überlebensrate	23 %	18 %	41 %

10-Jahres-Überlebensraten sind in Tabelle 4 zusammengefaßt. Die CPA- und Decortingruppe entsprechen jeweils dem therapeutischen Therapiekonzept der sogenannten kompletten Androgendeprivation. In diesen beiden Gruppen fanden sich die besseren Überlebensraten. Hieraus folgerten die Autoren, daß der adrenalen Androgenfraktion eine gewisse Bedeutung beim Prostatakarzinomwachstum zukommt. Die 5-Jahres-Überlebensrate in der CPA-Gruppe sind mit den Ergebnissen von Giuliani (1980) vergleichbar.

In konkurrierenden kontrollierten Studien, die sich ebenfalls mit der Fragestellung der Effektivität der kombinierten Neutralisierung testikulärer und adrenaler Androgene beschäftigten, ließ sich die Überlegenheit dieses Therapiekonzeptes nicht reproduzieren (Tabelle 5). Die Responseraten waren zwar bei der Kombinationsbehandlung höher als bei der einfachen Orchiektomie, die Progressionsraten zeigten dagegen keine signifikanten Unterschiede.

Klinische Erfahrungen mit Flutamid

Flutamid ist als nichtsteroidales Antiandrogen durch seine ausschließlich antiandrogene Wirkung am androgenen Zielorgan charakterisiert. Hypothalamisch-hypophysär hat es stimulierende Effekte bezüglich der Gn-RH- und LH-Sekretion. Trotz der Stimulation der Testosteronbiosynthese wurde es aber als Monotherapie eingesetzt in täglicher Dosierung von 750 mg bis 1 500 mg. Über diese Flutamidmonotherapiestrategie liegen größere Anzahlen von Fallberichten vor. Randomisierte kontrollierte Langzeitstudien, die Vergleiche mit endokrinen Standardverfahren zulassen, fehlen. Eine positive Beeinflussung der Tumorprogression ließ sich meist nur für eine relativ kurze durchschnittliche Behandlungsdauer feststellen. Sogani et al. (1984) berichteten über die höchsten Responseraten. Ihre durchschnittliche Behandlungsdauer ist mit 12 Monaten relativ kurz. Außerdem wird recht unscharf zwischen gutem (68 %), partiellem (19 %) und schlechtem (13 %) Response unterschieden. Wohl dokumentiert sind die neueren Phase-II-Studien von Mac Farlane u. Tolley (1985) sowie von Lundgren (1987). In diesen Studien fand sich mit Flutamidmonotherapie allenfalls ein initiales subjektives Therapieansprechen. Johansson et al. (1987) haben kürzlich kontrolliert die Effektivität von Flutamid gegenüber Estramustinphosphat bei insgesamt 30 nicht vorbehandelten Patienten mit metastasierendem Prostatakarzinom über eine Therapiedauer von 12–18 Monaten verglichen. Von 14 auswertbaren und mit Flutamid behandelten Patienten zeigten 13 einen initialen antitumoralen Therapie-Effekt. Von diesen hatten aber 11 innerhalb der Beobachtungszeit einen Relaps und 5 starben am Prostatakarzinom. Die Ergebnisse der Therapie in der Estramustinphosphatgruppe waren signifikant besser.

Für die fehlende monotherapeutische Wirksamkeit der nichtsteroidalen Antiandrogene ist der von ihnen induzierte Serumtestosteronanstieg verantwortlich. Das Verhältnis der intraprostatischen Konzentration von Antiandrogen und Dihydrotestosteron bestimmt die antiandrogene Wirkung auf die hormonabhängige Tumorzelle. Ob die antiandrogene Kapazität von nichtsteroidalen Antiandrogenen bei steigenden Testosteronkonzentrationen ausreichend ist, um einen Androgenentzug an der Tumorzelle unter Langzeitbehandlung zu erzielen, ist auf der Basis experimenteller Ergebnisse fraglich.

Gegen eine *Kombinationstherapie* von chirurgischer oder medikamentöser Kastration mit einem nichtsteroidalen Antiandrogen ergeben sich dagegen keine Bedenken. Dieses Therapiekonzept wird ebenso wirksam sein wie der Einsatz von steroidalen Antiandrogenen in der Kombinationstherapie.

Anandron, das in der BRD gegenwärtig in Kombination mit chirurgischer oder medikamentöser Kastration klinisch geprüft wird und sich noch nicht im Handel befindet, hat prinzipiell dieselben Eigenschaften eines nichtsteroidalen Antiandrogens wie Flutamid. Es stimuliert ebenso wie Flutamid die LH-Sekretion und Testosteronbiosynthese, ist aber per se ein Antiandrogen im Gegensatz zu Flutamid, dessen hydroxylierter Metabolit erst antiandrogene Wirksamkeit besitzt. Die Halbwertzeit von Anandron mit 41 h macht eine einmalige tägliche Dosierung per oral möglich im Gegensatz zu Flutamid mit einer Halbwertzeit von 5,2 h, während die Halbwertzeit von CPA mit 38,5 h angegeben wird (Tremblay et al. 1987).

Nebenwirkungen von Cyproteronacetat und Flutamid

In mehreren Studien wird die geringe Nebenwirkungsrate von CPA im Vergleich zu Östrogenen dokumentiert (De Voogt u. EORTC-GU-Group 1986; Tunn et al. 1983a; Pavone-Maca-Luso u. EORTC-GU-Group 1982; Pescatore et al. 1980). Die globale Nebenwirkungsrate betrug in der multizentrischen Phase-III-Kurzzeitstudie 93,7 % für Östrogene im Vergleich zu 36,8 % für CPA; die Gynäkomastierate 77,1 % für Östrogene verglichen mit 12,6 % für CPA (bei einer Dosierung von 300 mg i.m./Woche).

Das Risiko einer kardiovaskulären Toxizität ist unter Cyproteronacetatbehandlung signifikant reduziert im Vergleich zur Östrogentherapie (Diäthylstilböstrol (DES oder Estramustinphosphat). Dies ließ sich in den EORTC-Studien Nr. 30761 und 30762 mit statistischer Signifikanz dokumentieren. Die EORTC-Studien verglichen Effektivität und Nebenwirkungsrate von DES (3 mg/d) versus CPA (250 mg/d) versus Medroxyprogesteronacetat (MPA: 1500 mg i.m. wöchentlich für 8 Wochen, anschließend 200 mg/d) sowie DES (3 mg/dl) vs. Estramustinphosphat (EMST: 560 mg/d für 8 Wochen, anschließend 280 mg täglich). Von seiten der Effektivität fand sich bezüglich Überlebensrate und objektiven Responsekriterien kein Unterschied zwischen CPA, DES und EMST, während MPA eine signifikant geringere Effektivität aufwies. Bezüglich der Nebenwirkungen (Wasserretention, Hypertension, kardiovaskuläre Toxizität) ergab sich die höchste prozentuale Rate mit DES, gefolgt von EMST und MPA, während CPA die niedrigste Nebenwirkungsrate hatte. Bei 9,5 % der CPA-behandelten Patienten traten kardiovaskuläre Nebenwirkungen auf gegenüber 37,8 % der DES- und 34,8 % der EMST-behandelten Patienten. Noch niedriger war die kardiovaskuläre Nebenwirkungsrate bei einer Kombinationsbehandlung von chirurgischer Kastration und zusätzlicher Gabe von 50 mg CPA pro Tag für die Dauer von 1 Jahr bei 75 Patienten in einer eigenen Studie (Tunn 1987). In dieser Dosierung entwickelte sich lediglich bei 3 Patienten (4 %) eine leichte periphere Thrombose. Nach Varenhorst et al. (1981) ist der unter der CPA-Behandlung nachweisbare Anstieg von Antithrombin 3 und fibrinolytischer Aktivität die Begründung für das geringere Thromboserisiko.

Als Nebenwirkung einer *Flutamidbehandlung* traten Gynäkomastie, gastro-intestinale Beschwerden mit Brechreiz und Durchfällen und toxische Leberschädigungen auf (Sogani et al. 1984; Mac Farlane u. Tolley 1985; Prout et al. 1975). Die Gynäkomastie-Angaben schwanken zwischen 34 % und 74 %. In der bezüglich der Nebenwirkung gut dokumentierten Studie von Sogani hatten 50 von 72 Patienten nach durchschnittlich 3monatiger Behandlung eine schmerzhafte Gynäkomastie. Die Gynäkomastie ist durch die Flutamid induzierten erhöhten Östradiolserumkonzentrationen zu erklären, die aus der erhöhten peripheren Aromatisierung von Testosteron zu 17-Beta-Östradiol resultieren.

Potenz und Libido werden unter Flutamidmonotherapie kaum beeinträchtigt. Der duale Androgenentzug (Antigonadotrop und Antiandrogen), durch CPA bedingt einen Potenz- und Libidoverlust.

Kombinierte Therapie von Antiandrogenen mit LH-RH-Analoghormonen

In diesem Kapitel soll nur auf die Vorteile einer initialen Kombination von LH-RH-Analoghormonen mit dem Antiandrogen Cyproteronacetat eingegangen werden und nicht auf die möglichen Langzeiteffekte dieser endokrinen Kombinationstherapie. Die logische Basis einer Kombinationsbehandlung ergibt sich aus dem unvermeidbaren initialen Serumtestosteronanstieg bei Einleiten einer Therapie mit LH-RH-Agonisten. Der Testosteronanstieg kann zu einer Stimulation der Tumoraktivität führen mit entsprechender klinischer Symptomatik (Flare-up-Phänomen). Mit Cyproteronacetat läßt sich der von LH-RH-Agonisten induzierte LH- und Testosteronanstieg abschwächen. Hierzu ist eine einwöchige Vorbehandlung mit Cyproteronacetat vor Beginn der LH-RH-Therapie notwendig (Habenicht et al. 1986; Boccon-Gibod et al. 1986). Bei simultaner initialer Gabe von Buserelin und Cyproteronacetat läßt sich der Testosteronanstieg nicht verhindern (Schroeder et al. 1987). Es fand sich aber bei Patienten mit metastasierendem Prostatakarzinom trotz des Testosteronanstieges eine signifikante Abnahme der Serumkonzentration der prostataspezifischen sauren Phosphatasen. Nach Schröder (1987) spiegelt dieser Befund die antiandrogene Kapazität von Cyproteronacetat wider. CPA ist bei einer Dosierung von 150 mg/die in der Lage, trotz erhöhter Plasmatestosteronkonzentration an der Prostatatumorzelle einen Androgenentzug zu erzielen und die biologische Tumoraktivität zu hemmen.

Nicht-steroidale Antiandrogene vom Flutamidtyp eignen sich für eine Kombinationsbehandlung mit LH-RH-Agonisten bei Therapieeinleitung weniger da sie per se bereits die hypophysäre LH-Ausschüttung stimulieren.

Kombinierte simultane antiandrogene und zytotoxische Therapie

Die Wirksamkeit einer Androgenentzugstherapie korreliert mit der Androgenabhängigkeit der Tumorzellen. Da das Prostatakarzinom als eine heterogene Komposition androgenabhängiger und androgenunabhängiger Tumorzellen interpretiert wird, ist jede Androgenentzugsbehandlung beim fortgeschrittenen Prostatakarzinom als Palliativmaßnahme zu betrachten. Durch Androgendeprivation wird ausschließlich der androgenabhängige Teil des Prostatakarzinoms attackiert. Der androgeninsensitive, proliferierende Tumoranteil könnte theoretisch durch zytotoxische Substanzen angegangen werden, ohne daß bisher ein diesbezüglich optimales Chemotherapeutikum verfügbar ist.

Mehrere Studien belegen die geringe Effektivität einer Zytostase beim hormonrefraktären Prostatakarzinom (Karr u. Murphy 1983; Murphy et al. 1986; Nagel u. Leistenschneider 1983; Servadio et al. 1983). Isaacs (1984) konnte in experimentellen Studien die Überlegenheit einer chemohormonalen Kombinationstherapie gegenüber einer ausschließlich endokrinen

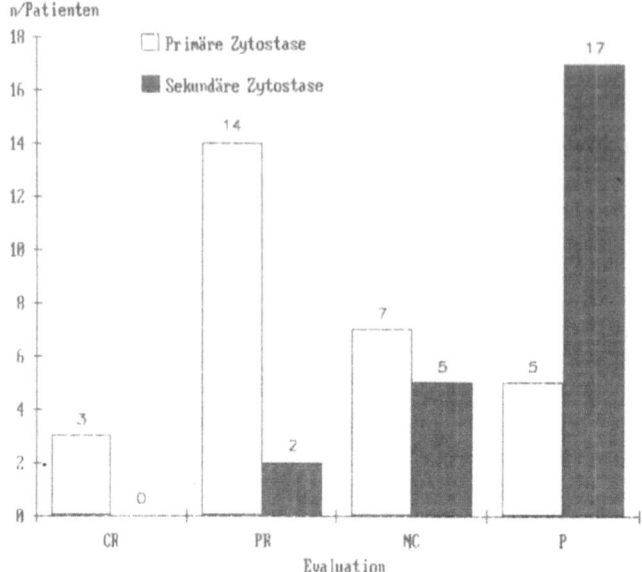

Abb. 4. Evaluation von 53 Patienten im Stadium nach 1jähriger primärer oder sekundärer Zytostase. *CR* Komplette Remission; *PR* partielle Remission; *NC* „no change"; *P* Progression (entsprechend den Richtlinien der EORTC). (Bingold et al. 1987)

Behandlung aufzeigen. Diese experimentellen Befunde ließen sich in der Klinik bisher nicht reproduzieren, obwohl in einigen Studien günstige Effekte (Abb. 4) einer primären chemohormonellen Therapie gesehen wurden.

Vergleichende monatliche Kosten androgenablativer Therapieverfahren

Neben Effektivität und Nebenwirkungen sind auch die Kosten vergleichbarer Therapieformen zu berücksichtigen, insbesondere dann, wenn eine identische Effektivität anzunehmen ist. In Tabelle 6 sind die Monatskosten verschiedener androgenablativer Therapieverfahren unter Berücksichtigung aktueller Preise (Dezember 1987) zusammengefaßt. Dabei wird der Aspekt der Ausschaltung testikulärer Androgene und der kombinierten Ausschaltung testikulärer und adrenaler Androgene mit berücksichtigt.

Schlußfolgerungen

1. Antiandrogene neutralisieren Androgene (testikuläre plus adrenale) am Erfolgsorgan Prostata. Dabei sind *steroidale* Antiandrogene vom Cyproteronacetattyp mit antigonadotroper Partialwirkung von *nichtsteroidalen*

Tabelle 6. Monatskosten androgenablativer Therapieverfahren

1. Subtotale Androgendeprivation (Entzug testikulärer Androgene)

Therapieverfahren	Monatskosten (DM)
Chirurgische Kastration	0
LH-RH-Agonist (Buserelin)	531,15
Östrogene	10,00–15,00

2. Komplette Androgendeprivation (Entzug testikulärer plus adrenaler Androgene)

Therapieverfahren	Monatskosten (DM)
Kastration + 50 mg CPA	87,70
Kastration + 750 mg Flutamid	464,31
LH-RH-Agonist + 750 mg Flutamid	995,48
LH-RH-Agonist + 50 mg CPA	620,85
CPA 200 mg tgl.	358,30
CPA 300 mg i.m./Woche	114,53

Antiandrogenen vom Flutamid-Typ ohne antigonadotrope Partialwirkung zu unterscheiden.
2. Für die Monotherapie hodenintakter Prostatakarzinompatienten sind Antiandrogene vom Cyproteronacetattyp geeignet. In Kombination mit chirurgischer oder medikamentöser Kastration können beide Antiandrogentypen eingesetzt werden. Mit diesen antiandrogenen Therapieregimen wird der Anspruch einer kompletten Androgendeprivation (Neutralisierung testikulärer und adrenaler Androgene) erfüllt.
3. Cyproteronacetat hat sich in der Therapie des fortgeschrittenen Prostatakarzinoms im Vergleich zu anderen endokrinen Standardtherapien als äquieffektiv erwiesen. Die Nebenwirkungsrate von Cyproteronacetat und insbesondere die kardiovaskuläre Toxizität ist signifikant niedriger als die von Östrogenen.
4. Für die Kombination mit LH-RH-Agonisten sind in der Initialphase der Therapie steroidale Antiandrogene besser geeignet als nichtsteroidale Verbindungen, da sie den initialen Testosteronanstieg der LH-RH-Analoga unterdrücken können.
5. Als sinnvoll könnte sich auch die Kombinationstherapie von Antiandrogenen mit Zytostatika erweisen. Gegenwärtig ist allerdings keine optimale zytotoxische Substanz verfügbar.

Literatur

Arnhold J, Bingold M, Tunn UW (1986) Transrektale Prostatasonographie und Regressionsgrading als prognostisches Kriterium des lokalen Tumorresponse beim Prostatakarzinom. Verhandlungsberichte der Deutschen Gesellschaft für Urologie, 37. Kongress, Mainz 1985. Springer, Berlin Heidelberg New York Tokyo

Bingold M, Arnhold J, Tunn UW (1987) Cytostase als primäre oder sekundäre Therapie des fortgeschrittenen Prostatakarzinoms? Verh Dtsch Ges Urol, 38. Tagung, Würzburg. Springer, Berlin, Heidelberg New York Tokyo, S 128–129

Boccon-Gibod L, Laudat MH, Dugue MA, Steg A (1986) Cyproterone acetate lead-in prevents initial rise of serum testosterone induced by luteinizing hormone-releasing hormone analogs in the treatment of metastatic carcinoma of the prostate. Eur Urol 12: 400–402

Bracci U (1979) Antiandrogens in the treatment of prostatic cancer. Eur Urol 5: 303–306

Bruchovsky N (1980) Molecular action of androgens and antiandrogens. In: Hammerstein J, Lachnit-Fixson U, Neumann F, Plewig G (eds) Androgenization in women – acne, seborrhoe, androgenetic alopecia and hirsutism. Excerpta Medica, Amsterdam pp 7–20

De Voogt HJ (1985) Second-line endocrine management: anti-androgens an anti-estrogens. EORTC Genitourinary Group monograph 2, part A: therapeutic principles in metastatic prostatic cáncer pp 351–357

De Voogt HJ, EORTC-GU-Group (1986) Cardiovascular side effects of diethylstilbestrol, cyproterone acetate, medroxyprogesterone acetate and estramustine phosphate used for the treatment of advanced prostatic cancer: results from European Organization for Research on Treatment of Cancer – trials 30761 and 30762. J Urol 135: 303–307

Dorfman RI (1970) Antiandrogenic substances. In: Dorfman RI (ed) Methods in hormone research

Eaton AC, McGuire N (1983) Cyproterone acetat in treatment of postorchidectomy hot flushes. Double-blind cross-over trial. Lancet I: 1336–1337

Giuliani L, Pescatore D, Gilberti C, Martorana G, Natta G (1980) Treatment of advanced prostatic carcinoma with cyproterone acetate and orchiectomy -5-year-follow-up. Eur Urol 6: 145–148

Habenicht UF, Witthaus E, Neumann F (1986) Antiandrogens and LHRH agonists endocrinology in the initial phase of their use. Akt Urol 17: 10–16

Isaacs JT (1984) The timing of androgen ablation therapy and/or chemotherapy in the treatment of prostatic cancer. Prostate 5: 1–17

Isaacs JT (1985) Mechanisms for resistance of prostatic cancers to androgen ablation therapy. In: Bruchovsky N, Chapdelaine A, Neumann F (eds) Regulation of androgen action. pp 71–76

Jacobi GH (1983) Intramuscular cyproterone acetate treatment for advanced prostatic carcinoma: results of the first multicentric randomized trial. In: Schröder FH (ed) Androgens and antiandrogens. International symposium, June 5th, 1982, Schering Nederland BV, 1983

Jacobi GH, Altwein JE, Kurtz KH, Basting R, Hohenfeller R (1980) Treatment of advanced prostatic cancer with parenteral cyproterone acetate: a phase III randomised trial. Br J Urol 52: 208

Johansson JE, Andersson SO, Beckman KW, Lingardh G, Zador G (1987) Clinical evaluation of flutamide and estramustine as initial treatment of metastatic carcinoma of prostate. Urology 29: 55–59

Karr JP, Murphy GP (1983) Treatment of prostatic carcinoma with combinations of drugs and hormones. In: Bruchovsky N, Chapdelaine A, Neumann F, Brückner R (eds) Regulation of androgen action. Montreal, Berlin, pp 81–86

Klosterhalfen H, Becker H (1987) 10-Jahres-Ergebnisse einer randomisierten Prospektivstudie beim metastasierten Prostatakarzinom. Akt Urol 18: 234–236

Knuth UA, Hano R, Nieschlag E (1984) Effect of flutamide of cyproterone acetate on pituitary and testicular hormones in normal men. J Clin Endocrinol Metabol (Phil) 59: 963–969

Labrie F, Dupont A, Belanger A, Lacouriere Y, Raynaud JP, Husson JM, Gareua J, Fazekas ATA, Sandow J, Monfette G, Girard JG, Emond J, Houle JG (1983) New approach in the

treatment of prostate cancer: complete instead of partial withdrawal of androgens. Prostate 4: 579–594
Lundgren R (1987) Flutamide as primary treatment for metastatic prostatic cancer. Br J Urol 59: 156–158
MacFarlane JR, Tolley DA (1985) Flutamide therapy for advanced prostatic cancer. A phase II study. Br J Urol 57: 172–174
Mainwaring WIP (ed) (1977) The mechanism of action of androgens. Monographs on endocrinology, vol 10. Springer, Berlin Heidelberg New York
Murphy GP, Huben RP, Priore R (1986) Results of another trial of chemotherapy with and without hormones in patients with newly diagnosed metastatic prostate cancer. Urology XXVIII: 36–40
Nagel R, Leistenschneider W (1983) Chemotherapie des Prostatakarzinoms. In: Klosterhalfen H (Hrsg) Therapie des fortgeschrittenen Prostatakarzinoms, Med Wiss Buchreihe, Schering AG, S 55–62
Navratil H (1987) Double-blind study of anandron versus placebo in Stage D2 prostate cancer patients receiving buserelin. In: Murphy GP, Khoury S, Küss R, Chatelain C, Denis L (eds) Prostate cancer, part A. Liss, New York, pp 401–410
Neumann F (1983) Pharmacological basis of clinical use of antiandrogens. J Steroid Biochem 19: 391–402
Neumann F (1987) Pharmacology and clinical uses of cyproterone acetate. In: Furr BJA, Wakeling AE (eds) Pharmacology and clinical uses of inhibitors of hormone secretion and action. Bailliére Tindall, London, pp 132–159
Neumann F, Hümpel M, Senge T, Schenck B, Tunn U (1982) Cyproterone acetate – biochemical and biological basis for treatment of prostatic cancer. In: Jacoby GH, Prostate cancer (book series international perspectives in Hohenfellner RF (eds) urology), Williams & Wilkins, Baltimore, pp 269–302
Neumann F, Etreby MF, Habenicht UT, Radlmeier A, Bormacher K (1987) Möglichkeiten des Androgenentzugs und der totalen Androgenblockade. In: Nagel R (Hrsg) Konservative Therapie des Prostatakarzinoms. Springer, Berlin Heidelberg New York Tokyo, S 61–86
Pavone-Macaluso M, EORTC-GU-Group (1982) Medroxyprogesterone acetate, diethylstilboestrol and cyproterone acetate in the treatment of prostate cancer. Interim report of a prospective study of the European Organization for Research on the Treatment of Cancer (EORTC). Genitourinary tract Co-operative Group. Excerpta Med Int Congr Ser 611: 436–444
Pescatore D, Giberti C, Mortorana G, Natta G, Giuliani L (1980) The effect of cyproterone acetate and orchiectomy on metastases from prostatic cancer. Eur Urol 6: 149–153
Prout GR, Irwin RJ, Kliman B, Daly JJ, Maclaughlin R, Griffin PP (1975) Prostatic cancer and Sch-13521. II. Histological alterations and the pituitary gonadal axis. J Urol 113: 834–840
Schroeder FH, Lock TM, Chadha DR, Debruyne FM, Karthaus HF, De-Jong FH, Klijn JG, Matross AW, de-Voogt HJ (1987) Metastatic cancer of the prostate managed with buserelin versus buserelin plus cyproterone acetate. J Urol 137: 912–918
Schulze H, Issacs J, Senge T (1987) Inability of complete androgen blockade to increase survival of patients with advanced prostatic cancer als compared to standard hormonal therapy. J Urol 137: 909–911
Scott WW, Schirmer HK (1966) A new oral progestional steroid effective in treating prostatic cancer. Trans Am Assoc Genitourin Surg 58: 54–60
Servadio C, Mukamel E, Lurie H, Nissenkorn I (1983) Early combined hormonal and chemotherapy for metastatic prostatic carcinoma. Urology XXI: 492–495
Sogani PC, Vagaiwala MR, Whitmore WF (1984) Experience with flutamide in patients with advanced prostatic cancer without prior endocrine therapy. Cancer 54: 744–750
Tremblay D, Dupront A, Meyer BH, Pottier J (1987) The kinetics of antiandrogens in humans. In: Murphy GP et al (eds) Prostate cancer, part A. Liss, New York, pp 341–350

Tunn UW (1987) Antiandrogene in der Therapie des fortgeschrittenen Prostatakarzinoms. In: Nagel R (Hrsg) Konservative Therapie des Prostatakarzinoms – eine Standortbestimmung, Schering-Symposium Berlin 1987, Springer, Berlin Heidelberg New York Tokyo, S 113–121

Tunn UW, Graff J, Senge T (1983a) Treatment of inoperable prostatic cancer with cyproterone acetate. In: Schröder FH (ed) Androgens and antiandrogens. Schering Nederland BV, pp 149–159

Tunn UW, Senge T, Jacobi GH (1983b) Klinische Erfahrungen mit Cyproteroneacetat als Monotherapie beim inoperablen Prostatakarzinom. In: Klosterhalfen H (Hrsg) Symposium Prostatakarzinom, Berlin. S 67–76

Tunn UW, Weiglein W, Saborowski J, Senge T (1987) Clinical experience with cyproterone acetate in a randomised and in an open trial. In: Murphy G, Khoury S (eds) Prostate Cancer, A. Liss, New York, pp 365–368

Tunn UW, Radlmeier A, Neumann F (1991) Antiandrogens in cancer treatment. In: Stoll BA (ed) New approaches to hormone modulation in cancer treatment. Karger, Basel (in press)

Varenhorst E, Wallentin L, Risberg B (1981) The effects of orchiectomy, oestrogens and cyproterone acetate on the antithombin-III concentration in carcinoma of the prostate. Urol Res 9: 25–28

Voigt KD, Bartsch W (1986) Intratussular androgens in benign prostatic hyperplasia and prostatic cancer. J Steroid Biochem 25: 749–757

3.4 Die Behandlung des Prostatakarzinoms mit LHRH-Agonisten

G. LUDWIG

Allgemeiner Teil

Seit den Untersuchungen von Huggins u. Hodges (1941) ist die operative oder medikamentöse Unterdrückung der Androgene auf Kastrationsniveau der wichtigste Bestandteil im Therapiespektrum des fortgeschrittenen, nicht mehr kurablen Prostatakarzinoms.

Eine der Möglichkeiten einer derartigen Androgensuppression besteht in der regelmäßigen Verabreichung von LHRH-Agonisten (besser und genauer GnRH-Agonisten). Als LHRH-Agonist bezeichnet man das Analogon des natürlichen Luteinisierungshormon-Releasing-Hormon. Zum besseren Verständnis dieser LHRH-Agonisten sei ein kurzer Exkurs in die bislang bekannte Regulation der Androgenbildung und -steuerung erlaubt.

Die Hypothalamus-Hypophysen-Gonaden-Achse

Die Androgensynthese im Hoden (und zu 7–10 % des Gesamtanteils auch in den Nebennieren) stellt als Produkt das Endglied eines hormonellen Regelkreises dar, der als Hypothalamus-Hypophysen-Gonaden-Achse bezeichnet wird (Abb. 1).

Das im Hypothalamus gebildete und pulsatil ausgeschüttete Releasinghormon LHRH bzw. GnRH (Luteinisierendes-Hormon-releasing-Hormon bzw. Gonadotropin-releasing-Hormon) bindet sich in entsprechenden Zellen des Hypophysenvorderlappens an einen Rezeptor der Zellmembran und induziert über einen Effektormechanismus im Zellkern die Eiweißsynthese der beiden Gonadotropine LH und FSH (3) (Abb. 2)

LH stimuliert die Leydig-Zwischenzellen des Hodens zur Synthese des wichtigsten Androgens Testosteron. Dieses wirkt nach Reduktion zu Dihydrotestosteron auf die Prostata und andere androgensensible Zielorgane. Der Blutserumtestosteronspiegel steuert durch ein Feed-back-Signal an Hypothalamus und Hypophyse die weitere Ausschüttung der Releasinghormone und Gonadotropine über einen negativen Rückkopplungsmechanismus, so daß ein sich selbst regulierender Regelkreis vorliegt.

Wieso stellt nun – nach Verständnis des oben Aufgeführten offensichtlich paradoxerweise – ausgerechnet die regelmäßige Verabreichung von LHRH-

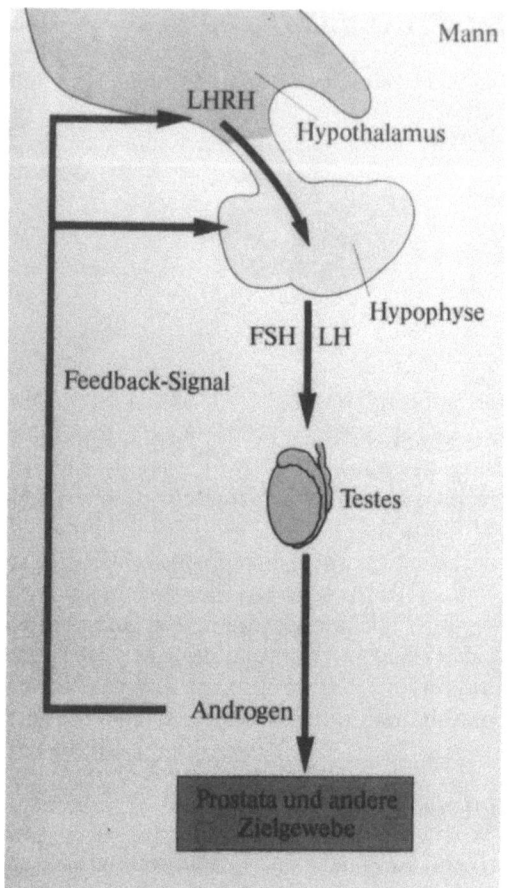

Abb. 1. Die Hypothalamus-Hypophysen-Gonaden-Achse. (Mod. nach de Voogt u. Soloway 1985)

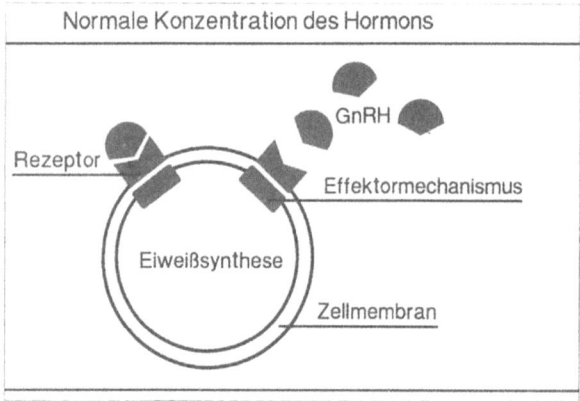

Abb. 2. Die Wirkung von LHRH (GnRH) auf die Hypophysenzelle zur Induktion der Gonadotropinbildung (Eiweißsynthese). (Mod. nach de Voogt u. Soloway 1985)

(GnRH-) Agonisten eine der Möglichkeiten einer Androgensuppression dar?

Um dies klarzumachen und das Paradoxon als ein scheinbares zu entlarven, muß etwas genauer auf die Geschichte der LHRH-(GnRH-) Entdeckung und -Synthese sowie seiner Agonisten eingegangen werden.

LHRH (GnRH) und seine Agonisten

Bereits 1955 glaubte Harris (1955) an die Existenz eines hypothalamischen Faktors, der für die Freisetzung der Gonadotropine LH und FSH im Hypophysenvorderlappen verantwortlich wäre. Dieser wurde daher zunächst „luteinising hormone-releasing factor" (LHF) und nach Aufdeckung des Faktors als Hormon, das neben dem luteinisierenden Hormon (LH) auch das follikelstimulierende Hormon (FSH) freisetzte, LHRH („luteinising hormone releasing hormone") oder GnRH („gonadotrophin releasing hormone") genannt.

Diese Determinierung als Hormon durch Aufdeckung der Strukturformel und seine Bestätigung durch chemische Analyse gelangen Schally et al. (1971), wofür sie später den Nobelpreis bekamen. Es handelt sich um ein aus 10 Aminosäuren bestehendes Peptid, dessen biologische Wirksamkeit wegen seines schnellen enzymatischen Abbaus nur kurz war (Sandow et al. 1981).

Die Zielrichtung eines eventuellen therapeutischen Einsatzes war zunächst entsprechend seiner Wirkung als Gonadotropinfreisetzer ganz anders: man erhoffte sich eine Verbesserung der Fertilitätschance subfertiler Männer und Frauen.

Hierzu mußte als erstes eine Verlängerung der Wirkungsdauer durch chemische Abänderung des natürlichen LHRH erreicht werden. Der erste Schritt zur Synthese eines derartigen länger wirkenden Agonisten gelang Fujino et al. (1972), die das an Position 10 stehende Glycinamid durch Ethylamid ersetzten und so eine 4- bis 6-fach stärkere biologische Potenz erreichten.

Eine weit stärkere und länger anhaltende Wirkung wurde durch weitere oder alleinige Substitutionen verschiedener D-Aminosäuren anstelle des an Position 6 stehenden Glycins erreicht. Derartige Modifikationen erhöhten die Stabilität des Moleküls gegen enzymatischen Abbau, steigerten die Bindungsaffinität und führten so dazu, daß die Wirkung bis zum 140fachen des natürlichen LHRH gesteigert werden konnte (Sandow et al. 1981; Koenig et al. 1975; Dutta u. Furr 1985). So entstanden die in verschiedenen Forschungsgruppen pharmazeutischer Firmen entwickelten in Abb. 3 aufgelisteten LHRH-Agonisten, auf die im einzelnen unten noch weiter eingegangen wird.

Bei Tierversuchen mit den einzelnen Substanzen stellte sich nun überraschenderweise nicht die erwartete und gewünschte Stimulation der Gonadotropine mit eventueller Verbesserung der Fertilität, sondern im Gegenteil

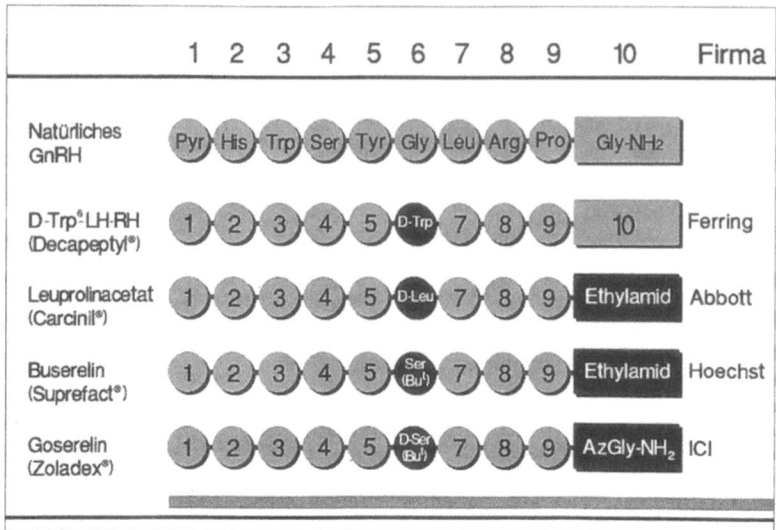

Abb. 3. Natürliches LHRH (GnRH) und seine wichtigsten im Handel befindlichen Agonisten

eine scheinbare paradoxe Reaktion mit hemmender Wirkung auf das Reproduktionssystem beider Geschlechter ein (Tcholakian et al. 1978): bei männlichen Tieren kam es zu einer Androgensuppression auf Kastrationsniveau mit Verminderung des Prostatagewichts und Spermatogenesestopp, bei weiblichen Tieren wurde der Menstruationszyklus blockiert, bei einigen Species sogar eine Schwangerschaft unterbrochen (Furr u. Woodborn 1988). Daraufhin angestellte Untersuchungen brachten die Erklärung dieses Phänomens:

die Stimulation der Hypophyse durch natürliches LHRH (Gonadorelin) bei kleiner pulsatiler Zufuhr erhöhte die Anzahl der LHRH-Rezeptoren an der Zellmembran und induzierte die Gonadotropinsekretion (Clayton 1982). Führte man jedoch LHRH-Agonisten kontinuierlich oder gar in supraphysiologischen Konzentrationen zu, besetzten diese initial die Rezeptoren für natürliches LHRH und führten in einer späteren Phase zur Down-Regulation der Rezeptoren mit Rezeptorverlust, Desensitivierung und Wirkungsblockade für natürliches LHRH (Dutta u. Furr 1985).

Das so erklärte, nur scheinbar paradoxe Phänomen ist in Abb. 4 graphisch veranschaulicht.

Die durch den LHRH-Agonisten induzierte Desensitivierung kann allerdings nicht allein durch die Downregulation der Rezeptoren erklärt werden, weshalb zusätzlich noch ein bislang nicht aufgeklärtes Postrezeptorereignis eine Rolle spielen mag (Belchetz et al. 1978).

Zusammenfassend ist so erklärt warum
1. natürliches LHRH in kleinen pulsatil zugeführten Dosen die Gonadotropin-Stimulation fördert und somit therapeutisch beim hypogonadotropen

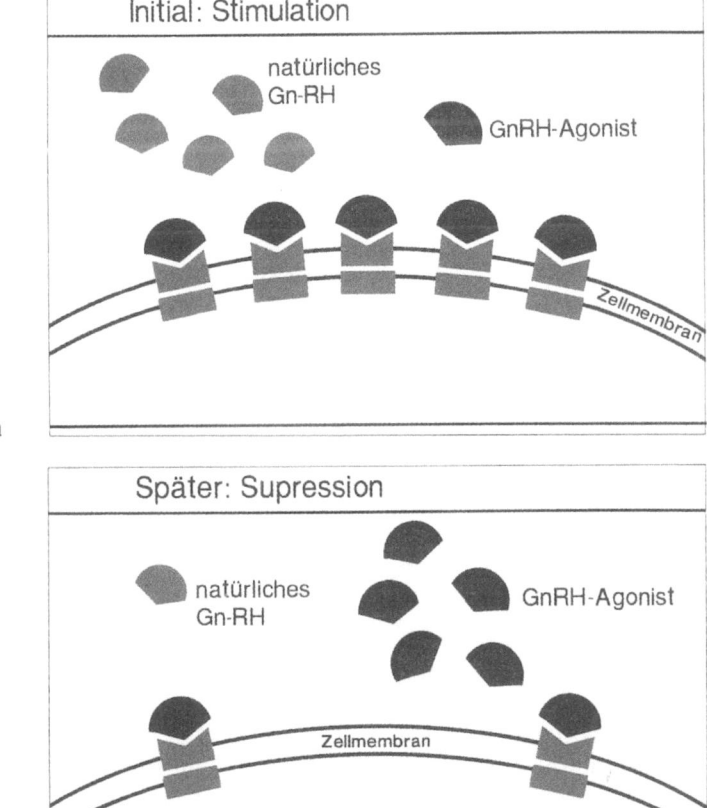

Abb. 4a, b. a Initiale Rezeptorbesetzung für natürliches LHRH durch LHRH-(GnRH-) Agonisten in supraphysiologischen Dosen. **b** Spätere Downregulation der Rezeptoren durch den Agonisten mit Rezeptorverlust, Desensitivierung und Wirkungsblockade für natürliches LHRH. (Mod. nach de Voogt u. Soloway 1985)

Hypogonadismus, der Pubertas tarda und in einigen Fällen von Kryptorchismus in Form von Pumpen oder regelmäßig verabfolgtem Nasenspray eingesetzt werden kann und
2. die kontinuierliche Verabreichung der stärker und länger wirkenden LHRH-Agonisten zu einer Hemmung der Gonadotropin-Sekretion führt wie sie bei hormonsensiblem Karzinomen (Prostata-, bestimmte Mammacarcinome) oder der Endometriose erwünscht ist.

Dies implizierte logischerweise, daß die Behandlung eines fortgeschrittenen Prostatakarzinoms mit welchem LHRH-Agonisten auch immer im Hinblick auf den Tumor nicht *mehr* erreichen konnte als jede andere „klassische" Therapieform, die zu einer anhaltenden Senkung des Testosteronspiegels auf Kastrationsniveau führt (operative Kastration, Östrogene, Antiandrogene).

Um eine vergleichende Nutzen-Risiko-Analyse der LHRH-Agonisten gegenüber den bisherigen Therapieformen des fortgeschrittenen Prostatakarzinoms erstellen zu können, war also vor allem auf die Zuverlässigkeit der Wirkung, Nebenwirkungen, Interaktionen mit anderen Medikamenten sowie Compliance und Patientenakzeptanz zu achten.

Spezieller Teil

Die in Tabelle 3 aufgelisteten und dem natürlichen LHRH (Gonadorelin) in ihren Aminosäurensequenzen gegenübergestellten Medikamente stellen die wichtigsten derzeit im Handel befindlichen LHRH-Agonisten dar. Sie sollen im folgenden einzeln besprochen werden.

D-Trp^6-LHRH (Decapeptyl)

Decapeptyl liegt zugelassen in 0,1 mg und 0,5 mg den Wirkstoff Triptorelinacetat enthaltenden Fertigspritzen mit 1 ml Injektionslösung vor.

Es wird täglich subkutan injiziert. Man beginnt die Therapie mit einer einmal täglichen Applikation von 0,5 mg über 7 Tage und setzt dann auf eine Dauertherapie von 0,1 mg täglich um. Die Plasmaelimination von Decapeptyl ist 3 mal langsamer als die von natürlichem LHRH (Abb. 5).

Nach anfänglicher Stimulation von LH mit konsekutivem Anstieg des Testosterons kommt es nach 2–4 Wochen zu einem bleibenden Abfall auf Kastrationsniveau.

„Flare up"

In seltenen Fällen kann der initiale Anstieg mit Verstärkung der tumorassoziierten Symptome vor allem Knochenschmerzen, aber auch Harntraktstauungen und selbst Rückenmarkskompressionen begleitet sein (Steg et al. 1984; Smith et al. 1985). Dieses „Flare up" genannte Phänomen wurde von einigen Autoren auf den Testosteronanstieg zurückgeführt und damit dem LHRH-Agonisten als unerwünschte Nebenwirkung angelastet (Belchetz et al. 1978; Smith et al. 1983). Jacobi et al. (1988) halten Knochenschmerzen allein ebenso wie einen Anstieg von PAP oder PSA für „sicher insuffiziente Parameter um den dubiösen Ausdruck flare up zu charakterisieren".

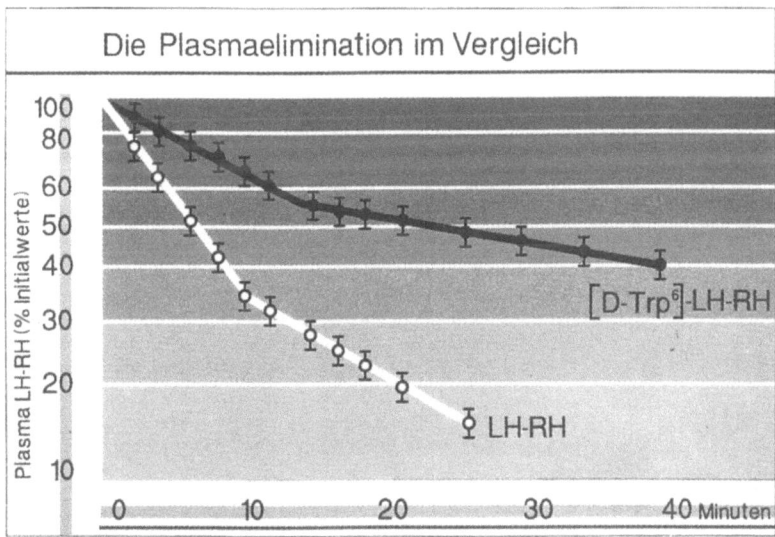

Abb. 5. Plasmaelimination von Decapeptyl und natürlichem LHRH. (Nach Barron)

Der initiale Testosteronanstieg kann unabhängig von der Existenz oder Relevanz dieses Flare-up-Phänomens durch die gleichzeitige Gabe eines Antiandrogens verhindert werden (Faure et al. 1983), wobei dann einem Antiandrogen mit gleichzeitig antigonadotroper Wirkung wie dem Cyproteronacetat wegen seines testosteronsenkenden Effekts der Vorzug vor den sogenannten reinen Antiandrogenen vom Flutamid/Anandron-Typ gegeben werden sollte (Ludwig 1989).

Gegenanzeigen bestehen nicht. Bei nachgewiesener Hormonunabhängigkeit des Tumors oder vorausgegangener Kastration ist der Einsatz jedes LHRH-Agonisten sinnlos bzw. überflüssig.

Wichtigste *Nebenwirkungen* sind Libidoverlust und Impotenz, Hitzewallungen mit Schweißausbrüchen, die durch Cyproteronacetat behandelt werden können, sowie selten Gynäkomastie und Schlafstörungen. Unverträglichkeiten mit anderen Medikamenten wurden bislang nicht beobachtet.

Depot-Decapeptyl

Noch nicht im Handel, jedoch seit einigen Jahren in klinischer Erprobung ist eine mikroverkapselte Depotform von Decapeptyl, die 4- bis 5wöchentlich durch intramuskuläre Injektion verabreicht wird (Jacobi et al. 1988; Seppelt et al. 1986; Papadopoulos 1986; Wenderoth et al. 1986; De Sy et al. 1988; Gonzalez-Barcena et al. 1989), (Abb. 6).

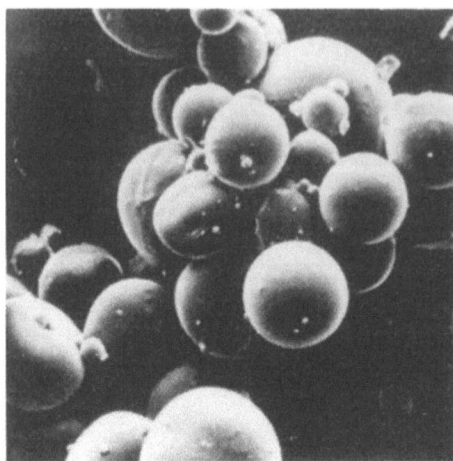

Abb. 6. Rasterelektronenmikroskopische Darstellung der Mikrokapseln der Depotdecapeptylform

Die lokale Verträglichkeit ist gut. Die Testosteronwerte werden anhaltend und sicher auf Kastrationsniveau gesenkt, die Compliance beträgt fast in allen Fällen 100%. Ein „flare up" wurde nicht beobachtet. Die klinische Wirksamkeit gemessen an der objektiven Responserate beträgt nach EORTC-Kriterien 52%, nach NPCTG-Kriterien 81% (Jacobi et al. 1988) und ist damit der herkömmlichen Androgendeprivation vergleichbar. Waxman (1986) berichtete im Gegensatz hierzu über negative Ergebnisse mit der mikroverkapselten Depot-Decapeptyl-Substanz. Er stellte fest, daß es innerhalb von 6 Monaten zu keinem anhaltenden Effekt kam, und die Erkrankung mehrfach wieder aufflammte, weil die Testosteronsuppression unbefriedigend war. Nach den Untersuchungen von De Sy (1988) waren die Mortalitätsraten mit 18 bzw. 22% im Vergleich zu einer Orchiektomiegruppe nicht signifikant unterschiedlich.

Gonzales und Mitarbeiter aus der Schally-Arbeitsgruppe zeigten hingegen, daß die Verabreichung einer einzelnen mikroverkapselten Dosis die Hypophysen-Gonaden-Achse für 50 Tage supprimierte, was ein zeitliches Intervall von bis zu 7 Wochen zwischen der Wiederholungsinjektion als ausreichend erscheinen läßt (Gonzales-Barcena et al. 1989). Langzeitergebnisse liegen mit dieser Therapieform noch nicht vor.

Leuprolin (Carcinil)

Leuprolin war der erste in den USA zugelassene LHRH-Agonist (Woijciechowski et al. 1986). Es wird in Deutschland als Carcinil vertrieben und enthält als Wirkstoff in einer Ampulle zu 2,8 ml 14 mg Leuprolinacetat.

Es wird täglich in 0,2 ml Injektionslösung (1 mg Leuprolinacetat) subkutan injiziert. Nach initialem Testosteronanstieg von bis zu 100% nach 72 Stunden

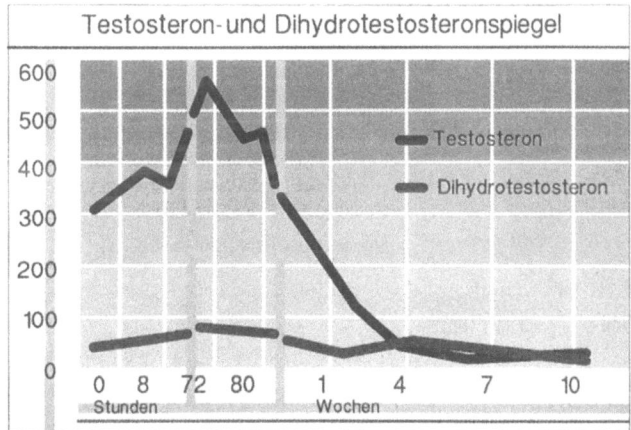

Abb. 7. Testosteron und Dihydrotestosteronspiegel unter Leuprolin. (Nach Warner et al. 1983)

kommt es nach ca. 3 Wochen zu einem bleibenden Abfall auf Kastrationsniveau (Abb. 7).

Die Testosteronsenkung auf Kastrationsniveau ist unter täglicher Applikation gewährleistet (Woijciechowski et al. 1986; Trachtenberg 1983; Garnick et al. 1984; Glode et al. 1987).

Hinsichtlich eines eventuellen „flare up" gilt das gleiche wie beim Decapeptyl.

Gegenanzeigen bestehen nicht.

An Nebenwirkungen ist immer wieder auf eine relativ hohe Quote von Hitzewallungen hingewiesen worden (Woijciechowski et al. 1986; Garnick et al. 1984).

Unverträglichkeiten mit anderen Medikamenten wurden nicht beobachtet.

Buserelin (Suprefact)

Buserelin besteht im Gegensatz zu natürlichem LHRH – einem Decapeptid – nur aus 9 Aminosäuren und ist daher ein Nonapeptid (s. Abb. 3). In Stellung 6 ist das Glycin durch D-Serin, in Stellung 10 das Glycinamid durch eine Ethylamidgruppe ersetzt. Hierdurch wird der enzymatische Abbau verlangsamt, und die Wirkung ist länger anhaltend (Koch et al. 1977; Sandow et al. 1979). Nach 10 Stunden ist Buserelin erst zu 50% abgebaut.

Seine Plasmaelimination unterscheidet sich nicht wesentlich von der des natürlichen LHRH (Swift u. Crighton 1979; Sandow et al. 1981). Buserelin liegt als Suprefact pro injectine zur subkutanen Applikation (0,5 ml pro Injektion) und als Suprefact nasal in Nasensprayform vor (Abb. 8). Die Therapie wird 7 Tage lang mit je 3 × 0,5 ml s.c. Suprefact pro injectione (1,5

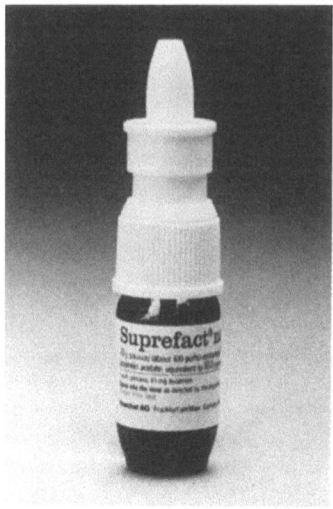

Abb. 8. Buserelin (Suprefact) Nasalsprayflasche

mg Buserelin/die) eingeleitet und dann mit 12 Sprühstößen Suprefact nasal (entsprechend 1,2 mg Buserelin) über den Tag verteilt, ab dem 8. Tag als Dauertherapie fortgesetzt.

Testosteron wird zwischen dem 6. und 14. Tag der Therapie, spätestens nach 4 Wochen, auf Kastrationsniveau gesenkt und bleibt auch noch nach Jahren ununterbrochener Therapie im Kastrationsbereich (Wenderoth u. Jacobi 1986) (Abb. 9).

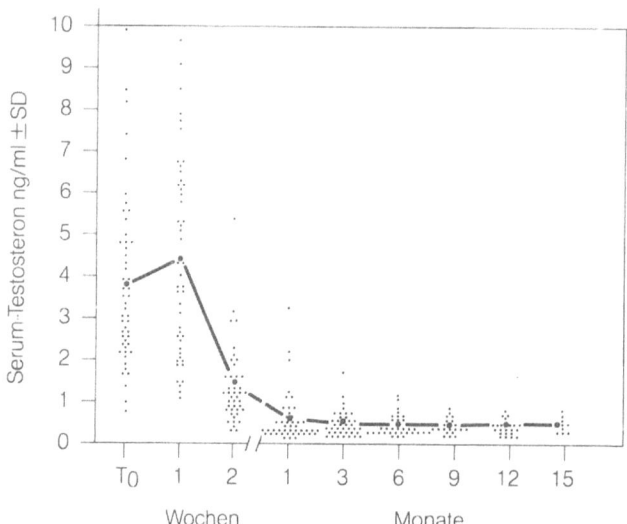

Abb. 9. Serumtestosteron vor und während der Therapie mit Suprefact. (Aus: Wenderoth u. Jacobi 1985)

In einer Langzeitstudie fanden Wenderoth und Jacobi eine objektive Ansprechrate von 57 % nach EORTC und von 80 % nach NPCTG-Kriterien (Wenderoth u. Jacobi 1985).
Die lokale Verträglichkeit ist bei subkutaner Injektion in allen Fällen gut. Die nasale Verträglichkeit wurde in 97 % mit gut, in 3 % mit befriedigend angegeben (Salewski 1986).
Die häufigsten Nebenwirkungen bestehen in Libidoverlust, Impotenz und Hitzewallungen, wobei die Tatsache interessant ist, daß in der Sammelstatistik von Salewski (1986) bereits 73 % der Männer vor Therapiebeginn impotent waren.
Ein flare up ist zwar nach Firmenbroschüre vorübergehend und ohne daß die Therapie abgesetzt werden muß in 2–3 % der Fälle zu beobachten, wurde jedoch weder in Kurz- noch in Langzeitstudien beschrieben (Salewski 1986; Wenderoth u. Jacobi 1986; Borgmann et al. 1982; Presant et al. 1987; Waxman et al. 1983; Fontana et al. 1988).
Vorübergehende Kopfschmerzen wurden in bis zu 10 % der Fälle angegeben. In der Initialphase der subkutanen Injektion wurde auch ein anaphylaktischer Schock erwähnt.
Unverträglichkeiten mit anderen Medikamenten sind nicht bekannt.

Depotbuserelin

Ein- und Zweimonatsdepots in Form von subkutan applizierbaren Depot-Implantaten sind klinisch erprobt, jedoch nicht im Handel (Waxman 1986; Ludwig et al. 1987; Kramer et al. 1988; Pauthner 1990). Das Einmonatsdepotimplantat steht vor der Zulassung.

Zwei verschiedene Depotpräparate wurden in den Forschungslaboratorien der Hoechst AG entwickelt: zunächst ein durch eine kleine Stichinzision subkutan implantierbares biogradierbares Depotimplantat in Tablettenform, wobei erstmals als Depotträger Polyhydroxybuttersäure verwendet wurde. Waxman (1986) legte klinische Ergebnisse vor. Unsere eigene Arbeitsgruppe (Ludwig et al. 1987) überprüfte die Pharmakokinetik des Implantats auf Gleichmäßigkeit der Buserelinabgabe und Kontinuität der Testosteronsuppression bei Patienten mit fortgeschrittenem Prostatakarzinom:
das 7 mg Buserelin pro Tablette enthaltende Depotimplantat wurde in Lokalanästhesie mit 1 %-iger Meaverinlösung durch Stichinzision subkutan in den Unterbauch implantiert. Die 8 mm lange Wunde wurde mit einer Hautnaht verschlossen. Die Implantation wurde 4wöchentlich wiederholt. Der Verlauf des Buserelinspiegels war bei den 6 in die Studie aufgenommenen Patienten über alle Implantationszyklen hinweg sehr einheitlich (Abb. 10).

Der Testosteronspiegel wurde nach anfänglichem peakförmigen Anstieg nach durchschnittlich 2 Wochen anhaltend auf Kastrationswerte gesenkt, eine erhöhte PAP normalisierte sich in 4 von 5 Fällen. Abbildung 11 veranschaulicht die Ergebnisse graphisch.

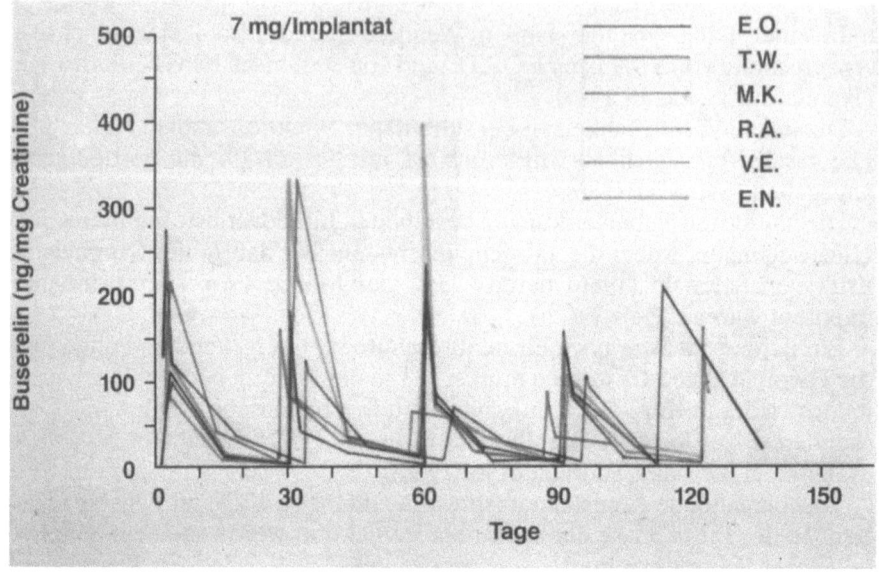

Abb. 10. Buserelindepotimplantat (Tablette): Exkretion von Buserelin im Urin bei 6 Patienten mit virginellem Prostatakarzinom

Die lokale Verträglichkeit des Implantats war gut.

Trotzdem erschien die subkutane Implantation des Depots in Tablettenform durch eine 4wöchige Stichinzision mit anschließender Hautnaht von der Praktikabilität her zu aufwendig. Es wurden daher auf unsere Anregung hin subkutan implantierbare strangförmige Implantate (sog. „rods") entwickelt, die über eine Implantationskanüle mit nachschiebendem Mandrain nach Setzen einer anästhesierenden Hautquaddel subkutan eingelagert werden konnten (Abb. 2). Der Buserelingehalt des Rods betrug 3,3 mg, als Depot-Träger wurde ein Copolymer von Milchsäure und Glucolsäure im Verhältnis 75 % : 25 % gewählt.

5 Patienten mit einem virginellen Prostatakarzinom im Stadium C wurde das Depotbuserelin in 4wöchentlichen Abständen mindestens ½ Jahr lang implantiert. Pharmakokinetisch wurde die Gleichmäßigkeit der Buserelinfreisetzung und die Exkretion im Urin ebenso kontrolliert wie die Wirkung auf Testosteron und PAP im Serum.

Die lokale Verträglichkeit des Implantats, Performancestatus, Prostatagrößenbestimmung, Gewichtsverhalten und Sexualparameter wurden ebenfalls beurteilt (Pauthner 1990).

Buserelinabgabe und -exkretion waren sehr gleichmäßig. Es kam nach anfänglichem peakartigem Testosteronanstieg nach durchschnittlich 2 Wochen zu einer anhaltenden Senkung des Testosteronspiegels auf Kastrationsniveau (Abb. 13).

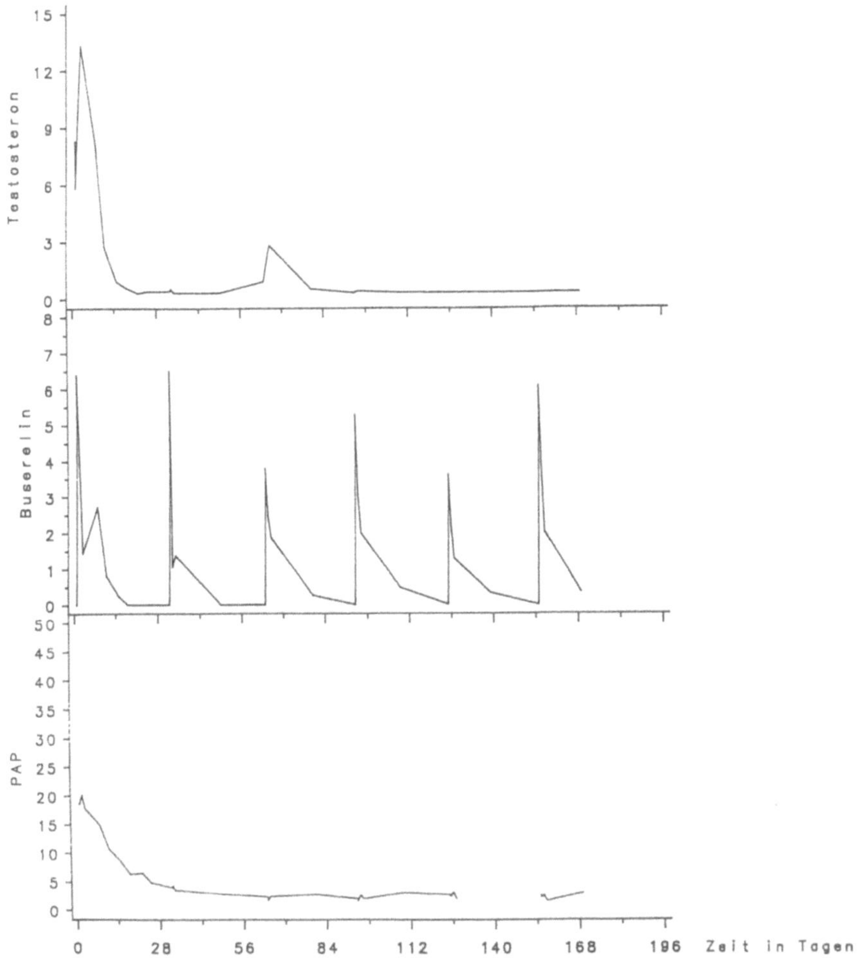

Abb. 11. Vergleich von Serumtestosteron, Serumbuserelinspiegel und Serum-PAP bei einem Patienten unter Behandlung mit 7 mg Depotbuserelinimplantat (Tablettenform)

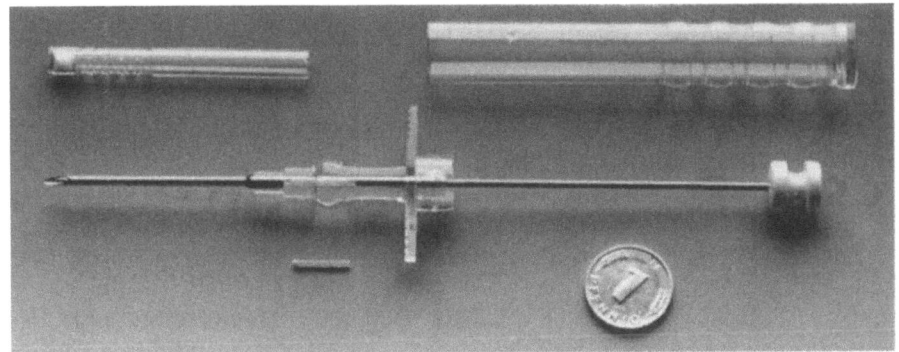

Abb. 12. Implantationsbesteck für Depotbuserelinrods im Größenvergleich

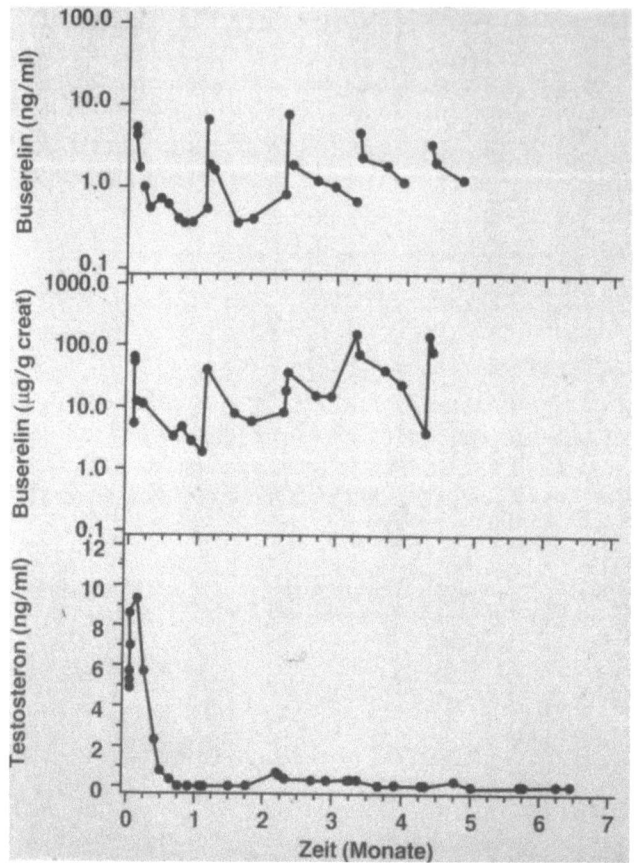

Abb. 13. Blutserumspiegel unter Depotbuserelinrods: die *obere Kurve* zeigt die Buserelinspiegel im Serum, die *mittlere Kurve* die Exkretion im Urin. Die *untere Kurve* zeigt die zuverlässige Senkung des Testosteronspiegels auf Kastrationsniveau nach dem bekannten initialen Testosteronanstieg in den ersten Wochen (Beobachtungszeitraum 6 Monate)

1 Patient wurde zunächst ein Jahr lang mit dem 1. Depotbuserelinimplantat behandelt und anschließend auf die Depotbuserelinrods umgesetzt (Abb. 14). Vergleicht man die Gleichmäßigkeit der Buserelinspiegel der beiden Depotformen, so zeigt die Rodform deutlich gleichmäßigere Spiegel. Das gleiche drückte sich auch in der Exkretion im Urin aus.

Die klinische Wirkung der beiden Depotpräparate war hinsichtlich Regressions- und Progressionsverhalten vergleichbar mit anderen hormonablativen Therapieformen. Zu ähnlichen Ergebnissen kamen auch Kramer et al. (1988).

Im direkten Vergleich der beiden Depotbuserelinpräparate muß der Rodform aus 2 Gründen der Vorzug gegeben werden: 1. zeigt sie eine größere Gleichmäßigkeit in der Pharmakokinetik (konstantere Blutserumspiegel,

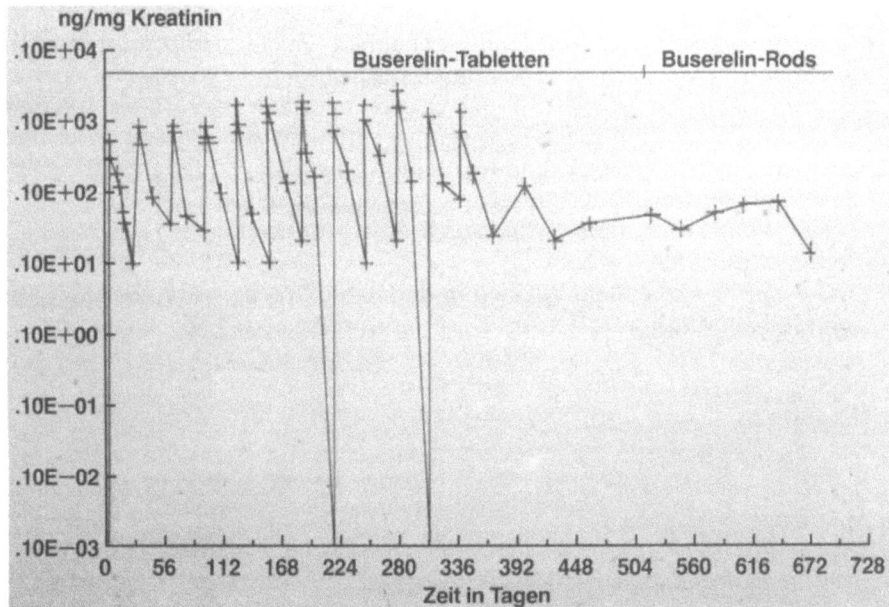

Abb. 14. Buserelinspiegel bei einem Patienten der 1 Jahr lang mit der Deopttablettenform *(linke Bildhälfte)* und im nächsten Jahr mit der Depotrodform *(rechte Bildhälfte)* behandelt wurde. Die gleichmäßigeren Buserelinspiegel in der Rodform sind augenfällig

konstantere Urinexkretion) im Vergleich zur Tablettenform und 2. ist sie vom Handling her praktikabler und zeigt vor allem eine höhere Patientenakzeptanz.

Goserelin (Zoladex)

Zoladex war bis vor kurzem der einzige LHRH-Agonist, der nur noch als Depot-Implantat vertrieben wird (s. Leuprorelin).

Nachdem zunächst täglich subkutane Injektionen zu 250 µg Wirksubstanz zwar eine Unterdrückung des Serumtestosterons erreicht hatten (Robinson et al. 1985), jedoch gewisse Unregelmäßigkeiten mit vorübergehendem LH- und Testosteronanstieg beobachtet wurden (Kerle et al. 1984), konnte eine effektive, sichere und klinisch praktikable Depotform entwickelt werden (Hutchinson u. Furr 1985), mit der eine konstante Testosteronsuppression erreicht wurde (Williams et al. 1985).

Der Wirkstoff ist Goserelin. Er unterscheidet sich von natürlichem LHRH durch 2 Substitutionen in der Decapaptidkette: in Position 6 wurde Glycin durch D-(o-tert-butyl)-Serin und in der endständigen Position 10 Glycinamid durch Azaglycinamid ersetzt (s. Abb. 3).

302 G. Ludwig

Im Gegensatz zu dem mikroverkapselten Decapeptyl Depot (s. oben) besteht diese biologisch vollständig abbaubare Zoladex-Implantat-Matrix aus einem 1:1 Gemisch aus 14,2 mg D, L-Milchsäure-Glycolsäure-Copolymer. Ein Implantat enthält 3,8 mg Goserelinacetat entsprechend 3,6 mg Goserelin. Es wird mit einer Fertigspritze subkutan alle 28 Tage unter die Bauchhaut injiziert (Abb. 15 und 16).Bei 100%iger Bioverfügbarkeit kommt es zu einer gleichmäßigen Freisetzung von durchschnittlich 120 µg Goserelin/Tag (Adam u. Barker 1986). Auch die Urinexkretion ist gleichmäßig (Perren et al. 1986).

Nach vorübergehendem Anstieg in der ersten Woche wurde eine anhaltende Testosteronsuppression auf Kastrationswerte nach 4 Wochen erreicht.

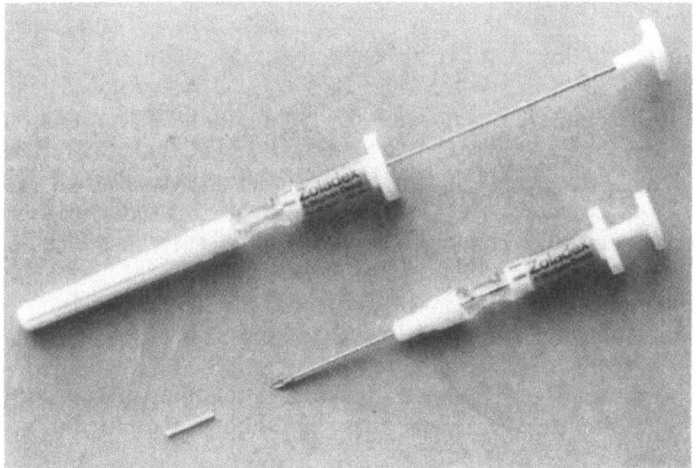

Abb. 15. Zoladexdepotfertigspitze

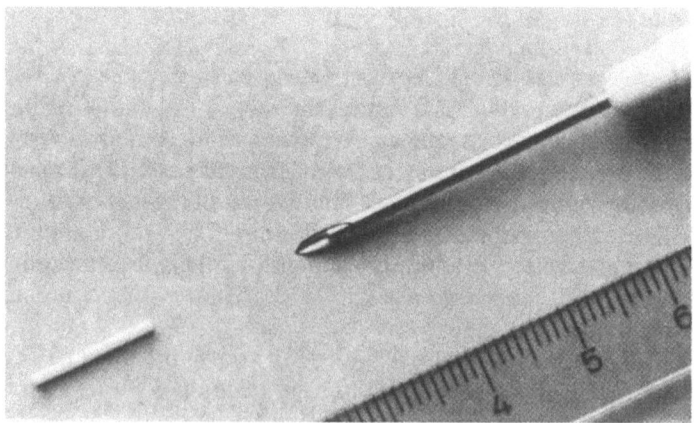

Abb. 16. Das 1 cm lange und 1 mm dicke Zoladexdepotimplantat im Größenvergleich

Auch die klinische Wirkung hinsichtlich Regression- und Progressionsverhalten war der Kastration vergleichbar (Murphy et al. 1987; Fernandez del Moral et al. 1988; Debruyne et al. 1988; Mahler u. Denis 1989).

Die lokale Verträglichkeit ist gut.

An Nebenwirkungen wurde in Langzeituntersuchungen von 36 Monaten bei 75 Patienten in 100% Impotenz, 72% Hitzewallungen, 9,3% Gynäkomastie sowie eine Allergie, die zum Therapieabbruch zwang, beobachtet (Fernandez del Moral et al. 1988).

Das Auftreten eines Hypophysentumors bei über 10000 behandelten Patienten veranlaßte die Firma zu einem Rundschreiben und zur Erwähnung in der Fachinformation. In Tierversuchen traten bei Ratten gegenüber einer unbehandelten Vergleichsgruppe signifikant vermehrt Hypophysentumoren auf. Eickenberg berichtete auch über einen Hypophysentumor bei einem mit Zoladex behandelten Patienten und empfahl dahingehend ein exakteres Augenmerk bei Langzeitbehandelten (Eickenberg 1987).

Ein Flare up fand sich in der großen Langzeitmultizenterstudie von Debruyne et al. (1988) in 4%. Es hatte jedoch keinen längeranhaltenden Effekt und zwang nicht zum Abbruch.

Eine Wechselwirkung mit anderen Medikamenten ist nicht bekannt.

Leuprorelin (Enantone)

Seit 1991 ist auch ein mikroverkapseltes Monatsdepot, das Leuprorelin (Enantone) im Handel (Shimamoto 1987).

Der Wirkstoff ist Leuprorelinacetat. Es handelt sich um ein Nonapeptid und unterscheidet sich von natürlichem LHRH (Gonadorelin) durch Veränderungen der Aminosäuren in Position 6 (D-Leucin statt Glycin) und Ersatz der Aminosäure 10 (Glycin) durch eine NH CH_2-CH_3-Gruppe, was wie bei den anderen GnRH-Analoga zu einer höheren Rezeptorbindung und einer verlängerten Halbwertszeit auf ca. 3 h führt (s. auch Tabelle 3) (Eisenberger et al. 1986; Ogawa et al. 1989).

3,75 mg Leuprorelinacetat sind retardmikroverkapselt und werden nach subkutaner Injektion kontinuierlich aus dem Copolymer, bestehend aus einem Glykolsäure- Milchsäuregemisch im Verhältnis 1:3 über einen Zeitraum von 1 Monat freigesetzt. Nach 28 Tagen stehen noch 2% der Wirksubstanz zur Verfügung. Der Spitzenspiegel von 13 ng/ml wird nach 1 h erreicht. In Phase-II-Studien zeigten 3,75 mg und 7,5 mg gleich gute klinische Wirksamkeiten. Pharmakokinetisch waren Wirkstoffabgabe und Wirkstoffelimination kontinuierlich, Unterschiede zwischen intramuskulärer und subkutaner Injektion fanden sich nicht (Mazzei et al. 1990; O'Brien u. Hibberd 1990; Bischoff et al. 1990).

Die Applikationsform ist einmal monatlich 1 Retardmikrokapsel (44,1 mg) mit 3,75 mg Leuprorelinacetat in 2 ml Suspensionsmittel. Das Copolymer wird wie chirurgisches Nahtmaterial resorbiert.

Die Verträglichkeit ist gut.

Für das Flare-up-Phänomen gilt das gleiche wie für die anderen LHRH-Agonisten. Die zusätzliche Gabe eines Antiandrogens in der Initialphase wird empfohlen.

An weiteren Nebenwirkungen sind Hitzewallungen und vermehrtes Schwitzen am häufigsten.

Regelmäßig kommt es zu Libidoverlust und Impotenz, seltener zu Gynäkomastie, lokalen Hautreaktionen an der Einstichstelle, Kopfschmerzen, Müdigkeit und Übelkeit.

In einem Einzelfall trat eine Thrombose der Arteria centralis retinae auf.

Unter den bislang über 35000 mit Leuprorelinacetat behandelten Patienten wurde unter Langzeittherapie mit 7,5-mg-Depot einmal eine Hypophysendysfunktion aufgrund eines Hypophysentumors beobachtet.

Die Firma weist auch auf eine mögliche Beeinträchtigung des Reaktionsvermögens hin.

Wechselwirkungen mit anderen Medikamenten sind nicht bekannt.

Allgemeine Wertung der LHRH-Agonisten

LHRH-Agonisten führen bei chronischer Applikation zu einer sicheren und dauerhaften Senkung des Testosteronspiegels auf Kastrationsniveau und stellen damit allein in ihrer Wirkung eine Alternative zur operativen oder sonstigen medikamentösen (Östrogene, Antiandrogene) Androgendeprivation dar.

Ein Unterschied in den Ansprechraten hinsichtlich Regression und Progression gegenüber diesen „klassischen" Behandlungsprinzipien besteht nicht (Schröder 1987; Garnick et al. 1984; Parmar et al. 1985; Roger et al. 1985; Koutsilieris et al. 1986; Beacock 1988).

Die Hauptnebenwirkungen Impotenz und Hitzewallungen, in geringem Umfang auch Gynäkomastie sind denen der operativen Kastration vergleichbar. Das operative Trauma und die eventuelle psychische Traumatisierung und/oder Alteration entfallen.

Die Compliance ist natürlich geringer, aber immer noch erstaunlich hoch (Salewski 1986).

Zu Beginn der LHRH-Applikation kommt es zu einem vorübergehenden Anstieg von LH und Testosteron im Serum. Die Verstärkung tumorassoziierter Symptome wie Knochenmarksschmerzen, Harnstauung oder gar Rückenmarkskompression im Rahmen dieses initialen peaks wird als Flare-up-Phänomen bezeichnet und in 2–4% der Fälle beschrieben. Die kausale Verknüpfung einer einzeln beobachteten Symptomverstärkung oder eines Serumparameteranstiegs und deren Bezeichnung als „flare up" wird angezweifelt (Jacobi et al. 1988; Altwein 1986) zumal bei Weiterbehandlung Reversibilität beobachtet wurde (Debruyne et al. 1988). Durch Vorab- und anschließender Begleitmedikation von Cyproteronacetat für 2–3 Wochen kann ein „flare up" verhindert werden (Schröder 1987; Altwein 1986).

Ein weiterer Vorteil gegenüber der operativen Kastration ist die Reversibilität der Wirkung von LHRH-Agonisten auf die Hypothalamus-Hypophysen-Gonaden-Achse (Wenderoth u. Jacobi, 1985; Ludwig et al. 1987; Kreis et al. 1988). Ob sich allerdings aufgrund einer positiven oder negativen Therapieantwort („response") ein Wert hinsichtlich einer Hormonsensitivitätstestung ableiten läßt (Borgmann et al. 1982) erscheint bei der Heterogenität der Prostatakarzinomzellklone und der Unklarheit über ein eventuell unterschiedliches Metastasenverhalten eher unwahrscheinlich.

Hauptsächlicher Nachteil gegenüber der operativen Kastration sind die verminderte Compliance und die hohen Kosten. Gegenüber den androgensuppressiven hormonellen Therapieformen mit Östrogenen oder Antiandrogenen haben die LHRH-Agonisten wegen fehlender kardiovaskulärer Nebenwirkungen klare Vorteile (Waxmann et al. 1983; Wenderoth u. Jacobi 1985; Fontana et al. 1988).

Spezielle Wertung der einzelnen LHRH-Agonisten

In der Gleichmäßigkeit der nach einem initialen Hormonanstieg anhaltenden Testosteronsuppression auf Kastrationsniveau sind sämtliche besprochenen Präparate ungefähr gleich.

Buserelin senkt den Testosteronspiegel nach 2 Wochen, Decapeptyl nach 2–4 Wochen, Leuprolin nach 3 Wochen und Zoladex nach 4 Wochen in den Kastrationsbereich. Die Unterschiede sind klinisch nicht relevant.

Auch die objektiven und subjektiven Responseraten hinsichtlich Tumorregression und -progression unterscheiden sich nicht.

In einem der wenigen direkten Vergleiche zwischen 2 LHRH-Agonisten waren die Behandlungsergebnisse von Buserelin und Decapeptyl nahezu identisch (Jacobi et al. 1988).

Die tägliche subkutane Injektion von Leuprolin (Carcinil) kann bei der alternativen Möglichkeit der Verwendung von Depotpräparaten oder Nasenspray nicht mehr empfohlen werden.

4wöchentlich per i.m.-Injektion (Depot-Decapeptyl), s.c.-Injektion (Enantone) oder subkutaner Implantation (Zoladex und Depotbuserelin) verabreichte Depot-Präparate sind für den Patienten die bequemste und sicherste Applikationsform. Die lokale Verträglichkeit ist bei allen 4 Präparaten gut (Papadopoulos et al. 1986; Wenderoth et al. 1986; Gonzales-Barcena et al. 1989; Adam u. Barker 1986; Murphy et al. 1987; O'Brien u. Hibberd 1990; Bischoff et al. 1990).

Die klinischen Ergebnisse des vor der Zulassung stehenden Depot-Buserelins sind ebenso wie die pharmakokinetischen Untersuchungen hinsichtlich Effektivität und Sicherheit mit Zoladex vergleichbar (Waxman 1986; Ludwig et al. 1987; Kramer et al. 1988).

Hypophysentumoren wie im Tierversuch mit Zoladex (Eickenberg 1987) und beim Menschen mit Enantone wurden mit Buserelin nicht beobachtet

(Donabauer et al. 1987). Bei Langzeitanwendung gilt es jedoch bei allen LHRH-Agonisten hierauf in Zukunft zu achten.

Langzeitergebnisse mit Leuprorelin (Enantone) liegen noch nicht vor.

Das noch nicht im Handel befindliche mikroverkapselte Depot-Decapeptyl wird von der Mehrzahl der Untersucher gut bewertet (Papadopoulos et al. 1986; Wenderoth et al. 1986; Gonzales-Barcena et al. 1989), ein Untersucher (Waxman 1986) fand allerdings erhebliche Schwankungen in der Zuverlässigkeit der Testosteronsuppression.

Für Buserelin liegen erste erfolgversprechende Ergebnisse mit einem Zweimonatsdepot vor (Waxman et al. 1989; Waxman 1987), sogar ein Dreimonatsdepotpräparat ist in Entwicklung.

Derzeit sind wohl die 4wöchentlich zu applizierenden Depot-Präparate Zoladex (i.m.) und Enantone (s.c.) vom Handling und der Compliance her am praktikabelsten. Es hat sich jedoch gezeigt, daß eine Reihe von Patienten trotzdem bereit ist, die 12täglichen Nasenspraystöße des Buserelins (Suprefact) lieber auf sich zu nehmen.

Zum jetzigen Zeitpunkt wird man nach objektiver Darstellung der jeweiligen Vor- und Nachteile der unterschiedlichen Therapiemodalitäten den Patienten, der unter einem fortgeschrittenen Prostatakarzinom leidet, selbst zwischen operativer Kastration, 4wöchentlicher Applikation von Zoladex oder Enantone oder täglicher Nasenspravapplikation mit Suprefact wählen lassen müssen.

Auf die Wertung einer Kombinationsbehandlung von LHRH-Agonisten mit Antiandrogenen mit dem Ziel einer kompletten Androgenblockade wie sie vor allem von Labrie et al. (1983) und anderen empfohlen (du Pont et al. 1988; Crawford et al. 1989) und von anderen Autoren bezweifelt wird (Schroeder et al. 1987; Debruyne 1988; de Voogt et al. 1988; Schulze u. Senge 1988; Wenderoth u. Jacobi 1985) wurde hier bewußt nicht eingegangen, da sie in einem gesonderten Kapitel dieses Buchs abgehandelt wird.

Literatur

Adam HK, Barker Y (1986) The pharmakokinetics of Zoladex in man after subcutaneous injection and administration in depotform. 14th International Cancer Congress, Budapest, 21.–27. August, poster

Altwein JE (1986) Kritische Wertung der Therapie des fortgeschrittenen Prostatakarzinoms. In: Altwein JE, Ludwig G (Hrsg) Neue Wege in der Therapie des fortgeschrittenen Prostatakarzinoms mit LH-RH Agonisten. pmi, Frankfurt, S 1

Beacock CJM (1988) Long-term results of treating advanced prostatic cancer with the LH-RH Analogue Zoladex. Am J Clin Oncol (CCT) 11 [Suppl 2]: 115

Belchetz PE, Plant TM, Nakai Y, Keogh EJ, Knobil E (1978) Hypophysial responses to continuous and intermittent delivery of hypothalamic gonadotropin releasing hormone. Science 202: 631

Bischoff W and German leuprorelin study group (1990) 3,75 und 7,5 mg leuprorelin acetate depot in the treatment of advanced prostatic cancer: preliminary report. J Intern Med Res 18 [Suppl 1]: 103

Borgmann V, Nagel R, Schmidt-Gollwitzer M, Hardt W (1982) Langzeitsuppression der gonadalen Testosteronproduktion durch den LH-RH-Agonisten Buserelinacetat (Hoe

766) beim fortgeschrittenen Prostatakarzinom – eine neue Therapieform? Akt Urol 13: 200
Clayton RN (1982) Gonadotropon-releasing hormone modulation of its own pituitary receptors: evidence for biphasic regulation. Endocrinology 111: 152
Crawford ED, Eisenberger MA, McLeod DG, Spaulding JT, Benson R, Dorr FA, Blumenstein BA, Davis MA, Goodman PJ (1989) A controlled trial of leuprolide with and without flutamide in prostatic carcinoma. N Engl J Med 321: 419
Debruyne FMJ (1988) Results of a dutch trial with the LHRH agonist Buserelin in patients with metastatic prostatic cancer and results of EORTC Studies in prostatic cancer. Am J Clin Oncol (CCT) 11 [Suppl 1]: 33
Debruyne FMJ, Denis L, Lunglmayr G, Mahler C, Newling DWW, Richards B, Robinson MRG, Smith PhH, Weil EHJ, Whelan P (1988) Long-term therapy with a depot luteinizing hormone-releasing hormone analogue (Zoladex) in patients with advanced prostatic carcinoma. J Urol 140: 775
Donabauer HH, Kramer M, Krieg H, Meyer D, Rechenberg W v, Sandow J, Schütz E (1987) Investigations of carcinogenity of the LH-RH analogue buserelin (HOE 766) in rats using the subcutaneous route of administration. Fundam Appl Toxicol 9: 738
Dupont A, Labrie F, Giguere M, Borsanyi J-P, Lkacourciere Y, Bergeron N, Cusan L, Belanger A, Emond J (1988) Combination therapy with flutamide and [D-Trp[6]] LHRH ethylamide for stage C prostatic cancer. Eur J Cancer Clin Oncol 24: 659
Dutta AS, Furr BJA (1985) Luteinizing hormone releasing hormone analogues. Ann Rep Med Chem 20: 203
Eickenberg HU (1987) Diskussion zum Vortrag Schröder FH: LHRH-Analoga bei der Behandlung des metastasierten Prostatakarzinoms. In: Nagel R (Hrsg) Konservative Therapie des Prostatakarzinoms. Springer, Berlin Heidelberg New York Tokyo, S 106
Eisenberger MA, O'Dwyer PJ, Friedman MA (1986) Gonadotropin hormone releasing-hormone analogues. A new therapeutic approach for prostatic cancer. J Clin Oncol 4: 414
Faure N, Lemay A, Laroche B et al (1983) Preliminary results on the clinical efficacy and safety of androgen inhibition by an LH-RH agonist alone or combined with an antiandrogen in the treatment of prostatic carcinoms. Prostate 4: 601
Fernandez del Moral P, Hoefakker JW, Debruyne FMJ und die urologische Arbeitsgruppe Süd-Ost Niederlande (1988) Langzeitergebnisse der LHRH-Depot-Therapie (Zoladex) zur Behandlung des metastasierenden Prostatakarzinoms. Verhandlungsber Dtsch Gesellsch Urol, 39. Tagung, 14.–17. Oktober 1987, Stuttgart, Springer, Berlin Heidelberg, New York Tokyo, S 211
Fujino M, Kobayashi S, Obayashi M et al (1972) Structure-activity relationships in the C-terminal part of luteinizing hormone releasing hormone (LH-RH). Biochem Biophys Res Commun 49: 863
Furr BJA, Woodborn JR (1988) Luteinizing hormone-releasing hormone and its analogues: a review of biological properties and clinical uses. J Endocrinol Invest 11: 535
Fontana D, Randone DF, Isaia GC, Dublino M, Colombo M, Giusti M, Bellina M, Valente G, Rolle L, Fasolis G, Porpigli AF (1988) Therapeutic approach to advanced prostatic cancer with the GnRH agonist buserelin: four years of experience. In: Motta M, Serio M (Eds): Hormonal therapy of prostatic diseases: basic and clinical aspects. Proc Int Symp, Milano, Italy (April 6–8, 1987) Medicom, p 234
Garnick MB, Glode LM and the Leuprolide Study Group (1984) Leuprolide versus diethylstilbestrol for metastatic prostate cancer. N Engl J Med 311: 1281
Glode ML, Smith JA jr and the Leuprolide Study Group (1987) long-term suppression of luteinizing hormone, follicle-stimulating hormone and testosterone by daily administration of Leuprolide. J Urol 137: 57
Gonzales-Barcena D, Perez-Sanchez PL, Graef A, Gomez AM, Berea H, Comaru-Schally AM, Schally AV (1989) Inhibition of the pituitary-gonadal axis by a single intramuscular administration of D-Trp[6]-LH-RH (Decapeptyl) in a sustained-release formulation in patients with prostatic carcinoma. Prostate 14: 291

Harris GW (1955) Neural control of the pituitary gland. In: Bayliss LE, Feldberg W, Hodgkin Al (eds): Monographs of the Physiological Society, No. 3. Arnold, London

Huggins C, Hodges CV (1941) Studies on prostatic cancer I, the effects of castration of estrogen and androgen injection on serum phosphatases in metastatic carcinoma of prostate. Cancer Res 1: 293

Hutchinson FG, Furr BJA (1985) Biodegradable polymers for the sustained release of peptides. Biochem Soc Transact 13: 520

Jacobi GH, Wenderoth UK, Wallenberg H v, Gato M, Hohenfellner R (1988) LH-RH-Analogues for palliation of advanced prostatic carcinoma. A critical review after five years of experience. In: Höffken K (Hrsg) LH-RH-Agonists in Oncology. Springer, Berlin Heidelberg New York, S 72

Kahan A, Delrien F, Amor B et al (1984) Disease flare induced by D-Trp[6]-LHRH analogue in patients with metastatic prostatic cancer. Lancet 1: 971

Kerle D, Williams G, Ware H, Bloom SR (1984) Failure of long-term luteinising hormone releasing hormone treatment for prostatic cancer to suppress serum Br Med J 289: 468

Koch Y, Baram T, Fridkin M (1977) Resistance to enzymic degradation of LH-RH analogues possessing increased biological activity. Biochem Biophys Res Commun 74: 488

Koenig W, Sandow J, Geiger R (1975) Structure-function relationship of LH-RH/FSG-RH. In: Walter R, Meienhofer J (eds) Peptides. Chemistry, structure and biology Proceedings of the fourth American Peptide Symposium 1975. Ann Arbor Science, Ann Arbor, MI, p 883

Koutsilieris M, Faure N, Tolis G, Laroche B, Robert G, Ackman CFD (1986) Objective response and disease outcome in 59 patients with stage D2 prostate cancer treated with either Buserelin or orchiectomy. Urology 3: 221

Kramer W, Sandow J, Althoff P-H, Balducci M, Jonas D (1988) Die Therapie des fortgeschrittenen Prostatakarzinoms mit Buserelin-Depot. Verhandlungsber Dtsch Gesellsch Urol, 39. Tagung, 14.–17. Oktober 1987, Stuttgart. Springer, Berlin Heidelberg New York Tokyo, S 213

Kreis W, Budman DR, Delli Bovi P, Vinciguerra V (1988) Rapid rise of serum testosterone following discontinuation of long-term treatment of prostate carcinoma with an LHRH-Agonist. Onkologie 11: 292

Labrie F, Dupont A, Belanger A, Lefebvre FA, Cusan L, Monfette G, Laberge J-G, Edmonds J-P, Raynaud JP, Husson JM, Fazekas ATA (1983) New hormonal treatment in cancer of the prostate: combined administration of an LHRH agonist and an antiandrogen. J Steroid Biochem 19: 999

Ludwig G (1989) Therapie mit Antiandrogenen. In: Nagel R (Hrsg) Aktuelle Standortbestimmung der konservativen Therapie des Prostatakarzinoms. de Gruyter, Berlin New York, S 117

Ludwig G, Sandow J, Pauthner H (1987) Die Therapie des fortgeschrittenen Prostatakarzinoms mit. Buserelin-Implantat. Verhandlungsber Dtsch Ges Urol, 38. Tagung, 23–28 Sept 1986, Würzburg. Springer, Berlin Heidelberg New York Tokyo, S 281

Mahler C, Denis L (1989) Long-term endocrine effects of a luteinizing hormone releasing hormone analogue (LH-RH-A) depot formulation. J Urol 141: 507

Mazzei T, Mini E, Rizzo M, Periti P (1990) Human pharmacokinetic and pharmacodynamic profiles of leuprolin acetate depot in prostatic cancer patients. J Intern Med Res 18 [Suppl 1]: 42

Murphy GP, Greco JM, Chin JL, Huben RP, Scott M, de Haan HA (1987) Zoladex (ICI 118630): Clinical trial of new luteinizing hormone-releasing hormone analog in metastatic prostatic carcinoma. Urology 29: 1985

O'Brien A, Hibberd M (1990) Clinical efficacy and safety of a new leuprolide acetate-depot formulation in patients with advanced prostatic cancer. J Intern Med Res 18 [Suppl 1]: 57

Ogawa Y, Okada H, Heya T et al (1989) Controlled release of LHRH agonist, leuprolide acetate, from microcapsules: serum drug level profiles and pharmacological effects in animals. J Pharm Pharmacol 41: 439

Papadopoulos I, Kleinschmidt K, Weissbach L (1986) Behandlung des fortgeschrittenen Prostatakarzinoms mit der Depotform eines LHRH Analogons (Decapeptyl). Akt Urol 17: 315

Parmar H, Lightman SL, Allen L, Phillips RH, Edwards L, Schally AV (1985) Randomised controlled study of orchidectomy vs long-acting D-Trp^6-LHRH microcapsules in advanced prostatic carcinoma. Lancet 30: 1201

Pauthner H (1990) Pharmakokinetik zweier verschiedener Buserelin-Depot-Präparate bei Patienten mit inkurablem Prostatakarzinom. Inaugural-Dissertation. Fakultät für Klinische Medizin Mannheim der Universität Heidelberg

Perren TJ, Clayton RN, Blackledge G, Bailey LC, Holder G, Lynch SS, Arkell DG, Cottam J, Farrar G, Young CH (1986) Pharmacokinetic and endocrinological parameters of a slow-release depot preparation of the GnRH analogue ICI 118630 (Zoladex) compared with a subcutaneous bolus and continuous subcutaneous infusion of the same drug in patients with prostatic cancer. Cancer Chemother Pharmacol 18: 39

Presant CA, Soloway MS, Klioze SS, Yakabow A, Present SN, Mendez RG, Kennedy PS, Wyres MR, Naessig VL, Todd B, Wiseman CL, Bouzaglou A, Tanenbaum B, Eventov D (1987) Buserelin treatment of advanced prostatic carcinoma. Long-term follow-up of antitumore responses and improved quality of life. Cancer 59: 1713

Robinson MRG, Denis L, Mahler C, Walker K, Sitich R, Lunglmayr G (1985) An LH-RH analogue (Zoladex) in the management of carcinoma of the prostate: a preliminary report comparing daily subcutaneous injections with monthly depot injections. Europ J Surg Oncol 11: 159

Roger M, Duchier J, Lahlou N, Nahoul K, Schally AV (1985) Treatment of prostatic carcinoma with D-Trp^6-LHRH: plasma hormone levels after daily subcutaneous injections and periodic administration of delayed-release preparations. Prostate 7: 271

Salewski E (1986) Ergebnisse einer Studie an 31 Kliniken zur Therapie des fortgeschrittenen Prostatakarzinoms mit Suprefact. In: Altwein JE, Ludwig G (Hrsg) Neue Wege in der Therapie des fortgeschrittenen Prostatakarzinoms mit LH-RH-Agonisten. pmi, Frankfurt, S 119

Sandow J, Kuhl H, Kraus B (1979) Studies on enzyme stability of LHRH analogues. J Endocrinol 81: 157

Sandow J, Clayton RN, Kuhl H (1981) Pharmacology of LH-RH and its analogues. In: Crosignani PG, Rubin BL (eds): Endocrinology of human infertility: new aspects. Academic Press, London, p 221

Sandow J, Clayton RN, Kuhl H (1981) Pharmacology of LHRH and its analogues. In: Endocrinology of human infertility. New aspects. Academic Press, London, p 221

Schally AV, Arimura A, Kastin AJ, Matsuo H, Baba Y, Redding TW, Nair RMG, Debeljuk L (1971) Gonadotrophin-releasing hormone: one polypeptide regulated secretion of luteinizing and follicle-stimulating hormones. Science 173: 1036

Shimamoto T (1987) Pharmaceutical aspects nasal and depot formulation of leuprolide. J Androl 8: 14

Schröder FH (1987) LHRH-Analoga bei der Behandlung des metastasierenden Prostatakarzinoms. In: Nagel R (Hrsg) Konservative Therapie des Prostatakarzinoms. Springer, Berlin Heidelberg New York Tokyo, S 101

Schroeder FH, Lock TMTW, Chadha DR, Debruyne FMJ, Karthaus HFM, de Jong FH, Klijn JGM, Matroos AW, de Voogt HJ (1987) Metastatic cancer of the prostate managed with buserelin versus buserelin plus cyproterone azetate. J Urol 137: 912

Schulze H, Senge T (1988) A comparison of the concepts of total and partial androgen blockade in treatment of patients with advanced prostatic cancer. Gynecol Endocrinol 2 [Suppl 1]: 129

Senge TH, Schulze H (1990) Kombinierte Antiandrogen-Therapie. In: Nagel R (Hrsg) Aktuelle Standortbestimmung der konservativen Therapie des Prostatakarzinoms. de Gruyter, Berlin New York, S 141

Seppelt U, Bertermann H, Saerbeck C (1986) Decapeptyl (D-Trp^6-LH-RH) zur Therapie von Prostatakarzinomen unter Berücksichtigung eines intramuskulär applizierbaren Depotpräparates. Urologe [A] 25: 298

Smith MA, Perrin MH, Vale WW (1983) Desensitization of cultured pituitary cells to gonadotropon releasing hormone evidence for a post receptor mechanism. Mol Cell Endocrinol 30: 85

Smith JA, Blode LM, Weltlaufer JN, Stein BJ, Glass AG, Max DT, Anbar B, Jagst CL, Murphy GP (1985) Clinical effects of gonadotropin-releasing hormone analogue in metastatic carcinoma of prostate. Urology 25: 106

Steg A, Chiche R, Boccon-Gibod L, Debre B, Duchiez J, Schally AV (1984) Traitement du cancer de la prostate par un agoniste de la LHRH: le D-Trp^6-LHRH. Résultats préliminaires à propos de 30 observations. Ann Urol 18: 388

Swift AD, Crighton DB (1979) Relative activity, plasma elimination and tissue degradation of synthetic LH-RH and certain of its analogues. J Endocrinol 80: 141

de Sy WA, de Wilde G, de Meyer JM, Casselman J, Desmet R, Renders G, Schelfhout W (1988) Long-term experience in the treatment of advanced prostatic cancer with decapeptyl, compared to orchiectomy. Act Urol Belg 56: 581

Tcholakian RK, Delacruz A, Chowdhury M, Steinberger A, Coy DH, Schally AV (1978) Unusual antireproductive properties of the analogue [D-leu^6-des-Gly-NH$_2$^{10}] – luteinizing hormone releasing hormone ethylamide in male rats. Fertil Steril 30, 600

Trachtenberg J (1983) The treatment of metastatic prostatic cancer with a potent luteinizing hormone releasing hormone analogue. J Urol 129: 1149

de Voogt HJ, Soloway MS (1985) Prostate cancer. Emphasis on new treatment modalities. Hoechst Medication Up-Date. Series Hormones. Hoechst Aktiengesellschaft.

de Voogt HJ, Robinson MRG, and members of EORTC GU Group and data center, Brussels (1988) EORTC GU Group protocols 30805 and 30843 preliminary results of studies including total androgen blockade. Gynecol Endocrinol 2 [Suppl 1]: 58

Waxman J (1986) Die klinische Anwendung von Buserelin bei Patienten mit fortgeschrittenem Prostatakarzinom: Hormonsekretion während der Langzeitbehandlung mit Buserelin-Nasalspray und erste Erfahrungen mit einem Buserelin-Implantat (Diskussion zu obigem Vortrag) In: Altwein JE, Ludwig G (Hrsg) Neue Wege in der Therapie des fortgeschrittenen Prostatakarzinoms mit LH-RH-Agonisten. pmi, Frankfurt, S 112

Waxman J (1986) Die klinische Anwendung von Buserelin bei Patienten mit fortgeschrittenem Prostatakarzinom: Hormonsekretion während der Langzeitbehandlung mit Buserelin Nasalspray und erste Erfahrungen mit einem Buserelin-Implantat. In: Altwein JE, Ludwig G (Hrsg) Neue Wege in der Therapie des fortgeschrittenen Prostatakarzinoms mit LH-RH-Agonisten. pmi, Frankfurt, S 103

Waxman J (1987) Buserelin and prostatic cancer: pharmacological and endocrino-logical developments. Br J Clin Practice 41 [Suppl 48]: 100

Waxman JH, Wass JAH, Hendry WF, Whitfield HN, Besser GM, Malpas JS, Oliver RTD (1983) Treatment with gonadotrophin releasing hormone analogue in advanced prostatic cancer. Br Med J 286: 1309

Waxmann JH, Sandow J, Abel P, Farah N, O'Donoghue EPN, Fleming J, Cox J, Sikora K, Williams G (1989) Two-monthly depot gonadotropin releasing hormone agonist (buserelin) for treatment of prostatic cancer. Acta Endocrinol (Copenh) 120: 315

Wenderoth UK, Jacobi GH (1985) Langzeitergebnisse mit dem Gn-RH-Analogon Buserelin (Suprefact) bei der Behandlung des fortgeschrittenen Prostatakarzinoms seit 1981. Akt Urol 2: 58

Wenderoth UK, Jacobi GH (1986) Experience with the GnRH-Analogue Buserelin in the treatment of 122 prostatic cancer patients follows for 4 years. Anticancer Res 6/3A: 378

Wenderoth UK, Spindler HW, Jacobi GH (1986) Fünfwöchige intramuskuläre Applikation des GnRH-Analogs Decapeptyl-Depot beim fortgeschrittenen Prostatakarzinom. Akt Urol 17: 320

Woijciechowski NJ, Carter CA, Skoutakis VA, Bess DT, Falbe WJ, Mickle TR (1986) Leuprolide: a gonadotropin-releasing hormone analog for the palliative treatment of prostatic cancer. Drug Intell Clin Pharm 20: 746

Williams G, Kerle D, Roe SM, Yeo T, Bloom SR (1985) Results obtained in the treatment of prostate cancer patients with Zoladex. In: EORTC Genitourinary Group Monograph 2, part A: therapeutic principles in metastatic prostatic cancer. Liss, New York, p 287

Estramustinphosphat – Bericht eines Klinikers

S. D. FOSSA

Pharmakologie und pharmakokinetische Untersuchungen

Estramustinphosphat/EMP: Estracyt, Emcyt ist ein Estradiol und Stickstofflost verbindendes Molekül.

In vivo wird das Medikament in der Position 17 rasch dephosphoryliert (Estramustin, Leo 275) (Pousette et al. 1981). Diese chemische Reaktion findet nach intravenöser Applikation auf Plasma- und Gewebsniveau (Leber, Prostata) und intestinal nach oraler Verabreichung statt (Gunnarsson u. Forshell 1984). Der größte Teil des Estramustins wird dann zu Estromustin oxidiert (Sandberg, 1983), welches den Hauptmetaboliten von Estramustinphosphat darstellt. Bis zu einem gewissen Grad spalten Gewebshydrolasen die Carbamatbindung, was zu einer Freisetzung von Estradiol (E_2), Estron (E_1) und dem N-Lost-Rest führt (Gunnarsson u. Forshell 1984). In der Zirkulation ist das Medikament hauptsächlich in Form seiner dephosphorylisierten Metaboliten vorhanden: Estramustin und Estromustin (Gunnarson et al. 1984). Weiterhin konnte bei den mit Estracyt behandelten Patienten eine hohe Konzentration von Estron und Estradiol im Blut nachgewiesen werden (Fossa et al. 1976). Interessanterweise beträgt das Verhältnis von Estron/Estradiol bei mit Estramustinphosphat behandelten Patienten 5–8:1 (normalerweise 2:1). Zum Teil erklärt dieses hohe E_2/E_1-Verhältnis möglicherweise, warum die Nebeneffekte des Östrogens (z.B. Gynäkomastie) bei der Anwendung von Estramustinphosphat weniger deutlich sind als bei konventionellen Östrogenen: E_1 und E_2 sprechen die gleichen Östrogenrezeptoren an, aber E_1 hat eine geringere östrogene Wirkung.

Der metabolische Weg des Carbamatanteils ist im wesentlichen unbekannt, es konnte bisher aber kein N-Lost im Blutkreislauf entdeckt werden.

Bindung von Estramustin in der Prostata

Estramustin ist mit hoher Affinität und hoher Kapazität an ein Protein gebunden, das verstärkt im ventralen Teil der Prostata einer Ratte gefunden wurde (Forsgren et al. 1979). Dieses Protein wird als Estramustin-bindendes-Protein (EMBP) bezeichnet. Demgemäß sind die Hauptbindungsstellen für Estramustinphosphat bzw. Estramustin nicht die Steroidhormon-Rezeptoren in der Prostata sondern das EMBP. Nur nach der Hydrolyse und Entstehung von E_1 und E_2 können diese Steroide in Wechselwirkung mit den Hormonrezeptoren der Prostata treten.

Die Konzentration des Estramustin-bindenden-Proteins im Prostatagewebe kann für die Wirkung von Estramustinphosphat essentiell sein. Zwischen den verschiedenen Spezies bestehen beträchtliche Unterschiede hinsichtlich der Menge des Estramustinbindenden Proteins in der Prostata. Die Konzentration von EMBP in der Prostata einer Ratte ist beispielsweise $18,5 \cdot 10^2$ höher als in der menschlichen Prostata (Pousette et al. 1981). Darüber hinaus hängt die EMBP-Konzentration, zumindest in der Prostata einer Ratte, von der Androgenkonzentration im Blut ab (Pousette et al. 1981).

Nach einer Orchiektomie ist die EMBP-Konzentration um 80 % vermindert. Dies ist vielleicht eine der Erklärungsmöglichkeiten, warum Estramustinphosphat bei orchiektomierten Patienten mit hormonresistentem Prostatakarzinom weniger wirksam ist als bei nicht vorbehandelten Patienten.

Wirkungsmechanismus

Die durch Metabolisierung gebildeten Substanzen Estron und Estradiol verändern den Hormonhaushalt der mit Estracyt behandelten Patienten. Die durch Estracyt herbeigeführte Senkung des Testosteronspiegels sowie der Anstieg von Transkortin und thyroxinbindendem Globulin (TGB) wirken auf das Wachstum benignen und malignen Prostatagewebes ein. Untersuchungsergebnisse zeigen, daß Estracyt Wirkungen hat, die über die östrogenen Effekte des Wirkstoffs hinausgehen (Kanje et al. 1985; Mareel et al. 1988; Tew u. Hartley-Asp 1984; Tew u. Stearns 1989). Estracyt hat auf östrogenrezeptor-negative und gegenüber Estradiol resistenten Zellinien einen inhibitorischen Effekt. Der Wirkstoff verhindert eine gleichmäßige Anordnung der Mikrotubuli, zerreißt vorher gebildete Miktrotubulistrukturen und spiegelt auf diese Weise den für die Vinca-Alkaloide bekannten Wirkungsmechanismus wider.

Klinische Erfahrung

Während der vergangenen 20 Jahre wurde Estramustinphosphat entweder in der Primärtherapie (nicht vorbehandelte Patienten) oder in der Sekundärtherapie (hormonresistente Patienten) von Patienten mit Prostatakarzinom angewandt. In den letzten Jahren wurde EMP ebenfalls in adjuvanten Studien verwendet.

Dosierung und Behandlungsdauer

Anfänglich wurde der Wirkstoff intravenös (300 mg EMP pro Tag) verabreicht. Nachdem die orale Zubereitungsform zur Verfügung stand, wurden Tagesdosen von 280 mg–1120 mg – auf 2–3 Gaben täglich verteilt – verabreicht. Obwohl bisher keine klare Dosis-Wirkungs-Beziehung bei EMP aufgestellt werden konnte, erscheint eine tägliche Dosis von 280 mg oral recht niedrig.

Die empfohlene Dosis liegt heute bei 10–15 mg/kg pro Tag (560–840 mg), verteilt auf zwei orale Gaben. Die Plasmahalbwertzeit des Wirkstoffes liegt bei 10–20 h (Gunnarsson et al. 1984).

Ein subjektiver Erfolg ist innerhalb von 30 Tagen nach Beginn der Behandlung zu erwarten, wohingegen ein objektives Ansprechen in der Regel einige Wochen später erkennbar ist. Die Behandlung sollte bis zur Progression fortgesetzt werden.

Primärtherapie

Verschiedene Phase-II-Studien zeigten eine Ansprechrate von 70–80 %, wenn der Wirkstoff bei Patienten mit frisch diagnostiziertem Prostatakarzinom als Primärtherapie verabreicht wurde (Jönsson et al. 1977; Küss et al. 1980; Leistenschneider u. Nagel 1984; Nilsson u. Jönsson 1976). Es konnte nachgewiesen werden, daß der Wirkstoff besonders gut bei Patienten mit niedrig differenziertem Prostatakarzinom anwendbar ist (Edsmyr et al. 1984). Die beobachteten objektiven Remissionen beinhalten die Verbesserung pathologischer Knochenscans, die Abnahme des Tumorvolumens, die Verminderung/Normalisierung der erhöhten prostataspezifischen sauren Serumphosphatase und die Verbesserung des zytologischen Regressionsgradings. Wenn die Kriterien für einen objektiven Erfolg strenger definiert wären, würden die meisten Patienten einer Primärtherapie, wie von Walzer et al. bereits erörtert, wahrscheinlich in die Kategorie „stabile Erkrankung" eingeordnet (Walzer et al. 1984). Es besteht der allgemeine Eindruck, daß die genannte objektive Remissionsrate innerhalb der Größenordnung einer Orchiektomie und/oder einer konventionellen Östrogenbehandlung liegt.

Die GenitoUrinary Group of the European Organization for Research on Treatment of Cancer (EORTC) führte eine der ersten großen Phase-III-Studien durch, bei der Estramustinphosphat (280 mg pro Tag/oral) mit 3 mg Diethylstilbestrol (DES) pro die an zuvor unbehandelten Prostatakarzinom-Patienten der Stadien III und IV verglichen wurde. Die objektive Ansprechrate und Gesamtüberlebenszeit sind in beiden Gruppen ähnlich (Smith et al. 1986). Im schwedischen Bezirk um Stockholm wurde in einem anderen Versuch Estramustinphosphat mit einem konventionellen Östrogen beim gut und mäßig differenziertem metastasierendem Prostatakarzinom verglichen, erneut ohne Unterschied bei der erzielten Ansprechrate in den beiden Gruppen (Andersson et al. 1980). Die Ergebnisse der Wisconsin-Studie, bei der Estramustinphosphat (700–1260 mg pro Tag) gegenüber DES (3 mg) an vorher unbehandeltem metastasierten Prostatakarzinom-Patienten verglichen wurde, wiesen bezüglich der Zeit bis zur Progression eine Überlegenheit zugunsten von Estramustinphosphat aus (Benson u. Gill 1986). Bei einer Studie des National Prostatic Cancer Project (NPCP) Protokoll 1300) wurde Estramustinphosphat als Initialtherapie bei metastasierenden Prostatakarzinomen verabreicht und mit DES/Orchiektomie plus 5 FU verglichen (Madajewicz et al. 1980). Zwischen den 3 Behandlungsarmen gab es keine Unterschiede in bezug auf die Häufigkeit objektiver Remissionen und Stabilisierungen. Verglichen mit einem LHRH-Analogon verlängerte EMP die progressionsfreie Überlebenszeit von M1-Patienten mit ungünstiger Prognose (Kühn u. Weissbach 1990).

Basierend auf DNA-zytophotometrischen Ergebnissen (Leistenschneider u. Nagel 1980, 1984) bewiesen Leistenschneider et al. eine Überlegenheit von Estramustinphosphat gegenüber konventioneller Hormontherapie bei der Behandlung von Patienten mit niedrigdifferenziertem Prostatakarzinom.

Sekundärtherapie

Die Konsequenz für Patienten mit fortschreitender Krankheit trotz Hormonbehandlung ist eine eingeschränkte Überlebenszeit, häufig verbunden mit langandauernden starken Schmerzen. Erkenntnisse einzelner Institutionen (Chisholm et al. 1977; Edsmyr et al. 1980; Fossa u. Miller 1975; Madajewicz et al. 1980) und die von dem NPCP durchgeführten, umfassenden Studien (Elder u. Gibbons 1985) zeigen, daß Estramustinphosphat bei diesen Patienten eine objektive Ansprechrate von ungefähr 5–30 % erzielt, wiederum abhängig von den unterschiedlichen Remissionskriterien. Zusätzlich können 15–20 % der Patienten in die Kategorie „stabiler Krankheitszustand" gemäß den NPCP-Kriterien eingeordnet werden. In zahlreichen Untersuchungen stellt die Reduktion der prostataspezifischen sauren Serumphosphatase das häufigste Ansprechverhalten dar. Von einer objektiv meßbaren Größenreduktion von Weichteilmetastasen wurde jedoch ebenso berichtet (Edsmyr et al. 1980; Jönsson et al. 1977). Dennoch ist bisher keine dem heutigen methodischen Standard gerechte Phase-II-Untersuchung, bei der ausschließlich Patienten mit progredienten eindeutig meßbaren metastatischen Läsionen einbezogen werden, durchgeführt worden.

Die NPCP hat mehrere Phase-III-Studien beim hormonresistenten Prostatakarzinom durchgeführt und dabei EMP entweder mit Zytostatika oder einer Standardbehandlung verglichen (Protokoll 200, 800, 1100, 1200) (Murphy et al. 1986). Im Vergleich zur Standardtherapie wurde hinsichtlich der Ansprechrate eine leichte Überlegenheit für EMP festgestellt (Protokoll 200). Bei dem Vergleich gegenüber einer Monochemotherapie war die Ansprechrate bei Estracyt höher als die von Vincristin, vergleichbar mit der von Cisplatin und niedriger als die auf Methotrexat. Die meisten der objektiven Remissionen waren partieller Art und die objektive Remissionsrate allein (die stabilen Krankheitsverläufe nicht eingeschlossen) überstieg im Estramustinarm nie 10%. In einer jüngeren Untersuchung konnte bei Patienten mit hormonresistentem Prostatakarzinom keine Überlegenheit von Estramustinphosphat gegenüber Flutamid festgestellt werden. Bei einer medianen Überlebenszeit von 42 Wochen (De Kernion et al. 1988) war kein objektiver Response im EMP-Arm zu beobachten.

Vorläufige Ergebnisse der EORTC-Studie 30865, in der Estramustinphosphat mit Mitomycin C verglichen wurde, lassen bei der Mehrheit der Patienten mit hormonresistentem Prostatakarzinom ebenfalls Zweifel an der Wirksamkeit sowohl von EMP als auch von Mitomycin C bestehen (Fossa et al. 1990; Newling et al. 1990).

Adjuvansbehandlung

Das National Prostatic Cancer Project (NPCP) hat 2 weitere Studien initiiert, in denen die Wirksamkeit einer zweijährigen adjuvanten EMP-Behandlung nach einer radikalen Prostatektomie oder Strahlentherapie beim lokal fortgeschrittenen Prostatakarzinom untersucht wurde. Patienten, denen EMP verabreicht wurde, hatten eine signifikant längere progressionsfreie Überlebenszeit als diejenigen, denen kein Estramustinphosphat verabreicht wurde (Schmidt et al. 1990).

Estramustinphosphat plus zytostatische bzw. alternative Hormonbehandlung

EMP wurde kombiniert mit anderen zytostatischen Medikamenten bzw. Hormonen sowohl in der Primär- als auch Sekundärtherapie verabreicht (Elder u. Gibbons 1985; Murphy et al. 1983). Die Ergebnisse ähneln denen, die für EMP als alleiniges Medikament vorlagen.

Toxizität

Die Hauptnebenwirkungen von EMP sind kardiovaskulärer (Herzinsuffizienz, Herzinfarkt, Schlaganfall, Thrombose) und gastrointestinaler (Übelkeit, Erbrechen, Durchfall) Art (Benson u. Gill 1986; Glashan u. Robinson 1981; Hedlund et al. 1980; Lundgren et al. 1986; Murphy et al. 1986; Slack et al. 1979; Smith et al. 1986). Obwohl diese Nebenwirkungen häufig moderater Natur sind, führen sie nicht selten zur Dosisreduktion oder gar zum Therapieabbruch.

In den Phase-III-Studien (Benson u. Gill 1986; Höisaeter u. Bakke 1984; Murphy et al. 1986) war die Häufigkeit kardiovaskulärer Komplikationen im EMP-Arm und bei den mit Östrogen behandelten Patienten identisch.

Berücksichtigt man dabei nur die Patienten, in deren vorangegangener Krankengeschichte bereits kardiovaskuläre Probleme aufgetreten sind, scheint die Häufigkeit der kardiovaskulären Nebenwirkungen in der EMP-Gruppe niedriger zu sein.

Andere Nebenwirkungen (hepatische, allergische) sind selten und vom klinischen Standpunkt aus weniger wichtig. Es wird insbesondere seltener von einer Gynäkomastie berichtet als während einer konventionellen Östrogenbehandlung. Myelosuppression wurde nur in Ausnahmefällen beobachtet.

Aufgrund der beschriebenen Toxizität sollte EMP bei Patienten mit thromboembolischen Störungen bzw. zerebralen Durchblutungsstörungen oder koronararteriellen Krankheitsbildern nicht oder nur mit Vorsicht verabreicht werden. Schlechte Knochemarkreserven infolge karzinomatöser Knochenmarkinfiltration stellen andererseits keine Kontraindikation für den Beginn einer Behandlung mit Estramustinphosphat dar.

Stellungnahme

Die große Variabilität der klinischen Ergebnisse von EMP ist z.T. den Unterschieden der angewendeten Beurteilungskriterien bei einer gegebenen Behandlung zuzuschreiben. Die Auswertung objektiver Remissionen ist bei Patienten mit fortgeschrittenem Prostatakarzinom dort schwierig, wo sklerosierte Knochenmetastasen für ein Ansprechen nicht ohne weiteres auszuwerten sind. Bidimensional meßbare Tumorläsionen sind bei diesem Krankheitsbild selten. Die Einschätzung des Primärtumors durch eine digitale Rektaluntersuchung ist problematisch. Die klinische Bedeutung der Reduktion der prostataspezifischen sauren Serumphosphatase und/oder der alkalischen Serumphosphatase ist nicht erwiesen. Selbst wenn einige der erwähnten Parameter von eingeschränkter klinischer Bedeutung bei der Bewertung der Primärtherapie sind, kann ihre Relevanz bei der Behandlung von hormonresistenten Patienten noch geringer sein.

Ein weiterer Unsicherheitsfaktor betrifft die Kategorie des „stabilen Krankheitszustandes", der von der NPCP als Response bewertet, aber von anderen Gruppen als Indikator für einen Therapieerfolg nicht akzeptiert wird (Beynon u. Chisholm 1984; Slack u. Murphy 1984). Auf der anderen Seite hat die NPCP nachgewiesen, daß die Prognose bei Patienten mit einem stabilen Krankheitsverlauf 3 Monate nach Beginn der Behandlung relativ gut ist. Es ist dennoch nicht immer klar, ob eine solche „Stabilisierung" einen Therapieerfolg darstellt oder lediglich den natürlichen Krankheitsablauf widerspiegelt. Um die letztere Möglichkeit auszuschalten, sollte der „stabile Krankheitszustand" nur bei denjenigen Patienten einen kategoriesierten Therapieerfolg darstellen, die innerhalb von 2–3 Monaten vor Beginn der Behandlung unzweifelhafte Progressionszeichen zeigten. (Diese Bedingung wird in vielen der NPCP-Protokolle beschrieben, in den NPCP-Publikationen dagegen nicht immer deutlich angegeben.)

Dies führt zu einem weiteren Punkt in bezug auf den Therapieeffekt beim Prostatakarzinom, nämlich, ob die Patienten in den verschiedenen Studien im Hinblick auf ihre Ausgangsprognose vergleichbar sind. Häufig bestehen beträchtliche, aber nicht immer aufgeführte Unterschiede bzgl. möglicher prognostischer Faktoren wie z.B. Schmerz, Tumorbefall, Gewichtsverlust, Zeit seit der ersten Diagnose. Bei hormonresistenten Patienten kann die Art der Progression (z.b. symptomfreies Ansteigen der prostataspezifischen sauren Serumphosphatase versus symptomatische Entwicklung neuer Knochenmetastasen) und die Art und Dauer eines Ansprechens auf eine vorangegangene Behandlung für das Ergebnis der experimentellen Behandlung von Bedeutung sein. Slack et al. (1979) haben aufgezeigt, daß es bei Patienten mit einer hormonalen Langzeittherapie und vorherigem guten Ansprechen weniger wahrscheinlich ist, daß sie auf eine nachfolgende EMP-Therapie ansprechen als bei denjenigen, die vorher nur über einen kurzen Zeitraum ohne deutlichen Therapieerfolg behandelt wurden.

Einige Gruppen haben versucht, die progressionsfreie Zeit nach Beginn der Behandlung als einen Parameter der Behandlungseffektivität zu bewerten. Obwohl diese einfacher erfaßt werden kann als eine objektive Remission, ist es nicht sicher, daß dies ein biologisch und klinisch signifikanter Weg zur Beurteilung des Gesamtergebnisses einer experimentellen Behandlung ist, insbesondere nicht bei Patienten mit fortgeschrittenem Prostatakarzinom, wo sich keine systemische Therapie als kurativ erwiesen hat.

Wie Eisenberger et al. (1985) erörtern, ist durch keine der bisher untersuchten Therapien zur Behandlung des Prostatakarzinoms die Gesamtüberlebenszeit signifikant zu verbessern, selbst bei Patienten mit positivem Response nicht.

Eine Verbesserung der Gesamtüberlebenszeit bei einer größeren Gruppe von Patienten ist der definitive Nachweis für die Wirksamkeit eines neuen Medikaments, was sich wiederum ausschließlich in Phase-III-Studien bestätigen läßt. Bei der Sekundärtherapie ist wahrscheinlich eine höhere Remissionsrate, als man sie mit EMP erzielt hat, notwendig, um eine statistisch signifikante Verlängerung der Gesamtüberlebenszeit zu erreichen.

Ein weiteres klinisch signifikantes aber problematisches Endziel der Therapie des metastasierten Prostatakarzinoms ist das subjektive Ansprechen und die Verbesserung der Lebensqualität. Bisher wurde noch kein einfaches, klinisch nutzbares und wirksames Verfahren entwickelt, um diesen Endpunkt auf eine zuverlässige Art beurteilen zu können. Dies ist bedauerlich, da eine solche subjektive Verbesserung für den Patienten oft wichtiger ist als das Erreichen eines objektiven Therapieerfolges oder eine Verlängerung der Überlebenszeit um ein paar Wochen. Verschiedene Gruppen sind derzeit damit beschäftigt, Fragebögen für die Patienten zur Beurteilung von Schmerz und anderen subjektiven Krankheitserscheinungen zu entwickeln (Fossa et al. 1990; Tannock et al. 1989). Die Literatur weist darauf hin, daß dem Estramustinphosphat in der Sekundärtherapie eine Bedeutung in der Erzielung von subjektivem Ansprechen zukommt (Forsgren et al. 1979; Fossa et al. 1976; Fossa u. Miller 1975; Jönsson et al. 1977; Kanje et al. 1985).

Es ist jedoch nicht geklärt, ob EMP zum Erreichen eines subjektiven Ansprechens effektiver ist als andere Behandlungsarten (Prednisolon, Bestrahlung).

Schlußfolgerungen

1. Estramustinphosphat stellt vom pharmakologischen und pharmakokinetischen Standpunkt her ein interessantes Medikament dar. Der Wirkstoff bindet an ein Estramustin-bindendes-Protein (EMBP), das in der Prostata zu finden ist, und bewirkt bei östrogenabhängigen und -unabhängigen Zellinien einen Mitosestillstand. Theoretisch sollte seine Metabolisierung und Akkumulation im Gewebe des Prostatakarzinoms einen klinischen Effekt zur Folge haben, der in der Primärtherapie dem der Östrogenbehandlung oder einer operativen Kastration überlegen ist. Aufgrund derselben theoretischen Erwägungen sollte das Medikament auch bei einer Sekundärtherapie eines hormonresistenten Prostatakarzinoms wertvoll sein.
2. Trotz der theoretischen Vorteile von EMP im Vergleich zur konventionellen hormonellen/operativen Kastration, ist der klinische Stellenwert des Medikaments noch nicht endgültig definiert. Dieser kann nur in Phase-III-Studien erbracht werden, in denen das Endziel der Analyse die Gesamtüberlebenszeit (nicht nur die progressionsfreie Überlebenszeit) in Verbindung mit einer Einschätzung und Bewertung der Wirkung auf die Lebensqualität ist.
3. Bei der Beurteilung der Rolle von EMP bei der Behandlung eines Prostatakarzinoms im Vergleich zu anderen Behandlungsarten sollten die Kostenaspekte und die gesundheitsökonomischen Konsequenzen einer Therapie nicht übersehen werden.

Literatur

Andersson L, Berlin T, Boman J et al. (1980) Estramustine versus conventional estrogenic hormones in the initial treatment of highly and moderately differentiated prostate carcinoma, a randomized study. Scand J Urol Nephrol [Suppl] 55: 143–145

Benson RC, Gill GM (1986) Estramustine phosphate compared with diethylstilbestrol. Am J Clin Oncol 9: 341–351

Beynon LL, Chisholm GD (1984) The stable state is not an objective response in hormone-escaped carcinoma of prostate. Br J Urol 56: 702–705

Chisholm GD, O'Donoghue EPN, Kennedy CL (1977) The treatment of oestrogen-escaped carcinoma of the prostate with estramustine phosphate. Br J Urol 49: 17–720

de Kernion JN, Murphy GP, Priore R (1988) Comparison of flutamide and emcyt in hormone-refractory metastatic prostatic cancer. Urology 31: 312–317

Edsmyr F, Esposti P-L, Andersson L (1980) Estramustine phosphate therapy in poorly differentiated carcinoma of the prostate. Scand J Urol Nephrol 55: 139–142

Edsmyr F, Andersson L, Könyves I (1984) Estramustine phosphate (Estracyt): experimental studies and clinical experience. In: Jacobi GH, Hohenfellner R (eds) Prostate cancer. Williams & Wilkins Baltimore London, pp 253–269

Eisenberger MA, Simon R, O'Dwyer PJ, Wittes RE, Friedman MA (1985) A reevaluatoin of nonhormonal cytotoxic chemotherapy in the treatment of prostatic carcinoma. J Clin Oncol 3: 827–841

Elder JS and Gibbons RP (1985) Results of trials of the USA National Prostatic Cancer Project. In: EORTC Genitourinary Group Monograph 2, part A: therapeutic principles in metastatic prostatic cancer, pp 221–242

Forsgren B, Gustafsson J-Å, Pousette Å, and Högberg B (1979) Binding characteristics of a major protein in rat ventral prostate cytosol that interacts with estramustine, a nitrogen mustard derivative. Cancer Res 39: 5155–5164

Fosså SD, Fosså J, Aakvaag A (1976) Hormone changes in patients with prostatic carcinoma during treatment with estramustine phosphate. J Urol 118: 1013–1018

Fosså SD, Miller A (1975) Treatment of advanced carcinoma of the prostate with estramustine phosphate. J Urol 406–408

Fosså SD, Aaronson NK, Newling D and the members of the EORTC GU Group (1990) Advanced hormone resistant prostatic cancer: preliminary observations on subjective morbidity and palliation. In: Proceedings EAU IXth Congress, Amsterdam, June 13–16

Glashan RW, Robinson MRG (1981) Cardiovascular complications in the treatment of prostatic carcinoma. Br J Urol 53: 624–627

Gunnarsson PO, Forshell GP (1984) Clinical pharmacokinetics of estramustine phosphate. Urology 23: 22–27

Gunnarsson PO, Andersson S-B, Johansson S-Å, Nilsson T, Plym-Forshell G (1984) Pharmacokinetics of estramustine phosphate (Estracyt® in prostatic cancer patients. Eur J Clin Pharmacol 26: 113–119

Hedlund PD, Gustafsson H, Sjögren S (1980) Cardiovascular complications to treatment of prostate cancer with estramustine phosphate (Estracyt) or conventional estrogen. Scand J Urol Nephrol [Suppl] 55: 103–105

Höisaeter PÅ, Bakke A (1984) Clinical experience with Estracyt® as primary treatment. In: Denis L, Murphy GP, Prout GR Schröder F (eds) Controlled clinical trials in urologic oncology. Raven, New York, pp 191–194

Jönsson G, Högberg B, Nilsson T (1977) Treatment of advanced prostatic carcinoma with estramustine phosphate (Estracyt®). Scand J Urol Nephrol 11: 231–238

Kanje M, Deinum J, Wallin M, Ekstrøm P, Edstrøm A, Hartley-Asp B (1985) Effect of estramustine phosphate on the assembly of isolated bovine brain microtubules and fast axonal transport in the frog sciatic nerve. Cancer Res 45: 2234–2239

Kühn M, Weissbach L (1990) Primary therapy of metastasized carcinoma with depot Gn RH Analogue (Zoladex) versus estramustine phosphate (EMP; Estracyt). In: Proceedings EAU IXth Congress, Amsterdam, June 13–16

Küss R, Khoury S, Richard F, Fourcade F, Frantz P, Capelle JP (1980) Estramustine phosphate in the treatment of advanced prostatic cancer. Br J Urol 52: 29–33

Leistenschneider W, Nagel R (1984) Control of response to estramustine phosphate therapy through cytology and DNA analysis of cell nuclei in prospective study. Urology [Suppl] 6: 23: 81–88

Leistenschneider W, Nagel R (1980) Estracyt therapy of advanced prostatic cancer with special reference to control of therapy with cytology and DNA cytophotometry. Eur Urol 6: 111–115

Lundgren R, Sundin T, Colleen S, Lindstedt E, Wadstrøm L, Carlsson S, Hellsten S, Pompeius R, Holmquist B, Nilsson T, Rubin S, Luttorp W, Jansson H (1986) Cardiovascular complications of estrogen therapy for nondisseminated prostatic carcinoma. Scand J Urol Nephrol 20: 101–105

Madajewicz S, Catane R, Mittelman A, Wajsman Z, Murphy GP (1980) Chemotherapy of advanced, hormonally resistant prostatic carcinoma. Oncology 37: 53–56

Mareel MM, Storme GA, Dragonetti CH, De Bruyne GK, Hartley-Asp B, Segers JL, Rabacy ML (1988) Antiinvasive activity of estramustine on malignant MO_4 mouse cell and on DU-145 human prostate carcinoma cells in vitro. Cancer Res 48: 1842–1849

Murphy GP, Huben RP, Priore R (1986) Results of another trial of chemotherapy with and without hormones in patients with newly diagnosed metastatic prostate cancer. Urol 1: 36–42

Murphy GP, Beckley S, Brady MF et al. (1983) Treatment of newly diagnosed metastatic prostate cancer patients with chemotherapy agents in combination with hormones versus hormones alone. Cancer 51: 1264–1272

Newling D, Fosså SD, Tunn U and Kurth KH (1990) The comparison of the effects of high dose estramustine phosphate and Mitomycin C on the time to progression and length of survival of patients with progressive, advanced endocrine independent prostatic cancer: an analysis of EORTC GU Group Study No. 30865. J Steroid Biochem (in press)

Nilsson T, Jönsson G (1976) Primary treatment of prostatic carcinoma with estramustine phosphate: Preliminary report. J Urol 115: 168–169

Pousette Å, Björk P, Carlström, Forsgren B, Högberg B, Gustafsson J-Å (1981) Influence of sex hormones on prostatic secretion protein, a major protein in rat prostate. Cancer Res 41: 688–690

Sandberg AA (1983) Metabolic aspects and actions unique to estracyt. Semin Oncol 10: 3–15

Schmidt J, Gibbons R, Murphy G, Bartolucci A and Investigators of the National Prostatic Cancer Project (NPCP) (1990) Adjuvant treatment of localized prostate cancer following radical surgery and definitive irradiation. Abstract 525, Proc. ASCO 9 135

Slack NH, Murphy GP (1984) Clinical toxicity and long-term results of emcyt therapy for prostate cancer. Urology [Suppl 6] 23: 73–77

Slack NH, Mittelman A, Rady MF, Murphy GP and Investigators in the National Prostatic Cancer Project (1980) The importance of the stable category for chemotherapy treated patients with advanced and relapsing prostate cancer. Cancer 46: 2393–2402

Slack NH, Wajsman Z, Mittelman A, Bruno Salvador, Murphy GP (1979) Relationship of prior hormonal therapy to subsequent estramustine phosphate treatment in advanced prostatic cancer. Urology 14: 549–554

Smith PH, Suciu S, Robinson MRG, Richards B, Bastable JRG, Glashan RW, Bouffioux C, Lardennois B, Williams RE, de Pauw M, Sylvester R (1986) A comparison of the effect of diethylstilbestrol with low dose estramustine phosphate in the treatment of advanced prostatic cancer: Final analysis of a phase III trial of the european organization for research on treatment of cancer. J Urol 136: 619–623

Tannock I, Gospodarowicz, Meakin W, Panzarella T, Stewart L, Rider W (1989) Treatment of metastatic prostatic cancer with low-dose prednisone: evaluation of pain and quality of life as pragmatic indices of response. J Clin Oncol 7: 590–597

Tew KD, Hartley-Asp B (1984) Cytotoxic properties of estramustine unrelated to alkylating and steroid constituents. Urology [Suppl 6] 23: 28–33

Tew KD, Stearns ME (1989) Estramustine – A nitrogen mustard/steroid with antimicrotubule activity. Pharmacol Ther 43: 299–319

Walzer Y, Oswalt J, Soloway MS (1984) Estramustine phosphate – hormone, chemotherapeutic agent, or both? Urology 24: 53–58

3.6 Chemotherapie des Prostatakarzinoms

H. RÜBBEN

Grundlegende Aspekte

Huggins u. Hodges konnten bereits 1941 die Androgenabhängigkeit des Prostatakarzinoms nachweisen. Seitdem ist die Androgendeprivation die Standardbehandlung des metastasierenden Prostatakarzinoms. Etwa 25% der Patienten sprechen jedoch initial nicht auf diese Behandlung an und weitere 50% zeigen im Krankheitsverlauf eine Progression des Tumorwachstums (Murphy 1978). Somit benötigen mehr als 75% der Patienten eine zusätzliche Therapie.

Da es sich in diesem Stadium um eine systemische Erkrankung handelt, bietet sich die Chemotherapie als therapeutische Maßnahme an. Trotz zahlreicher Bemühungen und Anwendung unterschiedlicher Substanzen hat sich die systemische Chemotherapie bislang jedoch nicht durchsetzen können. Dies ist offensichtlich durch 2 Faktoren bestimmt:
- Die Patienten sind bei eingetretener Hormonresistenz in der Regel schon viele Jahre wegen ihres Tumorleidens behandelt, der Tumor ist weit fortgeschritten, die Organreserven der Patienten sind alters- und tumorbedingt reduziert. Die altersbedingte Reduktion der Organfunktionen bezieht sich vor allem auf eine Verminderung der Nierenclearance, Vitalkapazität der Lunge, Knochenmarksreserve, Leberfunktion und Aktivität des Endokriniums (s. Abb. 1). Deshalb können Zytostatika mit einer hohen Organtoxizität bei diesen Patienten nicht oder nur in reduzierter Form gegeben werden.
- Das Wachstum eines Tumors wird durch seine Verdoppelungszeit, Proliferation und Zellverlust charakterisiert. Tubiana u. Malaise (1976) ermittelten die Verdoppelungszeiten verschiedener Tumoren an meßbaren Metastasen und errechneten zellkinetisch die Proliferation sowie den Zellverlust. Im Vergleich zum embryonalen Karzinom des Hodens, das sich chemotherapeutisch exzellent behandeln läßt und eine hohe Proliferationsrate von 44% und einem starken Zellverlust von 42% bei einer Verdoppelungszeit von nur 27 Tagen hat, proliferiert das Adenokarzinom nur mit einer Rate von 3%; der Zellverlust beträgt nur 2%; dadurch steigt die Verdoppelungszeit auf 83 Tage. Da chemotherapeutisch im wesentlichen nur proliferierende Zellen angegriffen werden, ist das Adenokarzinom der Prostata zytostatisch kaum zu beeinflussen (s. Tabelle 1).

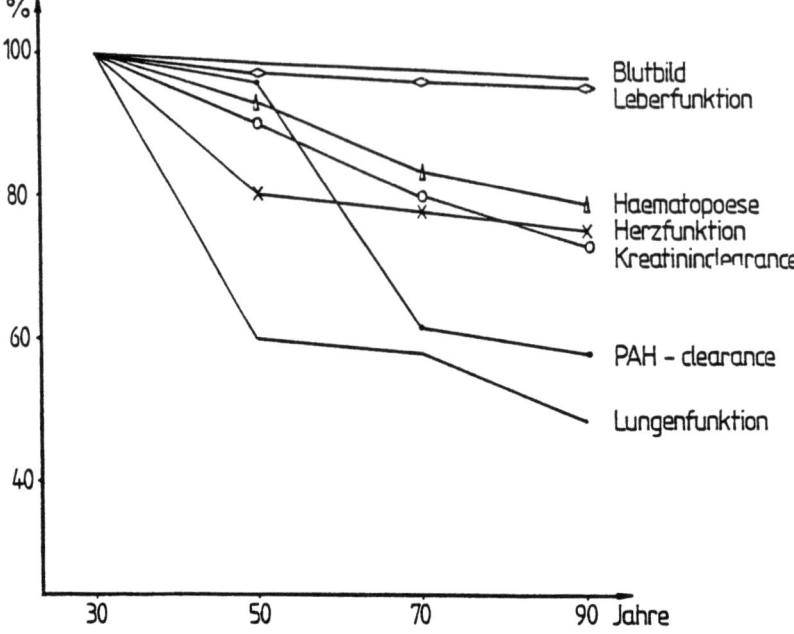

Abb. 1. Abnahme der Organfunktion in Abhängigkeit vom Lebensalter

Tabelle 1. Verdoppelungszeit, Proliferationsrate und Zellverlustrate beim Embryonalzellkarzinom und Prostatakarzinom. (Nach Tubiana u. Malaise 1977)

	Embryonalzellkarzinom	Prostatakarzinom
Verdoppelungszeit	27 d	63 d
Proliferationsrate	44%	3%
Zellverlustrate	42%	2%

Nicht proliferierende Zellen (Go-Phase) können durch operative Verkleinerung des Tumors, Chemotherapie oder Bestrahlung über ein sog. Recruitment in die wachsende Fraktion eingeschleust werden. Durch die Chemotherapie können nur Zellen in der wachsenden Fraktion vernichtet werden. Dann ist das Recruitment abzuwarten, bis sich dieser Teil wieder aus der Go-Phase aufgefüllt hat. Erst jetzt ist die nächste Applikation eines Zytostatikums sinnvoll. Der gesamte geschilderte Vorgang wird dadurch kompliziert, daß die einzelnen Zytostatika nur in bestimmten Phasen des Zellzyklus wirksam sind (z. B. G1,2-Phase, Mitose).

Gäbe es für das Adenokarzinom eine effektive Chemotherapie, die 30% aller proliferierenden Zellen vernichten könnte, so ließe sich damit die

Proliferationsrate von 3% auf 2% senken. Da der Zellverlust aber auch nur 2% beträgt, wird am Tumor keine Veränderung festgestellt. Lediglich die Verdoppelungszeit würde auf 100 Tage angehoben.

Soll das Leben eines Tumorpatienten durch die Chemotherapie verlängert werden, so ist das nur durch die Vollremission möglich; diese läßt sich z. B. jedoch beim Prostatakarzinom nicht erzielen. Die Teilremission (Reduktion des Tumors um mehr als 50%) verlängert das Leben nicht.

Klinische Aspekte

Nach diesen Überlegungen sollten partielle Remissionen klinisch nicht beobachtet werden. Dies steht jedoch im Gegensatz zu den Ergebnissen zahlreicher Phase-II-Studien, in denen die Wirksamkeit unterschiedlicher Substanzen oder Substanzkombinationen auf bidimensional meßbare Weichteilmetastasen geprüft wurden (s. Tabelle 2).

Tabelle 2. Ergebnisse prospektiver Phase-II-Studien zur Prüfung der Wirksamkeit chemotherapeutischer Substanzen oder Substanzkombinationen auf bidimensional meßbare Metastasen beim hormonrefraktären Prostatakarzinom (*s PUL* solitäre pulmonale Metastase; *m* multiple Metastasen; *N2-3* Lymphknotenmetastasen mit einem Mindestdurchmesser von > 2 cm). (Nach Logothetis et al. 1983; Jones et al. 1984, 1986, 1987; Ghosn et al. 1989; Graf-Dobberstein et al. 1989)

Substanz	n	PR
ADM + 5 FU	9 Ml s PUL	88%
+ MMC	12 Ml m	33%
VDS	27	19%
MMC	31	29%
EPI	30	10%
IFO	15	0%
DDP/MMC	20 [N2-3]	41%

ADM Adriamycin; *5FV* 5-Fluorouracil; + *MMC* Mitomycin; *VDS* Vindesin; *EPI* Epirubicin; *IFO* Ifosfamid; *DDP* Cisplatin)

Wenn man aufgrund dieser klinischen Studien die grundsätzliche Wirksamkeit einiger chemotherapeutischer Substanzen akzeptiert, stellt sich die Frage, inwieweit der Behandlungserfolg anderer Therapieverfahren überlegen ist.

Der Einsatz von Antiandrogenen, Antiprolaktinen, Aminoglutetimid o. ä. Substanzen hat sich in dieser Phase der Erkrankung wenig bewährt; objektive Remissionen wurden in weniger als 20% der behandelten Patienten erzielt. Auch die zur initialen Schmerzlinderung empfohlene Fosfestrol-Kurzzeittherapie führte nur bei 22–33% der Patienten zu einer subjektiven Remission.

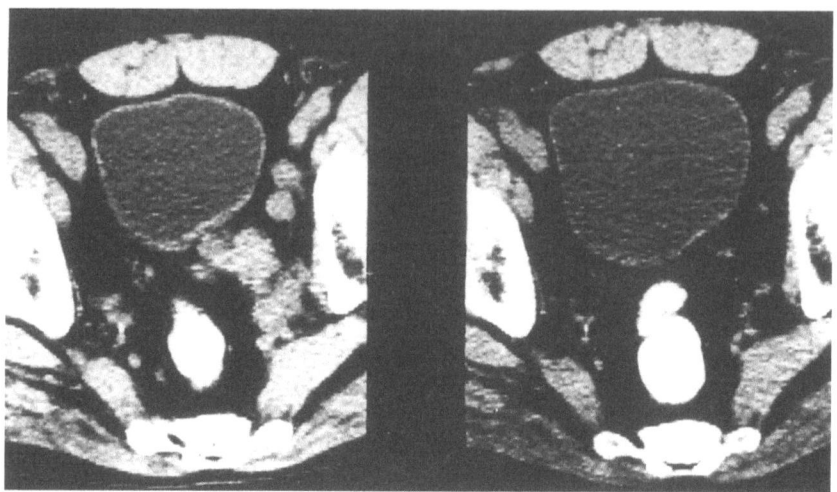

Abb. 2. Partielle Remission lymphogener Metastasen nach systemischer Chemotherapie mit Cisplatin und Mitomycin C bei einem 61jährigen Patienten mit einem hormonrefraktären Prostatakarzinom

In einer Studie des NPCP konnte dargelegt werden, daß bei eingetretener Tumorprogression die Umstellung der endokrinen Behandlung ein weiterer Progreß bei etwa 80% erwartet werden muß. Unter der systemischen Chemotherapie werden zu diesem Zeitpunkt 35–50% der Patienten nicht progredient (s. Tabelle 3).

Tabelle 3. Behandlung des hormonrefraktären PCA, Protokoll 100 des NPCP

Therapie	n	Progression [%]
Standard (endokrin)	36	(81)
5-Fluorouracil	33	(64)
Cyclophosphamid	41	(54)

Somit ist es offenbar günstiger, die Chemotherapie einzusetzen, als die endokrine Behandlung fortzuführen oder umzustellen.

In zahlreichen Phase-II- und Phase-III-Studien wurde die Wirksamkeit verschiedener Zytostatika bei der Behandlung des metastasierenden hormonrefraktären Prostatakarzinoms untersucht. In Tabelle 4 sind diejenigen Substanzen aufgelistet, die eine Tumorprogression in mehr als 25% der Fälle verhindern konnten.

Die Ansprechraten reichen von 11% nach Etoposidgabe bis zu 50% nach 5-Fluorouracilgabe, wobei nach den Kriterien des NPCP bereits eine stabile

Tabelle 4. Behandlung des hormonrefraktären Prostatakarzinoms; Effektivität der Monochemotherapie gemessen an der Tumorprogression und an der partiellen Remission (*PR*) (Beckley et al. 1980; De Wys et al. 1977; Schmidt et al. 1979; Yagoda 1979; Murphy et al. 1984; Rübben u. Altwein 1987; O'Bryan et al. 1973, 1977; Torti et al. 1983; Yagoda et al. 1979; Merrin et al. 1979; Rossof et al. 1979; Qazi u. Khandekar 1983; Moore et al. 1968, 1986; Mittleman et al. 1976; Kuss et al. 1980; Ansfield et al. 1962)

Substanz	n	Progression	n	PR
5 Fluorouracil	95	58–64%	14	28%
Cyclophosphamid	136	62–66%	–	–
Adriamycin	93	73%	49	22%
Cisplatin	171	47–64%	117	21%
Estramustin	206	42–66%	59	20%
Dacarbazin	88	61–73%	–	–
Methotrexat	58	59%	–	–
Mitomycin	20	69%	–	–
4 Epirubicin	33	49%	–	–

Phase über 2 Wochen ausreichte, um als Ansprechen des Tumors bewertet zu werden. Auffällig sind bei den einzelnen Substanzen die hohen Abweichungen je nach Literaturangaben (Eisenberger et al. 1988) (s. Tabelle 5).

Tabelle 5. In Phase-II-Studien ermittelte Ansprechraten bei der Monotherapie des hormonrefraktären Prostatakarzinom (Eisenberger et al. 1988)

Zytostatikum	Patienten n	Ansprechrate [%]
Cisplatin	117	27 (0–44)
Doxorubicin	139	31 (14–84)
Estramustin	398	30 (20–74)
Etoposid	28	11 (4–40)
5-Fluorouracil	24	50 (14–100)
Epirubicin	253	41 (0–51)

Diese Abweichungen werden dadurch verständlich, daß unterschiedliche Dosen und Applikationsintervalle sowie Bewertungskriterien gewählt werden. Die idealen Zeitintervalle sind für die einzelnen Zytostatika bei der Therapie des Prostatakarzinoms ebensowenig bekannt wie Dosis-Wirkungs-Kurven.

Es wurde versucht, durch Kombination der wirksamen Einzelsubstanzen höhere Ansprechraten zu erzielen. Eine Auswahl nicht randomisierter klinischer Studien zeigt Tabelle 6.

Diese Ergebnisse ließen einen Vorzug der Kombinationschemotherapie gegenüber der Monotherapie erwarten; leider hat sich in prospektiven randomisierten Studien diese Beobachtung nicht bestätigen lassen. In keiner dieser Studien konnte nachgewiesen werden, daß eine Kombinationsbe-

Tabelle 6. Behandlung des hormonrefraktären Prostatakarzinoms; Effektivität der Kombinationschemotherapie gemessen an der Tumorprogression und an der partiellen Remission (PR) (Merrin et al. 1976; Ihde et al. 1980; Izbicki et al. 1979; Lloyd et al. 1976; Soloway et al. 1979; Smalley et al. 1981; Al Sarraf 1980; Straus et al. 1978; Berry u. MacDonald 1982; Logothetis et al. 1982; Kennealey et al. 1978; Paulson et al. 1979; Rübben 1986)

Substanz	n	Progression	n	PR
CTX + 5FU	13	35%	13	8%
CTX + ADM	22	50%	93	13%
CTX + ADM + 5FU	29	31%	—	—
CTX + ADM + DDP	16	37%	—	—
CTX + ADM + MTX	12	25%	—	—
CTX + DDP + Pred	22	50%	22	0%
ADM + 5FU + MMC	32	38%	—	—
ADM + 5FU + MMC	24	42%	—	—
EST + 5FU	25	12	25	0%
MEL + MTX + 5FU + VC + Pred	84	61%	84	4%

CTX Cyclophosphamid; *Pred* Prednisolon; *EST* Estramustinphosphat; *MEL* Melphalan; *MTX* Methotrexat; *VC* Vincristin; sonstige Abkürzungen vgl. Tabelle 2

handlung der Monotherapie überlegen ist. Folgende Kombinationen wurden mit der Behandlung durch nur eine Substanz verglichen (s. Tabelle 7).

Eine Substanz der ersten Wahl ist somit z. Z. nicht zu nennen. Die Monotherapie ist der Kombinationsbehandlung vorzuziehen. Die Wahl der Substanz kann sich weitgehend am Nebenwirkungsprofil und den Begleiterscheinungen orientieren.

Die Vorstellung einer eigenen Phase-II-Studie zur Prüfung der Wirksamkeit von 10 mg/qm Mitomycin C und 250 mg Prednisolon an Tag 1 sowie 70 mg/qm Cisplatin an Tag 2, 3 gegeben in Kursen im Abstand von 28 Tagen, soll die Problematik der Chemotherapie beim hormonrefraktären Prostatakarzinom verdeutlichen. In dieser Phase-II-Studie wurden 20 Patienten mit ossären und 20 mit ossären und bidimensional meßbaren Lymphknotenmetastasen aufgenommen.

Bei 19% der Patienten mit ossären Metastasen konnte eine Reduzierung der Anzahl der Metastasen skelettszintigraphisch dokumentiert werden. Bei 41% der Patienten mit Lymphknotenmetastasen wurde eine Reduktion der im Computertomogramm dokumentierten Fläche des Tumors um mehr als 50% erzielt (s. Tabelle 9).

Innerhalb von 18 Monaten verstarben 70% der Patienten an den Folgen ihrer Tumorerkrankung. Bemerkenswert erscheint die subjektive Ansprechrate, die eine Verbesserung des Schmerzindex nach den WHO-Kriterien um mehr als 1 Grad bei 69% der Patienten dokumentiert (s. Tabelle 10).

Auch die Nebenwirkungen erscheinen vertretbar; schwere Nebenwirkungen waren nur im Bereich der Knochenmarksfunktion zu finden, die jedoch durch Bluttransfusionen behoben werden konnten.

Tabelle 7. Ergebnisse einer randomisierten Studie kombiniert mit einer Mono- und Polychemotherapie bei Patienten mit hormonresistentem Prostatakarzinom (Soloway et al. 1981, 1983; Smalley et al. 1981; Chlebowski et al. 1978; Muss et al. 1981; Torti et al. 1985; Kasimis et al. 1985)

Substanz	n	PR	Gesamte Ansprechrate
EST vs	38	3%	18%
VC vs	42	3%	12%
EST + VC	41	0%	17%
EST vs	50	0%	14%
DDP vs	51	0%	18%
EST + DDP	48	0%	29%
5FU vs	49	4%	14%
CTX + ADM + 5FU	52	4%	12%
CTX vs	15	0%	53%
CTX + ADM + 5FU	12	0%	50%
CTX vs	17	0%	53%
CTX + MTX + 5FU	15	7%	53%
ADM vs	20	5%	45%
ADM + DDP	17	12%	65%
CTX vs	16	0%	56%
5FU + ADM + MMC	15	7%	40%

Tabelle 9

	PR	Remissionsdauer	Progression
Ml oss	19%	7 Monate	63%
N3	41%	7 Monate	47%
Gesamt	30%	7 Monate	55%

Tabelle 10. Subjektive Befindlichkeit/Schmerz (WHO-Kriterien: Differenzierung ≥ 1 Grad)

69%	Besserung
7%	keine Besserung
24%	Verschlechterung

Diese Darstellung läßt jedoch unberücksichtigt, daß alle diese Patienten nicht ausschließlich durch eine systemische Chemotherapie therapiert wurden, sondern in Abhängigkeit von den übrigen Befunden auch Bluttransfusionen erhielten, eine bessere Einstellung ihrer Schmerzmedikation, psy-

Tabelle 8. Nebenwirkungsprofil ausgesuchter Zytostatika

Alopezie	anaphylaktische Reaktion	kardial	dermatologisch	gastrointestinal	hepatisch	Myelodepression	neurologisch	pulmonal	renal	ototoxisch	
+	(+)	+	(+)	+		+					Doxorubicin
+	(+)	(+)	(+)	+		+					4 Epirubicin
						(+)	+	(+)	+	+	Cisplatin
+		(+)	(+)	+		+			+		Cyclophosphamid
(+)			+	(+)	(+)	(+)					Dacarbazin
(+)			(+)	+		+	(+)				Fluorouracil
			(+)	(+)		+		+	(+)	(+)	Methotrexat
				(+)	+		+		(+)	(+)	Mitomycin
			(+)		(+)						Estramustinphosphat

Tabelle 11. Nebenwirkungen

WHO-Grad	1	2	3
Gastrointestinaltrakt	50%	40%	—
Nieren	10%	3%	—
Leber	2%	2%	—
Erythrozyten	10%	7%	13%
Leukozyten	12%	9%	4%
Extravasation	—	—	6%

Therapieabbruch 11%

chisch eine besondere Zuwendung erfuhren und krankengymnastisch betreut wurden. In diesem Licht sind die enttäuschenden Ergebnisse einer EORTC-Studie leicht zu verstehen, die hinsichtlich Schmerz, allgemeiner Müdigkeit und Übelkeit beim Vergleich der prä- und posttherapeutischen Phase (Mitomycin bzw. Extramustinphosphat) lediglich beim Schmerzempfinden eine minimale Verbesserung der Lage der Patienten zeigen konnte, die übrigen Parameter jedoch eher eine Verschlechterung erfuhren (Fossa et al. 1990). Diese Ergebnisse machen deutlich, daß die Interpretation der Ergebnisse der systemischen Chemotherapie einer besonderen Sorgfalt bedarf, vor allem dann, wenn das subjektive Befinden der Patienten beurteilt werden soll.

Selektionskriterien

Die Chemotherapie des hormonrefraktären Prostatakarzinoms bringt offensichtlich nur einem Teil der Patienten einen subjektiven oder objektivierbaren Nutzen, die Dauer der Remission ist zeitlich begrenzt, und die Behandlung ist nicht frei von Nebenwirkungen. Deshalb wurde wiederholt der Versuch unternommen, diejenigen Patienten zu kennzeichnen, die aller Voraussicht nach von einer solchen Chemotherapie profitieren, um den anderen Patienten eine unnötige Behandlung zu ersparen.

Scott et al. 1976 und Edsmyr et al. 1982 konnten zeigen, daß bei gut differenzierten Prostatakarzinomen die Chemotherapie der endokrinen Behandlung nicht überlegen ist. Klinische Daten belegen, daß schlecht differenzierte Karzinome seltener auf eine endokrine Behandlung ansprechen als gut differenzierte. Leider ist die häufig gemachte Schlußfolgerung nicht zulässig, daß schlecht differenzierte Karzinome, also Karzinome mit einer ungünstigen Prognose, besonders gut auf eine Chemotherapie ansprechen. Da der größte Teil der metastasierenden Prostatakarzinome zudem einen schlechten Differenzierungsgrad aufweist, ist dieser Parameter für die Wahl der einzuschlagenden Therapie wenig hilfreich.

Auch die Bestimmung der Androgenrezeptoren hat sich als Selektionskriterium nicht durchsetzen können. Der Nachweis der Androgenrezeptoren korreliert zwar mit dem Differenzierungsgrad, aber die Heterogenität des Tumors und methodische Probleme, vor allem die geringe Gewebemenge, die bei der Biopsie gewonnen wird, machen eine sinnvolle Anwendung dieser Methode in der klinischen Routine unmöglich (Buttyan u. Olsson 1984; Trachtenberg u. Walsh 1982).

Die Anwendung immunhistochemischer Verfahren (Bichler u. Flüchter 1983), zytophotometrische DNS-Bestimmung (Seppelt u. Sprenger 1980) und die Beurteilung des cytologischen Regressionsgradings (Leistenschneider u. Nagel 1980) haben sich nicht bewährt, die Patienten, die von der Chemotherapie profitieren werden, zu kennzeichnen.

Analysen der Studien des NPCP und der EORTC zeigen, daß Patienten in einem schlechten Allgemeinzustand und schmerzhafter Erkrankung deutlich weniger von einer Behandlung profitieren, als schmerzfreie Patienten in einem guten Allgemeinzustand (Murphy u. Slack 1984). Auch die Berry-Parameter (Berry et al. 1979) kennzeichnen Patienten mit besonders ungünstiger Prognose: Bei einer Laborkonstellation von LDH > 200 μ, SGOT > 50 μ, Serumalbumin < 3,5 g/dl, Prostataphosphatase < 5u und Prolaktin < 10 ng/dl scheint eine Chemotherapie wegen der zu erwartenden kurzen Lebensdauer eher nicht angezeigt.

Das wesentliche Kriterium zur Beurteilung der Effizienz bleibt die Therapie selbst. Zeigt sich innerhalb von 6 Wochen unter der Therapie keine Verbesserung der Schmerzsymptomatik und des Allgemeinzustandes oder ein objektives Ansprechen des Tumors, sollte die Behandlung frühzeitig abgebrochen werden (Ihde et al. 1980; Rossof et al. 1979).

Alternative Therapieverfahren

Neben der Chemotherapie wurden auch andere Verfahren hinsichtlich ihrer Wirksamkeit bei eingetretener Hormonresistenz geprüft. Die lokale Strahlentherapie isolierter symptomatischer Knochenmetastasen erzielt gute subjektive Remissionen mit einer ansprechenden Remissionsdauer von etwa 6 Monaten. Systemische Therapieansätze der Strahlentherapie zeichnen sich durch eine kurze Dauer der Remissionen aus; diese Angaben beziehen sich auf die Untersuchungen zur Halbkörperbestrahlung und zur interstitiellen Therapie mit 99-Strontium (s. Tabelle 12).

Tabelle 12. Einsatz der Strahlenbehandlung beim hormonrefraktären Prostatakarzinom; Reduktion der Knochenschmerzen (*Resp.*) und deren Dauer (Benson et al. 1982; Keen 1980; Rathert 1988, persönl. Mitteilung)

Therapie	n	Resp.	Dauer
Lokale Radiotherapie 30 Gy	62	77%	6 Monate
Halbkörperradiotherapie 8,9 Gy	58	72%	4 Monate
89-Strontiumgabe	14	79%	3 Monate

Tabelle 13. Neuere Behandlungsansätze beim hormonrefraktären Prostatakarzinom gemessen an der objektiven Remission (*PR*) und der subjektiven Ansprechrate (*subj. Resp.*) (Wiges et al. 1989; Mahler et al. 1988; Labrie et al. 1989; Craig u. Crawford 1989; Chang et al. 1989; Denis et al. 1990; De Smedt et al. 1990; Linehan et al. 1990)

Therapie	n	PR	subj. Resp.
Ketokonazol	28	?	50%
Fosfestrol	24	0%	33%
Aminogluthetimid plus Hydrokortison	119	3%	?
Trimetrexat	31	17%	?
Amonafide	17	12%	?
Imidazolderivat	17	53%	12%
Suramin	24	46%	?
Diphosphonate	17	?	94%
Hypophysektomie	100	?	71%

Andere Therapieansätze greifen nochmals die hormonelle Manipulation auf und prüfen neuere chemotherapeutische Substanzen. Abgesehen von Imidazolderivaten, nach deren Anwendung eine partielle Remission bei 53% von 17 Patienten beobachtet wurden und Suramin, das bei 46% von 24 Patienten eine partielle Remission erzielte, sind die Ergebnisse eher enttäuschend. Hinsichtlich des subjektiven Ansprechens müssen sich alle Angaben der oben ausführlich dargestellten Kritik unterziehen (s. Tabelle 13).

Offene Fragen

Bei den limitierten objektiven und subjektiven Remissionsraten bleiben wesentliche Fragen offen.
- Welche Substanz bietet sich hinsichtlich der Lebensqualität der Patienten die besten Voraussetzungen für einen Einsatz beim hormonrefraktären Prostatakarzinom? Zur Beantwortung wird z. Z. vom Arbeitskreis der Leitenden Krankenhausärzte eine prospektive randomisierte Studie durchgeführt.

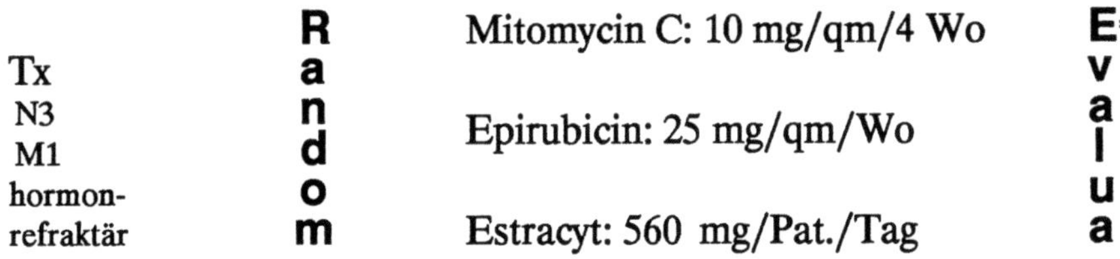

| Tx N3 M1 hormon-refraktär | R a n d o m | Mitomycin C: 10 mg/qm/4 Wo

Epirubicin: 25 mg/qm/Wo

Estracyt: 560 mg/Pat./Tag | E* v a l u a |

*Therapieversagen, Nebenwirkungen

Abb. 3. Behandlungsschema einer prospektiven randomisierten Phase-II-Studie beim hormonrefraktären Prostatakarzinom

Tabelle 14. Prostatakarzinom – hormonresistent (Rübben 1986; *FAM* 5-Fluorouracil + Adriamycin + Mitomycin; *EST* Estramustinphosphat)

Substanz	n	Progreß [%]		
		Monat		
		6	12	24
FAM	24	42	66	100
EST int.	26	32	76	88
EST perm.	22	54	84	100

– Ist eine permanente Zytostatikaapplikation erforderlich oder darf sich diese an den Beschwerden der Patienten orientieren?

Eine randomisierte Phase-II-Studie an 72 Patienten machte deutlich, daß offenbar große Unterschiede nicht zu erwarten sind, wenn statt einer Estramustindauertherapie diese nur bei Schmerzsymptomatik eingesetzt wird.

Dieser Frage wird z. Z. in einer prospektiven Phase-II-Studie nachgegangen (s. Abb. 4).

Tx	R	– Epirubicin kontinuierlich	E*
N3	a	25 mg/qm/Wo	v
M1	n		a
hormon-	d	– Epirubicin	l
resistent,	o	25 mg/qm/Wo x 8	u
symptomatisch	m	wdh. bei Progress	a

*Epirubicin refraktärer Progress

Abb. 4. Behandlungsschema einer prospektiven randomisierten Phase-II-Studie zur Behandlung des hormonrefraktären Prostatakarzinoms

Zeitpunkt des Behandlungsbeginns

Alle angeführten Untersuchungen beziehen sich auf den Einsatz der Chemotherapie bei eingetretener Hormonresistenz. Es stellt sich die Frage, ob der Einsatz der Chemotherapie zu einem früheren Zeitpunkt der Erkrankung bessere Ergebnisse erwarten läßt. Vom NPCP wurde bei Patienten mit stabilem Krankheitsverlauf unter einer Hormontherapie diese durch eine Chemotherapie mit Estramustinphosphat oder Cyclophosphamid ergänzt. Die Ergebnisse lassen keinen Vorzug der zusätzlichen Chemotherapie erkennen (Tabelle 15) (Murphy et al. 1984).

Tabelle 15. Behandlung des hormonstabilen Prostatakarzinoms; Effektivität der Hormontherapie im Vergleich zur kombinierten chemohormonalen Therapie gemessen an der Progression (NPCP, Protokoll 600) (Murphy et al. 1984; *DES* Diethylstilbestrol; *EST* Estramustinphosphat)

Prostatakarzinom – hormonstabil		
Substanz	n	Progression [%]
DES	52	(33)
DES + CYC	49	(20)
DES + EST	60	(27)

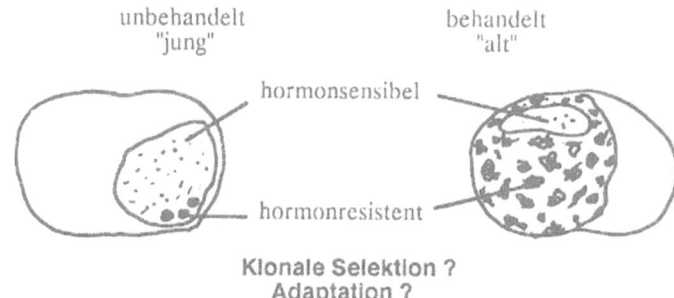

Abb. 5. Der Progression des Prostatakarzinoms unter endokriner Therapie könnte, statt der Anpassung des Tumors an die Therapie, eine klonale Selektion zugrundeliegen (tierexperimentelle Untersuchungen von Isaacs 1984)

In einem weiteren Schritt wurde die Chemotherapie bereits beim unbehandelten metastasierten Prostatakarzinom eingesetzt. Die Hoffnungen auf einen erfolgreichen Einsatz dieses Konzeptes basieren auf den tierexperimentellen Untersuchungen von Isaacs (1984), der einen Vorzug der chemohormonalen Kombination darlegen konnte.

Die Progression des Prostatakarzinoms unter der endokrinen Therapie folgt nach den tierexperimentellen Untersuchungen von Isaacs eher dem Mechanismus der klonalen Selektion als einer Adaptation des Tumors an die Therapie.

Untersuchungen von Logothetis et al. (1990) scheinen die experimentellen Daten zu bestätigen: Die Kombination einer Androgendeprivation mit Adriamycin, Mitomycin und Cisplatin erzielt bei 32% von 28 Patienten ein progressionsfreies Überleben nach 4,4 Jahren. Diese Ergebnisse werden vom Autor besser beurteilt als die einer historischen Kontrollgruppe. Phase-II-Studien sind jedoch nicht in der Lage, die Überlegenheit einer Behandlung gegenüber einer Standard- oder Kontrolltherapie zu beweisen, daher sollten die Daten von Logothetis nicht in diesem Sinne zitiert werden. Alle bislang publizierten Phase-III-Studien können einen Vorzug der chemohormonalen Kombination nicht belegen.

Tabelle 16. Behandlung des unbehandelten metastasierten Prostatakarzinoms; Effektivität der Hormontherapie im Vergleich zur kombinierten Hormon- und Chemotherapie gemessen an der Progression (*FLV* Flutamid; *ZOL* Zoledex; *DES* Diethylstilbestrol, sonstige Abkürzungen s. Tabellen 2, 6)

Substanz	n	Progression	Autor
FLU vs	101	69%	Kernion et al. (1988)
EST	102	62%	
ZOL vs	131		Kühn u. Weißbach (1990)
EST 560	122		
DES vs	83	19%	
CYC + DES vs	77	12%	NPCP 500
CYC + EST	86	17%	
DES/Orch vs	88	20%	
EST vs	97	22%	NPCP 1300
CTX, 5FU, DES	90	19%	
DES vs		85%	Benson et al. (1988)
EST 900		70%	

Die Studie von Benson verdient besondere Beachtung; nach 36 Monaten liegt die Progressionsrate nach Estramustinphosphat um 15% geringer als nach Diethylstilbestrol. Dieser Befund wird häufig als Erfolg der chemohormonalen Kombination zitiert. Die Interpretation kann jedoch auch anders geführt werden: Da die Überlebensraten beider Behandlungsgruppen sich nicht unterscheiden, sind offenbar 70% der Patienten primär mit Estramustinphosphat überbehandelt; wird unter DES eine Progression beobachtet, ist ein Umstellen auf EST äquieffektiv zum primären Einsatz der Chemotherapie (s. Tabelle 17).

Tabelle 17. Behandlung des virginellen metastasierenden Prostatakarzinoms mit Diethylstilbestrol oder Estramustinphosphat (Benson et al. 1986), Progressions- und Überlebensraten nach 36 Monaten

Substanz	n	Progression	Überleben
Diethylstilbestrol	79	70%	39%
Estramustinphosphat	78	85%	40%

Zusammenfassung

Die Standardbehandlung des virginellen metastasierenden Prostatakarzinoms ist die Androgensuppression. Bislang fehlen Hinweise, daß die systemische Chemotherapie auch initial sinnvoll eingesetzt werden kann.

Somit bleibt die Indikation für die Chemotherapie das hormonrefraktäre bzw. das progrediente Prostatakarzinom. Gebräuchliche Chemotherapeutika sind 5-Fluorouracil, Cyclophosphamid, Cisplatin, 4 Epirubicin, Mitomycin und Estramustinphosphat. Kombinationsschemata können im Einzelfall angezeigt sein, jedoch ist der Vorzug der Kombinationen gegenüber der Monotherapie nicht bewiesen. Selektionskriterien zur Kennzeichnung der Patienten, die von der Chemotherapie profitieren werden, fehlen. Spricht der Tumor auf die Behandlung in den ersten 6 Wochen nicht an, scheint eine Fortführung der Therapie nicht gerechtfertigt. Wünschenswert ist die Entwicklung von Substanzen, die nicht nur proliferierenden Zellpopulationen zerstören, sondern gleichzeitig die Zellverlustrate steigern.

Literatur

Al-Sarraf M (1980) Combination of cytoxan adriamycin and cis-platinum (CAP) in patients with advanced prostatic cancer. Proc AACR ASCO 21: 198

Ansfield FJ, Schroeder J, Curreri AR (1962) Five years clinical experience with 5-fluorouracil. JAMA 181: 295

Beckley S, Wajsman Z, Slack N, Mittelman A, Murphy G (1980) The chemotherapy of prostatic carcinoma. Scand J Urol Nephrol [Suppl] 55: 151

Benson RC, Gill GM, Cummings KB (1983) A randomized double blind crossover trial of diethylstilbestrol (DES) and estramustine phosphate (Emcyt) for stage D prostatic carcinoma. Semin Oncol 10 [Suppl 3]: 43

Benson RC, Gill GM (1986) Estramustine phosphate compared with diethylstilbestrol. Am J Clin Oncol 9: 341

Berry WR, Laszlo J, Cox E, Walker N, Paulson D (1979) Prognostic factors in metastatic and hormonally unresponsive carcinoma of the prostate. Cancer 44: 763

Berry J, MacDonald RN (1982) Cisplatin, cyclophosphamide and prednisolone therapy for stage D prostatic cancer. Cancer Treat Rep 66: 1403

Bichler K-H, Flüchter SH (1983) Kriterien in der Progression des Prostatakarzinoms. In: Paul P, Altwein J (Hrsg) Aktuelle Diagnostik und Therapie des Prostatakarzinoms. Erasmusdruck, S 213

Buttyan R, Olsson CA (1984) Androgen receptor assays in advanced prostatic cancer. Urol Clin North Am 11: 311

Chang AY, Bennet JM, Pandya KJ, Asbury R, McCune C (1989) A study of aminoglutethemide and hydrocortisone in patients with advanced and refractory prostate carcinoma. Am J Clin Oncol 12: 358

Chlebowski RT, Hestorff R, Sardoff L, Weiner J, Bateman JR (1978) Cyclophosphamide (NSC 26271) versus the combination of adriamycin (NSC 123127), 5-fluorouracil (NSC 19893), and cyclophosphamide in the treatment of metastatic prostatic cancer. A randomized trial. Cancer 42: 2546

Craig J, Crawford E (1989) Phase II trial of amonafide in advanced prostate cancer: a Southwest Oncology Group Study (meeting abstract). Proc Ann Meet Am Soc Clin Oncol 8: A573

Denis L, Mahler C, Ongena P, Janssen P, De Coster R, Bruynseels J (1990) A phase I/II study with R75251, a novel imdiazole derivate in Ml prostate cancer patients in relapse. Abstracts 98: 187, EAU European Association of Urology, IXth Congress, June 13–16, Amsterdam 1990

De Smedt E, Denis L, Mahler C, Van Oosterom A, Bruyn E (1990) Suramin: A phase I/II study in patients with prostatic cancer in relapse. Abstracts 196: 379, EAU European Association of Urology, IXth Congress, June 13–16, Amsterdam 1990

De Wys WD, Bauer M, Colsky J, Cooper RA, Creeck R, Carbone PP (1977) Comparative trial of adriamycin and 5-fluorouracil in advanced prostatic cancer – progress report. Cancer Treat Rep 61: 325

Eagan RT, Hahn RG, Myers RP (1976) Adriamycin (NSC 127 127) versus 5-fluorouracil (NSC 19 893) and cyclophosphamid (NSC 26 271) in the treatment of metastatic prostate cancer. Cancer Treat Rep 60: 115

Edsmyr F, Adersson L, Könyves J (1982) Estramustine-phosphate: experimental studies and clinical experience. In: Jacobi GH, Hohenfellner R (eds) Prostate cancer. Williams & Wilkins, Baltimore London

Eisenberger MA (1988) Chemotherapy for prostate carcinoma. NCI Monogr 7: 151

Fossa SD, Aaronson NK, Newling D and the members of the EORTC GU Group (1990) Advanced hormone resistant prostatic cancer: Preliminary observations on subjective morbidity and palliation. Abstracts 2: 4, EAU European Association of Urology, IXth Congress, June 13–16, Amsterdam 1990

Ghosn M, Droz JP, Mahjoubi M, Theodore C, Azab M, Ostronoff M (1989) Phase II trial of ifosfamide (IFO) in hormone-refractory metastatic cancer of the prostate (HRMCP) (meeting abstract). Proc Ann Meet Am Soc Clin Oncol 8: A549

Graf-Dobberstein CH, Rübben H, Deutz FJ, Otto U, Block T, Arregui R (1989) Prospektive multizentrische Phase-II-Studie zur Wirksamkeit von Cis platin und Mitomycin in der Therapie des hormonrefraktären Prostatakarzinoms. 41. Kongreß Dtsch Ges Urol 4.–7.10., Freiburg 1989, Abstraktband, S 184

Huggins C, Hodges CV (1941) Studies on prostatic cancer: I. The effects of castration, of estrogen, and of androgen injection on serum phosphatases in metastatic carcinoma of the prostate. Cancer Res 1: 293

Ihde CD, Brunn PA, Cohen MH, Dunnick NR, Eddy JL, Minna JD (1986) Effective treatment of hormonally-unresponsive metastatic carcinoma of the prostate with adriamycin and cyclophosphamide. Cancer 45: 1300

Isaacs JT (1984) The timing of androgen ablation therapy and/or chemotherapy in the treatment of prostatic cancer. Prostate 5: 1

Izbicki RM, Amer MH, Al-Sarraf M (1979) Combination of adriamycin and cyclophosphamide in the treatment of metastatic prostatic carcinoma. Cancer Treat Rep 63: 999

Jones WG, Fossa SD, Denis L, Coninx P, Glashan RW, Akdas A, De Pauw M (1983) An EORTC phase II study of vindesine in advanced prostate cancer. Eur J Cancer Clin Oncol 19: 583

Jones WG, Bono AV, Verbaeys A, De Pauw M, Sylvester R and members of the EORTC (1986) Can the primary tumour be used as the sole parameter for response in phase II chemotherapy studies in metastatic prostate cancer? An EORTC Genito-urinary Group report. World J Urol 4: 176

Jones WG, Fossa SD, Bono AV, Croles JJ, Stoter G, De Pauw M, Sylvester R (1986) Mitomycin C in the treatment of metastatic prostate cancer: report of an EORTC phase II study. World J Urol 4: 182

Kasimis B, Miller JB, Kaneshiro CA et al. (1985) Cyclophosphamide versus 5-fluorouracil, doxorubicin and mitomycin C (FAM) in the treatment of hormone resistant metastatic carcinoma of the prostate: A preliminary report of a randomized trial. J Clin Oncol 3: 385

Keen CW (1980) Half body radiotherapy in the management of metastatic carcinoma of the prostate. J Urol 123: 713

Kennealey GT, Marsh JC, Walsh DA et al. (1978) Treatment of advanced carcinoma of the prostate with estramustine and 5-fluorouracil (FU). Proc Am Assoc Cancer Res, ASCO 19: 394

Kuss R, Khoury S, Richard F et al. (1980) Estramustine phosphate in the treatment of advanced prostatic cancer. Br J Urol 52: 29

Kühn M, Weißbach L (1990) Primary therapy of metastasized prostate carcinoma with depot GnRH analogue (Zoladex) versus estramustine phosphate (EMP; Estrazyt), abstracts 132: 254, EAU European Association of Urology, IXth Congress, June 13–16, Amsterdam 1990

Labrie F, Dupont A, Bélanger A, Cusan L, Brochu M, Turina E, Pinault S, Lacourciere Y, Emond J (1989) Anti-hormone treatment for prostate cancer relapsing after treatment with flutamide and castration – addition of aminoglutethimide and low dose hydrocortisone to combination therapy. Br J Urol 63: 634

Leistenschneider W, Nagel R (1980) Zytologisches Regressionsgrading und seine prognostische Bedeutung beim konservativ behandelten Prostatakarzinom. Act Urol 11: 236

Linehan WM, LaRocca R, Stein CY, McClellan W, Cooper M, Weiss G, Choyke P, Cassidy J, Ulrich M, Myers CE (1990) Use of suramin in treatment of patients with prostate carcinoma, abstracts 220A: 131, AUA Eighty-Fifth Annual Meeting, May 13–17, New Orleans 1990

Lloyd RE, Jones SE, Salmon SE et al. (1976) Combination chemotherapy with adriamycin (NSC-123127) and cyclophosphamide (NSC-26271) for solid tumors: a phase II trial. Cancer Treat Rep 60: 77

Logethetis CJ, Eschenbach AC v, Samuels ML, Trindade A, Johnson DE (1982) Doxorubicin, Mitomycin and 5 FU (DMF) in the treatment of hormone resistant stage D prostate cancer: a preliminary report. Cancer Treat Rep 66: 57

Logothetis CJ, Samuels ML, Eschenbach AC v, Trindade A, Ogden S, Grant C, Johnson DE (1983) Doxorubicin, Mitomycin-C, and 5-Fluorouracil (DMF) in the treatment of metastatic hormone refractory-adenocarcinoma of the prostate, with a note on the staging of metastatic prostate cancer. J Clin Oncol 1: 368

Logothetis CJ, Hossan E, Dexeus FH, Sella A, Amato RJ, Kilbourn RG (1990) Primary combinded chemotherapy and hormonal therapy for the treatment of patients with advanced metastatic adenocarcinoma of the prostate. Abstracts 309A: 481, AUA Eighty-Fifth Annual Meeting, May 13–17, New orleans 1990

Mahler C, Keuppens F, Nowé P, Van Erps DL (1988) Prospective study of diethylstilbestroldiphosphate in the treatment of prostatic cancer in relapse. Urol Int 43: 47

Merrin C, Etra W, Wajsman Z, Baumgartner G, Murphy G (1976) Chemotherapy of advanced carcinoma of the prostate with 5-fluorouracil, cyclophosphamide and adriamycin. J Urol 115: 86

Merrin CE (1979) Treatment of genitourinary tumors with cisdichlorodiamineplatinum (II): experience in 250 patients. Cancer Treat Rep 63: 1579

Mittleman A, Shukla SK, Murphy GP (1976) Extended therapy of stage D carcinoma of the prostate with oral estramustine phosphate. J Urol 115: 409

Moore GE, Bross IDJ, Ausman R et al. (1968) Effects of 5-fluorouracil (NSC-19893) in patients with cancer. Eastern Clinical Drug Evaluation Program. Cancer Chemother Rep 52: 641

Moore MR, Troner MB, Desimone P et al. (1986) Phase II evaluation of weekly cisplatin in metastatic hormone resistant prostate cancer: a Southeastern Cancer Study Group trial. Cancer Treat Rep 70: 541

Murphy G (1978) Management of advanced cancer of the prostate. In: Skinner DF, De Kernion JB (eds) Genitourinary cancer. Saunders, Philadelphia

Murphy GP, Slack NH and participants in the National Prostatic Cancer Project (1984) Current status of the National Prostatic Cancer Project Treatment Protocols. In: Denis L, Murphy GP, Prout GR, Schröder F (eds) Controlled clinical trial in urologic oncology. Raven, New York, p 13

Muss HB, Howard V, Richards F, White DR, Jackson DV, Cooper MR, Stuart JJ, Resnick MI, Brodkin R, Spurr CL (1981) Cyclophosphamide versus cyclophosphamide, methotrexate, and 5-fluorouracil in advanced prostatic cancer – a randomized trial. Cancer 47: 1949

O'Bryan RM, Luce JK, Talley RW et al. (1973) Phase II evaluation of adriamycin in human neoplasia. Cancer 32: 1

O'Bryan RM, Baker LH, Gottlieb JF et al. (1977) Dose-response evaluation of adriamycin in human neoplasia. Cancer 39: 1940

Paulson DF, Berry WR, Cox EB et al. (1979) Treatment of metastatic endocrineunresponsive carcinoma of the prostate gland with multiagent chemotherapy: indicators of response to therapy. JNCI 63: 615

Qazi R, Khandekar J (1983) Phase II study of cisplatin for metastatic prostatic carcinoma. An Eastern Cooperative Oncology Group study. Am J Clin Oncol 6: 203
Rübben H (1986) Chemotherapie beim Prostatakarzinom. Onkol Forum Chemother (Schwerpunkt Prostatakarzinome) 2: 11
Rübben H, Altwein JE (1987) Das fortgeschrittene Prostatakarzinom – Ein therapeutisches Dilemma? Urologe [A] 26: 7
Rossof AM, Talley RW, Stephens RL, Thigpen T, Samson MK, Groppe C, Eyre HJ, Fisher R (1979) Phase II evaluation of cis-dichlorodiamineplatinum (II) in advanced malignancies of the genitourinary and gynecologic organs, Southwest Oncology Groups Study. Cancer Treat Rep 63: 1557
Scott WW, Gibbons RP, Johnson DE, Prout GR, Schmidt JD, Saroff J, Murphy GP (1976) The continued evaluation of the effects of chemotherapy in patients with advanced carcinoma of the prostate. J Urol 116: 211
Seppelt U, Sprenger E (1980) Zellkern-DNS-Analysen durch Einzelzell-Fluoreszenz-Zytophotometrie an Prostatakarzinomen vor und während der Therapie. Verh Dtsch Ges Urol 32: 68
Smalley RV, Bartolucci AA, Hemstreet G, Hester M (1981) A phase II evaluation of a 3-drug combination of cyclophosphamide, doxorubicin and 5-fluorouracil and or 5-fluorouracil in patients with advanced bladder carcinoma or stage D prostatic carcinoma. J Urol 125: 191
Soloway MS, Shippel RM, Ikard M (1979) Cyclophosphamide, doxorubicin hydrochloride, and 5-fluorouracil in advanced carcinoma of the prostate. J Urol 122: 637
Soloway MS, De Kernion JB, Gibbons RP, Johnson DE, Leoning SA, Pontes JE et al. (1981) Comparison of estramustine phosphate and vincristin alone or in combination for patients with advanced hormone refractory, previously irradiated carcinoma of the prostate. J Urol 125: 664
Soloway MS, Beckley S, Brady MF et al. (1983) A comparison of estramustine phosphate, versus cis-platinum alone versus estramustine phosphate plus cis-platinum in patients with advanced hormone refractory prostate cancer who had extensive irradiation to the pelvis or lumbosacral area. J Urol 129: 56
Schmidt JD, Gibbons RP, Johnson DE, Prout GR, Scott WW, Murphy GP (1976) Chemotherapy of advanced prostatic cancer. Urology 6: 602
Schmidt JD, Scott WW, Gibbons RP, Johnson DE, Prout GR, Loening SA et al. (1979) Comparison of procarbazine, imidazole-carboxamide and cyclophosphamide in relapsing patients with advanced carcinoma of prostate. J Urol 121: 185
Straus MJ, Parmelee J, Olsson C, De Vere White R (1978) Cytoxan, adriamycin and methotrexate (CAM) therapy of stage D prostate cancer. Proc Am Assoc Cancer Res, Am Soc Clin Oncol 19: 314
Torti F, Aston D, Lum BL et al. (1983) Weekly doxorubicin in endocrine refractory carcinoma of the prostate. J Clin Oncol 1: 477
Torti FM, Shortliffe L, Carter SK et al. (1985) A randomized study of doxorubicin versus doxorubicin plus cisplatin in endocrine-unresponsive metastatic prostatic carcinoma. Cancer 56: 2580
Trachtenberg J, Walsh PC (1982) Correlation of prostatic nuclear androgen receptor content with duration of response and survival following hormonal therapy in advanced prostatic cancer. J Urol 127: 466
Tubiana M, Malaise E (1976) Comparison of cell proliferation kinetics in human and experimental tumors: response to irradiation. Cancer Treat Rep 60: 1887
Yagoda A (1979) Phase II trials with cis-diamine-dichloroplatinum (II) in the treatment of urothelial tumors. Cancer Treat Rep 63: 1565
Yagoda A, Watson RC, Natale RB et al. (1979) A critical analysis of response criteria in patients with prostatic cancer treated with cis-diaminedichloride platinum II. Cancer 44: 1553

3.7 Behandlung des fortgeschrittenen Prostatakarzinoms – Effizienzsteigerung durch kombinierte Maßnahmen?

U. E. STUDER und A. PUTZ

Einleitung

Erste Studien der 50er Jahre ließen vermuten, daß beim metastasierten Prostatakarzinom mit der Hormontherapie nicht nur in der Mehrzahl der Fälle die Symptome gemildert, sondern vermeintlich auch die Überlebenszeit dadurch verlängert werden könnte (Nesbit u. Baum 1950). Die behandelten Patienten wurden jedoch nicht mit einer randomisierten Kontrollgruppe, sondern mit einem Patientenkollektiv aus der Zeit vor dem 2. Weltkrieg verglichen. Erst in den 60er und 70er Jahren durchgeführte vergleichende Studien kamen zum ernüchternden Ergebnis, daß die Hormontherapie wohl in 80% der nicht vorbehandelten Fälle mit metastasierendem Prostatakarzinom eine Stabilisierung, partielle Regression oder Linderung der Beschwerden über eine limitierte Zeitspanne zur Folge haben kann, daß dies indessen bezüglich einer verbesserten Überlebensrate kaum einen Einfluß hat (VACURG 1967; Scott et al. 1980; Parker et al. 1985). Es war deshalb naheliegend, zusätzlich zu der Palliation, welche mit der Hormontherapie erzielt werden kann, auch nach einer Verbesserung der Überlebenschance der Patienten mit metastasiertem Prostatakarzinom zu suchen. Diese Anstrengungen können in 2 Gruppen aufgeteilt werden: kombinierte Hormontherapien zum einen sowie Kombinationen von Hormon- und (Poli)chemotherapie zum andern.

Kombinierte Hormontherapien

Die (subkapsuläre) Orchiektomie oder die Östrogengabe waren während Jahrzehnten die beiden bevorzugten Therapiearten beim metastasierten Prostatakarzinom, und vergleichende Studien konnten zeigen, daß sie einander bezüglich subjektivem und objektivem Therapieerfolg ebenbürtig waren (VACURG 1967; Scott et al. 1980; Byar 1973). Es lag deshalb nahe, diese beiden erfolgreichsten Therapiearten beim metastasierenden Prostatakarzinom zu kombinieren. Dies hatte indessen keine besseren Therapieresultate zur Folge. Bereits 1950 stellten Nesbit und Mitarbeiter fest, daß die *Kombination von Orchiektomie und Östrogenen* keinen Vorteil bringe (Nesbit u. Baum 1950). Eine ähnliche Feststellung publizierten 1962

Brendler u. Prout: Patienten, welche nach der Kastration eine Progression des Prostatakarzinoms zeigten und mit Östrogenen behandelt wurden, hatten subjektiv wie auch objektiv keinen besseren Krankheitsverlauf als Patienten einer randomisierten Kontrollgruppe, welche lediglich ein Placebopräparat erhielten (Brendler u. Prout 1962). Die 1. VA-Studie (VACURG 1967; Byar 1973) bestätigte Ende der 60er Jahre anhand einer randomisierten Studie nochmals, daß mit der Kombination Orchiektomie und Östrogene keine besseren Therapieergebnisse als mit der Orchiektomie alleine erzielt werden können. Im Gegenteil, in der VACURG-Studie I hatten die Männer, welche die Kombinationstherapie hatten, sogar einen signifikant schlechteren Verlauf als jene, welche mit der Orchiektomie allein behandelt wurden. Dies dürfte auf die Komplikationen durch die hohen, heute nicht mehr üblichen Östrogendosen (5 mg DES täglich) zurückzuführen sein und die Autoren zur Schlußfolgerung zwang: Was man mit Östrogenen als Therapieerfolg beim Prostatakarzinom verbuchen könnte, machten thromboembolische, kardiovaskuläre Komplikationen zunichte.

Die Ansicht, daß zusätzlich zur Orchiektomie keine Östrogene als Langzeittherapie abgegeben werden sollten, wird auch heute noch mit guten Argumenten von namhaften Kennern der Materie vertreten (Scott et al. 1980; Cockburn 1983; Paulson 1985; deKernion u. Lindner 1984). Der Grund, weshalb die Kombination der beiden effektvollen Einzeltherapien keine Verbesserung der Resultate bringt, ist an sich leicht verständlich: Östrogene beeinflussen die Achse Hypothalamus–Hypophyse–Leydig-Zellen, indem die Ausschüttung des luteinisierenden Hormones aus der Hypophyse blockiert wird; dadurch wird die Testosteronsynthese in den Leydig-Zellen indirekt unterdrückt. Eine direkte Beeinflussung der Leydig-Zellen durch die Östrogene im Sinne einer Hemmung der Steroidogenese, wie auch der Prostatazellen, konnte nicht nachgewiesen werden (Paulson 1978). In-vitro-Versuche haben zwar eine Beeinflussung der 5-alpha-Reduktase, ein membranständiges Enzym der Prostata(karzinom)zelle gezeigt. Dies wie auch eine Beeinflussung der DNA-Polymerase wird indessen erst bei Östrogenkonzentrationen möglich, welche weit über dem therapeutischen Bereich liegen würden.

Noch ungeklärt ist der genaue Wirkungsmechanismus bei sehr hoch dosierter Gabe von phosphoryliertem Diaethylstilbestrol (DES, Honvan®). Es ist nicht ausgeschlossen, daß während der kurzfristigen sehr hohen Östrogenkonzentration im Blut (nach Infusion von Honvan® ist diese rund 1000mal höher als nach peroraler Gabe von Diaethylstilbestrol, DES) eine gewisse zytotoxische Wirkung an der Prostatakarzinomzelle – ähnlich den In-vitro-Ergebnissen – eintritt. In der Tat gibt es zahlreiche klinische Beobachtungen, welche eine erstaunliche Linderung der Beschwerden und objektive partielle Regression des Primärtumors oder der Metastasen nach hochdosierter intravenöser Honvanapplikation bei Patienten zeigten, bei welchen nach erfolgter Orchiektomie eine Progression des Prostatakarzinoms zu verzeichnen war (Citrin et al. 1985). Ob diese z.T. eindrücklichen Resultate – welche aber meist von zeitlich sehr beschränkter Dauer sind –

tatsächlich auf eine direkte zytotoxische Wirkung an der Prostatakarzinomzelle zurückzuführen sind oder ob es sich um Veränderungen handelt, welche durch den Steroideffekt allein bedingt sind, kann zur Zeit nicht schlüssig beurteilt werden. Ergebnisse einer vergleichenden Studie intravenöse Honvantherapie versus Glukokortikoide (z. B. Prednison) liegen nicht vor.

Die LHRH-Analoga wirken ebenfalls auf die Hypothalamus-Hypophyse-Leydig-Zellachse und führen, wenn auch über einen etwas anderen Wirkungsmechanismus als die Östrogene, ebenfalls zu einer verminderten Sekretion des luteinisierenden Hormones und demzufolge zu einer Verminderung, respektive Aufhebung der testikulären Androgensynthese. Wie an anderer Stelle bereits gezeigt, sind mit den relativ teuren LHRH-Analoga Therapieergebnisse beim metastasierenden Prostatakarzinom zu erzielen, welche jenen der subkapsulären Orchiektomie oder der Östrogentherapie bezüglich Wirksamkeit ebenbürtig (sofern der Patient das Medikament regelmäßig einnimmt), aber bezüglich Therapieerfolg auch nicht besser sind (Garnick 1986; de Voogt et al. 1990). Weil der Therapieerfolg, wie bei der Östrogentherapie, letztlich auf einer Senkung der testikulären Androgensynthese beruht, erscheint eine *Kombination von subkapsulärer Orchiektomie + LHRH-Analoga* – analog des oben aufgezeigten Problemkreises Orchiektomie kombiniert mit Östrogentherapie – ebenfalls als wenig sinnvoll.

Die durch subkapsuläre Orchiektomie, Östrogentherapie oder LHRH-Analoga beeinflußbaren testikulären Androgene machen ca. 95% der Gesamtandrogene aus. Die verbleibenden 5–10% der zirkulierenden Androgene werden in der Nebenniere synthetisiert. Obwohl bekannt ist, daß diese Androgenmengen nicht genügen, ein Wachstum oder eine Sekretion im Bereiche der Prostatadrüsen zu induzieren und deshalb wahrscheinlich auch neoplastisch veränderte Prostatazellen nur unwesentlich durch das verbleibende Testosteron in ihrem Wachstum beeinflußt werden, hat man dennoch wiederholt versucht, bei Patienten mit progredientem Prostatakarzinom nach erfolgter Kastration die Nebennieren chirurgisch zu entfernen, respektive medikamentös mit Aminoglutethimid auszuschalten (Walsh 1975; Sanford et al. 1976). Vorübergehende und möglicherweise z.T. auf die postoperativ verabreichten Opiate, respektive die im Rahmen der Substitution verabreichten Steroide zurückzuführenden Therapieerfolge betrugen 40–70% (Resnick u. Grayhack 1975). Dabei handelte es sich meist um eine kurzfristige Linderung.

Eine andere Möglichkeit, die extratestikulären Androgene zu inaktivieren, ist der Einsatz der Antiandrogene (Cytoproteronacetat oder Flutamid). Bisherige klinische Ergebnisse zeigen denn auch, daß bezüglich Wirksamkeit die Antiandrogene bei genügend hoher Dosierung der Orchiektomie oder der exogenen Östrogentherapie bei nicht vorbehandelten Patienten mit Prostatakarzinom ebenbürtig sind, daß indessen bei Patienten, welche eine Progression nach Orchiektomie zeigten, kein zusätzlicher Therapieeffekt mit Antiandrogenen erzielt werden konnte (Tveter et al. 1978; Rost et al. 1981;

Fox u. Hammonds 1980; Bracci 1979; Fukushima et al. 1978; Sogani u. Whitmore 1979).

Obwohl die soeben erwähnten wenig befriedigenden Erfahrungen mit medikamentöser/chirurgischer Adrenalektomie, Hypophysektomie, respektiv Antiandrogengabe bei Patienten mit progressivem Prostatakarzinom nach Orchiektomie/Östrogentherapie bekannt und wenig erfolgversprechend waren und man aufgrund verschiedener Untersuchungen annehmen mußte, daß oft neben hormonsensiblen auch hormonunabhängige Zellinien vorkommen (Coffey u. Isaacs 1981; Isaacs 1984), mußten dennoch die Ergebnisse von Labrie und Mitarbeitern erstaunen: Die Überlebenskurven der von ihnen mit LHRH-Analoga + Antiandrogenen behandelten Patienten waren deutlich besser als jene einer früheren (historischen) Kontrollpopulation oder als die publizierten Ergebnisse von Patienten eines anderen Kontinents (Leuprolide-Study) (The Leuprolide Study Group 1984). Erste vergleichende, randomisierte Studien konnten indessen keinen Unterschied mehr zeigen zwischen Patienten, die mit einer Hormontherapie alleine oder mit einer Kombinationstherapie (Orchiektomie oder LHRH-Analoga + Antiandrogene) behandelt wurden (Zadra et al. 1986; Schröder et al. 1987; Robinson u. Hetherington 1986).

Aufsehen erweckten in der Folge die Resultate einer amerikanischen Multizenterstudie, welche bei Patienten mit metastasiertem Prostatakarzinom eine um 7 Monate kürzere mediane Beobachtungszeit zeigte, wenn die Patienten nur mit LHRH-Analoga (Leuprolid) und nicht mit der Langzeitkombinationstherapie LHRH-Analoga + Antiandrogen (Flutamid) behandelt waren (Crawford 1989). Eine Analyse der Daten zeigt, daß die schlechteren Ergebnisse bei den nur mit LHRH-Analoga behandelten Patienten auf einen sehr frühen, signifikanten Abfall in der Überlebenskurve nach 3 Monaten zurückzuführen ist. Dieses „shoulder phenomenon", wie der Abfall der Überlebenskurve ebenfalls genannt wird, fand sich auch in der NPCP-Studie 1700 bei jenen Patienten, welche nur mit einem LHRH-Analog (Buserelin) behandelt wurden, nicht jedoch bei der orchiektomierten oder mit DES behandelten Kontrollgruppe oder den Patienten, welche Methotrexat + DES/Orchiektomie erhielten (Huben et al. 1988). Eine mögliche Erklärung, warum die alleinige LHRH-Analogagabe zu einer initialen Verschlechterung des Krankheitsverlaufs beitragen kann, zeigten Fauré und Klign: Bei der alleinigen Gabe von LHRH-Analoga kommt es wegen der initial erhöhten Ausschüttung des luteinisierenden Hormons zu einer Verdoppelung der Serumtestosteronwerte eine Woche nach Therapiebeginn. Als Ausdruck der dadurch bedingten zusätzlichen Stimulation der Prostata-(karzinom)zellen (sog. „flare-up"), konnte ein gleichzeitiger vorübergehender Anstieg der sauren Prostataphosphatase objektiviert werden. Dieser „flare-up" kann durch die gleichzeitige Gabe eines Antiandrogens während der ersten LHRH-Therapiewoche verhindert werden: trotz unverändertem Anstieg des Serumtestosterons nimmt die saure Prostataphosphatase in den ersten Therapiewochen kontinuierlich ab (Klign et al. 1985; Fauré et al. 1983).

Daß Prostatakarzinome, insbesondere auch sog. hormonrefraktäre (ohne Androgenstimulation gleichwohl wachsende Prostatakarzinomzellinien) nach der Gabe von Testosteron beschleunigt wachsen, konnte sowohl in vitro wie auch in vivo gezeigt werden (Bruchovsky et al. 1987; Fowler u. Whitmore 1982).

Eine kürzlich abgeschlossene, randomisierte EORTC-Studie (30843) konnte denn auch zeigen, daß bezüglich Überleben, respektive Zeit bis zur Progression des Prostatakarzinoms, kein Unterschied mehr bestand zwischen den Patienten, welche orchiektomiert wurden und jenen Patienten, welche zusätzlich zur LHRH-Behandlung (Buserelin®) während den ersten zwei Therapiewochen mit einem Antiandrogen (Cyproteronacetat, Androcur®) behandelt wurden. Andererseits zeigte auch die 3. Patientengruppe dieser Studie, welche zur LHRH-Therapie eine Langzeitandrogenbehandlung (im Sinne der „totalen Androgenblockade") hatten, keine besseren Ergebnisse als die orchiektomierte Gruppe oder die Patienten, bei welcher die LHRH-Therapie nur initial mit Antiandrogenen kombiniert wurde.

Vorläufige Ergebnisse anderer randomisierter prospektiver Phase-II- + -III-Studien scheinen ebenfalls keinen signifikanten Unterschied zugunsten der „totalen Androgenblockade" zu zeigen (Holdaway et al. 1990; Fourcade et al. 1990; Lund u. Rasmussen 1988). Obwohl auch mit diesen Studien nicht mit Sicherheit ausgeschlossen werden kann, daß möglicherweise einzelne Patienten von einer kombinierten Hormontherapie mit gleichzeitiger Neutralisierung der adrenalen Androgene wenig profitieren könnten, so ist dem zumindest auch die potentielle Toxizität der Antiandrogene, wie gastrointestinale Beschwerden, cholostatische Hepatitis oder Nachtblindheit, entgegenzuhalten (Crawford et al. 1989; Lund u. Rasmussen 1988).

Zusammenfassend kann man festhalten, daß es keine verläßlichen Anhaltspunkte gibt, welche eine Verbesserung der Prognose des metastasierenden Prostatakarzinoms vermuten lassen, wenn anstelle der Orchiektomie eine andere Hormontherapie, respektiv eine Kombination von Hormontherapie und Antiandrogenen durchgeführt wird. Lediglich bezüglich Kosten und Nebenwirkungen sind Unterschiede nachweisbar. Diese Schlußfolgerung ist ernüchternd, insbesondere wenn man bedenkt, daß während Jahrzehnten immer wieder vermeintlich neue Formen der Hormon-, respektiv kombinierten Hormontherapie angepriesen wurden. Andererseits ist dies nicht allzu erstaunlich, wenn man sich von der Vorstellung loslöst, daß das Prostatakarzinom erst sekundär, d. h. im Rahmen eines Anpassungsvorganges „hormonrefraktär" werde. Vielmehr muß man annehmen, daß in vielen Fällen bereits von Anbeginn an, da es sich um einen heteroklonalen Tumor handelt, neben hormonsensiblen auch primär hormonresistente Zellinien vorhanden sind. Letztere werden, wie immer auch die Hormontherapie dosiert bzw. kombiniert wird, in ihrem Verhalten nicht beeinflußt werden. Eine Folge dieser Erkenntnis war es deshalb zu versuchen, die Hormontherapie mit einer zusätzlichen Behandlungsart zu kombinieren, welche auch die hormonunempfindlichen Prostatakarzinomzellinien beeinflussen sollte, z. B. mit einer kombinierten Hormon- und Zytostatikatherapie.

Kombinationen von Hormon- und Chemotherapie

Wir werden im folgenden bewußt nicht mehr auf die einzelnen Formen der Hormontherapie eingehen, da sich die verschiedenen Arten der Hormontherapie, wie weiter oben dargestellt, bezüglich der für den Patienten relevanten Kriterien, nämlich Linderung der Symptome oder Beeinflussung der Überlebenszeit wahrscheinlich nur unwesentlich voneinander unterscheiden. Die kombinierte Therapie kann auf 2 Arten erfolgen: Zeitlich gestaffelt, d.h. die Chemotherapie erst nachdem eine Progression nach eingeleiteter Hormontherapie auftrat oder primär beide Therapieformen zusammen.

In den 70er Jahren sind Chemotherapeutika in der Regel erst als *sekundäre Therapie nach der Hormontherapie* bei Patienten mit sog. hormonresistenten Karzinomen eingesetzt worden. Gute Übersichten der verschiedenen *Monotherapien* sind von Scher, Eisenberger und Drago publiziert (Scher u. Sternberg 1985; Eisenberger et al. 1985; Drago 1984) und an anderer Stelle in diesem Buch zusammengestellt. Auffallend an den Ergebnissen ist, daß je nachdem wie die Beurteilungskriterien gewählt wurden, entsprechend auch die Erfolgsraten verschieden waren und daß die besseren Ergebnisse meist bei kleinen Patientenkollektiven erzielt wurden. Für die unterschiedlichen Ergebnisse bei der Behandlung mit denselben Chemotherapeutika dürfte insbesondere auch die unterschiedliche Auswahl aus dem Patientengut (mehr oder weniger fortgeschrittene Fälle, Patienten mit/ohne Schmerzen, guter/reduzierter Allgemeinzustand etc.) eine erhebliche Rolle gespielt haben. Zu den Medikamenten, mit denen mehrmals Ansprechraten um 5–20% erzielt wurden, gehören Cyclophosphamid (Endoxan), 5-Fluorouracyl (5-FU), Cis-Platinum, Anthracycline (Doxorubicin, 4-Epirubicin) sowie Methotrexat. Bei der Vielfalt der verschiedenen Chemotherapeutika, den Patienten, den Dosierungen und Erfolgskriterien ist dennoch allen publizierten Arbeiten gemeinsam, daß die Therapieerfolge von kurzer Dauer, d.h. zwischen 3 und 6 Monaten waren; meistens war es ein stationärer Befund während 3 Monaten.

Aufgrund der Ergebnisse mit einzelnen Chemotherapeutika bei sog. hormonresistenten Prostatakarzinomen wurden in der Folge zahlreiche Phase-II-Studien mit *Kombinationen verschiedener Chemotherapeutika* durchgeführt. (deKernion u. Lindner 1984; Scher u. Sternberg 1985; Eisenberger et al. 1985; Drago 1984; Beckley et al. 1981a, b; Paulson et al. 1981; Citrin u. Hogan 1982; Logothetis et al. 1983; Torti et al. 1985; Saiers et al. 1985). Die Ansprechraten einzelner Studien betrugen bis zu 50% (Logothetis et al. 1983; Torti et al. 1985; Saiers et al. 1985). Ähnlich den Therapien mit einzelnen chemotherapeutischen Substanzen betrug die mediane Wirkungsdauer bei jenen Patienten, welche auf die Kombinationschemotherapie angesprochen hatten, ebenfalls lediglich 2–6 Monate. Wie zudem bereits bei der Monochemotherapie festgestellt, sind auch bei den Polichemotherapien die Ergebnisse teilweise widersprüchlich, was nicht zuletzt auch mit der Schwierigkeit, objektive Kriterien bezüglich des

Therapieerfolges zu haben, erklärbar ist. Sowohl im Bereiche des Primärtumors, der regionären Lymphknotenmetastasen wie auch der Knochenmetastasen ist eine objektive Abschätzung einer stationären Situation oder partiellen Remission oft äußerst schwierig. Die Ergebnisse der zahlreichen Phase-II-Studien können zudem nicht miteinander verglichen werden, da wiederum die Selektion der Patienten und die Erfolgskriterien verschieden waren.

Phase-III-Studien, welche den Vergleich zwischen verschiedenen Kombinationschemotherapien möglich machen könnten, sind systematisch von der National Prostate Cancer Project (NPCP) – worüber ausführlich an anderer Stelle berichtet wird – wie auch an verschiedenen Zentren durchgeführt worden. Bei den 3 randomisierten Patientengruppen des NPCP-Protokolls 600, welche alle mit Hormonen vorbehandelt waren, wurden Cyclophosphamid (Endoxan) + Hormone vs. Estramustin-Phosphat (Estrazyt) + Hormone vs. Hormone allein miteinander verglichen. Bezüglich Ansprechrate, Ansprechdauer und Überlebenszeit bestand kein Unterschied (Gibbons et al. 1983). Muss und Mitarbeiter (Muss et al. 1981) fanden in einer randomisierten Studie bei hormonell vorhandelten Patienten keinen signifikanten Unterschied zwischen jenen, welche mit Cyclophosphamid (Endoxan) alleine behandelt wurden, im Vergleich zu jenen Patienten, welche zusätzlich zum Cyclophosphamid (in einer allerdings um 30% reduzierten Dosis) noch Methotrexat und 5-FU erhielten. In den beiden Gruppen betrug die Ansprechrate 53 bzw. 54%, wobei bei den Patienten mit Cyclophosphamid alleine sich der Therapieerfolg ausschließlich auf stationäre Verhältnisse beschränkte. Im Gegensatz dazu hatte bei der Kombinationstherapie ein Patient eine partielle Tumorregression gezeigt. Die Kombinationstherapie mit Cyclophosphamid, Methotrexat und 5-FU, allerdings in anderer Dosierung, ergab am Memorial Sloan-Kettering Cancer Center einen Behandlungserfolg in lediglich 35% der Fälle (3 Patienten [15%] mit partieller Remission, 20% stationäre Verhältnisse) bei einer medianen Therapieansprechdauer von 2,5 Monaten. Die Ergebnisse in der randomisierten, zweiten Patientengruppe dieser Studie (mit Chlorethylcyclohexylnitrosurea – CCNU – behandelt) war mit 30% Ansprechrate ähnlich; allerdings wurden bei diesen Patienten keine partiellen Remissionen beobachtet (Herr 1982).

Die Tatsache, daß weitaus der größte Teil aller als Therapieerfolge publizierten Daten auf eine sog. Stabilisierung der Krankheit während wenigen Monaten zurückzuführen ist, zeigt, wie vorsichtig diese Resultate zu interpretieren sind. Werden Patienten mit einem während 3 Monaten stationär bleibenden Zustand der Krankheit (was auch beim nicht behandelten Prostatakarzinom vorkommen kann) nicht als Therapieerfolg gewertet, so wäre die Ansprechrate der bisher verwendeten Polichemotherapien bei sog. hormonrefraktären metastasierten Prostatakarzinomen deutlich geringer, d. h. wohl meist unter 5–10%.

Wegen der bisher wenig erfreulichen Resultate mit der Chemotherapie bei hormonell bereits vorbehandelten Patienten wurde wiederholt versucht, möglichst früh, d. h. zum Zeitpunkt der Diagnose des Prostatakarzinoms, *die Chemotherapie gleichzeitig mit der Hormontherapie* einzusetzen, um gleichzeitig möglichst viele (hormonresistente und hormonsensible) Prostatakarzinomzellen zu erfassen. Dafür sprechen allgemeine Grundsätze der Chemotherapie, Tierversuche von Isaacs und Coffey (Isaacs 1984; Isaacs u. Coffey 1981) sowie Ergebnisse tumorbiologischer Modelle (Grossman 1986). Wie bereits bei der Hormontherapie und der Chemotherapie beobachtet, wiederholte sich ein ähnliches Szenario: Erste Ergebnisse von Phase-II-Studien, welche die Hormontherapie mit verschiedenen Chemotherapeutika, so z. B. 5-FU und Cyclophosphamid (Endoxan) kombinierten, waren vielversprechend. Von 24 behandelten Prostatakarzinompatienten starben lediglich 40% innerhalb der ersten 5 Jahre (Mukamel et al. 1980; Servadio et al. 1983). Die Arbeitsgruppe vom Roswell Park Memorial Institute kombinierte die Hormontherapie mit Cis-Platinum bei 43 Patienten mit nicht vorbehandelten, metastasierenden Prostatakarzinomen. Eine komplette Remission wurde nicht beobachtet, 2/3 der Fälle zeigten immerhin eine partielle Besserung bei einer mittleren Ansprechdauer von 9 Monaten (Merrin 1980). Diese Arbeitsgruppe hatte später zur Hormon- und Cis-Platinum-Therapie noch 5-FU, Cyclophosphamid und Estramustin-Phosphat (Estracyt) dazugegeben; die Ergebnisse waren, soweit vergleichbar, etwa dieselben mit 40% partiellem Therapieerfolg (Eisenkraft et al. 1984). Vergleichende, randomisierte Studien konnten indessen noch keine signifikanten Vorteile der mit Chemotherapeutika kombinierten Hormontherapie im Vergleich zur Hormontherapie alleine zeigen, zumindest was die Überlebensrate betrifft. Bei der NPCP-Studie Nr. 500 wurde die Hormontherapie vs. Hormontherapie plus Cyclophosphamid (Endoxan) vs. Endoxan und Estramustinphosphat (Estracyt) verglichen. Die Überlebensraten der 3 Patientengruppen sind nicht signifikant unterschiedlich (Murphy et al. 1983). Die Ergebnisse der NPCP-Studie 1300 sind ebenso ernüchternd. Sie zeigen keinen Unterschied zwischen den 3 Patientengruppen, welche mit Hormontherapie alleine, Estramustinphosphat (Estracyt) oder Hormonen, Cyclophosphamid und 5-FU gleichzeitig behandelt wurden (Murphy et al. 1986). In der NPCP-Studie 1700 waren die Ergebnisse bei den Patienten, welche zusätzlich zur Hormontherapie mit Methotrexat behandelt wurden, ebenfalls nicht besser als nach alleiniger Hormontherapie (Huben et al. 1988). Weitere Einzelheiten sind im folgenden Beitrag dargestellt.

Zusammenfassung

Zusammengefaßt kann man feststellen, daß heute beim disseminierten Prostatakarzinom wohl zahlreiche Möglichkeiten der palliativen Therapie bestehen, daß aber bei kritischer Betrachtung noch keine Kombinationshormon- und/oder Chemotherapie gefunden wurde, welcher eine Lebensverlängerung zugeschrieben werden kann.

Die Analyse der verschiedenen Resultate kombinierter Therapie beim metastasierenden Prostatakarzinom ist ernüchternd:
- Wie bei der alleinigen Hormontherapie ist eine subjektive Linderung der Beschwerden ebenso mit einer kombinierten Behandlung zu erzielen. Die Ansprechraten bei hormonell nicht vorbehandelten Patienten bleiben indessen jenen nach alleiniger Hormontherapie mit 70–80% vergleichbar.
- Bei hormonell vorbehandelten, sog. hormonrefraktären Patienten ist mit einer Chemotherapie eine subjektive Besserung in 10–40% der Fälle während einer relativ kurzen Zeitspanne von einigen Monaten zu erwarten. Diese Therapieergebnisse sind auch mit anderen palliativen Maßnahmen zu erzielen (Steroide, Strahlentherapie, Analgetika), ohne die z.T. erheblichen Nebenwirkungen der (Poli)chemotherapie.
- Trotz subjektiver Besserung und vereinzelten Fällen mit partieller Remission oder verzögert aufgetretener Progression unter kombinierter Therapie ist bisher noch nie eine signifikante Lebensverlängerung nachgewiesen worden; das oft benützte Kriterium des ersten objektiven Nachweises einer Tumorprogression (Labor- oder Knochenszintigraphiebefund) ist beim Prostatakarzinom von fraglicher biologischer und prognostischer Wichtigkeit. Es ist zudem zu berücksichtigen, daß auch die „harten Daten" eines objektivierten Tumorprogresses dem Wandel der Zeit unterworfen waren. Objektive Zeichen einer Tumorprogression wurden in den 60er Jahren auf Röntgenbildern des Beckens gesucht, in den 70er Jahren war dies oft ein Ansteigen der sauren Prostataphosphatase, in den 80er Jahren waren es neue Herdbefunde im Knochenszintigramm („hot spots") und in letzter Zeit gilt ein Ansteigen der Serumwerte des PSA (prostataspezifisches Antigen) als Frühzeichen eines Progresses.
- Die Zahl der publizierten Therapieerfolge mit (einarmigen) Phase-II-Studien, sei es für Mono- oder Kombinations-, für Hormon- oder Chemotherapie, mit verheißungsvoll guten bis sehr guten Ergebnissen, ist groß. In vergleichenden Phase-III-Studien konnte die vermeintliche Überlegenheit der neuen Therapieform bezüglich Lebensverlängerung jedoch nie überzeugend nachgewiesen werden.
- Der Vergleich der Therapieergebnisse neuer Phase-II-Studien mit historischen Kontrollpopulationen bzw. -ergebnissen ergab meist bessere Ergebnisse für die neue Therapiemodalität. Dies ist jedoch, wie aus den Phase-III-Studien geschlossen werden muß, vorwiegend dem Faktor der Patientenselektion zuzuschreiben. Wegen der Zunahme der ärztlichen Versorgung und dem Vorhandensein von empfindlicheren diagnostischen Mitteln werden (metastasierte) Prostatakarzinome vermehrt zu einem früheren Zeitpunkt erfaßt, was zwingend eine längere Überlebenszeit zur Folge haben muß.
- Phase-II-Studien sind eine unabdingbare Notwendigkeit, neue potente Therapieformen für das metastasierende Prostatakarzinom zu finden. Ungeachtet dessen, wie verheißungsvoll die Resultate dieser einarmigen Studien sind, muß deren Überlegenheit im Vergleich zu den bisherigen

Therapieformen zunächst in vergleichenden Phase-III-Studien überprüft werden, bevor die (vermeintlich) bessere Therapieform in der täglichen Praxis angewandt werden darf. Wird dies nicht berücksichtigt, wird der Patient unnötigen Gefahren und das Gesundheitswesen unnötigen zusätzlichen Kosten ausgesetzt.

– Die ernüchternde Bilanz bisheriger Kombinationstherapien beim metastasierten Prostatakarzinom soll nicht zu therapeutischem Nihilismus verleiten. Sie soll aber die Notwendigkeit einer zielgerichteten klinisch-onkologischen Forschung und von weiteren multizentrischen, vergleichenden Studien aufzeigen.

Literatur

Beckley S, Wajsman LZ, Slack NH, Murphy GP (1981) Chemotherapy in metastatic, hormone refractory prostatic cancer using chlorambucil in combination with prednisolone versus conjugate, prednimustine (Leo 1031). Urology XVII 5: 446–448

Beckley S, Wajsman Z, Maeso E, Pontes E, Murphy G (1981) Estramustine phosphate with multiple cytotoxic agents in treatment of advanced prostatic cancer. Urology XVIII 6: 592–595

Bracci U (1979) Antiandrogens in the treatment of prostatic cancer. Eur Urol 5: 303

Brendler H, Prout GR Jr (1962) A cooperative group study of prostatic cancer? stilbestrol versus placebo in advanced progressive disease. Cancer Chemo Rep 16: 323–327

Bruchovsky N, Brown EM, Coppin CM, Goldenberg SL, Le Riche JC, Murray NC, Rennie PS (1987) The endocrinology and treatment of prostate tumor progression. In: Progress in clinical and biological research. Liss, New York (Current concepts and approaches to the study of prostate cancer), pp 347–387

Byar DP (1973) The Veterans Administration Cooperative Urological Research Group's studies of cancer of the prostate. Cancer 32: 1126–1130

Citrin DL, Hogan TF (1982) A phase II evaluation of adriamycin and cis-platinum in hormone resistant prostate cancer. Cancer 50: 201–206

Citrin DL, Dies MS, Wallemark CB (1985) A phase II study of high-dose estrogens (diethylstilbestrol diphosphate) in prostate cancer. Cancer 56: 457–460

Cockburn AG (1983) Carcinoma of the prostate: delayed endocrine therapy is best. Semin Urol 1: 280–287

Coffey DS, Isaacs JT (1981) Prostate tumor biology and cell kinetics – theory. Urology [Suppl] 17: 40–53

Crawford ED, Eisenberger MA, McLeod DG, Spaulding JT, Benson R, Dorr FA, Blumenstein BA, Davis MA, Goodman PJ (1989) A controlled trial of leuprolide with and without flutamide in prostatic carcinoma. N Engl J Med 321: 419–424

deKernion JB, Lindner A (1984) Chemotherapy of hormonally unresponsive prostatic carcinoma. Urol Clin North Am 2: 319–326

de Voogt HJ, Klein JG, Studer U, Sylvester R, de Pauw M and members of the EORTC GU-group (1990) The use of LHRH-agonist Buserelin, combined with the anti-androgen cyproterone-acetate versus orchidectomy in the treatment of advanced prostatic cancer: preliminary results of EORTC-trial 30843. Eur Urol 18 (S1): 98

Drago JR (1984) Chemotherapy in prostatic cancer urologic oncology. Nijhoff, Boston, pp 51–77

Eisenberger MA, Simon R, O'Dwyer PJ (1985) A reevaluation of nonhormonal cytotoxic chemotherapy in the treatment of prostatic carcinoma. J Clin Oncol 3: 827–841

Eisenkraft S, Huben RP, Pontes JE (1984) Orchiectomy and chemotherapy with estramustine, cis-platinum, cyclophosphamide, and 5-fluorouracil in newly diagnosed prostate cancer with bone metastases. Urology XXIII: 51–53

Fauré N, Lemay A, Larode B et al. (1983) Preliminary results on the clinical efficacy and safety of androgen inhibition by an LHRH agonist alone or combined with an antiandrogen in the treatment of prostatic carcinoma. Prostate 4: 601–624

Fourcade RO, Cariou G, Coloby P, Colombel P, Coulange C, Grise P, Mangin P, Soret JY, Poterre M (1990) Total androgen blockade in advanced prostatic carcinoma: interim report of a double blind study using Zoladex and Flutamide. J Urol 143: 220A

Fowler JE, Whitmore Jr WF (1982) Considerations for the use of testosterone with systemic chemotherapy in prostatic cancer. Cancer 49: 1373–1377

Fox M, Hammonds JC (1980) Palliative effect of cyproterone acetate in carcinoma of the prostate with widespread metastatic bone disease. Br J Urol 52: 402

Fukushima DK (1978) Effect of flutamide on cortisol meta bolism. J Clin Endocrinol Metab 47: 488

Garnick MB (1986) Leuprolide versus diethylstilbestrol for previously untreated stage D_2 prostate cancer. Urology XXVII [Suppl 1]: 21–26

Gibbons RP, Beckley S, Brady MF (1983) The addition of chemotherapy to hormonal therapy for treatment of patients with metastatic carcinoma of the prostate. J Surg Oncol 23: 133–142

Grossman HB (1986) Hormonal therapy of prostatic carcinoma: is there a rationale for delayed treatment? Urology XXVII: 199–204

Herr HW (1982) Cyclophosphamide, methotrexate and 5-fluorouracil combination chemotherapy versus chloroethyl-cyclohexyl-nitrosourea in the treatment of metastatic prostatic cancer. J Urol 127: 462–465

Holdaway I, Altwein JE, Klippel KF, Lunglmayr G, Tyrrell CJ, Varenhorst E (1990) A multicentre randomised trial comparing the LHRH agonist „Zoladex" with „Zoladex" in combination with flutamide in the treatment of advanced prostate cancer. J Urol 143: 220A

Huben RP, Murphy GP and the investigators of the National Prostatic Cancer Project (1988) A comparison of diethylstilbestrol or orchiectomy with buserelin and with methotrexate plus diethylstilbestrol or orchiectomy in newly diagnosed patients with clinical stage D_2 cancer of the prostate. Cancer 62: 1881–1887

Isaacs JT (1984) The timing of androgen ablation therapy and/or chemotherapy in the treatment of prostatic cancer. Prostate 5: 1–17

Isaacs JT, Coffey DS (1981) Adaptation versus selection as the mechanism responsible for the relapse of prostatic cancer to androgen ablation therapy as studied in the Dunning R-3327-H adenocarcinoma. Cancer Res 41: 5070

Klign JGM, de Voogt HJ, Schröder FH, de Jong FH (1985) Combined treatment with buserelin and cyproterone acetate in metastatic prostatic carcinoma. Lancet 2: 493

The Leuprolide Study Group (1984) Leuprolide versus diethylstilbestrol for metastatic prostate cancer. N Engl J Med 311: 1281–1286

Logothetis CJ, Samuels ML, Eschenbach AC v (1983) Doxorubicin, Mitomycin-C, and 5-fluorouracil (DMF) in the treatment of metastatic hormonal refractory adenocarcinoma of the prostate, with a note on the staging of metastatic prostate cancer. J Clin Oncol 1: 368

Lund F, Rasmussen F (1988) Flutamide versus stilboestrol in the management of advanced prostatic cancer. Br J Urol 61: 140–142

Merrin CE (1980) Treatment of previously untreated (by hormonal manipulation) stage D adenocarcinoma of prostate with combined orchiectomy, estrogen, and Cis diaminedichloroplatinum. Urology XV: 123–125

Mukamel E, Nissenkorn I, Servadio C (1980) Early combined hormonal and chemotherapy for metastatic carcinoma of prostate. Urology XVI: 257–260

Murphy GP, Beckley S, Brady M (1983) Treatment of newly diagnosed metastatic prostate cancer patients with chemotherapy agents in combination with hormones versus hormones alone. Cancer 51: 1264–1272

Murphy GP, Huben RP, Priore R (1986) Results of another trial of chemotherapy with and without hormones in patients with newly diagnosed metastatic prostate cancer. Urology XXVIII: 36–40

Muss HB, Howard V, Richards F, White DR, Jackson DV, Cooper MR, Stuart JJ, Resnick MI, Brodkin R, Spurr CL (1981) Cyclophosphamide versus cyclophosphamide, methotrexate, and 5-fluorouracil in advanced prostatic cancer. Cancer 47: 1949-1953

Nesbit RM, Baum WC (1950) Endocrine control of prostatic carcinoma: clinical and statistical survey of 1818 cases. JAMA 143: 1317-1320

Parker MC, Cook A, Riddle PR (1985) Is delayed treatment justified in carcinoma of the prostate? Br J Urol 57: 724-728

Paulson DF (1978) The role of endocrine therapy in the management of prostatic cancer. In: Skinner DG, deKernion JB (eds) Genitourinary cancer. Saunders, Philadelphia, p 388

Paulson DF (1985) Management of metastatic prostatic cancer. Urology [Suppl] 25: 49-52

Paulson DF, Walker RA, Berry WR, Cox EB, Hinshaw W (1981) Vincristine, bleomycin, methotrexate, 5-fluorouracil, and prednisone in metastatic, hormonally unresponsive prostatic adenocarcinoma. Urology XVII: 443-445

Resnick MI, Grayhack JT (1975) Treatment of stage IV carcinoma of the prostate. Urol Clin North Am 2: 141-161

Robinson MRG, Hetherington J (1986) The EORTC studies: is there an optimal endocrine management for M1 prostatic cancer? World J Urol 4. 171-175

Rost A (1981) Cyproterone acetate, testosterone, LH, FSH, and prolactin levels in plasma after intramuscular application of cyproterone acetate in patients with prostatic cancer. Prostate 2: 315

Saiers JH, Tramum BL, Stephens R (1985) Treatment of stage D II adenocarcinoma of the prostate with doxorubicin, mitomycin C and 5-fluorouracil; a South-West Oncology Group study. Proc Am Soc Clin Oncol 4: 108

Sanford EJ, Drago JR, Rohner TJ (1976) Aminoglutethimide medical adrenalectomy for advanced prostatic carcinoma. J Urol 115: 170

Scher HI, Sternberg CN (1985) Chemotherapy of urologic malignancies. Semin Urology III: 239-280

Schröder FH, Lock TMTW, Chadha DR, Debruyne FMJ, Karthaus HFM, de Jong FH, Klijn JGM, Matroos AW, de Voogt HJ (1987) Metastatic cancer of the prostate managed with buserelin versus buserelin plus cyproterone acetate. J Urol 137: 912-918

Scott WW, Menon M, Walsh PC (1980) Hormonal therapy of prostatic cancer. Cancer 45: 1929-1936

Servadio C, Mukamel E, Lurie H, Nissenkorn I (1983) Early combined hormonal and chemotherapy for metastatic prostatic carcinoma. Urology XXI: 493-495

Sogani PC, Whitmore WF (1979) Experience with flutamide in previously untreated patients with advanced prostatic cancer. J Urol 122: 640

Torti FM, Flam M, Lum BL (1985) Weekly adriamycin and methotrexate in endocrine unresponsive carcinoma of the prostate. Proc Am Soc Clin Oncol 4: 103

Tveter KJ, Otnes B, Hannestad R (1978) Treatment of prostatic carcinoma with cyproterone acetate. Scand J Urol Nephrol 12: 115

The Veterans Administration Cooperative Urological Research Group (1967) Carcinoma of the prostate: treatment comparions. J Urol 98: 516-522

Walsh PC (1975) Physiologic basis for hormonal therapy in carcinoma of the prostate. Urol Clin North Am 2: 125-140

Zadra J, Bruce AW, Trachtenberg J (1986) Total androgen ablation therapy in the treatment of advanced prostate cancer. J Urol 135: 201A

3.8 Transurethrale Resektion beim Prostatakarzinom

K. BANDHAUER und E. SENN

Der Wert eines operativen Verfahrens im Rahmen der Karzinomtherapie muß von seiner Bedeutung für die Diagnostik und/oder Therapie des Tumorleidens abgeleitet werden. Für die Beurteilung der Rolle der transurethralen Resektion (TUR) beim Prostatakarzinom ergeben sich deshalb klare Fragestellungen, die eine Beurteilung dieser Methode aus diagnostischer und therapeutischer Sicht erlauben:
1. Kann die TUR einen Beitrag zur Frühdiagnose des Prostatakarzinoms liefern?
2. Bringen wiederholte transurethrale Resektionen beim Stadium A1 eine Verbesserung der Diagnostik?
3. Ist die TUR als kuratives Therapieverfahren beim Prostatakarzinom geeignet?
4. Was leistet die TUR beim Prostatakarzinom als palliatives Therapieverfahren?
5. Spielt die TUR eine Rolle für die Beurteilung des Verlaufes und für die Therapiekontrolle?
6. Welche Komplikationen und Risiken bietet die TUR des Prostatakarzinoms?

Ad 1 – Kann die TUR einen Beitrag zur Frühdiagnose des Prostatakarzinoms liefern?

Die Frühdiagnose eines Prostatakarzinoms, d. h. die Erfassung eines auf die Prostata beschränkten, nicht metastasierenden Tumors, muß unter 2 Gesichtspunkten betrachtet werden:
a) Die histologische Verifizierung eines verdächtigen rektalen Tastbefundes oder eines verdächtigen Sonographiebefundes,
b) Aufdeckung eines klinisch nicht diagnostizierten Prostatakarzinoms im Rahmen einer unter der Diagnose „Prostatahyperplasie" durchgeführten transurethralen Prostatektomie – Inzidentalkarzinom.

a) Für die histologische Verifizierung eines verdächtigen rektalen Tastbefundes ist die transurethrale Resektion eine weitgehend ungeeignete Methode. In diesen Fällen sind die gezielten perinealen oder transrektalen

Biopsien mit direkter Gewebsentnahme aus den verdächtigen tastbaren Bezirken (transrektale Feinnadelbiopsie und/oder perineale Stanzbiopsie) dem transurethralen Zugang weitgehend überlegen und effizienter. Etwa 85% der Prostatakarzinome entstehen primär in den peripheren Anteilen der Prostata und sind deshalb auch vom Rektum bzw. vom Perineum her besser erfaßbar als von den zentralen periurethralen Anteilen der Prostata. Dasselbe gilt für die histologische Abklärung verdächtiger Echobezirke in der Prostata, die im Rahmen einer transrektalen Sonographie gefunden werden. Die Gewebsentnahme aus diesen verdächtigen Bezirken wird durch die ultraschallgesteuerte Nadelbiopsie in idealer Weise durchgeführt.

Abgesehen vom erhöhten technischen Aufwand der transurethralen Biopsie und von der im Vergleich zu den digital oder sonographisch gesteuerten Biopsien geringeren Treffsicherheit kann eine ausgedehnte diagnostische transurethrale Resektion der Prostata eine nachfolgende radikale Prostatektomie erschweren, ohne allerdings diesen kurativen Eingriff unmöglich zu machen.

b) Die Aufdeckung eines „Inzidentalkarzinoms" ist dagegen zwangsläufig die Domäne der TUR, da diese Methode heute das in mehr als 90% angewandte Therapieverfahren bei der klinisch diagnostizierten gutartigen Prostatahyperplasie darstellt. Die Häufigkeit inzidenteller Karzinome, diagnostiziert durch eine TUR, ist prinzipiell von 2 Faktoren abhängig:
1. Von einer exakten rektalen Untersuchungstechnik bei der präoperativen Diagnostik, bei der kleine verdächtige Indurationen oder Asymmetrien der Prostata erfaßt werden. Damit sinkt der Anteil inzidenteller Karzinome auf die Stadien A1 und A2.
2. Die Erfassung inzidenteller Karzinome steht in engem Zusammenhang mit dem bei der histologischen Untersuchung des resezierten Gewebes getriebenem Aufwand. Je mehr Gewebsanteile des Resektats sorgfältig histopathologisch geprüft werden, um so öfter wird die Diagnose eines Inzidentalkarzinoms gestellt. In unserem Krankengut beträgt der Anteil des echten Inzidentalkarzinoms bei einer histologischen Untersuchung von mindestens 20–30 transurethral gewonnener Gewebsanteile einer Prostatahyperplasie etwa 10%.

Ad 2 – Bringen wiederholte transurethrale Resektionen beim Stadium A1 eine Verbesserung der Diagnostik?

Das Stadium A1 ist definiert als ein bei der transurethralen Prostatektomie zufällig entdecktes, hochdifferenziertes Adenokarzinom der Prostata mit weniger als 5% Gewebsanteile am gesamten entnommenen Gewebe. Unter dieser Definition wurde das Prostatakarzinom Stadium A1 als ein durch die transurethrale Resektion heilbarer Tumor angesehen und dieses Tumorstadium vielfach einer Wait-and-see-Strategie zugeführt. Zur Verbesserung der

Diagnostik wurden beim Stadium A1 wiederholte Resektionen der peripheren Anteile der Prostata (kapselnaher Bezirke und Probeexzisionen aus der Prostatakapsel) empfohlen. Das Fehlen von Tumorformationen im Gewebe der Zweitresektion wurde als Rechtfertigung einer Wait-and-see-Strategie angesehen. Vicente et al. (1989) berichteten über ihre Erfahrungen mit Zweitresektionen beim Stadium A1 und fanden in 80% der Fälle ein tumorfreies Zweitresektat. Wegen der guten Verlaufsergebnisse dieser Fälle ohne adjuvante Therapie empfahlen sie bei negativem Zweitresektat eine zuwartende Haltung. Diese Empfehlung beruht aber auf einer kleinen Fallzahl (20 Fälle) und auf eine für das Prostatakarzinom sehr kurze Beobachtungszeit von ca. 18 Monaten. Berücksichtigt man dagegen die Erfahrungen von Epstein et al. (1988), so bestehen aber deutliche Zweifel an der Möglichkeit, A1-Tumoren durch eine transurethrale Prostatektomie in einem höheren Prozentsatz zu heilen. Sie fahnden nach einem im Resektionspräparat streng definierten A1-Tumor (weniger als 5% des transurethralen Resektats und Gleason-Grad 8–10), was bei über 80% Residualtumoren im Bereich des Apex oder im Kapselbereich nachgewiesen werden konnten. Nach dieser gut dokumentierten Aussage wird der diagnostische Effekt einer zweiten transurethralen Resektion sehr zweifelhaft, da die äußersten Randbezirke der Prostatakapsel durch dieses Verfahren kaum in ausreichendem Maße auf transurethralem Wege erfaßbar sind. Wir betrachten die Zweitresektion als eine ungeeignete Methode, um daraus einen Therapieplan für die Behandlung eines Prostatakarzinoms abzuleiten.

Ad 3 – Kann die TUR als kuratives Therapieverfahren beim Prostatakarzinom angesehen werden?

Die TUR als kuratives Verfahren wurde beim Prostatakarzinom wiederholt diskutiert. Diese Diskussion kann heute als abgeschlossen betrachtet werden, da eine radikale Tumorentfernung vom transurethralen Zugangsweg aus nur in den wenigen Fällen eines echten Stadium A1 möglich ist. Auf die diagnostischen Schwierigkeiten dieses Stadiums zu bestimmen, wurde bereits eingegangen. Wenn in einem Stadium A1 eine zuwartende therapeutische Haltung eingenommen wird, so kann nicht von einer kurativen transurethralen Tumorentfernung ausgegangen werden, sondern es muß auch in diesen Fällen eine engmaschige Verlaufskontrolle durchgeführt werden, da die möglicherweise in der Prostatakapsel vorhandenen Tumornester nicht entfernt werden konnten. Auch sekundäre transurethrale Resektionen bieten aus den oben erwähnten Gründen keine Sicherheit gegen das Auftreten von Lokalrezidiven. Für alle anderen Tumoren ist die TUR von vornherein nicht als kurativ anzusehen, da eine vollständige Entfernung der Drüse auf transurethralem Weg aus anatomischen Gründen nicht möglich ist. Bereits Jewett (1976) hat auf die relativ häufige mikroskopische Invasion der Samenblasen und auf die mikroskopische Ausbreitung des Tumors im periprostatischen Raum bei scheinbar lokalisierten Tumoren hingewiesen.

Diese periprostatische Mikroinvasion ist allen Urologen, die mit der radikalen Prostatovesikulektomie Erfahrung haben bekannt. In unserem Krankengut beträgt die Mikroinvasion der Samenblasen bei klinischem A2-Tumor 10% und beim B2-Tumor 12%. Während bei der radikalen Prostatovesikulektomie diese Mikroherde aber mitentfernt werden, ist dies mit der TUR technisch unmöglich, da eine völlige Resektion der Prostatakapsel durch Eröffnung des periprostatischen Venenplexus und wegen der Gefahr einer Rektumperforation ein unverantwortliches Risiko darstellen würde.

Aus diesen Gründen ist die TUR für die Therapie eines Prostatakarzinoms nicht geeignet und ihre Bedeutung muß auch für das Stadium A1 in Frage gestellt werden.

Ad 4 – Was leistet die transurethrale Resektion beim Prostatakarzinom als palliatives Therapieverfahren?

Zur palliativen Therapie, d.h. zur Beseitigung der karzinombedingten subvesikalen Obstruktion mit Blasenentleerungsstörung ist die transurethrale Resektion die operative Methode der Wahl. Als primäre Zielsetzung gilt dabei die Entfernung obstruierender Gewebsanteile, während eine Tumorreduktion für allfällige nachfolgende Therapieverfahren z.Z. nur eine untergeordnete Rolle spielt.

Die TUR des Prostatakarzinoms ist operationstechnisch von der Resektion einer Hyperplasie verschieden. Da es in den meisten Fällen nicht gelingt, die Kapsel exakt darzustellen, beschränkt sich die TUR des Karzinoms auf eine ausgiebige und exakte Entfernung der obstruierenden Tumoranteile. Die Blutstillung muß bei der Karzinomresektion besonders sorgfältig vorgenommen werden, da durch die resektionsbedingte Freisetzung fibrinolytischer Substanzen an sich bereits eine verstärkte Neigung zur Nachblutung besteht. Die distale Begrenzung des Resektionsgebietes darf das Niveau des Colliculus seminalis nicht überschreiten, da die Gefahr der postoperativen Inkontinenz beim Karzinom wesentlich höher liegt als bei der Hyperplasie. Diese Tatsache beruht auf der durch die Tumorinfiltration verminderte Elastizität der hinteren Harnröhre und der dadurch bedingten primären Einschränkung des Kontinenzmechanismus. Das Resektionsgebiet selbst soll beim Karzinom möglichst trichterförmig gestaltet werden, da die erwähnte tumorbedingte Starrheit der hinteren Harnröhre eine urodynamisch ideale trichterförmige Umgestaltung des Blasenausganges während der Miktion nicht erlaubt und damit ein zu beachtender obstruktiver Faktor vorliegt.

Insgesamt ist die transurethrale Resektion obstruierender Prostatakarzinome eine verantwortungsvolle therapeutische Maßnahme und sollte deshalb nur nach strenger Indikationsstellung vorgenommen werden.

Ad 5 – Spielt die TUR des Prostatakarzinoms eine Rolle im Rahmen der Verlaufskontrolle und Therapiebeurteilung?

Für die Verlaufskontrolle beim Prostatakarzinom stehen eine Reihe diagnostischer Parameter zur Verfügung, deren Einsatz auf die Ausgangssituation und das primäre Therapieverfahren abgestimmt werden muß. Zur Kontrolle des lokalen Therapieerfolges werden zytologische und histologische Regressionskriterien verwendet. Die Feinnadelbiopsie zur Gewebsentnahme aus dem Karzinom ist dabei die Methode der Wahl: Sie kann ambulant, ohne Vorbereitung und ohne Narkose durchgeführt werden. Ihre Treffsicherheit, abhängig allerdings von einer guten Punktionstechnik und einem geübten Zytologen, ist so groß, daß alle anderen bioptischen Verfahren für die lokale Verlaufskontrolle nurmehr eine untergeordnete Bedeutung aufweisen (Egle et al. 1976; Toggenburg et al. 1984). Dies gilt besonders für die transurethrale Biopsie, die wegen ihrer Aufwendigkeit in der Verlaufskontrolle keine Rolle spielt, außer es werden mit dieser Biopsie gleichzeitig therapeutische Ziele wie die Korrektur einer Obstruktion verfolgt. Daran ändert auch die Tatsache nichts, daß die histologische Erfassung der Tumorinfiltration im TUR-Präparat als ein prognostischer Faktor für den klinischen Verlauf angesehen werden kann (Kang Fan u. Chung-Fu Peng 1983). Für die Verlaufskontrolle eines Prostatakarzinoms, gleichgültig welche primäre Therapie eingeschlagen wurde, ist der Verlauf des prostataspezifischen Antigens als derzeit bester Parameter anzusehen.

Ad 6 – Welche Komplikationen und Risiken bietet die TUR beim Prostatakarzinom?

Die intra- und postoperativen Komplikationen der TUR des Prostatakarzinoms wie Blutung und Inkontinenz entsprechen bei vorsichtiger Operationstechnik im wesentlichen denen bei der Resektion einer Hyperplasie und sind bei guter Vorbereitung und Resektionstechnik weitgehend vermeidbar.

Während diese intra- und postoperativen Komplikationsmöglichkeiten die Indikationsstellung zur TUR beim Prostatakarzinom nicht entscheidend einschränken, wurde wiederholt die Frage diskutiert, ob die TUR zu einer Förderung der Metastasenbildung führt. Kontroverse Meinungen wurden über dieses Problem publiziert, keine der Publikationen ist statistisch einwandfrei verwertbar, da präoperatives Stadium, Differenzierungsgrad und andere prognostische Parameter nicht in vergleichbarer Weise mit den Resultaten korreliert wurden.

Im folgenden sollen die diversen Ansichten zu diesem wichtigen Problem kurz dargestellt werden. Alsheik et al. (1977) untersuchten die Immunkompetenz von 10 Patienten vor und nach einer transurethralen Prostataresektion nach der Methode von Ablin und Mitarbeitern. Dabei zeigte sich eine statistisch signifikante Depression der zellulären Immunität nach einer TUR. Als mögliche Ursachen dieser postoperativen Immundepression, welche speziell nach einer TUR auftrat, wird die Einschwemmung von Spülflüssigkeit und die durch die Hyponatriämie verursachte Schädigung der kleineren Lymphocyten diskutiert. Dieselbe Arbeitsgruppe berichtete über 34 Patienten, welche am Cook County Hospital Chicago/Illinois an einem Prostatakarzinom starben, von denen 31 eine vorhergehende TUR hatten. Diese Arbeitsgruppe empfiehlt deshalb für die TUR des Prostatakarzinoms eine sehr strenge Indikationsstellung, da sie annehmen, daß infolge einer immunologischen Inkompetenz nach TUR eine rasche Metastasierung möglich ist. McGowan (1980) berichtete über eine erhöhte Rezidivrate von Prostatakarzinomen bei Patienten nach Radiotherapie der Stadien B und C, bei welchen vor Bestrahlungsbeginn eine transurethrale Biopsie entnommen wurde. Hanks et al. (1983) berichten über eine retrospektive Auswertung des Verlaufes von 443 Patienten, bei denen vor einer Radiotherapie eines Prostatakarzinoms aus diagnostischen Gründen eine Biopsie entweder auf transurethralem Weg oder durch eine perineale Feinnadelbiopsie entnommen wurde und fanden in der Patientengruppe mit TUR eine doppelt so hohe Rezidivrate wie ohne Feinnadelbiopsie. Der schädliche Effekt der TUR war v.a. bei T3- und T4-Tumoren mit hoher Malignität (GII/GIII) auffallend, während dieser Effekt bei hochdifferenzierenden Tumoren ausblieb.

Im Gegensatz zu diesen Publikationen stehen Beobachtungen von Fowler et al. (1984), die bei einer Patientengruppe, welche mit Jod-125-Implantationen behandelt wurde, keinen signifikanten Unterschied in der Überlebenszeit feststellten, gleichgültig, ob vor der interstitiellen Strahlentherapie eine TUR durchgeführt wurde oder nicht. Auch Scardino (1985) konnte bei einer Gruppe von 222 Patienten mit Prostatakarzinom Stadium B und C keine signifikante ungünstige Beeinflussung des Krankheitsverlaufes durch die TUR feststellen. Dies gilt besonders unter Berücksichtigung der Tatsache, daß die einer transurethralen Resektion zugeführten Patienten primär bereits ein größeres Tumorvolumen und in einer wesentlich höheren Zahl Lymphknotenmetastasen als ungünstige prognostische Faktoren aufwiesen. Bartsch et al. (1983) konnten ebenfalls bei einem Vergleich von 40 Patienten im Stadium C mit TUR und mit einer Gruppe von 12 Patienten ohne Resektion zeigen, daß sich bei einer Beobachtungszeit von 5 Jahren keine signifikanten Differenzen im Krankheitsverlauf einstellten.

Meacham et al. (1989) zeigten bei einer relativ großen Gruppe von 379 Patienten, daß nach transurethralen Resektionen von Prostatakarzinomen zwar eine schnellere Fernmetastasierung auftrat als nach einer Nadelbiopsie. Bei einer genaueren statistischen Auswertung kamen diese Autoren allerdings zum Schluß, daß die häufigere Fernmetastasierung nach transurethralen Resektionen nicht auf den Eingriff an sich, sondern auf die von vornherein schlechtere Prognose dieser obstruktiv wirkenden Tumoren zurückzuführen ist. Bei dem Vergleich von Patienten mit ähnlichen karzinombedingten Blasenentleerungsstörungen zeigte sich nämlich statistisch kein Unterschied im klinischen Verlauf zwischen einer transurethral resezierten und einer nadelbioptisch untersuchten Gruppe.

An unserer Klinik haben wir uns mit dieser Problematik seit mehreren Jahren auseinandergesetzt und zusammengefaßt folgende Resultate erhalten (Bandhauer 1975, 1982): In einer retrospektiven Studie wurden 112 Patienten mit einem Stadium C/GIII, welche keiner radikalen Prostatektomie zugeführt werden konnten, kontrolliert. Diese Patienten wurden einer lokalen Hochvoltbestrahlung zugeführt. 67 dieser Patienten mußten wegen einer obstruktiven Blasenentleerungsstörung einer transurethralen Resektion des Karzinoms unterzogen werden. Nach 3jähriger Beobachtungszeit zeigte sich in der TUR-Gruppe eine nachweisbare Metastasierung in 62,7%, während in der Gruppe ohne TUR trotz eines vergleichbaren klinischen Stadiums und eines vergleichbaren Differenzierungsgrades eine Metastasierung nur in 31%. Auch dabei erhebt sich natürlich die berechtigte Frage, ob die Patienten, welche eine TUR benötigten, nicht von vornherein wegen des offensichtlich größeren Tumorvolumens eine negative Selektion darstellten. Es sind auch keine exakten Angaben über den Lymphknotenbefall dieser beiden Gruppen möglich. Eine retrospektive Studie ist auch mit größter Vorsicht zu interpretieren, und wir möchten daraus keine verbindlichen Schlußfolgerungen ziehen. Die einander widersprechenden Publikationen sollten aber doch Anlaß dazu sein, die transurethrale Resektion beim nicht metastasierenden Prostatakarzinom zur Beseitigung subvesikaler Obstruktionen nur nach strenger Indikation vorzunehmen.

Wir schließen uns damit prinzipiell der Meinung von Sandler u. Hanks (1988) an, die nach einer umfassenden Literaturstudie zum Schluß kommen, daß eine beschleunigte Metastasierung nach transurethraler Resektion eines Prostatakarzinoms nicht auszuschließen sei und daß diesbezüglich weitere Untersuchungen notwendig sind.

Die primär gestellten Fragen können kurz zusammengefaßt folgendermaßen beantwortet werden:
1. Die transurethrale Resektion liefert mit Ausnahme der Erfassung des Inzidentalkarzinoms keinen Beitrag zur Frühdiagnose des Prostatakarzinoms.
2. Wiederholte Resektionen bringen beim Stadium A1 nur in wenigen Fällen eine echte diagnostische Bereicherung und stellen keine Grundlage für eine exakte Therapieplanung dar.
3. Die TUR ist als kuratives Therapieverfahren beim Prostatakarzinom mit Ausnahme der wenigen Fälle des echten Stadiums A1 ungeeignet.
4. Die TUR ist bei vorsichtiger Indikationsstellung das Therapieverfahren der Wahl beim obstruierenden Prostatakarzinom.
5. Die TUR spielt für die Beurteilung des Verlaufes eines Prostatakarzinoms und für die Therapiekontrolle gegenüber anderen diagnostischen Möglichkeiten eine untergeordnete Rolle.
6. Die intra- und postoperativen Komplikationen stellen ein kalkulierbares und daher vermeidbares Risiko dar. Der Zusammenhang zwischen einer TUR und einer rasch progredienten Metastasierung ist nach den bisher vorliegenden Beobachtungen nicht mit absoluter Sicherheit auszuschlie-

ßen und sollte daher Anlaß zu einer strengen Indikationsstellung der TUR sein.

Literatur

Alsheik HI, Guinan PD, Ablin RJ, Nourkayhan SH, Bruns RB, Sadoughi N et al. (1977) The effect of transurethral resection of the prostate on lymphocyte response in patients with prostatic cancer. J Urol 118: 1022

Bandhauer K (1982) Has transurethral resection a place in prostate cancer management? In: Jacobi GH, Hohenfellner R (eds) Prostate cancer 3. Williams & Wilkins, Baltimore London, pp 245–251

Bandhauer K (1975) The possible role of transurethral resection in the dissemination of prostatic cancer. Eur Urol 1: 272

Bartsch G, Hohlbrugger G, Mikuz G, Diethe O, Marberger H (1983) Die transurethrale Elektroresektion beim Prostatakarzinom. Aktuelle Diagnostik und Therapie des Prostatakarzinoms. 2. Seminar für urologische Onkologie des Berufsverbandes Deutscher Urologen e.V. 24.–26.9.1982, Neu-Isenburg 204, 1983

Egle N, Spieler P, Bandhauer K, Gloor F (1976) Die Bedeutung zytologischer Untersuchungen für die primäre Diagnostik und den klinischen Verlauf des Prostatakarzinoms. Akt Urol 7: 355–361

Epstein JI, Oesterling JE, Walsh CP (1988) The volume and anatomical location of residual tumor in radical prostatectomy specimens removed for stage A1 prostate cancer. J Urol 139: 975–979

Fowler JE, Fisher HAG, Kaiser DL, Withmore WF (1984) Relationship of pretreatment transurethral resection of the prostate to survival without distant metastases in patients treated with 1251-implantation for localized prostatic cancer. Cancer 53: 1857–1863

Hanks GE (1985) Optimizing the radiation treatment and outcome of prostate cancer. Int J Radiat Oncol Biol Phys 11: 1235–1245

Hanks EG, Leibel S, Kramer S (1983) The dissemination of cancer by transurethral resection of locally advanced prostate cancer. J Urol 129: 309–311

Jewett HJ (1976) Radical perineal prostatectomy for prostatic cancer. In Marberger H, Hascheck H, Schirmer HKA, Colston JAC, Witkin E (eds) Progress in clinical and biological research, vol 6. Liss, New York, pp 205–218

Kang Fan, Chung-Fu Peng (1983) Predicting the probability of bone metastasis through histological grading of prostate autopsy cases with antemortem transurethral resection specimen. J Urol 130: 708–711

Küss R, Khoury S (1978) Letter to the editor. J Urol 120: 388

McGowan DG (1980) The adverse influence of prior transurethral resection on prognosis in carcinoma of the prostate treated by radiation therapy. Int J Radiat Oncol Biol Phys 6: 1121–1126

Meacham RB, Scardino PT, Hoffman GS, Easley JD, Wilbanks JH, Carlton CE (1989) The risk of distant metastases after transurethral resection of the prostate versus needle biopsy in patients with localized prostate cancer. J Urol 142: 320–325

Sandler MH, Hanks GE (1988) Analysis of the possibility that transurethral resection promotes metastasis in prostate cancer. Cancer 62: 2622–2627

Scardino PT (1985) The adverse effect of TUR in carcinoma of the prostate. Abstr Proc Urol Soc Austr, Br J Urol 31: 89

Toggenburg H, Bandhauer K, Spieler P (1984) Wert der Zytodiagnostik für die Verlaufskontrolle des Prostatakarzinoms. In: Helpap B, Senge T, Vahlensieck W (Hrsg) Die Prostata/Prostatakarzinom, Bd 2. 2. Prostata-Workshop in Frankfurt/M. 20.–21.1.1984. PMI, Frankfurt, S 325–330

Vicente J, Chéchile G, Algaba F (1989) The role of repeat transurethral resection in stage A1 carcinoma of the prostate. Eur Urol 16: 325–327

4. Aktuelle Therapiestudien

4.1 Studien der National Prostatic Cancer Project and Treatment Group des fortgeschrittenen Prostatakarzinoms

M. SOLOWAY

Bei Patienten (Männern) mit metastasiertem Prostatakarzinom stellt der Anrogenentzug die Initialtherapie dar. Bedauerlicherweise erleiden die meisten so behandelten Patienten nach einem anfänglichen Ansprechen des Tumors eine Progression mit einer anschließenden durchschnittlichen Überlebensdauer von weniger als 18 Monaten. Das National Prostatic Cancer Project (NPCP) initiierte 1973 klinische Studien über den Einsatz nicht hormoneller Therapien bei dieser Patientengruppe.

Über 2000 Patienten wurden in 11 Protokolle eingebracht, mit denen die Rolle der zytotoxischen Mono- bzw. Kombinationschemotherapie untersucht werden sollte. Obwohl sich kein Behandlungsschema als eindeutig überlegen erwies, wurden mehrere wichtige Beobachtungen gemacht. Kriterien für das Ansprechen auf die Therapie wurden ermittelt und die Unwirksamkeit einiger Medikamente festgestellt.

Im Gegensatz zu den meisten anderen soliden Tumorarten können beim metastasierten Prostatakarzinom keine festgelegten strikten Kriterien für das Ansprechen auf eine Therapie angewandt werden. Das Ausmaß der Erkrankung ist nur bei wenigen Patienten zweidimensional meßbar, weil Metastasen vorwiegend im Knochen und/oder in den pelvinen Lymphknoten vorkommen. Lungen- und Lebermetastasen treten viel seltener auf.

Die Knochenszintigraphie mit Radionuklieden ist wahrscheinlich die wichtigste diagnostische Methode, die zwar recht sensitiv, aber wenig spezifisch ist und sich daher für eine quantitative Auswertung nicht eignet. Trotz all dieser Schwierigkeiten wurden doch, wie in Tabelle 1 gezeigt, Kriterien für das Ansprechen auf die Therapie ermittelt.

Diese Kriterien sind von einer Reihe anderer Untersucher und Arbeitsgruppen übernommen worden. Ein vollständiges Ansprechen ist dann gegeben, wenn sich die Knochenszintigraphie normalisiert und eine erhöhte saure Phosphatase auf einen Normalwert sinkt oder stabil bleibt, wenn der Ausgangswert normal war. Zusätzlich darf beim Patienten keine tumorbedingte Verschlechterung des Allgemeinzustandes eintreten.

Ein teilweises Ansprechen liegt vor bei einer zahlenmäßigen Abnahme der Areale mit vermehrter Nuklid- aufnahme im Szintigramm um mindestens 50% oder bei der Verkleinerung einer meßbaren Läsion um 50% oder mehr. Darüber hinaus muß sich die Konzentration der sauren Phosphatase normalisieren.

Tabelle 1. Kriterien des National Prostatic Cancer Project (NPCP) zur Bestimmung des Therapieeffektes

Objektes Ansprechen des Tumors, komplette Regression (CR):
- Zuvor vorhandene Tumorläsionen sind nicht mehr nachweisbar, keine neuen Herde erkennbar
- Konzentration der sauren Phosphatase sinkt in den Normalbereich ab
- Rekalzifikation evtl. vorhandener osteolytischer Metastasen
- Eventuell zuvor nachweisbar osteoblastische Metastasen sind nicht mehr erkennbar. Negatives Knochenszintigramm
- Stellt eine Hepatomegalie die Indikatorläsion dar, muß eine Rückbildung zu normaler Größe erfolgen. Alle vor der Behandlung erfaßten Störungen der Leberfunktion müssen sich normalisieren
- Kein wesentlicher tumorbedingter Gewichtsverlust (> 10%). Keine Zunahme der Symptomatik oder Verschlechterung des Allgemeinzustandes
- Alle Fälle mit kompletter Tumorregression werden durch 3 Untersucher überprüft

Partielle Regression (PR) eines der nachfolgenden Kriterien:
- Rekalzifizierung einer oder mehrerer osteolytischer Metastasen
- Zahlenmäßige Abnahme metastatischer Herde im Knochenszintigramm um 50%
- Abnahme einer meßbaren Läsion im Querschnitt um 50% oder mehr
- Stellt eine Hepatomegalie die Indikatorläsion dar, muß eine Abnahme der Lebergröße um mindestens 30% nachweisbar sein. Alle vor der Behandlung erfaßten Funktionsstörungen der Leber müssen um wenigstens 30% gebessert sein

Alle nachfolgenden Kriterien:
- Keine neuen Krankheitsherde
- Eine eventuell erhöhte Konzentration der sauren Phosphatase muß in den Normbereich abfallen
- Keine tumorbedingte Gewichtsabnahme (> 10%), keine Zunahme der Symptomatik oder Verschlechterung des Allgemeinzustandes

Keine Progression alle nachfolgenden Kriterien:
- Keine neuen Metastasen und keine Zunahme bestehender meßbarer Läsionen im Querschnitt um mehr als 25%
- Abnahme einer erhöhten Konzentration der sauren Phosphatase, die aber nicht in den Normalbereich absinken muß
- Osteoblastische Läsionen, sofern vorhanden, dürfen auf dem Knochenszintigramm keine Veränderung aufweisen
- Keine Zunahme einer vorhandenen Hepatomegalie um mehr als 30%. Symptome und Anzeichen für eine Leberstörung dürfen sich nicht verschlechtern (einschließlich Werte für Bilirubin und SGOT)

Objektive Progression, eines der nachfolgenden Kriterien:
- Beträchtliche tumorbedingte Zunahme der Symptomatik. Verschlechterung des Allgemeinzustandes oder eine Gewichtsabnahme um mehr als 10%

Tabelle 1. (Fortsetzung)

- Nachweis neuer Läsionen im Knochenszintigramm oder durch konventionelle Röntgenuntersuchung oder von Weichteilmetastasen mit anderen entsprechenden Untersuchungstechniken
- Zunahme einer vorhandenen meßbaren Läsion um mehr als 25 % im Querschnitt
- Nachweis einer tumorbedingten Anämie nicht als Folge der Chemotherapie
- Entwicklung einer Ureterobstruktion

Wichtig:
Eine alleinige Zunahme der Konzentration der sauren oder alkalischen Phosphatase gilt nicht als Hinweis für eine Progression. Dieser Befund muß in Verbindung mit anderen Kriterien beurteilt werden

Kriterien für eine stabile Erkrankung sind keine weiteren Läsionen bei nachfolgenden szintigraphischen Untersuchungen (dies ist auch Kriterium für ein vollständiges bzw. partielles Ansprechen auf eine Therapie) und Vergrößerung der bereits vorhandenen Läsionen um höchstens 25 %. Ein alleiniger Anstieg der Konzentration der sauren Phosphatasespiegels stellt kein Kriterium für eine Progression dar. Wird jedoch eine tumorbedingte Verschlechterung im AZ oder EZ beim Patienten festgestellt, ist die Erkrankung als progredient einzustufen. Zugegebenermaßen sind diese Bewertungskriterien nicht optimal. Sie reflektieren aber die Schwierigkeiten, die sich bei der Beurteilung des Prostatakarzinoms ergeben. Wie aus jüngeren zusammenfassenden Darstellungen über die Chemotherapie des Prostatakarzinoms ersichtlich ist, sollte in künftigen Studien die Lebensqualität und Überlebensdauer vorrangig als Kriterium berücksichtigt werden (Eisenberger et al. 1985; Tannock 1985). Die Bedeutung der Kategorie der stabilen Erkrankung ist umstritten. Manche Autoren vertreten die Meinung, daß dieses „Ansprechen" lediglich der normalen Entwicklung eines langsam wachsenden Tumors entspricht. Da in die meisten kontrollierten Studien nur Patienten eingebracht werden können, wenn bereits eine Progression nachweisbar ist, kann in Studien der NPCP eine Stabilisierung als „Ansprechen" gewertet werden.

Die Analyse von Patienten, die als stabil beurteilt wurden, zeigt, daß deren Überlebensdauer denjenigen Patienten mit einem partiellen Ansprechen entspricht und signifikant länger ist, als bei Patienten in Progression. In den ersten NPCP-Protokollen wurden nur Substanzen in Form einer Monotherapie untersucht, da die Verträglichkeit der zytotoxischen Medikamente bei Patienten mit (oft ausgedehnten) Knochenmetastasen unbekannt war.

In den ersten Studien wurden Patienten nach vorausgegangener Strahlenbehandlung (>2000 R) in parallelen Protokollen mit nicht myelosuppressiven Substanzen behandelt. Mit zunehmender Erfahrung wurden in nachfolgenden Studien Chemotherapiekombinationen geprüft, da die Patiententoleranz als akzeptabel erachtet wurde und die an der Untersuchung Beteiligten eine Chemotherapie bei dieser Patientengruppe für vertretbar hielten.

Aufnahmekriterien für NPCP-Chemotherapieprotokolle

Alle in ein NPCP-Protokoll eingebrachten Patienten müssen ein histologisch gesichertes Prostatakarzinom aufweisen. Die meisten Protokolle erfordern die Dokumentation von Fernmetastasen. Die Aufnahme eines Patienten in ein Protokoll für eine trotz Androgenentzug progrediente Erkrankung, setzt eine Orchiektomie voraus, selbst dann, wenn die Progression trotz oraler Gabe von Östrogenen eingetreten ist. Damit wird sichergestellt, daß die Patienten einen Testosteronspiegel entsprechend dem nach Kastration haben. Eine komplette körperliche Untersuchung, Labortests und radiologische Untersuchungen, einschließlich Knochenszintigramm sind Standarduntersuchungen. Sobald der Patient die entsprechenden Kriterien erfüllt, wird er durch die Studienzentrale einem Behandlungskonzept zugeordnet. Die Beurteilung des Ansprechens auf die Therapie wird erstmals nach 12 Wochen und danach in 3monatlichen Abständen vorgenommen.

Chemotherapie für Patienten mit Progression nach Androgenentzug

In das 1. Protokoll (Protokoll 100) wurden Patienten aufgenommen, bei denen nach Androgenentzug eine Progression eintrat. Sie wurden durch Randomisierung einer der 3 Therapiegruppen zugeordnet: Cyclophosphamid 1 g/m^2 i. v. alle 3 Wochen; 5-Fluorouracil 600 mg/m i. v. wöchentlich; bzw. fortgesetzte nicht chemotherapeutische Behandlung (Scott et al. 1975).

In dieser letzten Gruppe wurden die Patienten mit Prednison, Stilphostrol etc. behandelt, ohne daß ein Ansprechen beobachtet wurde. In Gruppe 1 und 2 sprachen 7% bzw. 12% auf die Behandlung an. Keiner der Patienten erreichte eine komplette Remission („response"). In jeder Gruppe wurde bei mehreren Patienten die Erkrankung als stabil eingestuft (Tabelle 2). Der Prozentsatz der Patienten, die auf die Behandlung ansprachen (CR+PR+SD) war in der Cyclophosphamidgruppe höher als im Standardarm. Das Ansprechen auf die Therapie bedeutet aber für diese Patienten keinen Überlebensvorteil. Die durchschnittliche Überlebensdauer war in allen 3 Armen annähernd gleich.

Protokoll 200 enthielt eine Gruppe, die nicht mit Chemotherapie behandelt wurde. Diese Patienten wurden mit denjenigen verglichen, die entweder Estramustinphosphat (Estracyt), 600 mg/m p. o. täglich, oder Streptocotocin 500 mg/m i.v. q.d. 1–5, q 6 Wochen erhielten [5].

Auch hier konnte mit keinem der Therapiearme ein Überlebensvorteil erreicht werden, obwohl auch hier die Ansprechrate (CR+PR+SD) in den Chemotherapiearmen höher war als in der Standardgruppe (keine Chemotherapie). Die Ergebnisse von Protokoll 100 wurden dahingehend interpretiert, das Cyclophosphamid 5-Fluorouracil gleichwertig und beide Substanzen der Standardbehandlung überlegen waren. Wegen seiner niedrigeren Toxizität wurde Cyclophosphamid für das nachfolgende Protokoll (Protokoll 300) gewählt. Es wurde in diesem Protokoll verglichen mit DTIC 200 mg/m

Tabelle 2. NPCP-Studien

Protokoll	Ausgewertete Patienten n	P+PR [%]	Keine Progression	Mittlere Überlebensdauer	Durchschnittliche Überlebensdauer
100-Cyclophosphamid	41	4 (7)	20 (39)	58	47
5-Fluorouracil	33	4 (12)	14 (24)	55	44
Standard	36	0 (0)	7 (19)	57	38
200-Estracyt	46	3 (6)	11 (24)	47	26
Streptozotocin	38	0	12 (32)	46	25
Standard	21	0	4 (19)	39	24
300-Cyclophosphamid	35	0	9 (26)		27
DTIC	55	2 (4)	13 (24)		40
Procarbazin	39	0	5 (13)		31
400-Estracyt +	54	1 (2)	6 (11)	40	37
Prednimustin	62	0	8 (13)	40	36
700-Cylcophosphamid	43	3 (7)	12 (28)	48	41
MeCCNU	27	1 (4)	7 (26)	32	22
Hydroxyurea	28	2 (8)	2 (7)	27	19
800-Estracyt	27/38	1 (4)	6 (22)		26
Vincristin	29/42	1 (3)	4 (12)		22
Estracyt+Vincristin	34/41	0	7 (24)		32
1100-Estracyt	50/63	1 (5)	16 (36)	43	37
Methotrexat	58/67	3 (4)	21 (32)	37	33
Cis-Platin	50/59	2 (2)	16 (32)	33	43
1200-Estracyt	40/50	0	7 (18)		38
Cis-Platin	42/51	0	9 (21)		28
Estracyt+Cis-Platin	42/98	0	14 (33)		40
500-DES/Orchiektomie	83/101	34 (41)	33 (40)		139
DES/Cyclophosphamid	77/96	26 (34)	42 (55)		158
Estracyt/Cyclophosphamid	86/104	22 (25)	49 (57)		179

i.v. täglich, Tag 1–5 alle 3 Wochen und Prokarbazin, 100 mg/m oral, täglich Tage 1–22 mit einer anschließenden 3wöchigen Pause und weiterer Behandlung an den Tagen 44, 65 etc. (Schmidt et al. 1979).

Mit nur 5 von 39 auswertbaren Patienten (13%), die auf die Therapie ansprachen, war Prokarbazin den anderen beiden Substanzen unterlegen. Die Gesamtansprechraten für Cyclophosphamid und DTIC waren mit 26 und 28% gleich. Nur 2 von 149 auswertbaren Patienten zeigten eine partielle Remission. Komplette Remissionen wurden nicht beobachtet. Wiederum konnte in keinem der Therapiearme eine lebensverlängernde Wirkung der Behandlung beobachtet werden.

Auf Protokoll 200 folgte Studie 400, in die Patienten mit vorausgegangener Strahlenbehandlung aufgenommen wurden (Murphy et al. 1979). Es wurde

Estracyt mit Prednimustin kombiniert. Die 2. Patientengruppe wurde nur mit Prednimustin behandelt.

In beiden Gruppen betrug die Ansprechrate nur 13%. Lediglich bei einem der 116 auswertbaren Patienten wurde eine partielle Remission erreicht. Wie erwartet, war die Toxizität relativ gering und äußerte sich vorwiegend in gastrointestinalen Beschwerden. In der nächsten Studie (Protokoll 700) wurde erneut Cyclophosphamid eingesetzt und verglichen mit 2 Substanzen: Methyl CCNU, 175 mg/m oral alle 6 Wochen und Hydroxyharnstoff 3 g/m oral, alle 3 Tage in 3 Dosen (Loening et al. 1981). Diese Substanzen waren beim Prostatakarzinom kaum eingesetzt worden. Die Ansprechraten waren wenig beeindruckend. Von 28 auswertbaren Patienten, die Hydroxyharnstoff erhielten, entwickelten 2 (7%) eine partielle Remission und bei 2 (7%) wurde die Erkrankung als stabil eingeschätzt. Patienten, die Cyclophosphamid bzw. Methyl-CCNV bekamen, hatten in etwa vergleichbare Ansprechraten mit wenigen Fällen einer partiellen Remission. Die Gesamthäufigkeit von PR und stabiler Erkrankung betrug 35% bzw. 30%. Die durchschnittliche Überlebensdauer bei Cyclophosphamid war 48 Wochen, bei Methyl CCNV 32 Wochen und bei Hydroxyharnstoff 27 Wochen. Diese Unterschiede waren nicht signifikant. Damit konnten in dieser Studie 2 weitere Medikamente für Folgestudien bei fortgeschrittenem Prostatakarzinom ausgeschlossen werden, nämlich Methyl-CCNV und Hydroxyharnstoff.

Protokoll 800 diente der Prüfung eines weiteren, bei Prostatakarzinom wenig untersuchten Medikamentes, Vincristin 1 mg/m² i.v. alle 2 Wochen, das mit Estracyt verglichen wurde. Eine 3. Patientengruppe erhielt diese beiden Substanzen in Kombination. 121 Patienten wurden in die Studie eingebracht, wovon 90 in bezug auf das Ansprechen auswertbar waren. In jedem der Arme mit Monotherapie wurde ein Fall mit partieller Remission betrachtet. Zusätzlich wurde bei der 1. Auswertung nach 12 Wochen bei 22% der mit Estracyt behandelten Patienten eine Stabilisierung festgestellt, während dies nur für 12% der mit Vincristin therapierten Patienten zutraf. Folglich erbrachte wiederum keine der Therapiearme einen deutlichen Vorteil für die Patienten, weder in bezug auf die Ansprechrate noch in der Überlebensdauer. Bei nur wenigen Patienten war eine wesentliche Verbesserung ihres Allgemeinzustandes oder eine Schmerzlinderung zu registrieren. Die Toxizität war nicht unbedeutend, da 59% der nur mit Estracyt behandelten und 54% der mit der Kombination behandelten Patienten über Übelkeit und Erbrechen klagten. Der Mittelwert der Remissionsdauer betrug bei mit Monotherapie behandelten Patienten, ca. 20 Wochen, bei Patienten mit Kombinationstherapie nur 13 Wochen.

Die nächste Studie (Protokoll 1100) wurde durchgeführt mit dem Ziel, in einer multizentrischen Studie 2 Substanzen Methotrexat und Cis-Platin (DDP) (Loening et al. 1983) zu vergleichen die bereits in monozentrischen Studien als wirksam bewertet worden waren. In dieser Studie konnten 158 Patienten ausgewertet werden. Nur 6 dieser 158 Patienten zeigten eine partielle Remission und die Gesamtansprechrate in den verschiedenen Therapiearmen unterschied sich nicht signifikant. Die Therapie mit Methotrexat war mit einer mäßigen Toxizität verbunden. 74% der Patienten entwickelten Schleimhautentzündungen, die bei etwa der Hälfte schwer verliefen. Daraufhin wurde der Behandlungsplan geändert, statt 40 mg/m^2 wöchentlich, wurde dieselbe Dosis in Abständen von 2 Wochen gegeben. Cis-Platin wurde in einer Dosis von 60 mg/m^2 an Tagen 1, 4, 15 und 21 und dann alle 3 Wochen verabreicht. Da Cis-Platin nicht hochgradig myelosuppressiv ist, wurde es auch in die nächste Studie (Protokoll 1200) für Patienten mit vorausgehender Strahlenbehandlung übernommen.

Die Patienten erhielten entweder eine Monotherapie mitEstracyt und DDP oder beide Medikamente in Kombination. In dieser Studie waren 124 Patienten auswertbar, wobei keiner eine partielle oder komplette Remission entwickelte. 33% der mit Estracyt und DDP in Kombination behandelten Patienten erreichten eine Stabilisierung, verglichen mit 21% bei DDP und 18% bei Estracytmonotherapie. Die mittlere Remissionsdauer war für den Kombinationsarm etwas höher, aber nicht signifikant verschieden von der der beiden anderen Therapiearme. In einer laufenden Studie für Patienten ohne vorherige Strahlenbehandlung wird eine Monotherapie mit Methotrexat 40–60 mg/m^2 i.v. alle 2 Wochen mit einer Kombination von Doxorubicinhydrochlorid 50 mg/m^2 i.v. und Cyclophosphamid, 500 mg/m^2 i.v., alle 3 Wochen verglichen.

Doxorubicin wurde mitgeprüft, da über seine Wirkung bei Patienten mit fortgeschrittenem Prostatakarzinom berichtet wurde. Obwohl diese Studie noch nicht abgeschlossen ist, kann schon jetzt festgestellt werden, daß die Therapie in Bezug auf die Toxizität akzeptabel erscheint.

Kombination von Androgenentzug und Chemotherapie

Obwohl eine Chemotherapie bei Patienten, die auf einen Androgenentzug nicht ansprachen, keine Verlängerung der Überlebensdauer bewirkt hat, lag es aufgrund des geringen Ansprechens einiger Patienten auf eine Chemotherapie nahe, Patienten mit erstmals diagnostiziertem Prostatakarzinom mit einer Kombination aus Chemotherapie und Androgenentzug zu behandeln. Wiederum hatten die meisten Patienten Knochenmetastasen als Zeichen einer Disseminierung der Erkrankung.

In diese Studie wurden nur Patienten eingebracht, die keine vorausgehende Behandlung mit Androgenentzug oder Chemotherapie erhalten hatten. Im Protokoll 500 wurden die Patienten randomisiert, in einem Arm mit alleinigem Androgenentzug (entweder Diethylsstilbestrol (DES), 1 mg oral täglich, oder bilaterale Orchiektomie); in einen 2. Arm mit DES plus Cyclophosphamid, bzw. in einen Arm mit Estracyt und Cyclophosphamid. Die Dosen für Cyclophosphamid und Estracyt waren denen in anderen Studien ähnlich. Die Ansprechraten wurden wiederum erstmals nach 12 Wochen und danach alle 12 Wochen ermittelt.

Die Daten von insgesamt 246 der 301 in die Studie eingebrachten Patienten waren auswertbar. Dies entspricht einer Ausschlußrate von 18%. Wie erwartet war dies die erste Studie, in der bei einem relativ hohen Anteil der Patienten eine partielle oder komplette Remission erreicht wurden.

Von den Patienten, die entweder nur DES oder eine Orchiektomie erhielten, entwickelten 41 % eine CR oder PR, verglichen mit 34 % der mit DES+Cyclophosphamid und 25 % der mit Estracyt und Cyclophosphamid behandelten Patienten. Wenn die Stabilisierung der Erkrankung mit einge- zogen wird, ergibt sich, wie aus Tabelle 2 ersichtlich, bei den 3 Therapiearmen kein signifikanter Unterschied in der Gesamtansprechrate. Ein Vergleich der Überlebensdauer in den 3 Patientengruppen zeigt ebenfalls keinen signifi- kanten Unterschied. Bei der Auswertung der Ergebnisse nach Art des Androgenentzugs ergab sich wiederum kein Unterschied, weder in bezug auf das initiale Ansprechen, noch bezüglich der Überlebensdauer der Patienten, die mit DES oder durch Orchiektomie behandelt wurden.

Die Auswertung der Daten derjenigen Patienten, die bei Aufnahme in die Studie über Schmerzen klagten, bot einen interessanten Aspekt.

Wurden nur symptomatische Patienten berücksichtigt, wurde die höchste Ansprechrate in der Patientengruppe beobachtet, die mit DES und Cyclo- phosphamid behandelt wurden. Die Ansprechrate war mit 92 % höher als für Patienten mit alleinigem Androgenentzug (73 %), $p = 0{,}06$. Wurden jedoch symptomfreie Patienten getrennt ausgewertet, so hatten Patienten mit alleinigem Androgenentzug die längste Überlebensdauer.

In laufenden Studien werden Patienten, bei denen eine radikale Prosta- tektomie oder Bestrahlungstherapie vorausgegangen war, randomisiert in Arme entweder mit: Verzicht auf eine adjuvante Therapie oder eine Monotherapie mit Cyclophosphamid oder Estracyt.

Eine vorläufige Auswertung deutet auf eine Verlängerung der Zeitspanne bis zur Progression (Nachweis der Metastasierung) bei den mit Estracyt behandelten Patienten hin. Es wird besonders aufschlußreich sein, ob die Dauer des tumorfreien Überlebens auch insgesamt eine Lebensverlängerung bedeutet.

Zusammenfassung

Für Patienten, die nach Androgenentzug eine Tumorprogression entwickeln, konnte bislang keine Mono- oder Polychemotherapie gefunden werden, mit der bei einem Großteil der Patienten eine objektive Tumorregression erreicht werden kann. Dennoch hat das NPCP mehrere Substanzen identifiziert, die bei akzeptabler Toxizität bei 20–30 % der Patienten subjektive Besserungen brachten.

Nach jetzigen Erkenntnissen scheint eine Kombinationstherapie nicht besser zu sein als eine Monotherapie mit Substanzen, wie Cyclophosphamid, Methotrexat und Cis-Platin. Eine besondere Schwierigkeit bei der Behand- lung von Patienten mit fortgeschrittenem Prostatakarzinom stellt nach wie vor das genaue Abschätzen des „Ansprechens auf Therapie" dar. Die meisten Patienten haben zwar Knochenmetastasen, die mit Hilfe der Szintigraphie erfaßt werden. Trotz der guten Sensisitivät der Szintigraphie, v.a. was den Nachweis einer Progression anbetrifft, können kleine Besserungen des Knochenbefalls nicht erkannt werden.

Schmerzlinderung und Wohlbefinden eines Patienten geben oft den besten Aufschluß über die Effektivität einer Therapie. Die Lebensqualität des Patienten stellt damit ein wichtiges Kriterium dar, an dem die Toxizität, die mit einer Chemotherapie verbunden ist, gemessen werden muß. Es bleibt zu hoffen, daß durch die Entwicklung sensitiver Tumormarker maligne Erkrankungen besser erkannt werden. Zusätzlich sind neue, und wenn möglich, spezifisch antineoplastische Substanzen nötig, um überhaupt das Überleben der betroffenen Patienten reell beeinflussen zu können.

Literatur

Eisenberger MA, Simon R, O'Dwyer PJ, Wittes RE, Friedman MA (1985) A re-evaluation of non-hormonal cytotoxic chemotherapy in the treatment of prostatic carcinoma. J Clin Oncol 3: 827–841

Loening SA, Beckley S, DeKernion J, Gibbons RP (1981) Comparison of hydroxyurea, methyl CCNU and cyclophosphamide in patients with advanced carcinoma of the prostate. J Urol 125: 812–816

Loening SA, Beckley S, Brady MF, Chu TM et al (1983) Comparison of estramustine phosphate, methotrexate, and cis-pltinum in patients with advanced hormone refractory prostate cancer. J Urol 129: 1001–1006

Murphy GP, Gibbons RP, Johnson DE, Loening SA (1977) Comparison of estramustine phosphate and streptozotocin in patients with advanced prostatic carcinoma who have had extensive irradiation. J Urol 118: 288–291

Murphy GP, Gibbons RP, Johnson DE, and Prout GR (1979) The use of estramustine and prednimustine versus prednimustine alone in advanced metastatic prostatic cancer patients who have received prior irradiation. J Urol 121: 763–765

Murphy GP, Beckley S, Brady MF, Chu TM (1983) Treatment of newly diagnosed metastatic prostate cancer patients with chemotherapy agents in combination with hormones vs hormones alone. Cancer 51: 1254–1277

Schmidt JD, Scott WW, Gibbons RP, Johnson DE (1979) Comparison of procarbazine, imidazol-carboxomide and cyclophosphamide in relapsing patients with advanced carcinoma of the prostate. J Urol 121: 185–189

Scott WW, Gibbons RP, Johnson DE, Prout GR (1975) Comparison of 5- Fluorouracil and Cyclophosphamide in patients with advanced carcinoma of the prostate. Cancer Chemother Rep 59: 195–201

Slack NH, Brady MF, Murphy GP and Investigators of NPCP (1984) A re-examination in the stable category for evaluating response in patients with advanced prostate cancer. Cancer 54: 564–574

Soloway MS, DeKernion J, Gibbons RP, Johnson DE, Loening SA, Pontes JE, et al (1981) Comparison of estramustine phosphate and vincristine alone or in combination for patients with advanced hormone refractory previously irradiated carcinoma of the prostate. J Urol 125: 664–667

Soloway MS, Beckley S, Brady MF, Chu TM et al (1983) A comparison of estramustine phosphate vs cis-platinum alone vs estramustine phosphate plus cis-platinum in patients with advanced hormone refractory prostate cancer who had extensive irradiation to the pelvis or lumbosacral area. J Urol 129: 56–61

Tannock IF (1985) Is there evidence that chemotherapy is of benefit to patients with carcinoma of the prostate? J Clin Oncol 3: 1013–1021

4.2 Prospektive Studien zur Behandlung des Prostatakarzinoms – 14 Jahre Erfahrung der Urologischen Arbeitsgruppe der E.O.R.T.C

F.H. SCHRÖDER und die Urologische Arbeitsgruppe der E.O.R.T.C

Die urologische Arbeitsgruppe der EORTC hat in der onkologisch-urologischen Forschung über alle Aspekte des Prostatakarzinoms 12 Jahre Erfahrung. Die Gruppe hat insgesamt 5 Phase-II-Studien beendet, ein sechstes Protokoll ist z.Z. in Arbeit. Drei große randomisierte Studien über nicht vorbehandelte metastasierende Prostatakarzinome wurden abgeschlossen, 4 weitere Protokolle werden zur Zeit bearbeitet. Mehr als 1400 Patienten sind hieran beteiligt.

Der Aufbau der EORTC-GU-Gruppe und ihre Forschungsarbeit hat sich während dieser 13 Jahre weiterentwickelt. Neue Techniken der Qualitätskontrolle wurden aufgebaut und sind in verschiedenen Aspekten der klinischen Forschungsarbeit angewandt. Die Mitgliedschaft hängt ab von der Zahl der Patienten, die in die Studien eingebracht werden, aber auch von der Qualität der Zusammenarbeit.

Eine strengere Organisation der Protokolle und klare Definitionen der Mitgliedschaftsregeln haben zur Konsolidierung der Zahl der Mitglieder geführt. Auch die Zahl der Patienten, die in die Studie eingebracht werden, nimmt zu. Für alle urologischen Tumoren beträgt sie im Moment 800 bis 900 Patienten pro Jahr.

Die verschiedenen Ansprechkriterien, die in Phase-II- und -III-Studien der EORTC-GU-Gruppe berücksichtigt werden, haben wichtige Entwicklungsschritte durchgemacht. Diese Kriterien haben einen wichtigen Einfluß auf die Ergebnisse der Studien. Darum ist es auch von Bedeutung die Definitionen zu berücksichtigen, wenn die Ergebnisse der verschiedenen prospektiven Studien verglichen werden.

Bei den Ansprechraten der Phase-II-Studien werden die Kriterien der WHO angewandt. Zu diesen Studien wurden nur Patienten mit mindestens einer in 2 Dimensionen meßbaren Läsion zugelassen. Blastische Knochenmetastasen sind nicht meßbar und können deswegen nicht als Läsionsmarker angewandt werden. Ein wichtiger Unterschied zwischen den EORTC-Studien und den meistens aus den USA berichteten Studien ist der, daß die EORTC den stabilen Krankheitsverlauf oder „no change" nicht zu den Ansprechkriterien einrechnet. Bei nicht vorbehandeltem metastasierendem Prostatakarzinom enthält diese Gruppe 40 bis 50% aller Patienten. Dies erklärt die höheren Ansprechraten der aus den USA und Kanada berichteten Veröffentlichungen.

In den Phase-II- und -III-Studien muß die Tatsache berücksichtigt werden, daß das primäre Prostatakarzinom anders auf die Behandlung reagiert als die Fernmetastasen. Bei nicht vorbehandelten Patienten ist die Ansprechrate des primären Tumors höher und in Chemotherapiestudien niedriger als die der Fernmetastasen. Über Beobachtungen der Phase-II-Studien ist kürzlich von Jones und Mitarbeitern 1986 ausführlich berichtet worden. Allgemein kann man sagen, daß die Ergebnisse bzgl. der Ansprechraten im Protokoll 30761 und 30762 entmutigend sind. Es hat dazu geführt, die Ansprechraten beim anschließenden Protokoll 30805, die nur die Progression und den Tod als Endpunkte haben, nicht zu bewerten.

In späteren Protokollen, die zwischen 1984 und 1986 aufgestellt wurden, werden subjektive und objektive Ansprechkriterien verwandt, weil deutlich wurde, daß auch die Verbesserung der Lebensqualität der hormonell behandelten Patienten ein Ziel dieser Studien sein wird.

Phase-II-Studien

Die Phase-II-Studien der EORTC-GU-Gruppe werden in Tabelle 1 gezeigt. Jones et al. veröffentlichten 1984 einen vollständigen Überblick der Phase-II-Studien.

Erste Ergebnisse des Protokolls 30763 wurden von Pavone Macaluso et al. (1980) berichtet. Die Endergebnisse dieser Studie wurden nie veröffentlicht, weil die Patientenzahl zu gering war und die mit Procarbazin behandelte Gruppe wegen zu hoher Toxizität eingestellt werden mußte. Außerdem hatte man den Eindruck, daß Adriamycin bei der Behandlung von Prostatakarzinomen nicht effektiv war. Das oben genannte Protokoll hatte das Ziel, die Ansprechrate und Ansprechdauer nach 2 Behandlungszyklen zu vergleichen.

Tabelle 1. Phase-II-Studien zu hormonunabhängigen M1-Prostatakarzinomen

Protokoll 30763	Procarbazin und Adriamycin, 1976–1979 Patientenzahl: 25 Koordinator: J. Mulder, Holland
Protokoll 30799	Vindesin, 1979–1981 Patientenzahl: 31 Koordinator: W. G. Jones, UK
Protokoll 30804	Mitomycin C, 1981–1984 Patientenzahl: 37 Koordinator: W. G. Jones, UK
Protokoll 30841	Epirubicin, 1984–1986 Patientenzahl: 37 Koordinator: W. G. Jones, UK
Protokoll 30852 (noch nicht abgeschlossen)	Methotrexat, 1986– Patientenzahl: 12 Koordinator: W. G. Jones, UK

Nur die Patienten mit zweidimensional meßbaren Metastasen und die Patienten, bei denen die Krankheit nach hormoneller Behandlung fortschreitet, wurden in dieser Studie zugelassen. Dabei wurden insgesamt 46 Patienten aufgenommen, 22 Patienten wurden mit Adriamycin, 24 mit Procarbazin behandelt. 60 mg/m² Adriamycin wurden alle 21 Tage intravenös verabreicht bis zu einer maximalen Dosis von 550 mg/m². 200 mg/m² Procarbazin wurde alle 24 Tage oral gegeben. 12 Patienten waren kurz nach Beginn der Therapie gestorben, 4 aus der Adriamycingruppe und 8 Patienten aus der mit Procarbacin behandelten Gruppe. Insbesondere bei der letztgenannten Gruppe hatten wir den Eindruck, daß einige Patienten durch die toxische Wirkung des Medikamentes verstorben waren. In der Adriamycingruppe wurde keine einzige komplette oder partielle Remission beobachtet. Hieraus wurde geschlossen, daß dieses Medikament in der Behandlung von hormonresistenten metastasierenden Prostatakarzinomen nicht verwendbar ist.

Im Protokoll 30799 – der Vindesin-Studie – wurden insgesamt 31 Patienten aufgenommen. 27 dieser Patienten wurden mit Vindesin 5 mg/m² pro Woche für über mindestens 4 Wochen behandelt. Bei einigen Patienten konnte eine erhöhte Dosis von 4 mg/m² Vindesin pro Woche verabreicht werden. Diese Patienten wurden in einer Verlaufskontrolle von minimal 6 Wochen beurteilt. Auch hier wurden nur Patienten mit zweidimensional meßbaren Läsionen in der Studie zugelassen. Der primäre Tumor wird, wenn er meßbar ist, als Ansprechparameter aufgenommen. Bei 5 Patienten oder 19% wurde eine partielle Remission von kurzer Dauer beobachtet. 11 Patienten hatten einen stabilen Krankheitsverlauf, bei weiteren 11 Patienten wurde eine Progression der Krankheit in der Verlaufsperiode gesehen. Bei 31 Patienten wurde die toxische Wirkung des Medikamentes überprüft. In 58% der Fälle war die Neurotoxizität offensichtlich. In 23% (7 Patienten) war die Toxizität so schwerwiegend, daß die Behandlung beendet werden mußte. Die Neurotoxizität besteht sowohl aus motorischer als auch sensorischer Neuropathie. Hämatologische Nebenwirkungen wurden bei 32% beobachtet, Alopecia bei 55%, Übelkeit bei 13% sowie Durchfälle bei 10% der Patienten. Die Wirksamkeit des Vindesins wurde als grenzwertig bezeichnet. Die partielle Remission dauerte im Durchschnitt 4 Monate, die Nebenwirkungen waren jedoch unannehmbar hoch. Ein kompletter Überblick über diese Studie wurde von Jones et al. (1983) veröffentlicht.

Protokoll 30804

Eine Phase-II-Studie bei Patienten mit hormonresistenten Prostatakarzinomen wurde mit dem Protokoll 30804 ausgeführt. Als Parameter wurde ebenfalls ein meßbarer primärer Tumor angenommen. Die Patienten wurden mit Mitomycin-C 15 mg/m² alle 6 Wochen intravenös behandelt bis zu einer maximalen Dosis von 2 mg/kg KG. Abhängig vom Körpergewicht führte dies zu einer Behandlungsperiode zwischen 6 und 12 Monaten. Die erste Beurteilung der Wirksamkeit erfolgte nach dem 2. Zyklus. Angewandt wurden die WHO-Kriterien. Die Größe der meßbaren Läsion wurde als Produkt der 2 größten senkrechten Durchmesser definiert. Eine komplette Remission besteht sowohl aus dem kompletten Verschwinden aller sichtbaren Fernmetastasen als auch aus dem Verschwinden des Primärtumors. Eine partielle Remission wurde als Abnahme aller meßbaren Läsionen von mindestens 50% definiert. „no change" oder ein stabiler Krankheitsverlauf wurde diagnostiziert, wenn einerseits die Abnahme weniger als 50% war, oder andererseits die Zunahme nicht mehr als 25% betrug. Alle Fälle die darüber lagen, wurden als Progression der Krankheit bewertet. Blastische Knochenmetastasen, biomedizinische und subjektive Parameter wurden in diesem Protokoll nicht eingeschlossen.

Die Ansprechrate dieser wichtigen Studie wird in Tabelle 2 gezeigt. In 25% aller beurteilbaren Fälle konnten partielle Remissionen festgestellt werden. In 45% wurde eine Progression innerhalb der Beobachtungsperiode gesehen. Progression wurde lediglich in 19% der Patienten diagnostiziert. Die meisten meßbaren Läsionen waren Lymphknotenmetastasen. Lungenmetastasen, Lebermetastasen und Hautmetastasen wurden bei 4 bzw. 7, bzw. 3 Patienten gesehen. Eine günstige Wirkung auf den Schmerz sowie den Leistungsstand konnte ebenfalls bei den meisten Patienten beobachtet werden. Die Nebenwirkungen dieser palliativen Behandlungsform scheinen durchaus tragbar zu sein. Neben der wohl bekannten hämatologischen Toxizität von Mitomycin-C wurden Übelkeit und Erbrechen bei 13 der 31 Patienten gesehen. Am Ende der Studie wurde beschlossen, daß der primäre Tumor nicht als Ansprechparameter in dieses Protokoll genommen werden sollte und auch nicht in Zukunft bei Chemotherapiestudien. Diese Entscheidung wurde aufgrund der großen Unterschiede der Ansprechrate zwischen Primärtumor und Fernmetastasen getroffen. Das schlechtere Ansprechen der primären Tumoren wurde in den Protokollen 30804 und 30841 gesehen (Jones et al. 1986). Die partiellen Remissionen dauerten im Durchschnitt 24 Wochen.

Die Schlußfolgerung aus dieser Studie ergab, daß Mitomycin-C in der Behandlung von hormonresistenten Prostatakarzinomen wirksam ist, so daß

Tabelle 2. Ansprechrate meßbarer Metastasen (Protokoll 30804, Mitomycin C, Phase II). (Aus Jones 1986b)

Antwort (WHO)	Patienten	
	n	[%]
Vollständig	0	(0)
Partiell	9	(29)
Keine Änderung	14	(45)
Progression	6	(19)
Frühtod	2	(7)
Gesamt	31	(100)

die Nebenwirkungen dieses Medikamentes bei dieser Gruppe von Patienten durchaus tragbar sind. Die partielle Remission dauerte bei dieser Behandlungsform erheblich länger als bei anderen medikamentösen Therapieformen.

Protokoll 30841

Protokoll 30841 war eine Phase-II-Studie von niedrig dosiertem wöchentlich verabreichtem Epirubicin bei Patienten mit metastasiertem Prostatakarzinom. Diese Studie wurde kürzlich von Jones et al. 1987 veröffentlicht. 12 mg/m^2 Epirubicin wurden wöchentlich injiziert. Patienten mit Progression sowie Patienten, die den EORTC-Anforderungen entsprachen, – meßbare Markerläsionen einbegriffen – werden nach Beendigung der hormonellen Therapie in diese Studie eingeschlossen.

35 Patienten wurden zugelassen, wovon 33 ausreichend beurteilbar waren. 7 Patienten waren nicht hormonell vorbehandelt. Bei diesen Patienten lag aber eine Progression mit einem Malignitätsgrad 3 vor.

Die nichthämatologischen Nebenwirkungen, die bei dieser Therapie festgestellt wurden, waren:

– Übelkeit	7 Patienten	20%
– Übelkeit und Erbrechen	7 Patienten	20%
– Durchfälle	3 Patienten	9%
– Alopecia	2 Patienten	6%
– Lethargie	2 Patienten	6%
– Phlebitis	1 Patient	3%
orale Mucositis	1 Patient	3%
Fieber und Lethargie	1 Patient	3%

Eine hämatologische Toxizität trat kaum auf. Keiner der Patienten brach die Studie wegen toxischer Nebenwirkungen ab.

Bei 4 Patienten oder 12% wurde eine Remission der Krankheit festgestellt, bei einem trat eine komplette, bei drei eine partielle Remission auf. 14 dieser Patienten (42%) hatten einen stabilen Krankheitsverlauf. Bei den Patienten, die auf die Behandlung ansprachen, wurden gute subjektive Symptomverbesserungen beobachtet. Eine neue Studie mit höherer Epirubicindosis wurde nach Bekanntwerden dieser Ergebnisse vorgeschlagen.

Im Protokoll 30852 wird die Wirksamkeit von Methotrexat bei einem ähnlichen Patientengut studiert. Die Ergebnisse liegen z. Z. noch nicht vor.

Phase-III-Studien

In Tabelle 3 werden Phase-III-Studien von nicht vorbehandelten metastasierenden Prostatakarzinomen vorgestellt, die zur Zeit beendet sind. Die

Tabelle 3. Phase-III-Studien von nicht vorbehandelten Prostatakarzinomen

Protokoll 30761	CPA vs MPA vs DES Kategorien T3-4M0 und M1 1976–1981 Patientenzahl: 295 Koordinator: M. Pavone Macaluso, Italy
Protokoll 30762	Estracyt vs DES Kategorien T3-4M0 und M1 1976–1981 Patientenzahl: 248 Koordinator: P. H. Smith, UK
Protokoll 30805	Kastration vs Kastration und CPA 150 mg vs DES 1 mg Kategorie M1 1981–1986 Patientenzahl: 350 Koordinator: M. R. G. Robinson, UK

CPA: cyproterone Acetate; *MPA:* medroxyprogesterone Acetate; *DES:* Diethylstilbestrol.

Ergebnisse dieser Studien wurden von Robinson u. Hetherington im Jahre 1986 zusammengefaßt.

Protokoll 30761 und 30762 sind miteinander vergleichbar, was die Auswahl der Patienten und die Beurteilungsmethode betrifft. Sie können deshalb zusammen besprochen werden. Die Endergebnisse beider Studien wurden von Pavone Macaluso et al. (1986) und von Smith et al. (1986) veröffentlicht. Ein kompletter Überblick über die kardiovaskuläre Toxizität in beiden Studien wurde von De Voogt et al. (1986) angegeben. In beiden Studien wurden Patienten mit nicht vorbehandeltem Prostatakarzinom Stadium T3 bis T4 M0 oder M1 zugelassen.

Protokoll 30761 vergleicht Diethylstilbestrol (DES) 3 mg/Tag 3mal 1 Tablette täglich mit 250 mg Cyproterone Acetate (CPA) und Medroxyprogesterone Acetate (MPA) 3mal 500 mg/Woche als intramuskuläre Injektion über 8 Wochen mit einer anschließenden Medikation von 200 mg/Tag peroral. Die Behandlungsergebnisse wurden für die verschiedenen Gruppen getrennt, in bezug auf M0-, M1-Kategorien und andere prognostische Faktoren. Diese Studie wurde hauptsächlich in südeuropäischen Ländern durchgeführt. Protokoll 30762 vergleicht DES 3mal 1 mg/täglich mit Estramustin (Estracyt) 2mal 280 mg/Tag über 8 Wochen sowie anschließend 2mal 140 mg/Tag per oral. Die Ansprechkriterien der oben genannten Studien sind miteinander identisch, wobei die qualitativen Veränderungen von blastischen Knochenmetastasen im Knochenszintigramm mit einbezogen werden. Ein unabhängiger Ausschuß, der die Knochenszintigramme beurteilt, hat jedoch klar gemacht, daß quantitative Veränderungen von blastischen Läsionen sehr schwierig zu deuten sind. Sie werden beeinflußt von mehreren Faktoren, wie z.B. Progression, Regeneration, Qualität der Knochenszintigramme usw.

Infolgedessen hat sich die Gruppe entschlossen, in Protokoll 30805 statt Ansprechrate Progression und Tod als Endpunkte anzuwenden. Die Ansprechkriterien werden in diesbezüglichen Veröffentlichungen besprochen.

Von 236 Patienten, die im Protokoll 30761 zugelassen wurden, sind 210 am Ende der Studie auswertbar. Die Patienten sind in 3 Behandlungsgruppen gleichermaßen verteilt.

Kurz zusammengefaßt kommt man zu folgenden Ergebnissen: Kardiovaskuläre Nebenwirkungen sind in der mit DES behandelten Patientengruppe ausgeprägt, am geringsten in der Gruppe der mit CPA behandelten Patienten. Nebenwirkungen bestehen hauptsächlich aus der Zunahme der kardiovaskulären Komplikationen sowie einer Zunahme von Unterschenkelödemen. Außerdem wurden signifikante Unterschiede in der Ansprechrate zwischen primären Tumoren und Fernmetastasen festgestellt, wobei der Primärtumor besser auf die Behandlung anspricht als die Metastasen. Das gleiche wird in Protokoll 30762 beobachtet. Die Progressionsraten sind für DES und CPA identisch. In der mit MPA behandelten Gruppe wird jedoch eine signifikant höhere Progressionsrate ($p = 0,002$) gefunden. Dieser Unterschied wird sowohl bei Patienten mit M0 als auch bei Patienten mit M1 gesehen, ist aber ausgeprägter in der M1-Kategorie. Ein entsprechend signifikanter Unterschied in der Überlebensrate ($p = 0,008$) zwischen DES- und CPA-Gruppe einerseits und der MPA-Gruppe andererseits, wurde ausschließlich bei den M1-Patienten gesehen.

Es ist möglich, daß dieser Unterschied die Folge der niedrigen MPA-Dosis ist. Der Plasmatestosteronspiegel wurde bei den meisten der Patienten bestimmt. Die Ergebnisse wurden nicht veröffentlicht. Die von uns gewählte MPA-Dosis führt nicht zu einer Abnahme des Testosteronspiegels bis zum Kastrationsniveau. Diese Beobachtung zeigt, daß im Gegensatz zu den Ergebnissen der VACURG-Studien (1967) eine signifikante Wirkung auf Progression und Überlebensrate von einer optimalen hormonellen Therapie erwartet werden kann. Es ist unwahrscheinlich, daß MPA bei dieser Dosierung auf das Prostatakarzinom eine stimulierende Wirkung hat.

Protokoll 30762

248 Patienten wurden in das Protokoll 30762 aufgenommen, wobei 227 gut beurteilbar waren. 150 Patienten wurden mit Estracyt und 112 mit DES behandelt. Es wurden keine signifikanten Unterschiede in bezug auf Progressionsrate und Todesrate in beiden Gruppen gesehen. Ein signifikanter Unterschied in der kardiovaskulären Toxizität wird jedoch in anderen Studien im Einsatz von DES gefunden. Dies ist besonders eindrucksvoll bei Patienten, die vorher kardiovaskuläre Symptome vor Anfang der Studie gezeigt haben. In der mit Estracyt behandelten Gruppe wurden bei 25 Patienten gastrointestinale Nebenwirkungen gesehen. Bei 6 Patienten mußte diese Behandlung eingestellt werden. Es ist möglich, daß die relativ niedrige Estracystdosis, die in diesem Protokoll verwandt wird, ein Grund dafür ist,

Tabelle 4. Ansprechrate primärer Tumoren und Metastasen

Protokoll	Behandlung	Primärtumor		Metastasen	
		n	[%]	n	[%]
30761	CPA	60	(40)	38	(13)
	MPA	58	(26)	35	(13)
	DES	57	(54)	28	(18)
30762	DES	99	(52)	57	(31)
	Estracyt	100	(36)	45	(24)

daß keine signifikant bessere Überlebens- bzw. Progressionsrate darstellbar war. Benson et al. (1983) berichtete in einer ähnlichen Studie über signifikante Unterschiede in der Progressionsrate. Dies konnte von anderen Autoren leider nicht bestätigt werden. Die Ansprechraten des primären Tumors und der Fernmetastasen werden in Tabelle 4 gezeigt.

In dieser Tabelle kann man erkennen, daß der primäre Tumor besser auf die Behandlung anspricht als die Fernmetastasen. Bei den angewandten Kriterien beträgt die Ansprechrate der letztgenannten lediglich 20–30%. Dies steht im Gegensatz zu ähnlichen Studien in den USA. Der Unterschied liegt in den verschiedenen Kriterien, die in dieser Studie verwandt wurden.

Protokoll 30805

In Protokoll 30805, das in Tabelle 3 gezeigt wird, wurde die chirurgische Kastration als Standardtherapie verglichen mit 1 mg DES/Tag. Diese niedrige Dosis wurde verwandt aufgrund der von Byar veröffentlichten Studie, die gezeigt hatte, daß 1 mg DES/Tag ebenso wirksam ist wie 5 mg/Tag. Dieser Befund war sehr überraschend, weil inzwischen bekannt geworden war, daß 1 mg DES/Tag das Plasmatestosteron nicht bis zum Kastratniveau unterdrückt. Außerdem wollten wir feststellen, ob die Nebenwirkungen von 1 mg/Tag DES tatsächlich niedriger sind als eine höhere Dosis DES, die in früheren Protokollen verwandt wurde. Eine dritte Gruppe von Patienten wurde mit Orchiektomie und 150 mg CPA/Tag behandelt. Dieses Schema wurde verwandt, um die Wirkung der Blockade der adrenalen Androgene auf die Prognose der Patienten mit metastasierendem Prostatakarzinom festzustellen.

Mittlerweile steht der Begriff der totalen androgenen Blockade, der im Jahre 1980 mittels dieser Studien eingeführt wurde, im Mittelpunkt der Diskussion. Der Autor hat keinen Zweifel über die Wirkung von CPA als Antiandrogen im Gegensatz zu Poyet u. Labrie (1985). Weitere Erklärungen können im Rahmen dieser Veröffentlichung nicht gegeben werden.

In dieser Studie wurden nur Patienten mit metastasierendem Prostatakarzinom zugelassen.

Die Progression der Krankheit, die gemäß strenger Kriterien festgelegt wurde, diente als Endpunkt. Die Studie wurde 1985 abgeschlossen. Die Endergebnisse sind jedoch noch nicht veröffentlicht. Eine zwischenzeitige Analyse der 3 behandelten Gruppen wurde von Robinson u. Hetherington 1986 veröffentlicht. Sie zeigte keinen Unterschied in den Progressions- und Überlebensraten. Die Nebenwirkungen von 1 mg DES/Tag sind minimal. Die wichtigste Schlußfolgerung dieser Studie ist die, daß die totale Androgenblockade keinen signifikanten Einfluß auf die Progressions- und Überlebensrate bei metastasierenden Prostatakarzinomen im Vergleich zu der Standardtherapie hat.

Die Tatsache, daß 1 mg DES/Tag in dieser Dosierung nicht zur medikamentösen Kastration führt, sich außerdem kein signifikanter Unterschied in bezug auf die Progressions- und Überlebensrate zeigt, läßt große Zweifel für das Konzept der totalen Androgenblockade aufkommen.

Protokoll 30853

Von März 1986 bis Mai 1988 wurden an 22 Institutionen 327 Patienten behandelt. (19 Patienten waren nicht auszuwerten; bei 14 Patienten war die Toxizität nicht bekannt). Gemessen am Studienendpunkt subjektive Progression (WHO-Leistungsindex, Schmerz Score, Gewichtsabnahme, urologische Symptome) zeigte sich ein Vorteil für die mit Goserelinazetat (Zoladex) und Flutamid (Fugerel) Behandelten von $p = 0,018$, dabei waren 148 im Orchiektomiearm und 149 im Kombinationarm; allerdings waren nach 30 Monaten nur 5 bzw. 11 Patienten unter Beobachtung („at risk").

Auch die Zeit-bis-zur-ersten-Progression (Prostatapalpation: Zunahme > 50%; Lymphknotenmetastasen; Lebermetastasen: Zunahme ≥ 25%; neue „hot spots" in Knochenscan oder Osteolyen: Zunahme ≥ 25%) begünstigt die kombiniert Behandelten ($p = 0,032$). Die mittlere Zeit-bis-zur-objektiven-Progression betrug im Orchiektomiearm 18 Monate, hingegen im Flutamid-/Orchiektomiearm 27 Monate. Für die subjektive Progression ist die Relation 12 zu 19 Monaten. Die Dauer des Follow-up betrug im Mittel 1,5 Jahre; in diesem Zeitraum starben 52 Orchiektomie-Patienten und 55 kombiniert-Behandelte (Denis et al. 1991).

Neben Phase-II-Studien, die die Wirkung von Methotrexat auf Patienten mit hormonresistenten Prostatakarzinomen studieren, laufen im Moment 4 Phase-III-Protokolle.

Die Qualifikationskriterien und Behandlungsschemata sind in Tabelle 5 zusammengefaßt.

Diese Projekte haben gezeigt, daß die EORTC-GU-Gruppe selbstsicherer geworden ist und auch imstande ist, 4 große Protokolle gleichzeitig zu führen. Diese Studien können einen signifikanten Beitrag zu einem besseren Verständnis dieser Krankheit leisten.

Tabelle 5. Laufende Studien in metastasierenden Prostatakarzinomen

Protokoll 30843	Kastration vs Buserelin vs Buserelin und CPA 150 mg Kategorie M1 1984– Patientenzahl: 271 Koordinator: H. J. de Voogt, Holland
Protokoll 30846	Goserelin Depot + CPA 150 mg (4 Wochen) vs verzögerter Hormonbehandlung Dieselbe endokrine Behandlung nach Progression in der verzögerten Behandlungsphase. Kategorien pN1–3M0 1986– Koordinator: F. H. Schröder, Holland
Protokoll 30853	Goserelin Depot und Flutamid vs Kastration 1986–1987 Patientenzahl: 308 Koordinator: L. Denis, Belgien
Protokoll 30865	Estracyt vs Mitomycin C 1986– Patientenzahl: 129 Koordinator: D. W. W. Newling, Holland

Literatur

Benson RC, Gill GM, Cummings KB (1983) Randomised double blind crossover trial of Diethyl Stilboestrol (DES) and Estramustine Phosphate (EMCYT). The Stage D Prostatic Cancer. Semin Oncol 10 (Suppl 3): 43–45

Byar DP (1980) A review of the Veterans' Administration Studies of Cancer of the Prostate: the new results concerning treatment of Stage I and II tumours. In: Pavone Macaluso M, Smith PH, Edsmyr S (eds) Bladder tumours and other topics in urological oncology. Plenum, New York London, pp 471–492

De Voogt HJ, Smith PH, Pavone Macaluso M, de Pauw M, Suciu S, and Members of the European Organization for Research on Treatment of Cancer Urological Group (1986) Cardiovascular side effects of diethylstilbestrol, cyproterone acetate, medroxyprogesterone acetate and estramustine phosphate used for the treatment of advanced prostatic cancer: results from European Organization for Research on Treatment of Cancer trials 30761 and 30762. J Urol 135: 303–307

Denis L, Smith P, Carneiro de Moura JL, Newling D, Bono A, Keuppens F, Mahler C, Robinson M, Sylvester R, de Pauw M, Vermeulen K, Ongena P und Mitglieder der EORTC-GU-Group (1991) Total androgen oblation: european experience. Urol Clin North Am 18: 65–73

Jones WG, Fossa SD, Denis L, Coninx P, Glashan RW, Akdas A, de Pauw M (1983) An EORTC phase II study of vindesine in advanced prostate cancer. Eur J Cancer 19: 583–588

Jones WG and members of the EORTC Genitourinary Cancer Cooperative Group (1984) EORTC Phase II Chemotherapy studies in prostate cancer. In: Denis L, Murphy GP, Prout GR, Schröder FH (eds) Controlled clinical trials in urologic oncology. Raven, New York, pp 181–185

Jones WG, Bono AV, Verbaeys A, de Pauw M, Sylvester R, and members of the EORTC Genitourinary Tract Cancer Cooperative Group (1986a) Can the primary tumour be used as the sole parameter for response in phase II chemotherapy studies in metastatic prostate cancer? An EORTC Genitourinary Group report. World J Urol 4: 176–181

Jones WG, Fossa SD, Bono AV, Croles JJ, Stoter G, de Pauw M, Sylvester R, and members of the EORTC Genitourinary Tract Cancer Cooperative Group (1986b) Mitomycin-C in the treatment of metastatic prostate cancer: report on an EORTC phase II study. World J Urol 4: 182–185

Jones WG, Fossa SD, Bono AV, Klijn JMG, de Pauw M, Sylvester R (1987) European Organization for Research and Treatment of Cancer (EORTC) phase II study of low-dose weekly epirubicin in metastatic prostate cancer. Cancer Treat Rep 71: 1317–1318

Pavone Macaluso M, Lund F, Mulder JH, Smith PH, de Pauw M, Sylvester R, and the EORTC Urological Group (1980) EORTC protocols in prostatic cancer. Scand J Urol Nephrol (Suppl) 55: 163–168

Pavone Macaluso M, de Pauw M, Suciu S, Sylvester R, de Voogt HJ, Lardennois B, Nasta A, Zolfanelli R, Barasoldo E, and the EORTC Urological Group (1982) Medroxyprogesterone acetate, diethylstilboestrol and cyproterone acetate in the treatment of the prostatic cancer. Interim report of a prospective study of the European Organization for Research on the Treatment of Cancer (EORTC) Genito-urinary Tract Cooperative Group. Excerpta Medica International Series, pp 436–444

Pavone Macaluso M and the EORTC Urological Group (1983) Medroxyprogesterone acetate in the treatment of prostatic cancer: preliminary results of EORTC trial 30761 comparing MPA with Stilbestrol and with Cyproterone Acetate. In: Campio L, Robustelli Della Cua G, Taylor RW (eds) Role of medroxyprogesterone in endocrine related tumors. Raven, New York, pp 183–190

Pavone Macaluso M, de Voogt HJ, Viggiano G, Barasolo E, Lardennois B, de Pauw M, Sylvester R (1986) Diethylstilbestrol, cyproterone acetate and medroxyprogesterone acetate in the treatment of advanced prostatic cancer: final analysis of a randomised phase III trial of the European Organization for Research on Treatment of Cancer Urological Group. J Urol 136: 624–631

Poyet P, Labrie F (1985) Comparison of the antiandrogenic/androgenic activities of flutamide, cyproterone acetate and megestrol acetate. Mol Cell Endocrinol 42: 283–288

Robinson MRG, Hetherington J (1986) The EORTC studies: is there an optimal endocrine management for M1 prostatic cancer? World J Urol 4: 171–175

Schröder FH, and the EORTC Urological Group (1984) Treatment of prostatic cancer: EORTC experience – preliminary results of prostatic carcinoma trials. Prostate 5: 193–198

Smith PH (1980) Medical management of prostatic cancer. Some current questions. Eur Urol 6: 65–68

Smith PH, Suciu S, Robinson MRG, Richards B, Bastable JRG, Glashan RW, Bouffioux C, Lardennois B, Williams RE, de Pauw M, Sylvester R (1986) A comparison of the effect of diethylstilbestrol with low dose estramustine phosphate in the treatment of advanced prostatic cancer: final analysis of a phase III trial of the European Organization for Research on Treatment of Cancer. J Urol 136: 619–623

4.3 Vergleich von Goserelin (Zoladex) mit Orchiektomie zur Behandlung des Prostatakarzinoms: Phase-III-Studien

W. B. PEELING, K. GRIFFITHS
und Mitglieder der British Prostate Group

Nahezu ein halbes Jahrhundert nach den Arbeiten von Huggins wird die Orchiektomie von vielen Urologen immer noch als die Behandlung der Wahl des fortgeschrittenen Prostatakarzinoms angesehen, da diese Operation am wirkungsvollsten die testikulären Androgene beseitigt. Für nicht wenige gilt die Orchiektomie als „Goldstandard" und der Bezugspunkt für vergleichende Therapieuntersuchungen, dies gilt ganz besonders für die LHRH-Analoga, eine mögliche medizinische Herausforderung der chirurgischen Kastration. Allerdings sind diese nur dann eine vergleichbare Behandlungsoption für Patienten mit einem fortgeschrittenen Prostatakarzinom, wenn es zumindest genauso leistungsfähig ist wie die chirurgische Kastration im Hinblick auf eine Palliation der Symptome, eine objektive Besserung, das endokrine und physiologische Ansprechen sowie in seinem Einfluß auf die Überlebensrate. Insbesondere ist aber zu fordern, daß die Sicherheit des Arzneimittels der Orchiektomie vergleichbar ist.

Eine Anzahl von LHRH-Analoga wurde in die klinische Praxis eingeführt, unter denen Goserelin (Zoladex) in Großbritannien das größte Interesse hervorgerufen hat. Zunächst wurde eine Verbindung produziert, die täglich injiziert werden mußte, aber dies hatte wenig Auswirkungen auf Urologen und Kliniker wegen der routinemäßigen täglichen Injektion, die vom Patienten wiederum als unakzeptabel angesehen wurde im Vergleich in der einmaligen, definitiven bilateralen Orchiektomie. Jedoch die Entwicklung eines Depotpräparates von Zoladex, das nur alle 28 Tage injiziert werden muß, schien für viele britische Urologen eine vernünftige mögliche Alternative zur Orchiektomie darzustellen und führte zu einer klinischen Studie (ICI 118630/1501), die die Sicherheit und Wirksamkeit dieser Depotform des Zoladex mit der Orchiektomie vergleicht. Diese Studie wurde von einigen Mitgliedern der British Prostate Group durchgeführt, und die aufgeworfene Frage betraf die Möglichkeit, die sich aus Tierexperimenten und Phase-II-Studien ergeben hatte, daß Depot-Zoladex tatsächlich äquieffektiv zur Orchiektomie hinsichtlich seiner endokrinen Wirkung, seines klinischen Nutzens, seines relativen Fehlens von Nebenwirkungen darstellt.

Depotzoladex vs. Orchiektomie (ICI 118630/1501)

Teilnehmer

Studienkoordinator W.B. Peeling (Newport), K. Griffiths (Tenovus Institute for Cancer Research Cardiff), A.C. Buck (Cardiff). Teilnehmende Untersucher: M.B. Rose und K.C. Vaughton (Swansea), R.W.M. Rees (Cardiff), A.J.L. Hart (Pontypridd), J.C. Gingell und P.J.B. Smith (Bristol), P.J. O'Boyle (Taunton), A.G. Evans (Bridgend), R.P.H. Williams (Neath), C.J. Hammonds und C.J. Tyrell (Plymouth), J.G. Roberts (Bangor, Gwynedd), D.G. Calvert (Gloucester), G.J. Fellows (Oxford), M.R. Heal (Crewe), N.J. Blacklock (Manchester), J.A. Heaney (Dublin), A.O. Turkes (Tenovus Institute).

Studiendesign

17 klinische Zentren in England, Wales und Irland schlossen sich zusammen, um in einer offenen, randomisierten Phase-III-Studie mitzuarbeiten, die die Wirksamkeit einer totalen oder subkapsulären Orchiektomie mit dem LHRH-Agonisten Zoladex in der Behandlung des metastasierenden Prostatakarzinoms zu vergleichen. Die Studie wurde am Tenovus Institut für Krebsforschung (Cardiff/Wales) koordiniert. Die Rekrutierungsphase begann im Dezember 1983 und war im Februar 1986 beendet. Für diesen Bericht wurde eine minimale Kontrollzeit von 2 Jahren (120 Wochen) gewählt. Anfänglich war Zoladex nur als tägliches injektables Präparat verfügbar, aber ab 1. Oktober 1984 war das Depotpräparat verfügbar, von dem 3,6 mg alle 28 Tage verabreicht wurde. Danach erhielten alle Patienten, die im Zoladexarm randomisiert wurden, das Depotpräparat. Ebenso wie alle Patienten, die zuvor täglich eine Zoladexspritze erhalten hatten.

Alle Patienten hatten ein histologisch gesichertes Prostatakarzinom, den zuverlässigen Nachweis von Metastasen, eine Lebenserwartung von mindestens 3 Monaten, sollten zumindestens eine Orchiektomie tolerieren und eine Einverständniserklärung abgegeben haben. Die Patienten, die eine frühere Hormonbehandlung oder aber bereits orchiektomiert waren, wurden ebenso ausgeschlossen, wie solche Patienten mit einem Zweittumor. Wenngleich am Anfang der Studien Patienten mit vorheriger Radiotherapie des Primärtumors ausgeschlossen wurden, wurde einhellig nach dem 1. Oktober 1984 das Protokoll geändert und auch diese Patienten aufgenommen.

Nachdem die Prüfung der Einschluß- bzw. Ausschlußkriterien zufriedenstellend ausgefallen war, erfolgte die Randomisation entweder in den Zoladex- oder aber Orchiektomiearm durch das koordinierende Zentrum am Tenovus-Institut. Die Studienendpunkte waren eine Progression des primären Tumors oder aber der Metastasentod des Patienten, Unfähigkeit oder fehlende Bereitschaft des Patienten die Behandlung fortzusetzen oder aber der Entschluß des behandelnden Arztes die Therapie zu beenden.

Tabelle 1. Subjektive Bewertung – Symptomenscore

Score	Harnflow	Aktivität	Schmerz	Analgesie
0	guter Strahl	uneingeschränkt	kein	keine
1	schlechter Strahl	eingeschränkt	mäßig	gelegentlich, peripher
2	intermittierend, Nachträufeln	beschränkt auf zu Hause	mäßig schwer	regelmäßig peripher
3	Gefühl der vollen Blase	bettlägerig	gelegentlich	gelegentlich zentral
4		pflegebedürftig	unerträglich	regelmäßig zentral
Gesamt 3		4	4	4

Die subjektive Bewertung erfolgte nach einem Scoresystem, das den Uroflow vor Behandlung, den Leistungsindex, den Analgetikabedarf und Schmerzen berücksichtigte und maximal 15 Punkte erreicht (Tabelle 1).

Objektive Parameter umfassen die Bestimmung des T-Stadiums durch digitale Untersuchung nach den UICC-Kriterien, die Abschätzung der Durchmesser der Prostata und – falls möglich – die Sonometrie des Prostatavolumens. Zum Nachweis von Metastasen wurde die gesamte und saure Prostataphosphatase im Serum gemessen, eine Knochenszintigraphie oder geeignete Röntgenverfahren vorgenommen und extraskelettale Metastasen gemessen. Klinisch-chemisch wurde das vollständige Blutbild, die Thrombozytenkonzentration, BKS oder Viskosität gemeinsam mit einem vollständigen biochemischen Programm der Nieren- und Leberfunktionen vorgenommen. Die Serumspiegel für LH und Testosteron wurden im Tenovus-Institut gemessen.

Ansprechkriterien

Voraussetzung für die Notierung subjektiver Remission war ein gesamter Symptomenscore von mindestens 4, oder bei jedem einzelnen Symptom mußten mindestens 2 Punkte erreicht werden. Ein günstiges Ansprechen wurde dann akzeptiert, wenn der gesamte Score um mindestens 4 Punkte gefallen war oder eine Abnahme eines jeden einzelnen Symptomenscores um mindestens 2 Punkte bestand. Die Kriterien eines objektiven Ansprechens stützten sich auf die Empfehlungen der British Prostate Group für komplette und partielle Remissionen, Progression der Erkrankung oder aber die stabile Phase (Tabelle 2). Bei jeder Kontrolluntersuchung wurde das objektive Ansprechen im Vergleich zum Zustand vor der Behandlung ermittelt.

Tabelle 2. Objektive Ansprechkriterien (British Prostate Group)

	Kompletter Response	Partieller Response	Progression
Primärtumor			
T-Stadium	0		
Fläche (quer × längs)	–	> 50%	> 50%
Volumen (Ultraschall)	–	> 35%	> 35%
Metastasen			
Saure Prostataphosphatase	normal	mindestens 80% normal	–
Knochenszintigraphie/ Skelettröntgen	frei	Metastasen	Metastasen
Extraskelettale Metastasen (Volumen)	keine	> 35%	> 35%

Stabile Phase (MC) – Fehlende objektive Progression und ungenügender Hinweis für eine partielle objektive Remission

Krankengut

358 Patienten wurden in die Studie aufgenommen, davon wurden 176 in den Zoladexarm und 182 in den Orchiektomiearm randomisiert. Von diesen wurden nur 36 während der Phase der täglichen Injektionen rekrutiert, so daß 322 (90%) bereits die Depotform des Zoladex zur Verfügung stand. Mit diesem Präparat wurden 161 in den Orchiektomie- und 161 in den Zoladexarm randomisiert. Diese Patienten werden in dem nachstehenden Bericht besprochen werden (Tabelle 3). Eine Auswertung war bei 292 Patienten möglich, von denen 148 Zoladex erhielten und 144 kastriert worden waren. Das Durchschnittsalter beider Gruppen unterschied sich nicht wesentlich (Tabelle 3). Darüber hinaus bestanden auch keine wesentlichen Unterschie-

Tabelle 3. Übersicht über Patientenrekrutierung und Auswertbarkeit

Randomisierung

	Zoladex	Orchiektomie	Gesamt
Gesamtzahl der Patienten	176	182	358
Tägliche Injektion	15	21	21
Monatliche Injektion	161	161	322
Auswertbare Patienten mit monatlicher Injektion	148	144	292
Durchschnittsalter (Bereich)	71,8[a] (49–86)	72,5[a] (55–89)	

[a] Kein signifikanter Unterschied (students T-Test).

Tabelle 4. Eingangscharakteristika in bezug zum T-Stadium
Randomisierung

T-Stadium (UICC)	Zoladex	Orchiektomie	Gesamt
Auswertbare Patienten	148	144	292
Unbekannt	2	3	5
T_0	3	2	5
T_1	7	8	15
T_2	28	38	66
T_3	62	51	113
T_4	43	42	85
T_x	3	0	3

Kein statistisch signifikanter Unterschied (x^2-Test)

Tabelle 5. Eingangscharakteristika in bezug zum Grading des Primärtumors
Randomisierung

Grading (UICC)	Zoladex	Orchiektomie	Gesamt
Auswertbare Patienten	148	144	292
G_1	20	28	48
G_2	62	54	116
G_3	50	46	96
G_x	14	15	29
Nicht bestimmt	2	1	3

Unterschied nicht statistisch signifikant (x^2-Test)

de in den Eingangskriterien zwischen den beiden Behandlungsarmen gemessen am T-Stadium, d.h. die Zahl der T_1–T_4-Karzinome war gleichmäßig verteilt (Tabelle 4). Das gleiche gilt auch für die Gradverteilung (Tabelle 5). Die Nachkontrolle für Zoladexpatienten betrug im Mittel 104 Wochen und für die orchiektomierten Patienten 97 Wochen.

Ergebnisse

Das subjektive Ansprechen nach den Protokollkriterien unterschied sich nicht in beiden Behandlungsarmen; in ähnlicher Weise fanden auch die Kliniker bei ihrer subjektiven Remissionsbewertung eine gleiche Effizienz beider Behandlungsarme (Tabelle 6). Die gesamte objektive Ansprechrate, d.h. alle 4 Responsekategorien zusammengenommen, ließ ebenfalls keine signifikanten Unterschiede zwischen den Zoladex- und Orchiektomiepatien-

Tabelle 6. Subjektives Ansprechen nach den Protokollkriterien und der klinischen Bewertung

Randomisierung

Subjektiver Response	Zoladex	Orchiektomie
Gesamtzahl	148	144
Anzahl der auswertbaren Patienten	62	57
% ansprechend (Protokollkriterien)	66[a]	75[a]
(Klinische Bewertung)	94[b]	95[b]

[a] Kein signifikanter Unterschied (x^2-Test).
[b] Kein signifikanter Unterschied (Fisher-Test).

Tabelle 7. Gesamtrate des objektiven Ansprechens nach den Kriterien der British Prostate Group

Randomisierung

Gesamtobjektiver Respons	Zoladex	Orchiektomie
Auswertbare Patienten	148	144
% kompletter u. partieller Respons	71	72
% stabil (NC)	18	22
% Progression	11	6

Kein signifikanter Unterschied (x^2-Test)

Tabelle 8. Mittlere Zeit bis zum objektiven Ansprechen

Randomisierung

Mittlere Zeit (Wochen bis zum objektiven Ansprechen	Zoladex	Orchiektomie
Mittelwert	9,0	10,2
Anzahl der Patienten	105	104

$p = 0,51$

ten erkennen (Tabelle 7). Die durchschnittliche Zeit bis zum objektiven Ansprechen war ähnlich in beiden Behandlungsgruppen (Tabelle 8).

Der durchschnittliche Serum-LH-Spiegel nach der Behandlung mit Zoladex zeigte eine anhaltende Suppression dieses Hormons, wohingegen nach der Kastration im Mittel ein Anstieg der Serum-LH-Spiegel resultierte (Abb. 1). Der Serumtestosteronspiegel nach der Gabe von Zoladex fiel auf Kastrationswerte nach den ersten 4 Wochen der Behandlung und blieb in

Vergleich von Goserelin (Zoladex) mit Orchiektomie 387

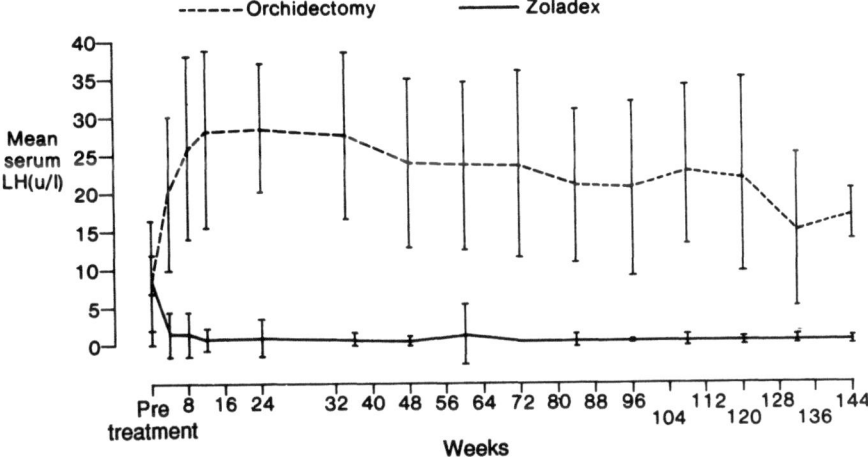

Abb. 1. Mittlerer Serumspiegel des Luteinisierungshormons

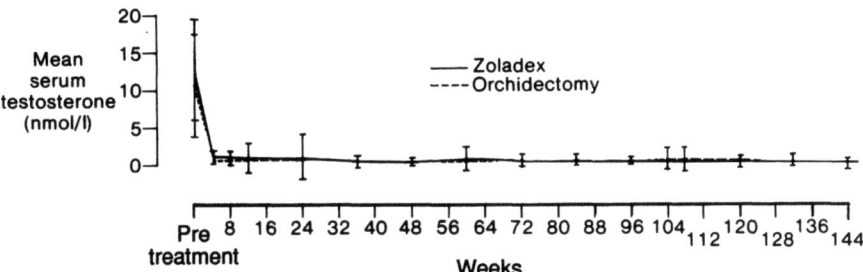

Abb. 2. Mittlerer Serumspiegel des Testosterons

diesem Bereich während des gesamten Studienzeitraumes. Ein Unterschied zum Effekt der Orchiektomie auf den Serumtestosteronspiegel ergab sich nicht (Abb. 2). In den Nebenwirkungen unterschieden sich beide Behandlungsarme nicht, dies gilt besonders für die Libidoeinschränkung, den Rückgang des Erektionsvermögens und Hitzewallungen. In keinem der beiden Behandlungsarme kam es bei den Patienten zur Gynäkomastie oder Mastodynie (Tabelle 9). Demgegenüber berichteten 6 Patienten eine Verstärkung der Knochenschmerzen während der ersten Tage nach der Zoladexinjektion; dieses Flare-Phänomen wurde aber nicht nach der Orchiektomie angegeben. Während bei keinem der Patienten eine Harnleiterobstruktion resultierte, entwickelte je ein Patient in jedem Behandlungsarm eine Paraplegie innerhalb des ersten Behandlungsmonats (Tabelle 10).

In den lokalen Reaktionen auf die Behandlung unterschieden sich beide Behandlungsarme, während es an der Zoladexinjektionsstelle weder zu

Tabelle 9. Physiologische Auswirkungen bei Patienten mit erhaltener Libido und Potenz zu Behandlungsbeginn

Randomisierung

Physiologische Auswirkungen		Zoladex	Orchiektomie
Libido	Anzahl auswertbarer Patienten	51	43
	Abnahme der Libido	73%	79%
Erektionen	Anzahl auswertbarer Patienten	51	48
	Erektionsabnahme	84%	85%
Hitzewallungen (alle Fälle)	Anzahl auswertbarer Patienten	152	163
	Hitzewallungen	63%	58%
Gynäkomastie (alle Fälle)	Anzahl auswertbarer Patienten	168	173
	Gynäkomastie	4,8%	4,0%
Brustschwellung (alle Fälle)	Anzahl auswertbarer Patienten	167	173
	Brustschwellung	0,6%	1,2%

Tabelle 10. Verschlechterung der Zeichen und Symptome im ersten Behandlungsmonat

Arzneimittelsicherheit

Verschlechterung von Krankheitszeichen und Symptomen im ersten Behandlungsmonat	Zoladex	Orchiektomie
Auswertbare Patienten	176	182
Zunahme der Knochenschmerzen	6	0
Ureterobstruktion	0	0
Paraplegie	1	1

Tabelle 11. Lokale Reaktionen der Behandlung

Arzneimittelsicherheit

Schwierigkeiten zu Behandlungsbeginn Lokale Reaktion am Behandlungsort	Zoladex	Orchiektomie
Auswertbare Patienten	176	182
Stumpfe Nadel	2	—
Skrotalinfektion, Hämatome etc.	—	17
Postoperativer Atemstillstand	—	1

Tabelle 12. Mittlere Zeit bis zum Behandlungsversagen

Mittlere Zeit (Wochen) bis zum Behandlungsversagen (Progression)	p-Wert	Zoladex	Orchiektomie
Alle Patienten	0,52	27	40
Ansprechende Patienten	0,76	54	50

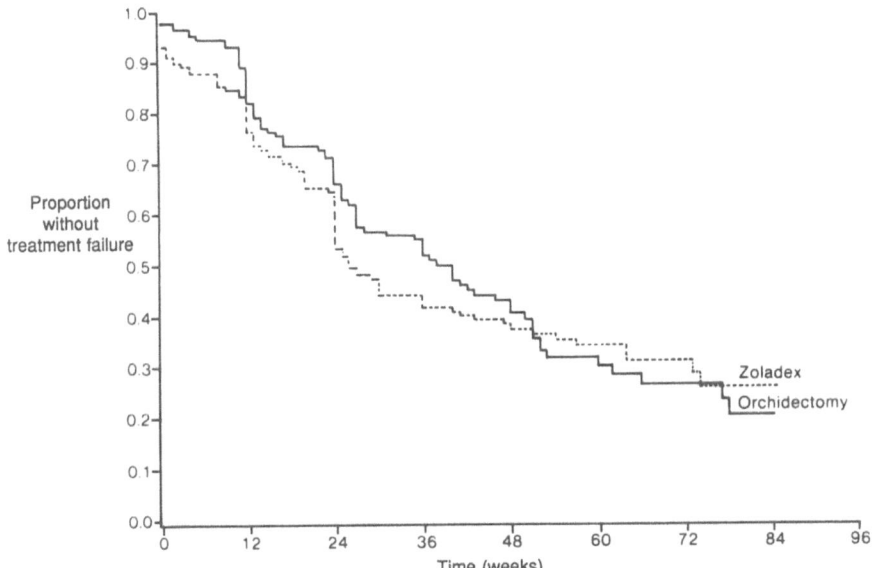

Abb. 3. Zeit bis zum Behandlungsversagen

einem Hämatom oder zu Infektionen kam, entwickelten sich 17mal skrotale Komplikationen im Bereich der Orchiektomie, 1mal resultierte sogar ein postoperativer Atemstillstand (Tabelle 11).

Gemessen an der Zeit bis zum Behandlungsversagen unterschieden sich beide Behandlungsgruppen nicht statistisch signifikant (Tabelle 12, Abb. 3). Der Überlebensmedian der Zoladexpatienten war nach 115 Wochen erreicht und bei den orchiektomierten Patienten nach 104 Wochen.

Die Anzahl der verstorbenen Patienten – 84 Patienten im Zoladexarm und 89 Patienten im Orchiektomiearm – war nicht unterschiedlich (Tabelle 13). 49 Patienten in jedem Behandlungsarm verstarben am metastasierten Prostatakarzinom. 28 Patienten im Zoladexarm und 29 Patienten im Orchiektomiearm starben mit dem Prostatakarzinom an anderen Ursachen (Tabelle 13). Im globalen Überleben bestand zwischen beiden Behandlungsarten kein statistisch signifikanter Unterschied (Abb. 4).

Tabelle 13. Überlebensraten und Todesursachen

Überlebensrate und Todesursache	Zoladex	Orchiektomie
Auswertbare Patienten	148	144
Todesrate ($p = 0{,}33$)	84	89
Tod am		
– disseminierten Prostatakarzinom	49	49
– disseminierten Prostatakarzinom und anderen Ursachen	28	29
– Tod nicht am Prostatakarzinom	6	9
– Tod unbekannter Ursache	1	2

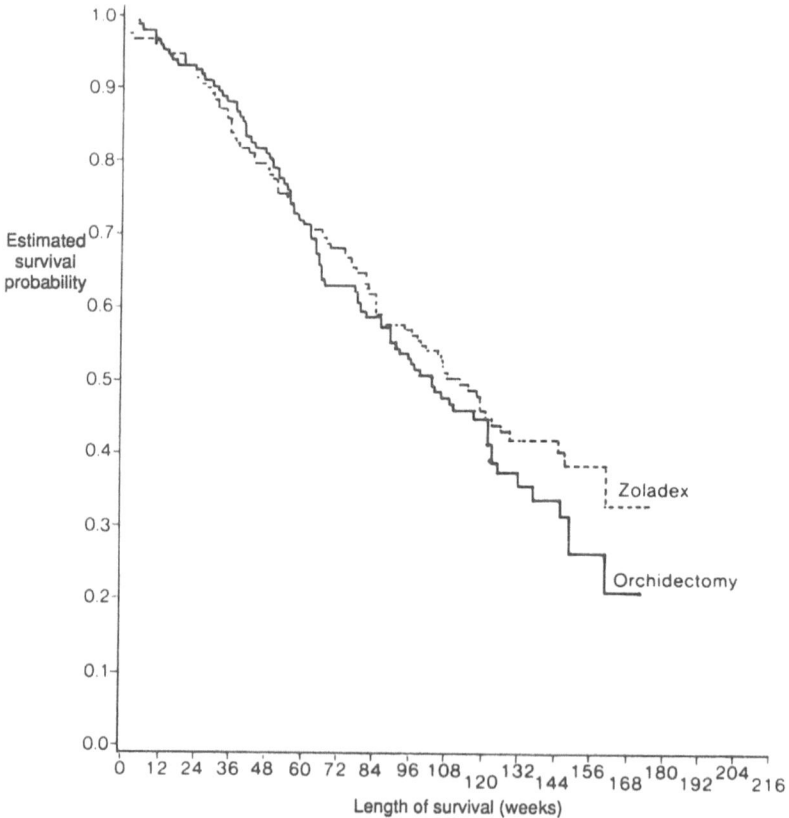

Abb. 4. Gesamte Überlebensrate der Patienten während der Gabe von Zoladex Depot

Schlußfolgerung

Zum gegenwärtigen Zeitpunkt läßt sich aus der berichteten 1501 Studie folgendes ableiten:
1. Beide Behandlungsarme, denen die Patienten nach dem Zufallsprinzip zugeordnet waren, ließen sich gemessen an den Eingangskriterien vergleichen;
2. die 4wöchentliche Injektion von Zoladex-Depot senkte genauso wirksam wie die Orchiektomie das Serum-Testosteron in den Kastrationsbereich;
3. die subjektiven und objektiven Ansprechraten waren gleich;
4. die Dauer des Ansprechens und die Zeit bis zum Behandlungsversagen waren gleich und
5. die Überlebensraten waren gleich lang.

Diese Studie läßt daher den Schluß zu, daß die Depotform von Zoladex klinisch und physiologisch äquieffektiv wie die Orchiektomie ist.

Diskussion

Das Ziel sorgfältig geplanter klinischer Studien ist nicht nur die Prüfung der Behandlungsmodalitäten hinsichtlich ihrer Wirkung auf die Erkrankung selbst, sondern auch die Bewertung ihrer Sicherheit, ganz besonders dann, wenn neue Medikamente einem etablierten Verfahren zur Primärbehandlung des fortgeschrittenen Prostatakarzinoms wie der Orchiektomie gegenübergestellt werden. Zoladex ist ein solches neues Medikament ebenso wie die anderen LHRH-Analoga, die entwickelt wurden, und aus dieser Phase-III-Studie aus Großbritannien, in der Zoladex mit der Standardtherapie Orchiektomie verglichen wurde, ergeben sich 3 wesentliche Schlußfolgerungen:
1. Die endokrinologische Wirkung von Zoladex ist gleich derjenigen einer Orchiektomie.
2. Das Ansprechen auf die Behandlung, gemessen an der Zeit bis zum Behandlungsversagen und der Überlebensrate nach Zoladex, zeigt in klinischer Hinsicht keinen Unterschied zur Orchiektomie.
3. Die Nebenwirkungen Zoladex sind geringfügig schwächer als nach der Orchiektomie.

In anderen Worten, diese Phase-III-Studie zeigte, daß in biologischer und klinischer Hinsicht beide Behandlungsarten gleich sind. Haben die LHRH-Analoga wie Zoladex-Depot bereits die Orchiektomie verdrängt? Nach unserer Erfahrung mit dem täglich zu injizierenden Zoladex war, daß die Patienten sich an der täglichen Spritze störten und die Orchiektomie bevorzugten. Allerdings, was immer ein Chirurg sagen mag, Patienten lehnen das Konzept einer Kastration, selbst die plastische Orchiektomie ab, und wir

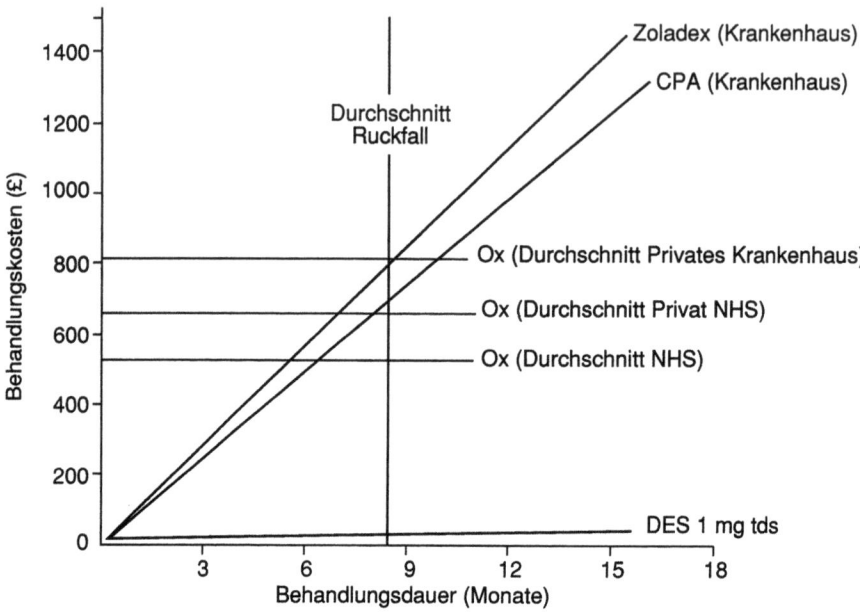

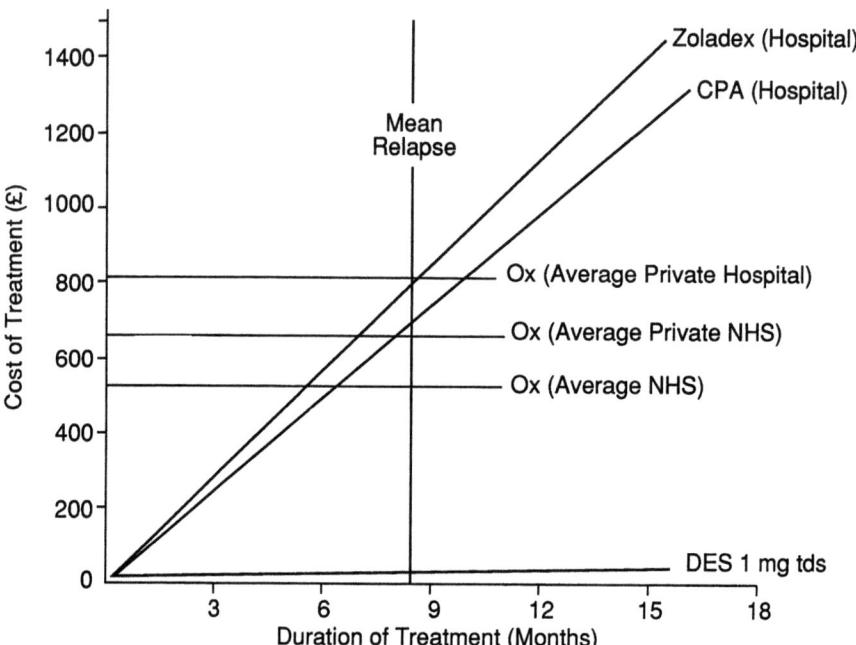

Abb. 5. Vergleich der Kosten der Orchiektomie, von Zoladex und Cyproteronacetat

beobachteten, daß die monatliche Injektion mit einem LHRH-Analog, wie die Depotpräparation von Zoladex, sich als sehr akzeptabel für die Patienten herausstellte; die Compliance betrug 85–90%.

Allerdings ergab sich ein weiterer Gesichtspunkt bei der Wahl der Behandlung in unserer modernen Gesellschaft, die sich auch um den Preis unserer Gesundheit kümmern muß. Hier müssen die relativ geringen Kosten der Orchiektomie gegenüber einer Behandlung mit einem LHRH-Analogen Beachtung finden.

In dem National Health Service (NHS) von Großbritannien haben die Kosten von Zoladex-Depot ebenso wie von Cyproteronazetat nach 6–7 Monaten die Kosten der Orchiektomie erreicht (Abb. 5). Es überrascht daher nicht, daß Urologen deutlich die Orchiektomie im Vergleich zu einer Behandlung mit LHRH-Analogen wie Zoladex allein aus Gründen der Kosten bevorzugen. In der jetzigen Zeit mögen derartige Argumente durchaus überzeugen, aber sie vernachlässigen die Tatsache, daß die Kosten der Krankenhausbehandlung jährlich steigen und daß auch der Preis der Orchiektomie unvermeidlich zunimmt. Im Gegensatz hierzu neigen vertraglich festgelegte Medikamentenpreise wie für das Zoladex in Großbritannien stabil zu bleiben, so daß die Zeit kommt, wenn sich die Behandlungskosten zwischen Orchiektomie und Zoladex die Waage halten oder aber den Median der Zeit bis zum Behandlungsversagen von Patienten mit einem metastasierenden Prostatakarzinom überschreiten, der in dieser Studie für ansprechende Patienten bei 54 Wochen für Zoladex und 50 Wochen für die Orchiektomie lag (Tabelle 12).

Auch wenn man die Notwendigkeit einer wirtschaftlichen Verordnungsweise in diesem speziellen Zusammenhang anerkennt, halten wir dennoch die Depotform von Zoladex für eine echte Alternative zur Orchiektomie, um Patienten mit einem Prostatakarzinom zu behandeln. Es sei aber betont, daß die letzte Entscheidung zwischen beiden Behandlungsmodalitäten eindeutig in einem Gespräch zwischen dem Patienten und seinem Arzt getroffen werden sollte und nicht nur von wirtschaftlichen Aspekten beeinflußt werden sollte.

4.4 Behandlung des fortgeschrittenen Prostatakarzinoms – Studien der DAPROCA, der Dänischen Prostatakarzinomgruppe

P. IVERSEN

Einleitung

1984 wurde eine Phase-II-Studie des Depot-GnRH-Agonisten Zoladex (Goserelin) zur Behandlung des fortgeschrittenen Prostatakarzinoms auf zwei urologischen und einer chirurgischen Abteilung in Kopenhagen durchgeführt (Iversen et al. 1989). Diese Studie umfaßte 56 Patienten und die praktische Zusammenarbeit zwischen den 3 Abteilungen war erfolgreich. Obwohl diese Studie nicht sehr umfassend war, zeigte sie dennoch, daß das dänische öffentliche Gesundheitswesen, unter dem Männer mit Prostatakarzinom behandelt werden, gute Bedingungen für therapeutische Untersuchungen schafft.

Die Mehrzahl der Patienten mit einem Prostatakarzinom findet man an urologischen oder chirurgischen Abteilungen. Die Patientenschaft ist einheitlich, und es ist in Dänemark traditionell akzeptiert, sich an klinischen Studien zu beteiligen. Darüber hinaus machen ähnliche klinische Routinen, gute Kommunikation und enge berufliche Beziehungen es leichter, multizentrische Untersuchungen einzuleiten und durchzuführen.

Bemerkenswerte Berichte von Labrie und Mitarbeitern aus dem Anfang und der Mitte der 80er Jahre wiesen daraufhin, daß – im Vergleich zu historischen Daten über konventionelle Verfahren der Androgendeprivation – eine kombinierte Blockade der testikulären und adrenalen Androgene das progressionsfreie so wie das globale Überleben der Patienten mit vorgeschrittenem Prostatakarzinom signifikant verlängern (könne)/kann (Labrie et al. 1985). Angeregt durch diese Berichte über unkontrollierte Studien bildeten sich 11 chirurgische und urologische Abteilungen unseres Landes die Dänische Prostatakarzinomgruppe DAPROCA (Tabelle 1) und 1986 haben wir die DAPROCA 86-Studie begonnen, um die Wirksamkeit der kombinierten Androgenblockade mit der der bilateralen Orchiektomie bei Patienten mit vorgeschrittenem Prostatakarzinom zu vergleichen.

Seitdem haben sich andere Abteilungen der Gruppe angeschlossen, und es konnten weitere Studien aktiviert werden. In der DAPROCA 8801 wird die immer noch widersprüchliche Behandlung des lokalisierten Prostatakarzinoms untersucht: Geeignete Patienten mit einem $T_{1b-2}N_oM_o$(UICC 1987)-Prostatakarzinom werden randomisiert zur externen Strahlentherapie vs. alleiniger Überwachung. Wir halten diese Studie für außerordentlich wichtig, und obwohl die Patientenrekrutierung nur langsam vonstatten geht, hoffen

Tabelle 1. Teilnehmer am DAPROCA-86-Protokoll

M. G. Christensen,
Abteilung für Chirurgie, Roskilde-Krankenhaus

E. Friss,
Abteilung für Chirurgie, Slagelse-Krankenhaus

P. Hornbøl,
Abteilung für Chirurgie, Helsingoer-Krankenhaus

V. Ilvidt und P. Mogensen,
Abteilung für Urologie, Bispebjerg-Krankenhaus

H.-G. Iversen und P. Klarskov,
Abteilung für Urologie, Hvidovre-Krankenhaus

T. Krarup,
Abteilung für Urologie, Aalborg-Krankenhaus Nord

F. Lund,
Abteilung für Urologie, Rigs-Krankenhaus

T. Pedersen,
Abteilung für Chirurgie, Frederiksberg-Krankenhaus

F. Rasmussen und P. Iversen,
Abteilung für Urologie, Herlev-Krankenhaus

R. Rose,
Abteilung für Onkologie, Odense-Krankenhaus

P. Skaarup,
Abteilung für Chirurgie, Nykøbing F. County Hospital

H. Wolf,
Abteilung für Urologie, Aarhus County Hospital

wir, die Patientenaufnahme in 4–5 Jahren abschließen zu können. Selbstverständlich können aus dieser Studie während vieler Jahre noch keine Schlüsse gezogen werden.

Nachstehend möchte ich mich aber auf die Behandlung des vorgeschrittenen Prostatakarzinoms beschränken und über die Ergebnisse einer vorgeschrittenen Studie, der DAPROCA 86 (Iversen et al. 1991) und über die Planung von 2 laufenden Studien berichten.

DAPROCA 86 – Kombinierte Androgenblockade vs. Orchiektomie

Patienten mit einem unbehandelten, histologisch nachgewiesenem Prostatakarzinom – lokal vorgeschrittenen oder mit Fernmetastasen – wurden aufgenommen. Nach der Einverständniserklärung wurden die Patienten randomisiert entweder für bilaterale Orchiektomie oder für Behandlung mit einer Kombination aus Zoladex und Flutamid. Der GnRH-Agonist Zoladex wurde mit einer Dosierung von 3,6 mg subkutan alle 4 Wochen injiziert.

Flutamid (Fugerel), ein reines Antiandrogen, wurde in einer Dosis von 3mal 250 mg per os verabreicht. Eine Dosisreduktion war nicht zulässig. Für die aufgenommenen Patienten wurde vor der Behandlung eine genaue Stadienbestimmung durchgeführt, und im Dreimonatsrhythmus schlossen sich eine körperliche Untersuchung, eine Symptombestimmung, Blutuntersuchungen mit alkalischen und sauren Phosphatasen an. Vor Behandlungsbeginn und alle 6 Monate wurden eine Knochenszintigraphie und eine Knochenröntgenuntersuchung vorgenommen. Wenn eine objektive Progression der Erkrankung entdeckt wurde, wurde der Patient aus der Studie genommen und – entsprechend der Entscheidung seines Arztes – weiterbehandelt. Alle Patienten werden bis zu ihrem Tode nachkontrolliert.

Der objektive und subjektive Response auf die Behandlung wurden ebenso wie Nebenwirkungen ermittelt. Jedoch waren die Hauptstudienendpunkte das globale Überleben und die Zeit bis zur objektiven Progression. Die objektiven Responsekriterien sind in Tabelle 2 aufgeführt. Die Zeit bis zur Progression wurde als die Zeit von der Randomisation bis zum Nachweis einer objektiven Progression oder bis zum Tod am Prostatakarzinom definiert, wenn keine weitere offensichtliche Todesursache gefunden wurde. Der subjektive Response wurde bewertet und stützte sich auf ein Punktsystem, das den Leistungsindex, Tumorschmerz und den Schmerzmittel-

Tabelle 2. Objektive Ansprechkriterien

Komplette Remission (CR)
– Kein klinischer, radiologischer, szintigraphischer oder biochemischer Hinweis auf einen Residualtumor

Partielle Remission (PR)
Falls kein Zeichen der Progression besteht, dann muß eine der folgenden Voraussetzungen erfüllt sein:
– Abnahme des T-Stadiums um 2 oder mehr Stufen
– Normalisierung der erhöhten sauren Phosphatasen
– =/> 50% Abnahme der Anzahl osteosklerotischer Bezirke auf dem Skelettröntgen
– =/> 50% Abnahme der Zahl der „hot spots" auf der Knochenszintigraphie
– Heilung aller osteolytischer Knochenmetastasen
– =/> 50% Abnahme jeglicher meßbarer extraskelettaler Metastasen.

Progression (P)
Eines der nachstehenden Kriterien:
– Zunahme des T-Stadiums um 2 oder mehr Stufen
– neue osteolytische Metastasen oder eine mindestens 50%ige Vergrößerung präexistenter Metastasen
– Auftreten von neuen „hot spots" auf dem Knochenszintigramm
– jegliche neuen extraskelettalen Metastasen oder eine Zunahme um mindestens 25% präexistenter meßbarer Metastasen
– Tod am Tumor

Stabile Erkrankung (NC)
– Definiert als fehlende Evidenz für eine Remission ohne Nachweis einer objektiven Progression

gebrauch berücksichtigte. Die Zeit bis zur Progression und die Überlebenskurven wurden nach der Kaplan-Meier-Methode berechnet und wurden mit Hilfe des Log-rank-Testes verglichen.

DAPROCA 86 – Ergebnisse

Von Juni 1986 bis Dezember 1987 wurden 264 Patienten in die Studie aufgenommen. Von 262 Patienten konnte die Überlebensrate bestimmt werden, 133 in der Orchiektomiegruppe und 129 in der Zoladex-/Flutamidgruppe. Durchschnittlich dauerte die Behandlung der Patienten im Rahmen dieser Studie 39 Monate (Bereich 29–47). Die 2 Gruppen der Patienten waren vergleichbar. In der Orchiektomiegruppe hatten 11 Patienten lediglich ein lokal fortgeschrittenes Prostatakarzinom, 4 Patienten hatten histologisch nachgewiesene Lymphknotenmetastasen und 118 Fernmetastasen. In der Zoladex-/Flutamidgruppe waren die entsprechenden Patientenzahlen 7, 2 und 120. Das Durchschnittsalter in beiden Behandlungsgruppen betrug 72 Jahre (Bereiche 48–87 und 48–91 Jahre). Andere prätherapeutische Charakteristika, von denen einige als wichtige prognostische Faktoren anerkannt sind (De Voogt et al. 1989), waren gut verteilt zwischen den beiden Behandlungsgruppen ohne statistisch signifikante Unterschiede im Hinblick auf Leistungsindex, Schmerzen, Histologie, T-Stadium, Anzahl der „hot spots" auf der Knochenszintigraphie, Hämoglobin, alkalische und saure Phosphatasen, Kreatinin und Testosteron. Die Nebenwirkungen traten häufiger in der Zoladex-/Flutamidgruppe auf (Tabelle 3). Die Flutamidbehandlung wurde bei 7 Patienten wegen einer Diarrhöe beendet und bei weiteren 3 Patienten wurden beide Medikamente wegen eines Hautausschlages, erheblichen Hitzewallungen bzw. wegen einer toxischen Hepatitis

Tabelle 3. Nebenwirkungen

	Orchiektomie Patienten n [%]	Zoladex/Flutamid Patienten n [%]
Hitzewallungen	58 (54)	72 (61)
Gynäkomastie	1 (1)	10 (8)
Nausea	2 (2)	8 (7)
Gastrointestinal	4 (3)	10 (8)[a]
Hautausschlag	1 (1)	5 (4)
Hepatisch	—	1 (1)[b]
Sonstige	1 (1)	3 (3)
Anzahl der auswertbaren Patienten	125	119

[a] Bei 7 Patienten mußte Flutamid wegen einer andauernden Diarrhö abgesetzt werden.
[b] Ein Patient entwickelte eine schwere toxische Hepatitis. Er erholte sich nach Absetzen beider Medikamente.

Tabelle 4. Objektive Ansprechraten

	Orchiektomie Patienten n [%]	Zoladex/Flutamid Patienten n [%]
CR	0 (0)	1 (1)
PR	62 (48)	69 (58)
NC	26 (20,5)	28 (23,5)
P	40 (31,5)	21 (17,5)
Gesamt	128 (100)	119 (100)

abgesetzt. Der Verlauf des letzten Patienten, der sich wieder erholte, wurde bereits früher detailliert berichtet (Møller et al. 1990).

Ein zufriedenstellender subjektiver Response wurde nach den Protokollkriterien bei 71% der Patienten in der Orchiektomiegruppe und bei 70% der Patienten in der Zoladex-/Flutamidgruppe erreicht. Keine Unterschiede in Art und Dauer der Beschwerdelinderung ließen sich erkennen. Der beste objektive Response auf die Behandlung war bei 128 bzw. 119 Patienten in der jeweiligen Behandlungsgruppe zu ermitteln und ist in Tabelle 4 abgebildet.

Der Unterschied zugunsten der Kombinationsbehandlung ist mit einem $p = 0,047$ unter Anwendung des χ^2-Tests statistisch signifikant. Die grenzwertige Signifikanz wird betont durch den 95%igen Vertrauensbereich für die 11% Unterschiede in den objektiven Responseraten (Vollremission und Teilremission) von +/- 13% (Wulff 1973). Eine sorgfältige Analyse zeigte keine qualitativen Unterschiede hinsichtlich Typ und Ausmaß der objektiven Responseraten.

Die Zeit bis zur objektiven Progression, das globale Überleben und die Überlebenskurven der am Prostatakarzinom Verstorbenen sind in Abb. 1–3 wiedergegeben. In der Orchiektomiegruppe starben 82 Patienten, davon 86% am Prostatakarzinom, hingegen 90 in der Zoladex-/Flutamidgruppe, von diesen 82% am Prostatakarzinom. Die abgebildeten Kurven beziehen sich auf alle aufgenommenen Patienten; wenn man aber nur die Patienten mit Fernmetastasen berücksichtigt, dann ergeben sich keine signifikanten Unterschiede in der Zeit bis zur Progression oder im globalen Überleben.

DAPROCA 86 – Diskussion

Labrie und Mitarbeiter kombinierten eine chirurgische oder eine pharmakologische (GnRH-Agonist) Kastration mit einem Antiandrogen (Flutamid), um eine restliche Androgenaktivität der Nebenniere zu unterdrücken (Labrie et al. 1985).

Behandlung des fortgeschrittenen Prostatakarzinoms 399

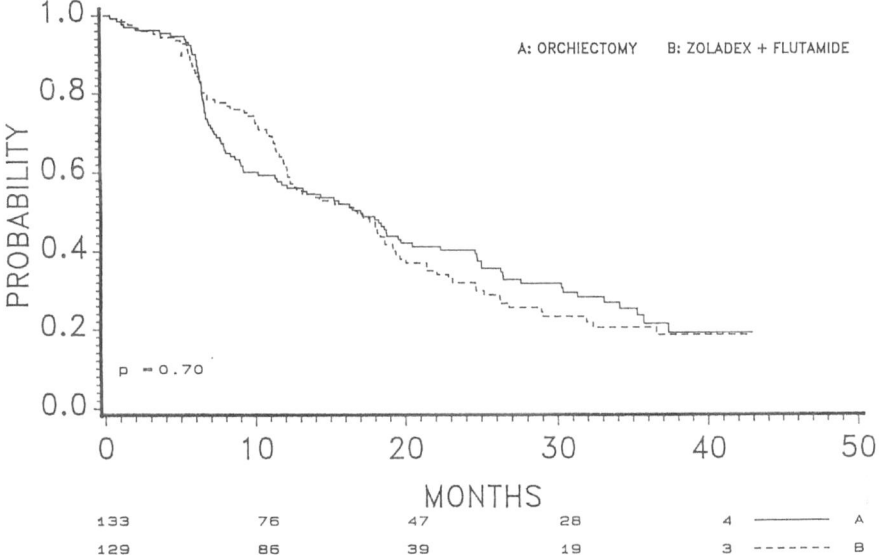

Abb. 1. DAPROCA 86. Zeit bis zur objektiven Progression bei allen Patienten. Median: Orchiektomie 16,8 Monate; Zoladex plus Flutamid 16,6 Monate

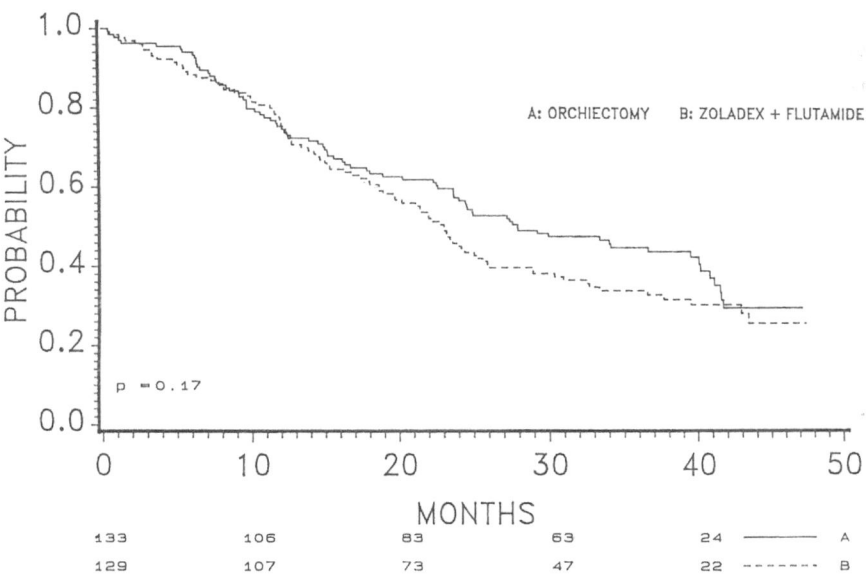

Abb. 2. DAPROCA 86. Überlebensrate aller Patienten; alle Todesursachen wurden berücksichtigt. Median: Orchiektomie 27,6 Monate; Zoladex plus Flutamid 22,7 Monate

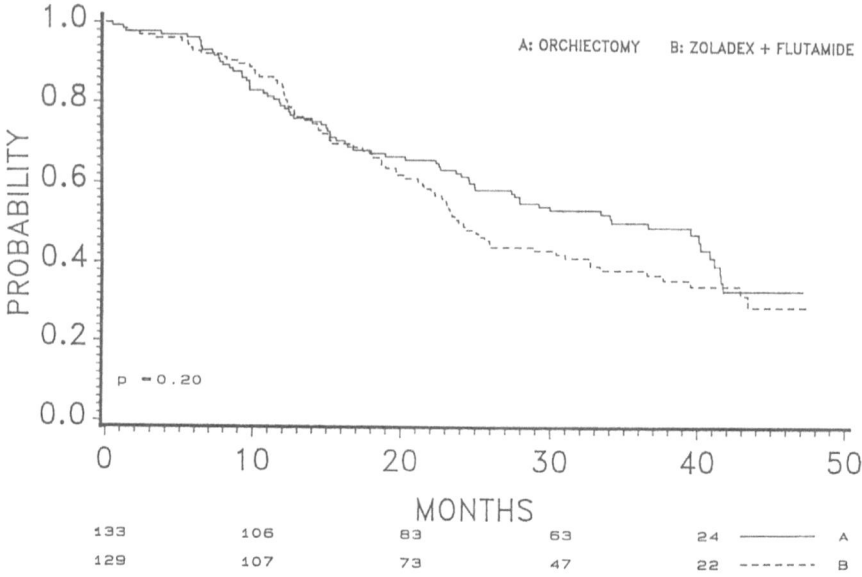

Abb. 3. DAPROCA 86. Überlebensrate bei allen Patienten; nur Tod am Prostatakarzinom wurde berücksichtigt. Median: Orchiektomie 33,7 Monate; Zoladex plus Flutamid 23,7 Monate

Diese Blockade der Androgene von sowohl dem Hoden als auch der Nebenniere wurde bekannt als „total", „komplett" oder „kombinierte" Androgenblockade. Die angebliche Überlegenheit dieses Konzeptes stützte sich ursprünglich auf nichtkontrollierte Studien, so daß zahlreiche randomisierte kontrollierte Studien begonnen wurden, in denen die Kombination der konventionellen Behandlung gegenübergestellt wurde.

Die erste große randomisierte Studie, die sich entwickelte, war die von den National Cancer Institut (Bethesda, Washington) unterstützte Intergroup Study 0036, in der mehr als 600 Patienten mit einem metastasierenden Prostatakarzinom doppelblind entweder einer Behandlung mit dem GnRH-Agonisten Leuprolid (Carcinil) plus Placebo oder einer Behandlung mit Leuprolid plus Flutamid (Crawford et al. 1989) zugeordnet wurden. Die Zugabe von Flutamid führte zu einem statistisch signifikanten Gewinn hinsichtlich des progressionsfreien und globalen Überlebens. Die GnRH-Monotherapie in der Kontrollgruppe der Studie wurde in Form von täglichen Leuprolidinjektionen verabreicht. Dieses kann man allerdings nicht als routinemäßige konventionelle Behandlung bezeichnen und die Möglichkeit, daß das Flarephänomen (Labrie et al. 1987; Waxman et al. 1985) zumindestens teilweise für die Ergebnisse verantwortlich sein könnte, erschwert die Deutung dieser Studie.

Unsere Studie zeigte, daß die Kombination zu einem besseren objektiven Response führt, als die alleinige bilaterale Orchiektomie, daß aber keine Unterschiede im subjektiven Response im progressionsfreien oder globalen

Überleben, nachzuweisen waren. Ebenso wie in der NCI-Studie (Crawford et al. 1989) beobachteten wir mehrere jedoch im allgemeinen nicht schwere Nebenwirkungen in der Kombinationsgruppe.

Daher kann man folgern, daß die Kombination von Zoladex und Flutamid klinisch dem Orchiektomie unserer Studie nicht überlegen war. Es sollte aber hervorgehoben werden, daß durch die Größe unserer Studie ein kleiner, aber dennoch wertvoller Gewinn durch ein längeres Leben auf Grund der Kombinationsbehandlung nicht auszuschließen ist. Eine abschließende Bewertung über Nutzen einer kombinierten Androgenblockade kann zum jetzigen Zeitpunkt aber noch nicht erfolgen. Dennoch, so viel ist bereits jetzt deutlich, ließ sich eine bemerkenswerte Überlegenheit einer Kombinationstherapie im Hinblick auf Response und Überleben nicht reproduzieren. Die zusätzlichen Kosten der Kombinationstherapie als Behandlung der Wahl beim vorgeschrittenen Prostatakarzinom sind erheblich. Es ist zu hoffen, daß weitere Studien in Zukunft soweit gedeihen, daß wir bald zu einem Konsens gelangen, ob diese hohen Kosten gerechtfertigt sind oder nicht.

DAPROCA 86 – Weitere Aspekte

Die umfangreichen Qualitätskontrollen dieser Studie sind eine gute Voraussetzung dafür, daß wichtige Informationen über den Wert der verschiedenen histologischen Gradingsysteme, der prognostischen Faktoren und Responsekriterien, insbesondere Skelettröntgen und Szintigraphie, aus dieser großen Datenansammlung in naher Zukunft gewonnen werden können.

Gegenwärtige DAPROCA-Studien

Casodex vs. Orchiektomie

Zahlreiche Studien einschließlich der DAPROCA 86 haben gezeigt, daß die endokrine Behandlung schließlich zu einer Art klinischer Besserung bei 60–80% der Patienten mit einem vorgeschrittenen Prostatakarzinom führten. Die Rate und Dauer der Responseraten ähneln sich bemerkenswert unabhängig davon, welche Art der Hormonbehandlung letztlich angewandt wird. Man kann daher argumentieren, daß kleinere Unterschiede im Ergebnis der Behandlung lediglich Unterschiede in der Auswahl der Patienten und der Responsekriterien widerspiegeln. Daher sind die Toxizität und Nebenwirkungen der verschiedenen Behandlungsmodalitäten wichtige Faktoren, wenn man die optimale Behandlung für den individuellen Patienten mit einem vorgeschrittenen Prostatakarzinom sucht. Wenn keine der verschiedenen Wege der Androgendeprivation einen klaren Vorzug hinsichtlich des progressionsfreien oder globalen Überlebens aufweisen, dann soll die Lebensqualität des Patienten während der Behandlung oberste Priorität haben.

Eine ideale Behandlung könnte die Anwendung nichtsteroidaler Antiandrogene sein, die zahlreiche, vielversprechende Eigenschaften aufweisen: Sie lassen sich als Tabletten einnehmen, und die Potenz bleibt erhalten. Diese Medikamente haben keine kardiovaskulären Nebenwirkungen, die von der oralen Östrogenbehandlung bekannt sind, und die Ansprechraten sind ähnlich wie unter der konventionellen Androgendeprivation, wie es in zahlreichen Studien gefunden wurde (Lund u. Rasmussen 1988; Brogden u. Clissold 1989). Allerdings sind beide Verbindungen, die klinisch einzusetzen sind, Flutamid und Nilutamid (Anandron), nicht frei von Nebenwirkungen (Brogden u. Clissold 1989; Beland et al. 1988). Darüber hinaus gibt es zum gegenwärtigen Zeitpunkt keine großen randomisierten Studien, die nonsteroidale Antiandrogene in Monotherapie im Vergleich zur Standardtherapie prüfen. Der Anstieg des Serumtestosterons während der ersten Behandlungsmonate mit einem reinen Antiandrogen stellte darüber hinaus die Vollständigkeit der Androgendeprivation in Frage. Ob sich hieraus klinische Konsequenzen für die Zeit bis zur Progression oder das Überleben ergeben, muß in großen Studien geklärt werden, bevor die Rolle dieser Medikamente in der Monotherapie gesichert ist.

Casodex (ICI 176, 334) ist ein neues nichtsteroidales Antiandrogen, das von ICI Pharmaceuticals, Großbritannien, hergestellt wird. Die pharmakologischen Wirkungen sind gleich wie die von anderen nichtsteroidalen Antiandrogenen, aber die Nebenwirkungen dieses Medikaments erscheinen nach den vorliegenden Phase-II-Studien geringer (Furr 1987, 1990; Newling 1990). Darüber hinaus hat dieses Medikament eine längere Halbwertszeit, so daß nur 1 Tablette am Tag einzunehmen ist. In Zusammenarbeit mit schwedischen und norwegischen urologischen und chirurgischen Abteilungen engagiert sich DAPROCA z. Z. in einer Phase-III-Studie, in der 50 mg Casodex pro Tag mit der bilateralen Orchiektomie verglichen wird. Patienten mit einem unbehandelten metastasierenden Prostatakarzinom werden aufgenommen. Die Hauptstudienendpunkte sind die objektive Progression und das globale Überleben. Die Studie unternimmt auch den Versuch, die Lebensqualität während der Behandlung zu bestimmen. Eine Zahl von 450 auswertbaren Patienten wird benötigt, die nach etwa 18 Monaten rekrutriert sein dürften; begonnen wurde im Juni 1990. Nahezu identische Studien wurden in Österreich, Großbritannien und in den USA aufgelegt.

DAPROCA 9002 - Estramustinphosphat vs. Placebo als Sekundärtherapie

Unglücklicherweise wird das Prostatakarzinom nach unterschiedlichen Zeiträumen hormonresistent. Typischerweise kommt es bei 35–40% der Patienten zu einer Progression ihres Tumorleidens im Laufe des 1. Behandlungsjahres, und es ist zu erwarten, daß bei allen Patienten ein Tumorrelaps auftritt, wenn sie nicht an einem anderen Leiden sterben. Zu diesem Zeitpunkt ist die Prognose schlecht, und die durchschnittliche Überlebensrate nach Progression beträgt 6–8 Monate (Tannock 1985). Für diese Patienten gibt es keine Behandlung, die zu einer objektiven Remission führt und das Leben verlängern könnte (Tannock 1985), so daß die Behandlung – dem Wesen nach palliativ – sich nicht selten auf intensive analgetische Maßnahmen, ergänzt durch Glukokortikoide, beschränken muß.

Es soll nicht unerwähnt bleiben, daß Estramustinphosphat als Sekundärbehandlung wirkungsvoll sein soll (Benson et al. 1979). Andere Autoren hingegen stellten fest, daß Estramustinphosphat und Flutamid gleich effektiv in der Behandlung des posthormonalen Relaps sind (De Kernion et al. 1988). Um die Wirksamkeit von Estramustinphosphat als Sekundärtherapie zu untersuchen und um gleichzeitig zu prüfen, ob der Nutzen einer solchen Behandlung die Nebenwirkungen überwiegt, hat DAPROCA eine kontrollierte randomisierte Studie begonnen. Patienten mit einer objektiven Progression nach bilateraler Orchiektomie wegen eines metastasierenden Prostatakarzinoms können in die Studie aufgenommen werden. Nach einer Einverständniserklärung erhalten die Patienten entweder 2mal 280 mg Estramustinphosphat per os oder Placebo in Ergänzung zur palliativen Standardtherapie, die sowohl Analgetika, Glukokortikoide und Strahlentherapie einschließen kann.

Hauptendpunkte der Studie sind die subjektive Progression und das Überleben. Die subjektive Progression wird definiert durch einen Score unter Berücksichtigung von: Gewichtsverlust, Hämoglobinabfall, Leistungsindex, Schmerzen, Analgetikabedarf, Glukokortikoide und palliative Bestrahlung. Der objektive Response wird ausschließlich bewertet durch Bestimmung des prostataspezifischen Antigens (PSA). Nebenwirkungen in beiden Gruppen werden registriert. Um herauszufinden, ob ein 50%iger Anstieg der Anzahl der progressionsfreien Patienten nach 3 Monaten erreicht wurde, müssen insgesamt 130 Patienten behandelt werden. Die Patientenrekrutierung soll im August 1990 beginnen, und es wird geschätzt, daß sie nach etwa $2^{1}/_{2}$ Jahren abgeschlossen sein wird.

Schlußbemerkung

Im Vergleich zu anderen nationalen und europäischen Organisationen, die sich mit klinischen onkologischen Studien beschäftigen, ist DAPROCA unerfahren und hat nur bescheidene Mittel. Aber alle Studienteilnehmer sehen die Notwendigkeit für multizentrische Studien, so daß sie stark motiviert und mit großer Begeisterung teilnehmen. Viele Fragen der klinischen Prostatakarzinomforschung sind im Rahmen einer Gruppe von der Größe der DAPROCA zu behandeln und zu klären. Allerdings muß man sich auch darüber im Klaren sein, daß die Probleme, die sich bei besonderen Untergruppen von Patienten ergeben, eine noch größere Zusammenarbeit auf multinationaler Basis erforderlich machen.

Literatur

Béland G, Elhilali M, Fradet Y et al (1988) Total androgen blockade for metastatic cancer of the prostate. Am J Clin Oncol 11 [Suppl 2]: 187–190

Benson RC, Wear JB, Gill GM (1979) Treatment of stage D hormone-resistant carcinoma of the prostate with estramustine phosphate. J Urol 121: 452–454

Brogden RN, Clissold SP (1989) Flutamide. A preliminary review of its pharmacodynamic and pharmacokinetic properties and therapeutic efficacy in advanced prostatic cancer. Drugs 38: 185–203

Crawford ED, Eisenberger MA, McLeod DG et al (1989) A controlled trial of leuprolide with an without flutamide in prostatic carcinoma.. N Engl J Med 321: 419–424

Furr BJA (1987) Pharmacological properties and potential clinical utility of ICI 176, 334: a novel non-steroidal, peripherally selective antiandrogen. In: Motta M, Serio M (eds) Hormonal therapy of prostatic diseases: basic and clinical aspects. Medicom Europe, The Netherlands, p 148

Furr BJA (1990) „Casodex" – preclinical data. Symposium: Prostate Cancer: New approaches to endocrine therapy. European Association of Urology, IX Congress, June 13–16, 1990, Amsterdam

Iversen P, Rôse C, Stage JG et al (1989) LHRH analogue as a depot preparation (Zoladex) in the treatment of advanced carcinoma of the prostate followed by orchiectomy as a second line therapy. A phase II study. Scand J Urol Nephrol 23: 177–183

Iversen P, Christensen MG, Friis E et al (1990) A phase III trial of Zoladex and flutamide versus orchiectomy in the treatment of patients with advanced carcinoma of the prostate. Cancer 66: 1058–1066

de Kernion JN, Murphy GP, Priore R (1988) Comparison of flutamide and emcyt in hormone-refractory metastatic prostatic cancer. Urology 31: 312–317

Labrie F, Dupont A, Belanger A (1985) Complete androgen blockade for the treatment of prostate cancer. In: DeVita VT, Hellman S, Rosenber SA (eds) Important advances in oncology. Lippincott, Philadelphia, p 193

Labrie F, Dupont A, Belanger A, Lachance R (1987) Flutamide eliminates the risk of disease flare in prostatic cancer patient treated with a luteinizing hormone-releasing hormone agonist. J Urol 138: 804–806

Lund F, Rasmussen F (1988) Flutamide versus stilboestrol in the management of advanced prostatic cancer. Br J Urol 61: 140–142

Møller S, Iversen P, Franzmann M-B (1990) Flutamide-induced liver failure. Hepatology 10: 346–349

Newling DWW (1990) Current clinical status of „Casodex". Symposium: Prostate Cancer: New approaches to endocrine therapy. European Association of Urology, IX Congress, June 13–16, 1990, Amsterdam

Tannock IF (1985) Is there evidence that chemotherapy is of benefit to patients with carcinoma of the prostate? J Clin Oncol 3: 1012–1021

de Voogt HJ, Suciu S, Sylvester R et al (1989) Multivariate analysis of prognostic factors in patients with advanced prostatic cancer: results from 2 European Organization for Research on Treatment of Cancer Trials. J Urol 141: 883–888

Waxman J, Man A, Hendry WF et al (1985) Importance of early tumour exacerbation in patients treated with long acting analogues of gonadotrophin releasing hormone for advanced prostatic cancer. Br Med J 291: 1387–1388

Wulff HR (1973) Confidence limits in evaluating controlled therapeutic trials. Lancet 2: 969–971

4.5 Forschungsgruppe Prostatakrebs in Japan

S. BABA

Häufigkeit und Prävalenz in Japan

Aus Unterschieden in der Häufigkeit des Auftretens von Prostatakrebs je nach Rasse, Staatszugehörigkeit und Religion kann die Bedeutung umweltbedingter und genetischer Einflüsse (Baba 1982; Catalona 1984) ermessen werden. Nach Doll et al. (1966) ist die auf eine weltweite Normpopulation angepaßte Häufigkeit dieses besonderen Tumors pro 100 000/Jahr in den USA 33,9, in der BRD (Hamburg) 16,5 und lediglich 3,8 in Japan (Miyagi).

Andererseits lassen die meisten anderen Studien den Schluß zu, daß die Prävalenz des obduktionsermittelten inzidentalen Prostatakrebses in allen Ländern annähernd gleich ist (Akazaki u. Stemmermann 1973). Bezüglich der Häufigkeit nicht infiltrativer, latenter Karzinome scheinen die Unterschiede zwischen den Rassen relativ unerheblich zu sein. Diese Ergebnisse erlauben die Schlußfolgerung, daß ein bisher unbekannter Faktor bei proliferativen Veränderungen in latenten Karzinomen eine Rolle spielt und unter Umständen die Häufigkeit klinisch manifester Karzinome erhöht.

In Japan war die Sterblichkeitsziffer und klinische Häufigkeit dieser Tumorart relativ gering. Im Laufe der letzten 20 Jahre konnte jedoch ein bemerkenswerter Anstieg verzeichnet werden. Zudem stieg die Häufigkeit obduktionsermittelter latenter Karzinome von 12,6% im Jahr 1962 auf 24% im Jahr 1985 (Tazaki 1962; Tazaki et al. 1984). Dieser Anstieg in der Häufigkeit dieser Tumorart in Japan erscheint nicht auf Erfassungsabweichungen zurückzuführen zu sein, sondern ist wohl eher das Ergebnis eines veränderten biologischen Potentials dieser latenten Karzinome.

Krebsregister in Japan

Bis April 1985 wurde das Prostatakrebsregister in Japan unter Anwendung verschiedener Tumorklassifizierungs- und Stagingsysteme geführt, was eine zweckmäßige Auswertung klinischer Daten sehr erschwerte. Vor diesem Hintergrund sahen sich viele Urologen in diesem Land veranlaßt, im April jenes Jahres allgemein gültige Richtlinien für klinische und pathologische Studien beim Prostatakrebs vorzuschlagen, die in der Folge von den aktiven Mitgliedern der Japanischen Gesellschaft für Pathologie und des Japanischen

Urologenverbands mitgetragen wurden. Die Vorschläge beinhalteten allgemeine Richtlinien für die Meldung und Auswertung von Patienten mit Prostatakrebs, die aus zahlreichen Instituten landesweit zusammengetragen wurden und auf Normkriterien bezüglich klinischer Befunde, Staging und der histologischen Untersuchung der betroffenen Organe beruhten. Die allgemeine Verfügbarkeit dieser Richtlinien gewährleistet eine eingehende Diskussion und Analyse der Daten auf der Grundlage einheitlicher Klassifizierung. Bei der Registrierung der Primärfälle fand die TNM-Klassifikation Anwendung. Für die Beschreibung des klinischen Verlaufs der Patienten wurde aus klinischen Erwägungen jedoch ein zusätzliches Staging A1, A2, B1, B2, C, D1, D2 eingeführt. Die hierbei angewandten Kriterien sind die gleichen wie die des NPCP (USA) mit Ausnahme der Karzinome in Stadium A2, welche neben allen diffusen To-Karzinomen auch alle anderen inzidenten Karzinome ungeachtet ihrer Größe umfaßt, die entweder mäßig oder gering differenziert sind.

Da zahlreiche japanische Kliniken bei der Bewertung des Prostatakarzinoms zwischenzeitlich auf die transrektale Sonographie zurückgreifen, finden folgende sonographische Stagingkriterien Anwendung (Tabelle 1).

Für eine korrekte Bewertung des Tumorstadiums mittels dieses Verfahrens werden folgende Parameter berücksichtigt:
1. Deformierung des Prostataquerschnitts;
2. Unterbrechung des Prostatakapselechos;
3. Invasion der benachbarten Organe.

Die Auswertung sollte sich – wenn möglich – nicht einzig und allein auf das intraprostatische Echomuster stützen, da einige gutartige Erkrankungen (z. B. Prostatitis, Prostatainfarkte und Prostatasteine) als unregelmäßige

Tabelle 1. Sonographische Stagingkriterien beim Prostatakrebs (mod. nach den allgemeinen Regeln für klinische und pathologische Studien beim Prostatakarzinom in Japan; Japanische Gesellschaft für Urologie 1985)

UT-Kategorie	Deformierung der Prostata	Kapselecho	Invasion	TNM-Staging	Amerikanisches Staging
UT 0	keine	intakt	keine	T 0	A 1–2
UT 1	susp. Nodulus	intakt	keine	T 1	B 1
UT 2	asymmetrisch	intakt	keine	T 2	B 2
UT 3a	deformiert	unterbr. < ¼ Kreis	keine	T 2	B 2/C 1
UT 3b	deformiert	unterbr. > ¼ Kreis	Samenbläschen	T 3	C 2
UT 4	deformiert	Kapsel unklar	andere Organe	T 4	D 1

echodichte Areale zur Darstellung kommen und von einem Karzinom nicht zu unterscheiden sind (Resnick 1985).

Ein strittiger Punkt war bisher, ob die transrektale Sonographie als wertvolle Screeningmethode für asymptomatische Patienten mit frühem Prostatakrebs gelten kann oder nicht. Im Jahr 1980 entwickelten Watanabe et al. (1984) ein mobiles Sonographiegerät für die Prostatareihenuntersuchung. Die Gruppe in Kyoto installierte 2 stuhlähnliche transrektale Scanner und ein Bedienungspult in einem Omnibus. Das Fahrzeug wurde in entlegene Gebiete Japans geschickt, um die dortige Bevölkerung einer Prostatakrebsreihenvorsorgeuntersuchung zu unterziehen, die auf andere Weise schwerlich hätte durchgeführt werden können. Mit Hilfe dieses mobilen Einsatzfahrzeugs führte die Gruppe Primäruntersuchungen an 3858 Männern im Alter über 55 Jahre durch und fand 14 Prostatakarzinome im Stadium B, 17 im Stadium C und 32 im Stadium D.

Die neuesten Daten dieser Gruppe (Ohe et al. 1984) beschreiben die Sensitivität und Spezifität dieses Reihenuntersuchungsverfahrens auf Prostatakrebs, wobei die entsprechenden Werte bei 97,0% bzw. 84,5% lagen. Obwohl sich eine Früherkennung der früheren T0-, jetzt T1- bzw. A-Läsion mittels Ultraschall schwierig, wenn nicht gar unmöglich gestaltet und der Bericht der Gruppe über die Reihenuntersuchung keine Patienten mit T0- (T1- bzw. A-)Läsionen aufwies, stellt dieses Verfahren beim Staging klinisch lokalisierter Prostatakarzinome zweifellos eine große Hilfe dar.

Endokrine Therapie und Wechselwirkung zwischen Träger und Tumor

Der natürliche Verlauf eines Tumors beruht auf der Wechselwirkung zwischen Träger (Wirt) und Tumor. Nicht nur tumorbezogene Faktoren können bei Patienten mit Prostatakrebs durch eine endokrine Therapie beeinflußt werden, sondern auch die trägerbezogenen Faktoren. In der prähormonalen Behandlungsära betrug die 5-Jahres-Überlebensrate lediglich 6%. Nesbit u. Baum (1950) folgerten aus ihren Ergebnissen, daß eine endokrine Therapie die Überlebenschancen in allen Tumorstadien verlängere und empfahlen, daß alle Patienten bei der Erstdiagnose behandelt werden sollten. Durch die Ergebnisse der VACURG-I-Studie änderten sich jedoch die Vorstellungen über die endokrine Therapie in den USA dramatisch (Byar 1973). In dieser Studie konnte gezeigt werden, daß die Überlebenszeit von Patienten, die mit Diethylstilbestrol (DES) behandelt wurden, wesentlich geringer war als die von Patienten, die ausschließlich mit Placebo oder mit Orchiektomie· plus Placebo behandelt wurden. Zudem ergab sich bei Patienten mit Tumoren im Stadium C oder D, denen 5 mg DES verabreicht worden waren, eine signifikant höhere kardiovaskuläre Sterbeziffer (42,3% im C-Stadium und 36% im D-Stadium). Diese Ergebnisse konnten jedoch in Japan nicht bestätigt werden. Die Todesursachen bei östrogenbehandelten Patienten wurden von mehreren japanischen Autoren (Maruoka et al. 1982; Shida et al. 1980; Takayasu et al. 1978) untersucht. Diese stellten fest, daß

Tabelle 2. Todesursache bei Patienten unter endokriner Therapie

Selektion T ×	n	Todesursache [%]			Autoren
		Prostata-krebs	Kardiovas-kuläre Ursache	Andere Ursache	
DESP[a] CMA[b] Hexesterol	64	9 (14,0%)	7 (11,0%)	48 (75,0%)	Maruda
Hexesterol	74	39 (52,7%)	2 (2,7%)	37 (44,6%)	Takayasu
CMA[b]	212	6 (2,8%)	5 (2,3%)	201 (94,8%)	Shida

[a] Diethylstilbesterol
[b] Chlormadinonazetat

weitaus weniger Todesfälle aufgrund kardiovaskulärer Erkrankungen zu verzeichnen waren (Tabelle 2). Maruoka et al. (1982) berichteten zudem über eine statistische Überlebensrate bei Patienten mit Stadium D, denen Diethylstilbestroldiphosphat (DES-P) verabreicht worden war und stellten fest, daß ihre Überlebenschancen weitaus besser waren als die jener Patienten, die lediglich einer Orchiektomie unterzogen worden waren (Tabelle 3). Koiso et al. (1982) berichteten, daß Dipyrimadol (ein Phosphodiesterasehemmer) die vermehrte Thrombozytenaggregation bei östrogentherapierten Patienten verhindern kann.

Da DES auf dem japanischen Markt nicht erhältlich ist, wird die primäre endokrine Therapie vorwiegend mit DES-P vorgenommen. DES-P ist ein wasserlösliches Östrogen, das als i. v.-Infusion in hohen Dosen (500–1000 mg täglich) verabreicht werden kann. 100–300 mg DES-P werden normalerweise oral als Erhaltungsdosis verabreicht. Die Vermutung wurde geäußert, daß

Tabelle 3. Statistische Überlebensraten bei Patienten unter endokriner Behandlung. (Mod.–(1982) nach M. Masaoka et al. [1982] Endokrine Therapie bei Prostatakrebs. Jpn J Urol 73: 433–437)

Stadium	T_x	5-Jahres-Überlebenszeit	10-Jahres-Überlebenszeit
A	E, Orchiektomie	77%	66%
B	E, Orchiektomie	73%	43%
C	E, Orchiektomie	47%	21%
D	E, Orchiektomie	31%	7%
D	E + Orchiektomie	52%	7%
	E allein	29%	14%
	Orchiektomie allein	19%	9%
	Nicht hormonal	8%	8%

sich dieser Wirkstoff im Prostatagewebe in hohen Konzentrationen findet, wobei die Phosphatgruppe durch saure Phosphatase abgetrennt wird und direkt zytotoxisch oder auf indirektem Wege inhibitorisch über die Hypothalamus-Hypophyse-Testis-Achse wirkt. Die bei einer i. v.-Verabreichung und höheren Dosen beobachteten Nebenwirkungen umfassen Übelkeit, Erbrechen und Brennen im Perineum. Aus dem gleichen Grund wurde Chlormadinonacetat (CMA), das als milderes Antiandrogen als Cyproteronacetat wirkt, in Japan in größerem Umfang eingesetzt. Shida et al. (1980) berichten über den Einsatz von CMA bei 91 Patienten mit bislang unbehandeltem Prostatakarzinom im Stadium C oder D. Eine objektive Remission wurde bei 65,3% aller Stadien C und bei 30% aller Tumore im Stadium D verzeichnet: die Responsedauer betrug 23,4 bzw. 13,7 Monate. In dieser Hinsicht ist die Antiandrogentherapie mit CMA mindestens ebenso wirksam wie die endokrine Standardtherapie bei bislang unbehandelten Patienten.

Obwohl die Wirkung der Östrogene beim Prostatakarzinom mittlerweile sowohl klinisch als auch experimentell hinreichend dokumentiert ist, wurden die möglichen Folgen für die Patienten bisher weitgehend ignoriert.

Kalland u. Haukaas (1981) berichteten vor kurzem über die Wirkung einer Behandlung mit Diethylstilbestrol-Polyöstradiol-Phosphat (Estradurin) und stellten fest, daß dieser Wirkstoff im Behandlungszeitraum einer Woche die natürliche Killeraktivität (NK) erheblich vermindert. In einem neueren Bericht von Marumo et al. (1991) konnte der Nachweis erbracht werden, daß eine Behandlung mit DES-P bei Patienten mit Prostatakrebs zu unerwünschten Auswirkungen auf das Immunsystem führt; bei i. v.-Verabreichung von 500 mg DES-P konnte die NK-Aktivität der peripheren Lymphozyten zwar signifikant gesenkt werden, aber die Aktivität ging innerhalb von 24 h wieder auf das Niveau vor der Behandlung zurück (Abb. 1). Die Hemmwirkung des DES-P kann jedoch durch täglich wiederholte Injektionen aufrecht erhalten werden, so daß eine anhaltende Verringerung der NK-Aktivität nach 5 Tagen einsetzt. Diese unterdrückte NK-Aktivität konnte durch die zusätzliche Killerzellenverabreichung von Alpha-Interferon (IFN) aktiviert werden (Abb. 2). Es konnte daher nachgewiesen werden, daß DES-P die Aktivität der NK-Zellen reduziert, eine Tatsache, die bei der Immunüberwachung eine überragende Rolle spielen könnte. Bei Östrogenen nimmt man an, daß sie klinisch wirksam sind, sofern der größere Anteil eines Tumors aus androgenabhängigen Klonen besteht. Es erscheint plausibel, daß die Östrogenbehandlung per se einerseits eine klonale Selektion einleitet, während sie andererseits den Immunmechanismus des Trägers verringert und so ein erneutes Tumorwachstum oder eine Progredienz zuläßt. In dieser Hinsicht erscheint eine Kombination aus Alpha-IFN mit einer herkömmlichen Östrogentherapie als erfolgversprechend, da sie unter Umständen eine vernünftige Behandlung für Patienten mit Tumoren im frühen Stadium C darstellt. An der Universität Keio und den angeschlossenen Instituten in Tokio wurde vor kurzem eine randomisierte klinische Versuchsserie der Phase II eingeleitet, um die Rolle des Alpha-IFN bei der endokrinen Initialbehandlung von Patienten mit Prostatakrebs zu untersuchen.

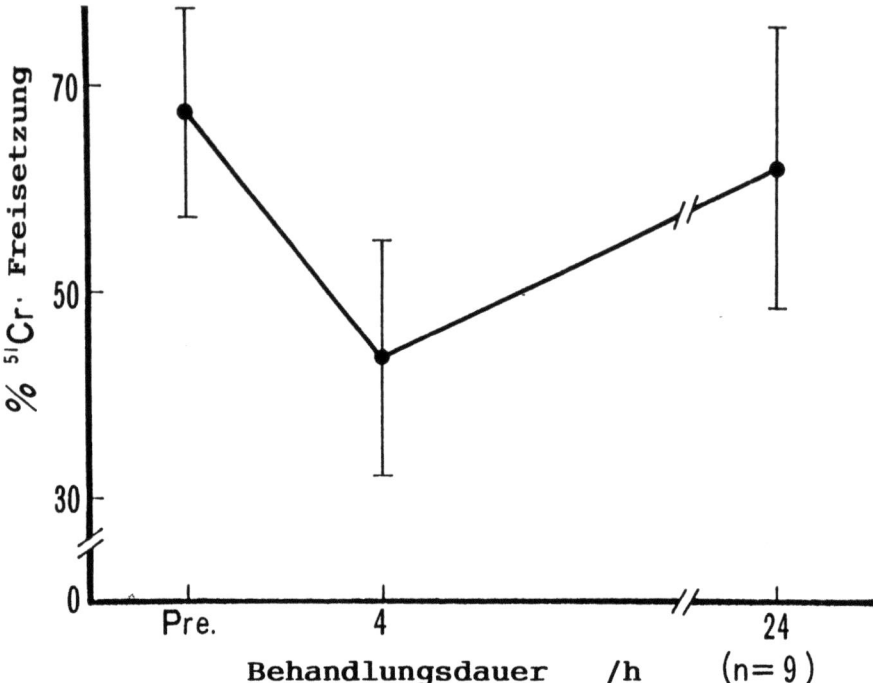

Abb. 1. Wirkung von DES-P auf die NK-Aktivität in vivo

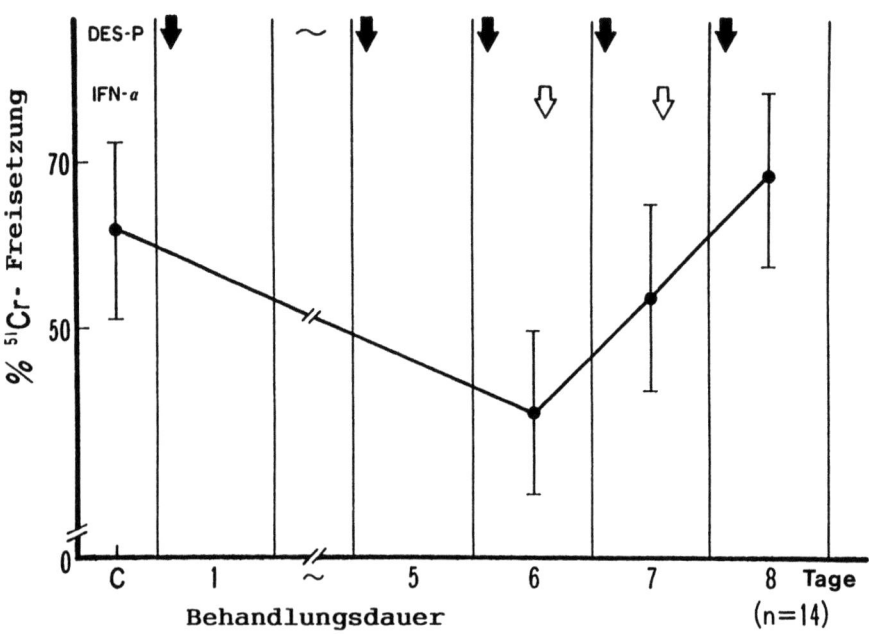

Abb. 2. Wirkung von DES-P und IFN-a auf die NK-Aktivität in vivo

Zur Zeit stehen in Japan nur beschränkte klinische Daten hinsichtlich der Anwendung von LHRH-Agonisten zur Verfügung (Makino u. Yamanaka 1983). Nach Anwendung von Leuprolid berichteten Yamanaka et al. (1984) über 19 unbehandelte Patienten und 3 unter einer Östrogentherapie progredienten Patienten. Bei den 19 bislang unbehandelten Patienten konnte eine objektive Remission bei 12 Patienten nachgewiesen werden, wobei sich diese Behandlung auch bei 5 Patienten im Stadium D über einen Mindestzeitraum von 3 Monaten als wirksam erwies.

Chemotherapie

Das schwierigste Problem beim Versuch, die Responserate in verschiedenen Studien miteinander zu vergleichen, liegt in der Anwendung unterschiedlicher Responsekriterien. Die Bewertung der Chemotherapie bezüglich einer meßbaren Größenveränderung des Primärtumors und von Metastasen ist schwierig. Vor allem die transrektale Sonographie hat sich als bildgebendes Verfahren zur Größenbestimmung des Prostatatumors in zahlreichen klinischen Studien bei der Beurteilung einer Chemotherapie als brauchbar erwiesen.

Cyclophosphamid (CPM) ist einer der am besten untersuchten chemotherapeutischen Wirkstoffe bei Patienten mit Prostatakrebs. Fujii et al. (1982) berichten über die Wirkung von CPM bei Karzinomen im Stadium D, die unter einer endokrinen Monotherapie progredient wurden (700–1000 mg/m² i. v. in Intervallen von 3 Wochen). Die objektive Ansprechrate betrug 38,5%, und die mittlere Responsedauer betrug ca. 11 Monate (Tabelle 4). Ifosfamid, ein Derivat des CPM, erwies sich im Tierexperiment wirksamer als CPM. Bei

Tabelle 4. Monochemotherapie bei Prostatakrebs

Wirkstoff	Vorbehandlung	Patienten n	Response			Autor
			n	Rate [%]	Dauer (Mo)	
Cyclophosphamide	DES	13	5	(38,5)	11,6	Fujii
Ifosfamid	DES Bestrahlung	10	4	(40)	—	Ando
Ifosfamid	DES	13	4	(30,7)	—	Kawai
Ifosfamid	—	9	4	(44,4)	—	Otaguro
CDDP	—	14	5	(36,0)	13,2	Niijima
CDDP	DES	10	0	(0)	—	Niijima
Estramustin	—	121	95	(70)	—	Takayasu
Estramustin	Orch. DES	95	21	(22)	—	Takayasu

Ifosfamid als Einzelwirkstoff (60 mg/kg/täglich für 3 Tage oder 40 mg/kg/täglich für 5 Tage) ermittelten verschiedene Untersucher (Ando et al. 1981; Kawai et al. 1983; Otaguro et al. 1981) eine objektive Remissionsrate zwischen 30 und 40% nach Hormonresistenz, sowie 44,4% bei bislang unbehandelten Patienten. Bei diesen Studien erwies sich Ifosfamid als annähernd gleich wirksam wie CPM. Bei Cisplatin ermittelte eine japanische Studiengruppe anhand einer kooperativen Studie der Phase II (10–20 mg/m^2/täglich für 5 Tage in Intervallen von 3 Wochen) eine objektive Responserate von 36% bei bislang unbehandelten Patienten, jedoch keine objektive Remission bei Patienten, die hormonresistent wurden (Niijima 1982). Estramustin wurde sowohl im Rahmen einer Primärtherapie beim früh metastasierten Prostatakrebs als auch bei Patienten mit Hormonresistenz (Sekundärtherapie) in zahlreichen klinischen Studien gründlich untersucht. Objektive Remissionen wurden in 70% bei bislang unbehandelten Patienten und in 22% bei Patienten ermittelt, die unter einer androgensuppressiven Therapie progredient wurden.

Verschiedene Kombinationen chemotherapeutisch wirksamer Substanzen führten nur zu einer mäßigen Aktivität hinsichtlich einer partiellen Tumorremission. Substanzen mit einer gewissen Effizienz waren Vincristin-Ifosfamid-Pepleomycin (Yoshimoto et al. 1981), Cisplatin-Adriamycin-Cyclophosphamid (Sasaki et al. 1991) und Clormadinonazetat-5 FU (Takeuchi 1984). Obwohl bisher eine Vielzahl von Kombinationen untersucht worden ist, konnte eine signifikante Überlegenheit einer Polychemotherapie gegenüber eine Mono-Chemotherapie bis zum heutigen Zeitpunkt nicht nachgewiesen werden.

Zusammenfassung

Eine Analyse der geringen Prävalenz des Prostatakrebses in Japan im Vergleich zu den hohen Erkrankungsraten in anderen Industrieländern zeigt einige hochinteressante Faktoren in der Ätiologie dieses Tumortyps. Bei japanischen Patienten, die mit Östrogenen behandelt wurden, traten kardiovaskuläre Probleme in geringerem Umfang auf. Dieser Wirkstoff führt jedoch aufgrund der Reduzierung der NK-Aktivität zu unerwünschten Auswirkungen auf das Immunsystem des Patienten. Bei Patienten mit Tumoren im frühen Stadium C kann eine Kombinationstherapie mit IFN in Betracht gezogen werden. Der tatsächliche Wert einer solchen Kombination konnte jedoch bisher klinisch noch nicht eindeutig nachgewiesen werden. Abschließend wird ein Überblick über die z.Z. in Japan zur Verfügung stehende Literatur hinsichtlich der konventionellen Chemotherapie bei der Behandlung dieses Tumortyps gegeben.

Literatur

Akazaki K, Stemmermann GW (1973) Comparative study of latent carcinoma of the prostate among Japanese in Japan and Hawaii. J Natl Cancer Inst 50: 1137–1144
Ando K, Maruoka M et al (1981) Treatment of reactivated prostatic cancer with ifosfamide. Nishinihon J Urol 43: 1299–1303
Baba S (1982) Epidemiology of cancer of the prostate; analysis of countries of high and low incidence. In: Jacobi GH, Hohenfellner R (eds) Prostate cancer, international perspectives in urology. Williams & Wilkins, Baltimore London, pp 11–28
Byar DP (1973) The Veterans Administration Cooperative Urological Research Group's studies of cancer of the prostate. Cancer 32: 1126–1130
Catalona WJ (1984) Epidemiology and etiology. In: Catalona WJ (ed) Prostate cancer. Grune & Stratton, Orlando San Diego New York, pp 1–14
Doll R, Payne P, Waterhouse J (1966) Cancer incidence in five continents. A technical report. International Union Against Cancer (UICC). Springer, Berlin Heidelberg New York
Fujii A, Oda Y, Arakawa S et al (1982) Intermittent intravenous high-dose cyclophosphamide (Endoxan) for stage D prostatic cancer. Acta Urol Jpn 28: 1127–1132
Hutchison GB (1981) Incidence and etiology of prostate cancer. Urol [Suppl] 17: 4–10
Kalland T, Haukaas S (1981) Effect of treatment with diethylstilbestrol-polyestradiol phosphate or estramustine phosphate (Estracyt) on natural killer cell activity in patients with prostatic cancer. Invest Urol 18: 437–439
Kawai T, Takeda T et al (1983) Ifosfamide treatment for refractory prostate cancer. Gann No Rinsho 29: 1085–1091
Koiso K, Akina H, Niijima T (1982) Prevention of platelet aggregation in patients with prostatic cancer during estrogen therapy. J Urol 19: 579–583
Makino T, Yamanaka H (1983) Clinical study on the effect of Leuprolide in patients with prostate cancer. North Kanto Med J 33: 321–335
Marumo K, Ueno M, Baba S et al (1991) Human alpha-interferon restored natural killer cell activity depressed by diethylstilbestrol disphosphate in patients with carcinoma of the prostate. Jpn J Urol 77 (in press)
Maruoka M, Ando K, Nozumi K et al (1982) Endocrine therapy for prostatic cancer. Jpn J Urol 73: 432–437
Nesbit RM, Baum WC (1950) Endocrine control of prostatic carcinoma. Clinical and statistical survey of 1818 cases. J Am Med Assoc 143: 1317–1320
Niijima T (1982) CIS-DDP Cooperative Phase II Study. Cancer Chemother 9: 46–54
Ohe H, Watanabe H, Saitoh M et al (1984) Evaluation of ultrasonic diagnostic criteria for detecting early prostatic cancer. Med Ultrasonics 11: 105–109
Otaguro K, Ueda K, Niijima T et al (1981) Clinical evaluation of Z 4942 (Ifosfamide) for malignant urological tumors. Acta Urol Jpn 27: 459–469
Resnick MK (1985) Use of transrectal ultrasound in evaluating prostatic cancer. J Urol 134: 314
Sasaki M, Baba S, Tazaki H et al (1991) Combination chemotherapy with cis-platinum, adriamycin and cyclophosphamide in relapsing prostate cancer after endocrine treatment. Acta Urol Jpn (in press)
Shida K, Tsuji I, Shimazaki J et al (1980) Clinical evaluation of chlormadinone acetate for prostatic carcinoma. Acta Urol Jpn 26: 1553–1574
Takayasu H, Ogawa A, Koiso K et al (1978) Results of the treatment of prostate cancer. Jpn J Urol 69: 426–435
Takayasu H, Shida K, Momose S et al (1980) Clinical study on the treatment of prostatic carcinoma with estracyt. Nishinihon J Urol 42: 715–731
Takeuchi H (1984) Effectiveness of 5-fluorouracil combined with hormone in low dose as a basal treatment for prostatic carcinoma. Acta Urol Jpn 30: 1703–1709
Tazaki H (1962) Pathological studies on the prostate glands of Japanese with special reference to latent malignancy. Keio J Med 11: 253–272

Tazaki H, Baba S, Deguchi N (1984) Analysis of factors affecting on the incidence of prostatic carcinoma. Proceedings of the second. International Forum of Andrology, Paris

Watanabe H, Ohe H, Inaba T et al (1984) A mobile mass screening unit for prostate disease. Prostate 5: 559–565

Yamanaka H, Makino T, Kumasaka F et al (1984) Clinical effecacy of (D-Leu^6)-DESGLY NH$_2$^{10}-LHRH ethylamide against prostatic cancer. Acta Urol Jpn 30: 545–560

Yoshimoto J, Matsumura Y, Asahi T et al (1981) Combination chemotherapy with vincristine, ifosfamide and pepleomycin in relapsing patients with advanced carcinoma of the prostate. Nishinihon J Urol 43: 425–430

4.6 Ergebnisse der kompletten Androgendeprivation (KAD) – Derzeitiger Stand von 12 randomisierten Phase III-Studien mit über 100 Patienten pro Untersuchungsarm

K.-H. SCHWEICKERT und A. J. W. GOLDSCHMIDT

Einleitung

Zur Fragestellung der klinischen Bedeutung der Kombinationstherapie von einem Antiandrogen mit der Orchiektomie oder der medikamentösen Kastration durch ein synthetisches Analogon des Steuerhormons für das luteinisierende Hormon (LHRH), sind uns weltweit 12 randomisierte Vergleichsstudien mit mehr als 100 Patienten pro Untersuchungsarm bekannt. Sechs Studien untersuchen die Kombination des nichtsteroidalen Antiandrogens Flutamid mit einem LHRH-Analogon, entweder gegenüber einer LHRH-Monotherapie oder gegenüber der alleinigen Orchiektomie (2 Studien). Das Flutamidderivat Nilutamid wird bei 2 Studien in der Kombination mit Orchiektomie und bei einer Studie in der Kombination mit dem LHRH-Analogon Leuprorelin geprüft.

Das hormonelle Antiandrogen Cyproteronazetat (CPA) wird bereits seit 1981 von der EORTC (European Organisation for Research and Treatment of Cancer) in der Kombination mit Orchiektomie untersucht. Eine weitere Studie der EORTC sowie eine aus Italien untersuchen CPA in der Kombination mit einem LHRH-Analogon.

Bisher konnten signifikante Unterschiede bei Ansprechraten und/oder progressionsfreier Zeit und/oder Überlebenszeit zugunsten der Kombinationsbehandlung nur bei der Auswertung einiger Studien mit den nichtsteroidalen Antiandrogenen Flutamid oder Nilutamid gezeigt werden. Für die Untersuchungen mit Cyproteronazetat wurden unseres Wissens nach damit vergleichbare Unterschiede bislang nicht festgestellt. Da CPA in keiner dieser Studien mit mehr als 200 mg pro die dosiert wurde, bleibt offen, ob solche Ergebnisse bei höherer Dosierung erreicht werden können.

Bezüglich der ausgewählten Patientenkollektive (unterschiedliche Tumorausbreitung), den angewandten Beurteilungskriterien, den statistischen Voraussetzungen sowie der aktuellen Beobachtungszeit liegen zum Teil erhebliche Unterschiede zwischen den einzelnen Studienprojekten vor. Diese Faktoren müssen bei der Beurteilung der klinischen Bedeutung der KAD berücksichtigt werden. Die isolierte Bewertung einer einzelnen Studie ist somit kritisch zu prüfen.

Die Unterschiede zwischen den vorliegenden Untersuchungen lassen erkennen, daß ein maximaler Effekt der KAD durch die Wahl des

Antiandrogens und/oder dessen möglichst hohe Dosierung sowie durch Selektion des geeigneten Patientenkollektivs – z.B. begrenzte Fernmetastasierung – erreicht wird. Unter solchen Voraussetzungen haben die entsprechenden Studien für die Kombinationsbehandlung bei ausreichend langer Beobachtung einen signifikanten Vorteil bei mindestens einem der Parameter: Zeit bis zum ersten Ansprechen, Ansprechrate, Zeit ohne Progression und Überlebenszeit gezeigt.

Endokrinologische Grundlagen

Antiandrogene wirken auf zellulärer Ebene durch Blockade des 5α-Dihydrotestosterons (DHT). Damit erfassen sie den Einfluß sowohl testikulärer als auch adrenaler Androgene. Inwieweit eine Kombination dieser zellulären Wirkung des Antiandrogens mit dem systemischen Entzug des Testosterons durch eine chirurgische oder medikamentöse Kastration zu einer Verbesserung der Ergebnisse der alleinigen Kastrationsmaßnahme führt, wird kontrovers beurteilt.

Die theoretische Grundlage dafür wäre, daß
1. zumindest ein Teil der für die Tumorprogression nach alleiniger Kastration verantwortlichen Prostatakarzinom(PCA)zellen auf einen weitergehenden Androgenentzug mit Wachstumsunterbrechung oder Zelltod reagiert,
2. relevante Mengen von DHT in der Karzinomzelle auch nach systemischem Entzug des Testosterons durch Kastration vorhanden sind.

Nach dem Adaptionsmodell (Labrie et al. 1986) können PCA-Zellen auch bei niedrigen Androgenkonzentrationen wachsen. Dementsprechend soll im Selektionsmodell nach Ellis u. Isaacs (1985) eine dritte Kategorie von Tumorzellen – die hormonsensiblen Zellen – erklären, warum nach Kastration die Zufuhr von Testosteron wieder zu einer verstärkten Tumorprogression führt.

In einer Untersuchung von Geller (1988) waren 37 Patienten mit einem Prostatakarzinom bereits längere Zeit orchiektomiert. Im Gewebe der später resezierten Prostatae wurden noch erhebliche Mengen an DHT nachgewiesen: Trotz Senkung des Testosteronspiegels durch Orchiektomie auf Kastrationsniveau d.h. 5 % des Normalwertes konnte damit lediglich eine Erniedrigung des DHT auf 30 % im prostatischen Gewebe erzielt werden, naheliegenderweise, weil noch weiterhin vorhandene Nebennierenandrogene im Zytoplasma der Krebszelle zu dem wirksamen DHT umgewandelt werden konnten (Harper u. Pike 1974). Diese Beobachtung wird neuerdings durch eine Untersuchung von Klein (1991) bestätigt. Bei seiner DHT-Bestimmung an prostatektomierten Patienten unter LHRH-Therapie differenzierte er zwischen benignen und malignen Arealen der Prostata. Im Zytoplasma der Karzinomzellen konnte er 15 %, im Zellkern noch 30 % des DHT im Vergleich zu Patienten ohne LHRH-Vorbehandlung feststellen.

In diesem Zusammenhang erscheint eine Beobachtung von Boccon-Gibod von Interesse, der auf dem Europäischen Urologen-Kongreß 1990 in Amsterdam über einen 75 Jahre alten Patienten berichtete, bei dem ein Prostatakarzinom nachgewiesen worden war, obwohl er bereits seit dem 35. Lebensjahr keine Hoden mehr besaß.

Die Idee, nicht nur die testikulären, sondern auch die adrenalen Androgene auszuschalten, wurde bereits vor der Publikation von Labrie (1987) verwirklicht, wobei in diesen ersten Versuchen als sekundäre Maßnahme (Ultima ratio) eine chirurgische Adrenalektomie durchgeführt wurde. Die Ergebnisse von Banalaph (1974) sind daher erwartungsgemäß enttäuschend. Hierbei erscheint allerdings die Aussage des Autors bemerkenswert, daß bei der Gruppe von Patienten, denen bereits kurze Zeit nach der Orchiektomie auch die Nebennieren entfernt wurden, vergleichsweise, angeblich eine Lebensverlängerung erreicht wurde.

Nicht zuletzt aufgrund der Postulate von Labrie (1987) wurde den Antiandrogenen als kombinierbare Substanzen für die komplette Androgenderivation Mitte der 80er Jahre eine vermehrte Aufmerksamkeit gewidmet. Die von ihm ermittelte 2-Jahres-Überlebenswahrscheinlichkeit von 80 % bei der Behandlung des metastasierten Prostatakarzinoms mit der Kombination von Flutamid plus einem LHRH-Analogon waren allerdings unkontrolliert und damit nicht reproduzier- und beurteilbar. Immerhin waren diese Daten und die daraus resultierende, teilweise heftig geführte kontroverse Diskussion Anlaß für eine Vielzahl von Studienprojekten, die in dieser Zeit weltweit mit unterschiedlichen Modalitäten initiiert wurden. 1991 liegen vorläufige Auswertungen von 12 randomisierten Vergleichsstudien vor, bei denen über 100 Patienten pro Untersuchungsarm auf die Wirksamkeit der Kombinationsbehandlung ausgewertet wurden (Tabelle 1).

Drei randomisierte Studien mit dem hormonellen Antiandrogen Cyproteronazetat

Bereits einige Zeit vor der ersten Publikation von Labrie hatte die EORTC 1981 (Protokoll Nr. 30 805) eine erste größere kontrollierte dreiarmige Studie mit insgesamt 350 Patienten begonnen (Robinson 1987). Die Patienten der 1. Gruppe wurden ausschließlich orchiektomiert, die der 2. erhielten ausschließlich 1 mg Diethylstilbestrol (DES) täglich und die der 3. wurden kombiniert nach Orchiektomie mit täglich 150 mg CPA behandelt. Innerhalb der Beobachtungszeit von 4 Jahren wurde zwischen den Gruppen kein signifikanter Unterschied, sowohl in der Zeit bis zum Eintritt der Progression als auch in den Überlebenszeitschätzungen, beobachtet. Die 2-Jahres-Überlebenswahrscheinlichkeit blieb mit 50 % unverändert gegenüber den bis dahin üblichen therapeutischen Strategien.

Eine spätere Untersuchung der EORTC (Protokoll Nr. 30 843) vergleicht die medikamentöse Kastration durch das LHRH-Analogon Buserelin versus dessen Kombination mit CPA in der Dosierung von 150 mg. Die Auswertung

Tabelle 1. Antiandrogene + medikamentöse oder chirurgische Kastration (komplette Androgenblockade = KAB) bei metastasiertem Prostatakarzinom. Randomisierte Vergleichsstudien mit über 100 Patienten pro Arm

Flutamid	Studien-leitung	Pat./Stadium	Vorteil der Kombination Überleben	ohne Progr.	Ansprechen	Bemerkungen
+Leuprorelin vs Placebo + Leuprorelin	NCI-USA Crawford et al.	603 D_2 stratifiziert	+ 7,1 Mo. (p = 0,035 2seitig)	+ 3,0 Mo. (p = 0,039 2seitig)	in den ersten 12 Wo. signifikant schneller	48 Mon. Beobacht. bei minimal disease mit KAB Überlebensmedian noch nicht erreicht
+ Goserelin vs Orchiektomie	EORTC 30853 Denis et al.	308 D	–	Zunahme obj./subj. (p = 0,002/0,003)	keine Angabe	keine kontrollierte Behandlung nach Progression
+ Goserelin vs Orchiektomie	Dänemark DAPROCA Iversen et al.	264 D	–	–	obj. Anspr. schwach signifikant besser	Beobachtung jetzt 39 Mon., sekundär nicht kontrolliert
+ Goserelin vs Goserelin	Italian Prostate Ca Group Boccardo et al.	293 C + D noch nicht abgeschl.	–	–	signifikant besser obj. u. subj.	mittlere Beobachtungszeit 17 Mon.
+ Goserelin vs Goserelin	Int. PCA Study Group: Holdaway, Altwein, Klippel, Jäger, Lunglmayr	568 C + D	–	–	–	mittl. Beobachtung 24 Mon.; bewertet wurde die Zeit bis zum Therapieabbruch wegen NW
+ Goserelin vs Placebo + Goserelin	Frankreich Fourcade et al.	240 C + D	–	–	–	mittlere Beobachtungszeit 15 Monate
Nilutamid						
+ Orchiektomie vs Placebo + Orchiektomie	NCI-Kanada Beland/Trachtenberg et al.	203 D	+ 6 Mo. (p = 0,046)	–	46 % vs 20 % (p = 0,001)	
+ Orchiektomie vs Placebo + Orchiektomie	Int. Anandron Study Group Universität Maastricht Janknegt et al.	426 D	+ 5 Mo. (p = 0,05)	+ 4 Mo. p <0,05	43 % vs 25 % (p <0,01)	

Tabelle 1. (Fortsetzung)

Flutamid	Studien-leitung	Pat./Stadium	Vorteil der Kombination			Bemerkungen
			Überleben	ohne Progr.	Ansprechen	
+ Leuprorelin vs Placebo + Leuprorelin	Crawford, Soloway et al.	392 D_2	–	–	50 % vs 39 % (p = 0,017)	mittlere progressionsfreie Zeit noch nicht erreicht
Cyproteronazetat						
+ Orchiektomie vs Orchiektomie vs DES	EORTC 30805 Robinson et al.	350 D_2	–	–	–	Beobachtungszeit über 5 Jahre
+ Buserelin vs Buserelin vs Orchiektomie	EORTC 30843 De Voogt et al.	360 D noch nicht abgeschl.	–	–	–	
+ Goserelin vs Goserelin	Italien Di Silverio	328 D_2	–	–	schnelleres Ansprechen .12 vs 8 Wo	mittlere Beobachtungszeit 45 Monate

zeigt bis heute ebenfalls keinen Unterschied zwischen beiden Therapiearmen bezüglich des Krankheitsgeschehens (De Voogt 1990).

In einer italienischen Multicenterstudie mit insgesamt 328 Patienten wurde CPA (200 mg pro die) in der Kombination mit dem Depot-LHRH-Analogon Goserelin geprüft (Di Silverio 1990). Die Beobachtungszeiten liegen mittlerweile bei 41–251 Wochen. Außer einem schnelleren Ansprechen (12 vs. 8 Wochen) konnte für die Kombinationstherapie im Vergleich zur alleinigen Goserelingabe kein signifikanter Unterschied festgestellt werden (Abb. 1).

Sechs randomisierte Studien mit dem nichtsteroidalen Antiandrogen Flutamid

Flutamid wirkt als sog. reines Antiandrogen durch den nichtsteroidalen Metaboliten Hydroxiflutamid vorwiegend durch Blockade des nukleären Androgenrezeptors. Weitere Wirkungsmechanismen sind nur teilweise geklärt. Im Tierexperiment zeigt die Substanz ihre Wirkung durch Hemmung der Androgen-Rezeptor-Translokation in den Zellkern (gemäß ehemaliger Hypothese, Callaway u. Bruchowsky 1982), Senkung des zellulären DHT-Spiegels, Hemmung der DNS-Synthese (Sufrin u. Coffey 1973) sowie durch Reduktion des Prostatagewichts (Sufrin u. Coffey 1973; Neri 1972). Bei

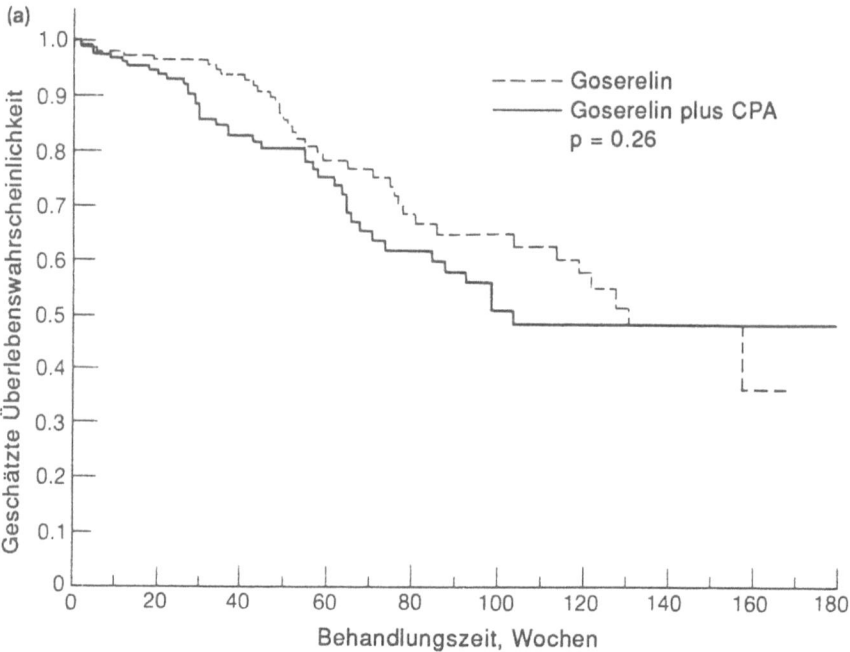

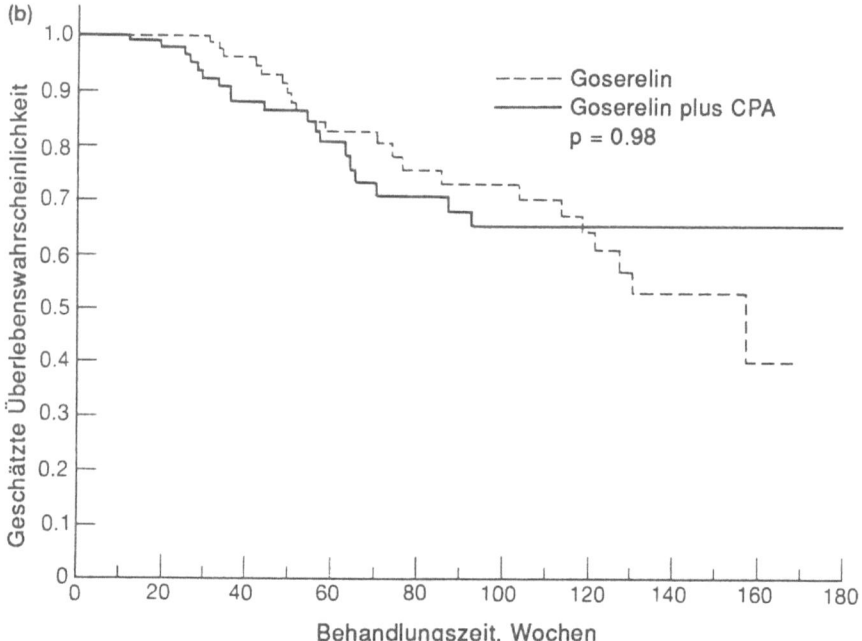

Abb. 1a,b. Überlebenswahrscheinlichkeit bei Patienten unter Behandlung mit Goserelin allein und Goserelin plus CPA bei *(a)* alle Fälle und *(b)* nur Responder (Di Silverio 1990)

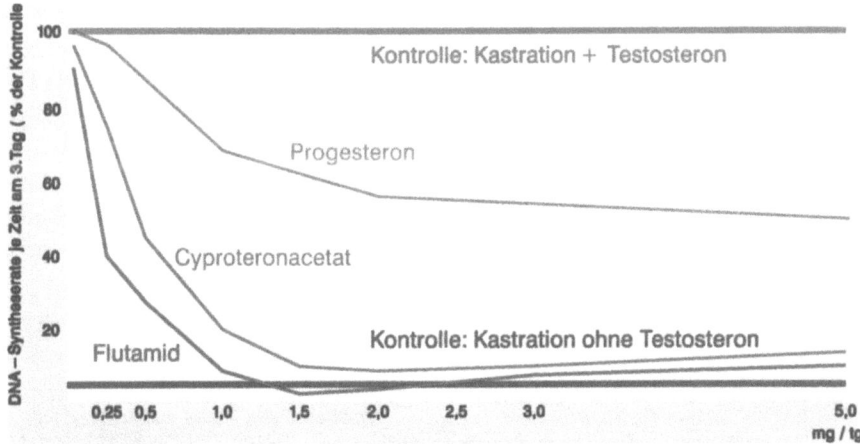

Abb. 2. DNA-Synthese. Die Wirkung auf die DNA – Syntheserate der ventralen Prostata kastrierter Ratten unter Zufuhr von Testosteron bei unterschiedlicher Dosierung der Antiandrogene

diesen Untersuchungen war Flutamid in seiner hemmenden Wirkung der Vergleichssubstanz Cyproteronazetat gleichwertig oder signifikant überlegen (Callaway u. Bruchowsky 1982; Sufrin u. Coffey 1973; Neri 1972). Bei allen Untersuchungen wurden die Prüfsubstanzen in gleichen Dosierungen gegeben. Zwei Untersuchungen vergleichen Flutamid auch mit dem Derivat Nilutamid (Callaway u. Bruchowsky 1982; Burton u. Trachtenberg 1986). Es wurden keine signifikanten Unterschiede festgestellt, wobei bei der Prüfung des Effekts auf das Prostatagewicht (Burton u. Trachtenberg 1986) Flutamid in der halben Dosierung im Vergleich zu Nilutamid gegeben wurde.

Diese Untersuchungen unterstreichen die Bedeutung der unterschiedlichen Dosierungen bei der Beurteilung der verschiedenen Studien. In den nachfolgend aufgeführten Studien wurde Flutamid immer mit der maximal zugelassenen Dosierung von 750 mg pro die dosiert.

Die oben beschriebenen Experimente waren für Labrie (1986) ein Grund, die KAD mit Flutamid als Antiandrogen zu untersuchen. Die EORTC sah sich ebenfalls veranlaßt, die Fragestellung erneut statt mit CPA jetzt mit Flutamid zu untersuchen (Denis). Bei diesem Projekt (Protokoll Nr. 30 853) wurden insgesamt 327 Patienten mit Prostatakarzinom im Stadium M_1 oder $M_0 N_4$ entweder mit Flutamid in Kombination mit dem Depot-LHRH-Analogon Goserelin oder allein mit Orchiektomie behandelt. Es konnte gezeigt werden, daß bei den Patienten unter Kombinationsbehandlung mit Flutamid und Goserelin die Zeit bis zur Progression (objektiv und subjektiv) signifikant verlängert war gegenüber solchen Patienten, die lediglich durch Orchiektomie behandelt wurden (Abb. 3, Tabelle 2). Eine frühe Auswertung dieser Studie im Mai 1988 zeigte dagegen keinen Unterschied (Abb. 4). Die mittlere progressionsfreie Zeit war für die KAD-Gruppe zu dieser Zeit noch

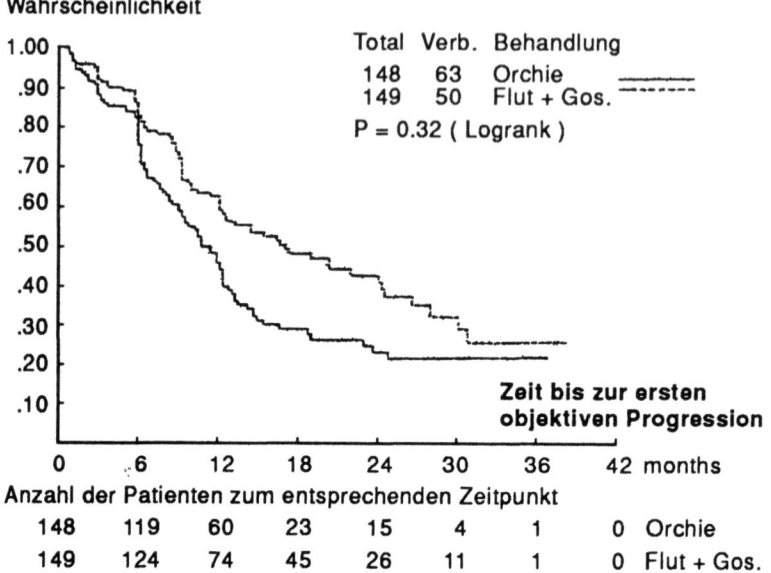

Abb. 3. EORTC 30853 (Denis 1990) Zeit bis zum ersten Auftreten einer Progression

Tabelle 2. EORTC 30853 (Denis 1990) Anzahl der Parameter, bei denen es zu einer Progression kam (%)

Parameter	Orchiektomie	Flutamid + Goserelin	insgesamt
0	65(40)	87(53)	152(47)
1	29(18)	23(14)	52(16)
2	19(12)	18(11)	37(11)
3	13(8)	16(10)	29(9)
4	19(12)	15(9)	34(10)
5	10(6)	3(2)	13(4)
6	6(4)	2(1)	8(2)
7	1(1)	0(0)	1(0)
8	1(1)	0(0)	1(0)
insgesamt	163	164	327

Anmerkung: P = 0,004 zugunsten von Flutamid + Goserelin

nicht erreicht. Diese Erfahrung wurde auch bei der nachfolgend beschriebenen Studie des NCI der USA gemacht. Es müssen daher ausreichend lange Beobachtungszeiten gefordert werden, bevor aus den Auswertungen derartiger Studien zulässige Schlußfolgerungen gezogen werden können.

Die Autoren konnten allerdings keinen Unterschied beim Gesamtüberleben feststellen. Entsprechend des Vorteils für den Eintritt der Progression war dann das Überleben nach Progression bei den Patienten in der

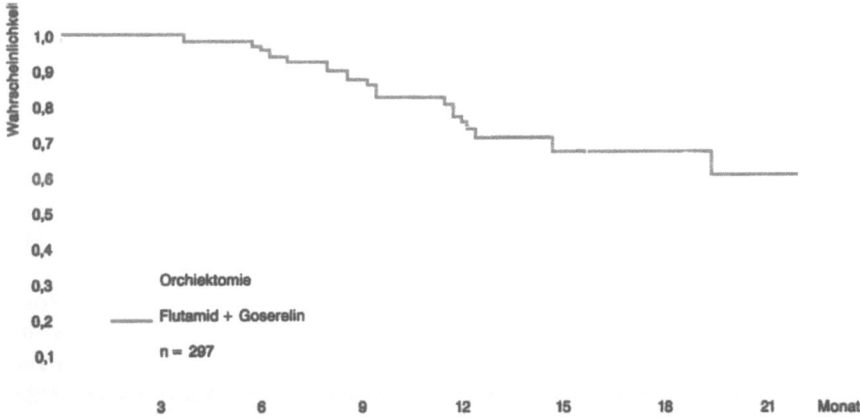

Abb. 4. EORTC 30853, 1. Auswertung 5/1988: Zeit bis zur Progression

Kombination signifikant kürzer. Allerdings ist unklar, inwieweit nach Progression die Patienten in der Kombination ihre Therapie bis zum Tode fortsetzten, da das Studienprotokoll einen Therapieabbruch nach Progression zuläßt. Der Vergleich zur Orchiektomiegruppe in der Sekundärphase ist daher kritisch zu betrachten.

In seiner Auswertung von 3 ECOG(Eastern Cooperative Oncology Group)-Studien zur Sekundärtherapie stellte Taylor (Taylor 1989) fest, daß die endokrine Maßnahme der Primärtherapie bei 36, 30 bzw. 38 Patienten abgebrochen wurde. Er konnte zeigen, daß diese Vorgehensweise zu einer signifikanten Verkürzung der Überlebenszeit von 3–6 Monaten führte. Eine weitere Studie zur Untersuchung der KAD mit Flutamid und Goserelin vs. Orchiektomie wurde bei insgesamt 264 Patienten mit Prostatakarzinom ebenfalls im Stadium D durchgeführt. Diese Studie der dänischen Gruppe (DAPROCA) zeigte bei gleichem Studiendesign lediglich einen Vorteil beim objektiven Ansprechen zugunsten der Kombination (Iversen 1990). Die mittlere Beobachtungszeit beträgt bislang demnach 39 Monate.

Eine internationale Multicenterstudie, die Flutamid in Kombination mit Goserelin-Depot im Vergleich zur alleinigen Goserelin-Depot-Gabe untersucht, hat eine mittlere Beobachtungsdauer von 25 Monaten (Leitenberger 1990). Die Patienten in der Kombinationsgruppe wurden über mögliche Nebenwirkungen des Antiandrogens aufgeklärt. In der Vergleichsgruppe wurde kein Placebo eingesetzt. In der Kombinationsgruppe traten signifikant mehr Nebenwirkungen auf. Entsprechend kam es zu einem signifikanten Unterschied bei der Zeit bis zum „Therapieversagen" zu ungunsten der Kombinationstherapie, da die Autoren diesen Unterschied auf die Zahl von Therapieabbrüchen wegen Nebenwirkungen und nicht auf einen Wirkungsunterschied zurückführen. Nach einer Nachbeobachtungszeit von nahezu 25 Monaten war diese Differenz wieder nivelliert.

Es konnte kein signifikanter Unterschied beim Ansprechen bei der Zeit bis zur Progression sowie beim Überleben insgesamt festgestellt werden. Dagegen normalisierte sich der Wert der PAP (saure Prostataphosphatase) 61% in der Kombination gegenüber nur für 44% der Patienten im Goserelinarm.

Zwei weitere Studien untersuchen die Kombination von Flutamid mit Depot-Goserelin. Eine davon hat eine mittlere Beobachtungszeit von 17 Monaten (Boccardo 1990); die andere erfüllt die Forderung nach einem Placebovergleich, ist aber bereits nach einer Beobachtungszeit von 15 Monaten ausgewertet worden (Fourcade 1990). Die erste Studie zeigt einen signifikanten Unterschied bei den Ansprechraten der Patienten im Stadium D sowie bereits einen Trend zur Verlängerung der progressionsfreien Zeit zugunsten der Kombinationstherapie. Bei der placebo-kontrollierten Studie konnten derzeit keine Unterschiede festgestellt werden. Es fällt allerdings auf, daß im Gegensatz zur oben beschriebenen nichtplacebokontrollierten Studie (Leitenberger 1989) nur wenig Nebenwirkungen für die Kombination von Flutamid mit Goserelin festzustellen war.

Die derzeit größte placebokontrollierte Doppelblindstudie bei insgesamt 603 Patienten mit einem Prostatakarzinom mit Fernmetastasen (Stadium D_2) wurde 1984 in den USA unter dem Eindruck der Daten von Labrie aus Kanada durch das FDA (Food and Drug Administration) der USA veranlaßt und durch das nationale Krebsinstitut (NCI, Nr. 0036) initiiert (Crawford 1989). Beteiligt sind fünf bekannte onkologische bzw. urologische Studiengruppen der USA. Insgesamt sind 12 Zentren diesen Studiengruppen zugeordnet. Die Patienten wurden entweder mit Flutamid und dem LHRH-Analogon Leuprorelin oder mit Placebo und Leuprorelin behandelt.

Vor der Aufnahme in die Studie waren die Patienten beider Therapiearme jeweils gemäß folgenden Schweregraden unterteilt (Stratifikation):

„minimal disease" = Fernmetastasierung nur in der Wirbelsäule und in den Beckenknochen und ein Performance-Status O-2 entsprechend der ECOG;

„severe disease" = Metastasierung auch in anderen Knochen und/oder im Weichteilgewebe sowie ein Performancestatus O-2;

„severe disease" = Performancestatus 3.

Die jeweilige Therapie wurde von den Patienten beider Gruppen ähnlich gut toleriert, in keinem Fall mußte sie wegen Unverträglichkeit abgebrochen werden. Diarrhoe trat bei etwa 12% der in Kombination mit Flutamid behandelten Patienten auf gegenüber 5% in der Vergleichsgruppe.

Die erste Zwischenauswertung 1987 zeigte noch keine statistisch schlüssigen Unterschiede zwischen beiden Therapiearmen, zudem waren die mittleren Überlebenserwartungen hier noch nicht erreicht. Auch die 2. Auswertung wurde vom New England Journal of Medicine (NEJM) für eine

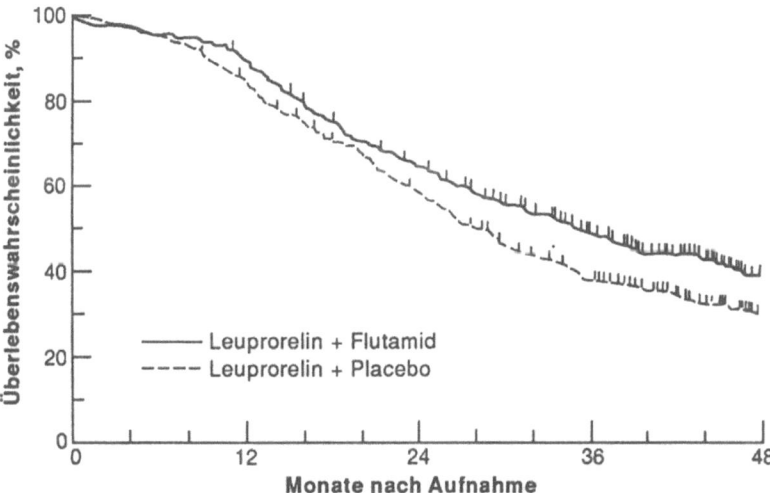

Abb. 5. Überleben insgesamt (2seitig p = 0,035) aus: Doppelblindstudie des NCI der USA (Crawford 1989)

Veröffentlichung nicht akzeptiert. Als der Überlebensmedian erreicht war, wurde die Publikation vom NEJM angenommen. Es zeigte sich jetzt ein signifikanter Überlebensvorteil für die KAD. Nachfolgend sind die letzt verfügbaren Ergebnisse aufgeführt (Crawford 1989):
- Die mittlere geschätzte Überlebenswahrscheinlichkeit betrug in der Gruppe mit chemischer Kastration 27,9 Monate und in der zusätzlich mit Flutamid behandelten Gruppe 35 Monate (Abb. 5), was einer Verlängerung um 7,1 Monate respektive etwa 25 % entspricht (p (zweiseitig) = 0,035).
- Die progressionsfreie Zeit ist von 13,9 Monate in der Monotherapie auf 16,9 Monate in der Kombinationsbehandlung verlängert (p (zweiseitig) = 0,039).
- Es konnte kein signifikanter Unterschied bezüglich der Ansprechraten (partielle Remission 28,2 % vs. 35,7 %) festgestellt werden, während dieser Unterschied in den ersten 12 Wochen der Therapie noch zugunsten der Kombinationstherapie signifikant war.

Der Überlebensvorteil ist für Patienten unter KAD mit axial begrenzter Knochenmetastasierung („minimal disease") wahrscheinlich erheblich größer als 7 Monate – der Median für die Zeit ohne Progression sowie der für die Überlebenszeit ist lediglich in der Gruppe mit Leuprorelin plus Placebo erreicht (Abb. 6).

Es ist daher zu erwarten, daß diese Patientengruppe von der KAD noch erheblich deutlicher profitiert. Diese Beobachtung deckt sich mit dem Experiment von Isaacs (Isaacs 1984) bei dem eine frühzeitige endokrine

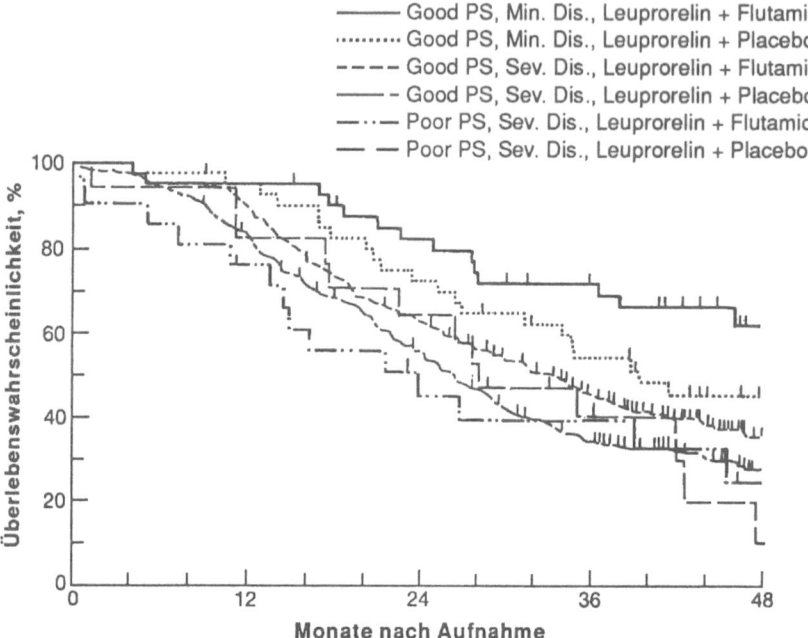

Abb. 6. Gesamtüberleben in Abhängig von Behandlung und Schweregrad der Erkrankung aus: Doppelblindstudie des NCI der USA [21]

Therapie bei noch kleiner Tumorgröße die Überlebensstatistik der Versuchstiere erheblich verbesserte (Abb. 7).

Die Unterschiede im Überleben (bei der DAPROCA- und EORTC-Studie), die in den Berechnungen verwendet wurden, waren die gleichen, die aktuell in der NCI-Studie ermittelt wurden. Das bedeutet bei letzterer, daß es zu einem Anstieg der medianen Überlebenszeit von 27,9 Monaten (Leuprolide + Placebo) auf 35 Monate (Leuprolide + Flutamide) kam. Es handelt sich also bei der NCI-Studie um eine Zunahme von 25% in der Überlebenszeit. Die statistische Bewertung erfolgte einseitig bei einer Irrtumswahrscheinlichkeit von 5% mit dem t-Test. Unter Berücksichtigung dieser Annahmen wurden die Wahrscheinlichkeiten für die Überlebenszeit analog der NCI-Studie zum Zeitpunkt Dezember 1989 für die DAPROCA- sowie für die EORTC-Studie berechnet.

Die Wahrscheinlichkeit, Unterschiede im Überleben bei der DAPROCA-Studie zu finden, beträgt jedoch nur 49% und diejenigen für die EORTC-Studie nur 55%. Dies bedeutet also, wenn die tatsächliche Differenz im Überleben bei diesen Studien so groß oder noch größer als bei der NCI-Studie ist, daß zum Zeitpunkt Dezember 1989 die Wahrscheinlichkeit für diese Unterschiede in beiden Studien nur maximal 55% beträgt. Im Gegensatz zu 90% Wahrscheinlichkeit für die NCI-Studie.

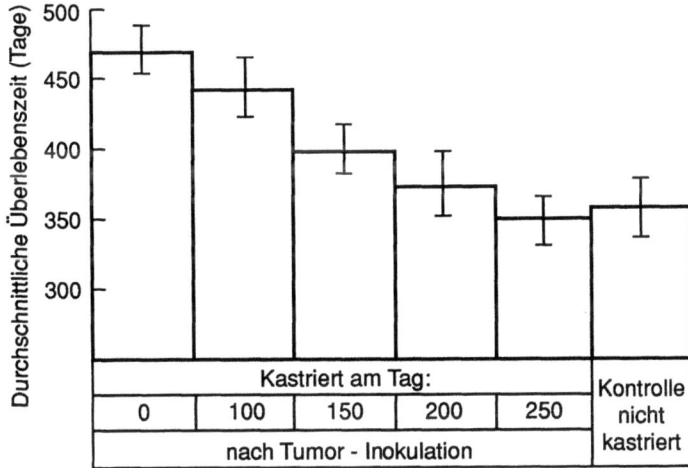

Abb. 7. Die Wirkung unterschiedlich verzögerter Kastration auf das Überleben nach Implantation eines Tumors

Man kann aus diesen Ergebnissen schlußfolgern, daß bei keiner der beiden Studien – DAPROCA und EORTC – eine ausreichende Wahrscheinlichkeit für Unterschiede im Hinblick auf den Überlebenszeitpunkt vorliegt.

Drei randomisierte Vergleichsstudien mit Nilutamid

Alle drei nachfolgend aufgeführten Studien mit dem Flutamid-Derivat Nilutamid sind placebokontrollierte Doppelblindstudien. Zwei prüften die Kombination mit Orchiektomie, eine weitere die Kombination mit dem LHRH-Analogon Leuprorelin.

Die Studie des kanadischen Krebsinstituts (the Canadian Anandron Study Group 1990) zeigt einen Vorteil beim Überleben von 6 Monaten ($p = 0,046$) bei Patienten, die mit Nilutamid und Orchiektomie behandelt wurden gegenüber Patienten, die nach Orchiektomie Placebo erhielten. Die Zeit bis zur Progression war nicht signifikant verlängert, allerdings war die Ansprechrate mit 46% vs. 20% ($p = 0,001$) in der Kombinationsgruppe signifikant höher.

Die Untersuchung einer internationalen Prüfergruppe (Janknegt 1990) zeigte bei insgesamt 426 Patienten mit Prostatakarzinom im Stadium D einen Überlebensvorteil von 5 bzw. einen Vorteil bei der Zeit bis zur Progression von 4 Monaten zugunsten der Kombination von Nilutamid mit der Orchiektomie. Die Ansprechraten waren ebenfalls signifikant unterschiedlich (50% vs. 39%).

Die 3. große Doppelblindstudie mit Nilutamid und dem LHRH-Analogon Leuprorelin hatte die mittlere progressionsfreie Zeit zum vorliegenden

Auswertungszeitpunkt noch nicht erreicht (International Anandron Study Group 1990). Die Ansprechrate war in der Kombinationsgruppe signifikant höher (50% vs. 39%).

Schlußfolgerung

Somit liegen in der Zwischenzeit außer der Studie des NCI der USA weitere Studien vor, die einen eindeutigen Vorteil der Kombination eines LH-RH-Analogon mit einem Antiandrogen gegenüber alleiniger Kastration mit LH-RH-Analoga oder Orchiektomie zeigen konnten. Diese Unterschiede sind in Studien mit Flutamid oder Nilutamid erzielt worden.

Dabei fällt auf, daß auch aus Untersuchungen mit identischem Studiendesign und vergleichbarem Patientenkollektiv unterschiedliche Ergebnisse resultieren.

Um die erhaltenen klinischen Daten überhaupt auswerten zu können, muß anhand bestimmter Größen, z.B. Anzahl der Patienten, Dauer der Beobachtungszeit, Größe des zu erwartenden Unterschieds, eine Wahrscheinlichkeitsberechnung („power computation") durchgeführt werden, ob und inwieweit Unterschiede überhaupt erfaßbar sind. Die NCI-Studie ist statistisch besonders sorgfältig ausgewertet. Es wurde eine Wahrscheinlichkeit von 90% errechnet, d.h. die Wahrscheinlichkeit für die Richtigkeit des ermittelten Unterschieds bei der Überlebenszeit beträgt 90%. Möglicherweise spielen auch die unterschiedlichen Dosierungen der Antiandrogene eine Rolle für die abweichenden Studienergebnisse. Im Experiment zeigen Cyproteronazetat und Flutamid nämlich vergleichbare Ergebnisse bei gleicher Dosierung.

Da auch solche Studien, in denen die Kombination von LH-RH-Analoga und Antiandrogenen mit der Orchiektomie verglichen werden, einen Vorteil für die Kombination zeigten, wird die Vermutung widerlegt, daß der Vorteil der Kombination allein auf das Vermeiden des Flare-up-Phänomens zurückzuführen ist.

Die Idee der kompletten Androgenblockade verfolgt das Ziel, die klinischen Ergebnisse des Standards (also der Orchiektomie) durch zusätzliche Erfassung adrenaler Androgene zu verbessern. Da Antiandrogene auf zellulärer Ebene über DHT-Rezeptorblockade den Einfluß sowohl testikulärer als auch adrenaler Androgene erfassen, kann somit das Ziel der KAD theoretisch durch Antiandrogene allein erreicht werden. Diese Fragestellung kann aufgrund klinischer Untersuchungen bisher nicht beantwortet werden. Es liegen allerdings Hinweise vor, daß Antiandrogene in Monotherapie gegenüber einer Kastrationsmaßnahme nicht unterlegen sind. Im Sinne der Lebensqualität bei vor allem jüngeren Patienten durch den Erhalt von Libido und Potenz könnte die Monotherapie mit nicht steroidalen Antiandrogenen vom Typ des Flutamid neben der KAD einen zweiten Trend für die endokrine Therapie des fortgeschrittenen Prostatakarzinoms darstellen.

Literatur

Banalaph T, Varkarakis MJ, Murphy GP (1974) Current status of bilateral adrenalectomy or advanced prostatic carcinoma. Ann Surg 179: 17–23

Boccardo F, Decensi A, Guarneri D, and other Italian Prostatic Cancer Project (PONCAP) investigators (1990) Zoladex with or without flutamide in the treatment of locally advanced or metastic prostate cancer: Interim analysis of an ongoing PONCAP study. Eur Urol 18 [Suppl 3]: 48–53

Burton S, Trachtenberg J (1986) Effectiveness of antiandrogens in the rat. J Urol 136: 932–935

Callaway TW, Bruchovsky N, Rennie PS, Comeau T (1982) Mechanism of action of androgens and antiandrogens: Effects of antiandrogens on translocation of cytoplasmic androgen receptor and nuclear abundance of dihydrotestosterone. Prostate 3: 599–610

Crawford ED (1990) Combination studies with leuprolide. Eur Urol 18, [Suppl 3]: 30–33

Crawford ED, Eisenberger MA, McLeod DG, et al. (1989) A controlled trial of leuprolide with and without flutamide in prostatic carcinoma. N Engl J Med 321 [7]: 419–424

Denis L, Keuppens F, Robinson M, et al., Members of the EORTC GU Group (1990) Complete androgen blockade: Data from an EORTC 30853 trial. Semin Urol 8 [3]: 166–174

De Voogt HJ, Klein JG, Studer U, Sylvester R, Pauw M de (1990) The use of LHRH-agonist buserelin, combined with the anti-androgen cyproterone-acetate versus orchidectomy in the treatment of advanced prostate cancer: Preliminary results of EORTC-Trial 30843. Eur Urol 18 [Suppl 1]: 98, Abstr 188

Di Silverio F, Serio M, D'Eramo G, Sciarra F (1990) Zoladex vs. zoladex plus cyproterons acetate in the treatment of advanced prostatic cancer: A multicenter Italian study. Eur Urol 18 [Suppl 3]: 54–61

Ellis WJ, Isaacs JT (1985) Effectiveness of complete versus partial androgen withdrawal therapy for the treatment of prostatic cancer as studied in the Dunning R-3327 system of rat prostatic adenocarcinomas. Cancer Res 45: 6041–6050

Fourcade RO, Cariou G, Coloby P, et al. (1990) Total androgen blockade with zoladex plus flutamide vs. zoladex alone in advanced prostatic carcinoma: Interim report of a multicenter, double-blind, placebo-controlled study. Eur Urol 18 [Suppl 3]: 45–47

Geller J, Albert J, Vik A (1988) Advantages of total androgen blockade in the treatment of advanced prostate cancer. Semin Oncol 15, 2 [Suppl 1]: 53–61

Harper ME, Pike A, Peeling WB, Griffiths K (1974) Steroids of adrenal origin metabolized by human prostatic tissue both in vivo and in vitro. J Endocrinol 60: 117–125

Isaacs JT (1984) The timing of androgen ablation therapy and/or chemotherapy in the treatment of prostatic cancer. Prostate 5, 1: 1–17

Iversen P, Danish Prostatic Cancer Group (DAPROCA) (1990) Zoladex plus flutamide vs. orchidectomy for advanced prostatic cancer. Eur Urol 18 [Suppl 3]: 41–44

Janknegt RA (for the Int. Anandron Study Group) (1990) Results of a double-blind study comparing orchiectomy and anandron (anti-androgen) to orchiectomy and placebo in metastatic prostate cancer. Eur Urol 18 [Suppl 1]: 100

Klein H, Bressel M, Kastendieck H, Voigt KD (1991) biochemical endocrinology of prostate cancer. In: Voigt KD et al. (eds) Endocrine dependent tumors. Raven Press p 131

Labrie F, Veilleux R (1986) A wide range of sensitivities to androgens develops in cloned shionogi mouse mammary tumor cells. Prostate 8: 293–300

Labrie F, Dupont A, Belanger A (1987) LHRH agonists and antiandrogens in prostate cancer. In: Ratliff TL, Catalona WJ (eds) Genitourinary cancer. Martinus Nijhoff Publishers, Boston, pp 157–200

Leitenberger A, Jaeger N, Klippel KF, Altwein JE (1990) Goserelinazetat (Zoladex (R)) gegen Goserelinazetat plus Flutamid (Fugerel (R)) beim fortgeschrittenen Prostatakarzinom: Zwischenbericht einer Phase-III-Studie. Aktuel Urol 21: 238–244

Neri R, Florance K, Koziol P, Van Cleave S (1972) A biological profile of a nonsteroidal antiandrogen, SCH 13521 (4'-nitro-3'-trifluoromethylisobutyranilide). Endocrinology 91: 427–437

Robinson MRG (1987) Complete androgen blockade: The EORTC experience comparing orchidectomy versus orchidectomy plus cyproterone acetate versus low-dose stilboestrol in the treatment of metastatic carcinoma of the prostate. In: Prostate Cancer, Part A: Research, Endocrine Treatment, and Histopathology. Liss, pp 383–390

Sufrin G, Coffey DS (1973) New model for studying the effect of drugs on prostatic growth. I. Antiandrogens and DNA Synthesis. Invest Urol 11 [1]: 45–54

Sufrin G, Coffey DS (1976) Mechanism of action of a new nonsteroidal antiandrogen. Invest Urol 13: 429–434

Taylor CD, Trump DL, Citrin DL, Elson P, Messing E, Cummings K, Jordan VC (1989) Survival (S) impact of continued testicular androgen suppression in refractory prostate cancer. Proc Annu Meet Am Soc Clin Oncol 8: 129, Abstr 502

The Canadian Anandron Study Group (1990) Total androgen ablation in the treatment of metastatic prostatic cancer. Semin Urol 8 [3]: 159–165

4.7 Richtlinien zur Durchführung klinischer Studien bei Patienten mit metastasierendem Prostatakarzinom

I.F. TANNOCK

Die Beurteilung von Behandlungserfolgen beim metastasierenden Prostatakarzinom birgt zahlreiche Probleme in sich. Die Erkrankung hat bei den meisten Patienten das Becken und andere Knochen befallen; meßbare Weichteilläsionen sind selten. Deshalb ist die Definition eines Tumorresponse, welcher das häufigste Bewertungskriterium einer Phase-II-Studie darstellt, sehr schwierig oder sogar unmöglich.

Endokrine Therapie und Chemotherapie sind nicht kurativ; das Ziel der Behandlung ist stets palliativ. Die Palliation ist an einer Verlängerung der Überlebenszeit sowie an der Lebensqualität meßbar.

Wenige Behandlungsmethoden führen zu einer meßbaren Lebensverlängerung, so daß es v.a. gilt, neue Maßnahmen zu entwickeln, welche die Lebensqualität des Patienten verbessern können.

Problematik der Beurteilung eines Tumorresponse beim Prostatakarzinom

Es gibt derzeit 2 unterschiedliche Methoden zur Bewertung eines Tumorresponse bei Patienten, welche wegen eines Prostatakarzinoms systemisch behandelt werden.

Einige Autoren haben ihre Untersuchungen auf die geringe Anzahl von Patienten mit Weichteilmetastasen beschränkt, welche bei der klinischen Untersuchung diagnostiziert werden können (z.B. subkutane oder oberflächliche Lymphknoten), oder sie haben sich auf solche Befunde beschränkt, welche durch radiologische Untersuchungen diagnostiziert werden können (wie z.B. Lungen- oder Lebermetastasen, welche mittels CT nachgewiesen wurden).

Obwohl die Auswertung solcher Läsionen von Meßfehlern beeinträchtigt wird (Warr et al. 1984) ist es möglich, Anhaltspunkte für eine Tumorverkleinerung zu finden.

Es kann jedoch nicht angenommen werden, daß der Tumorresponse dieser Patienten mit jenen korreliert, welche Becken- und Knochenmetastasen haben.

In einer klinischen Studie z.B. wurde die Kombination zwischen Adriamycin und Cyclophosphamid mit Hydroxyureum allein verglichen: Patienten mit Weichteilläsionen reagierten zwar auf die Kombinationstherapie wesentlich besser; es zeigte sich jedoch kein Unterschied zu den Patienten, welche diese meßbaren Veränderungen nicht aufwiesen (Stephans et al. 1984).

Eine andere Methode, das Ansprechen des Tumors zu beurteilen, beinhaltet die Anwendung von Kriterien, welche auf Veränderungen des Tumors selbst beruhen (z.B. die Anzahl von Herden mit erhöhter Radiohippuranaufnahme im Knochenszintigramm oder die Serumkonzentration der sauren Phosphatase und andere Merkmale, welche sich auf den Patienten beziehen (z.B. Körpergewicht und Performanceindex).

Die am häufigsten angewandten Kriterien sind die, welche vom National Prostata Carcinom Project (NPCP) vorgeschlagen wurden. Die Kriterien, welche auf die Patienten mit Becken und Knochenmetastasen zutreffen, sind in Tabelle 1 aufgeführt.

NPCP-Kriterien werden häufig bei Phase-II-Studien mit neuen endokrinen- oder Chemotherapieformen angewandt.

Die kleine Anzahl von Patienten, welche auf Grund von NPCP oder anderer Kriterien als partielle „Responder" klassifiziert werden, haben fast immer auf die Therapie angesprochen, aber die Mehrzahl der Patienten der „Responder" wird als sog. „stable disease" eingestuft. Nach den NPCP-Kriterien bedeutet dies, daß klinisch oder radiologisch keine Befundänderung über einen Zeitraum von 12 Wochen eingetreten ist. Die größte Schwierigkeit der Interpretation liegt darin, daß unter diese Kategorie sowohl Patienten fallen, welche tatsächlich von der Therapie profitiert haben, als auch solche, welche langsam progredient und therapieresistent werden. Selbst bei unbehandelten Patienten beobachtet man häufig Zeiträume von mehr als 3 Monaten ohne klinisch oder radiologisch meßbare Veränderungen, obwohl die Krankheit langsam progredient wird. Die Kriterien sind weitgehend von einer subjektiven Beurteilung des Performancestatus und des Knochenszintigramms abhängig und sind daher nicht ausreichend sensitiv, die Patienten zu identifizieren, welche auf die Therapie ansprechen. Die

Tabelle 1. NPCP Kriterien für Progression *(PR)* und Stabilisierung („stable desease") Nachuntersuchung von Patienten mit Prostatakarzinom im Stadium D – 12 Wochen nach Therapiebeginn

PR	Stabilisierung
Reduktion sogenannter „hot spots" im Knochenszintigramm um 50%	Knochenszintigramm ergibt keinen Anhalt für Progression
Erhöhte saure Phosphatase wenn vorhanden muß sich normalisieren[a] (1)	Erhöhte saure Phosphatase, wenn vorhanden, muß abfallen; Normalisierung nicht erforderlich
Keine neuen Symptome der Erkrankung. Kein signifikanter tumorbedingter Gewichtsverlust (mehr als 10%); Symptome oder performance status	

[a] Ein alleiniger Anstieg der sauren oder alkalischen Phosphatase wird nicht als Zeichen einer Progression gewertet.

Anwendung solcher Kriterien sollte auf randomisierte Studien beschränkt werden, welche verschiedene Therapieformen vergleichen. Dabei weiß der Untersucher nicht, in welchem Therapiearm sich der jeweilige Patient befindet.

Richtlinien zur Effizienzbeurteilung neuer systemischer Therapieformen

Auf Grund begrenzter Möglichkeiten, eine Verkleinerung des Tumorvolumens messen zu können, stellt die bessere Methode, den Erfolg einer Therapie zu bestimmen, die Untersuchung ihres Einflußes auf die Verbesserung der Lebensqualität oder Palliation dar. Die Überlebenszeit ist ein wichtiger Parameter in der Palliation. Derzeit gibt es keine Hinweise, daß neuere Therapieformen zu einer deutlichen Verlängerung der Überlebenszeit führen. Ein wichtiger Gradmesser für die Palliation, welcher in zahlreichen Studien Anwendung fand, ist die Bestimmung des progressionsfreien Intervalls (z.B. Leuprolide Study Group 1984). Da auch diese Beurteilung teilweise subjektiv erfolgt, hat dieses Responsekriterium wahrscheinlich nur für randomisierte Studien Bedeutung. Als Hauptziel der meisten neueren Endokrin- und Chemotherapien beim hormonresistenten Prostatakarzinom kann eine Verbesserung der klinischen Symptomatik und der Überlebensqualität gelten. Wenn sich kein Unterschied bezüglich des progressionsfreien Intervalls feststellen läßt, muß bei unterschiedlichen Therapieformen die Lebensqualität als Gradmesser dienen.

Lebensqualität stellt einen komplexen Begriff dar, welcher sowohl Symptome des Tumors als auch die Vor- und Nachteile einer Behandlung mit berücksichtigen muß.

Für den Patienten sollte sich in jedem Fall ein Vorteil ergeben. So mag ein Patient z.B. die Orchiektomie einer wiederholten Verabreichung von LH-RH-Agonisten vorziehen. Ein anderer dagegen akzeptiert lieber eine medikamentöse Dauertherapie, da die Orchiektomie für ihn ein zu starkes psychisches Trauma darstellen würde.

Es existieren derzeit keine allgemein akzeptierten Parameter, um die Lebensqualität eines Patienten mit Prostatakarzinom exakt bestimmen zu können, auch wenn eine Anzahl von Fragebögen oder Tabellen diesbezüglich entwickelt wurden.

Dabei konnten folgende prinzipiellen Überlegungen von einzelnen Autoren angestellt werden:
1. Unidimensionelle Skalen, wie z.B. die der ECOG oder der Leistungsindex von Karnofsky geben über das unterschiedliche biologische Spektrum der Lebensqualität nicht hinreichend Auskunft.
2. Patientenorientierte Fragebögen müssen leicht verständlich geschrieben werden, besonders wenn persönliche oder sexuelle Fragen gestellt werden. Sie sollten dem Probanden weder Angst einflößen noch indiskret sein.

3. Die Fragebögen sollten kurz sein, so daß sie bei verschiedenen Gelegenheiten ohne Mühe ausgefüllt werden können.
4. Das Ausfüllen eines Fragebogens stellt jedoch keinen Beweis seiner Gültigkeit dar.

Die Beurteilung derartiger Fragebögen ist tatsächlich sehr schwierig, weil es keinen optimalen Standard gibt, an dem sie meßbar wäre. Sie muß sich daher eher an Dingen orientieren, die uns an klinisch meßbaren Veränderungen der Krankheit und an dem Vergleich anderer Meßgrößen (das Ausmaß des Schmerzes z. B. sollte mit dem Schmerzmittelbedarf korrelieren) zur Verfügung stehen.

Eine Möglichkeit, Lebensqualität zu beurteilen, beinhaltet den Gebrauch sog. Selbstbewertungsskalen (LASA). Wir haben diese Methode in einer kleinen Studie bei Patienten mit hormonresistentem Prostatakarzinom unter Prednisonbehandlung angewandt. Zu verschiedenen Fragen wurde der Patient gebeten, einen vertikalen Strich auf einer horizontalen, 10 cm langen Linie zu machen, deren eines Ende den schlimmstmöglichen Zustand darstellen sollte (z. B. extrem starke Schmerzen), das andere den Normalzustand (Schmerzfreiheit).

Die Praktikabilität dieser Methode wurde bei Patienten mit Mammakarzinom bestätigt (Selby et al. 1984) und hat den Vorteil, daß individuelle LASA-Skalen mit eingeschlossen werden können, welche sich auf den AZ (z. B. Selbstversorgung), auf spezifische Symptome der Krankheit (z. B. Schmerzen) oder auf die Therapie beziehen (z. B. Übelkeit).

Schmerzskalen scheinen gut mit der Einnahme von Schmerzmitteln und mit anderen Maßnahmen, welche den Schmerz bewerten, zu korrelieren. Eine weitere Bestätigung und Verfeinerung der Methode ist jedoch nötig, bevor derartige Fragebögen für den allgemeinen Gebrauch Anwendung finden können.

Eine weitere Methode, welche zur Beurteilung verschiedener Endokrintherapien verwendbar ist, besteht darin, solche Personen über Vorzüge zu befragen, denen die Bedeutung der Krankheit und der Behandlung besonders bewußt ist, nämlich die Ärzte, welche die Krankheit behandeln.

Um die Bedeutung dieser Antworten zu steigern, können Onkologen und Urologen gebeten werden, sich vorzustellen, daß sie an dieser Krankheit selbst leiden und eine Auswahl unter verschiedenen Behandlungsformen treffen sollen.

Solche Ärzte liefern eine „repräsentative Meinung", und ihre persönliche Therapiewahl im Erkrankungsfall kann sich durchaus von der Therapie unterscheiden, welche sie in ihrer Praxis vorschlagen würden. Diese Methode fand Anwendung, um die bevorzugte Therapieform von Ärzten zur Behandlung von Bronchialkarzinomen in Erfahrung zu bringen (Mackillop et al. 1986). Gegenwärtig führen wir eine ähnliche Befragung bei Urogenitaltumoren durch.

Wichtige Fragen in bezug auf Endokrintherapie des Prostatakarzinoms

Zur Behandlung des metastasierenden Prostatakarzinoms stehen derzeit die Orchiektomie, Östrogene, Antiandrogene (sowohl steroid als auch nichtsteroid) und LH-RH – Agonisten als Mono- oder Kombinationstherapie zur Verfügung. Andere Medikamente (z.B. 5-Alpha-Reduktaseinhibitoren) müssen dieser Liste zweifellos hinzugefügt werden. Jede Behandlungsstrategie hat ihre Vor- und Nachteile in bezug auf Bequemlichkeit, Nebenwirkung (sowohl physisch als auch psychisch), Effizienz (die vielleicht am wenigsten veränderliche Größe) und Kosten. Es steht derzeit fest, daß keine der ausschließlich hormonellen Manipulationen als optimale Behandlung für alle Patienten gelten kann.

Literatur

Leuprolide Study Group (1984) Leuprolide versus Diethylstilbestrol for metastatic prostate cancer. N Engl J Med 311: 1281–1286

Mackillop WJ, Ward GK, O'Sullivan B (1986) The use of expert surrogates to evaluate clinical trials in non-small cell lung cancer. Br J Cancer 54: 661–667

Selby P, Chapman JA, Etazadi-Amoli J et al (1984) The development of a method for assessing the quality of life in cancer. Br J Cancer 50: 13–22

Stephens RL, Vaughn V, Lane M et al (1984) Adriamycin and cyclophosphamide versus hydroxyurea in advanced prostate cancer. A randomized Southwest Oncology Group Study. Cancer 53: 406–410

Warr D, McKinney S, Tannock I (1984) Influence of measurement error on assessment of tumour response to anticancer chemotherapy: proposal for new criteria of tumor response. J Clin Oncol 2: 1040–1046

Kapitel VI
Schmerzbekämpfung beim therapierefraktären Prostatakarzinom

Schmerzbekämpfung beim therapierefraktären Prostatakarzinom

M. WESTENFELDER

Aufgrund der Besonderheit, daß das Prostatakarzinom mit zunehmendem Alter immer häufiger auftritt, bedeutet die allgemein verbesserte medizinische Versorgung nicht nur eine Steigerung der Lebenserwartung, sondern auch eine Zunahme der Anzahl der an symptomatischem Prostatakarzinom erkrankenden Männer.

Dabei handelt es sich im allgemeinen um metastasierende Karzinome, bei deren Behandlung bisher ein therapeutischer Durchbruch bezüglich der Lebenserwartung ausblieb. Hieraus resultiert die Tatsache, daß immer häufiger Patienten am Prostatakarzinom versterben, wie dies auch aus den Zahlen des Statistischen Bundesamtes (Wiesbaden) hervorgeht. Danach verstarben am Prostatakarzinom 1971 6 117, 1977 7 500 und 1983 8 280 Patienten.

Als Endstadium des Karzinoms bezeichnet man das Stadium, in dem eine kausale Therapie, d.h. eine Tumorreduktion, aufgrund der refraktären Karzinomklone nicht mehr möglich ist. In diesem End- bzw. Finalstadium wächst der Tumor unkontrolliert, und es besteht weder Aussicht auf Heilung noch auf Lebensverlängerung.

Die Therapie konzentriert sich dann auf eine Besserung der Lebensqualität und ist weitgehendst symptomatisch ausgerichtet.

Für den Patienten ist es dabei von entscheidender Bedeutung, daß der behandelnde Arzt den Übergang ins Finalstadium erkennt und die Behandlung adäquat umstellt. Es besteht sonst die Gefahr, daß eine „kausale Therapie" erfolglos fortgesetzt wird, ohne daß sich hierdurch die Lebensqualität verbessert und die nun wesentliche symptomatische Therapie unterbleibt. Besonders tragisch sind die Fälle, bei denen der Patient als „unheilbar" abgeschoben wird, weil „ja sowieso nichts mehr zu machen sei."

Da die Anzahl der Patienten mit Prostatakarzinom im Finalstadium gravierend zugenommen hat, muß sich auch der niedergelassene Urologe vermehrt den Aufgaben und Anforderungen einer umfassenden Schmerztherapie stellen.

Die Therapie im Finalstadium ist an folgende Voraussetzungen gebunden:
1. die Kenntnis der möglichen Schmerzursachen, die Schmerzanalyse und die Kenntnis der Schmerztherapie,

2. die Kenntnis der Nebenwirkungen und Interaktionen dieser Maßnahmen und
3. das Wissen um die physiologischen und psychologischen Vorgänge, denen der Patient im Finalstadium ausgesetzt ist.

Die Therapie im Finalstadium umfaßt also 1. die Therapie der Tumor-bedingten Beschwerden und Ausfälle, 2. die Therapie der Therapie-bedingten Beschwerden (Nebenwirkungen) und 3. die Therapie der Endstadium-bedingten psychischen Beschwerden. Prostatakarzinom-spezifische Besonderheiten im Finalstadium sind von untergeordneter Bedeutung mit Ausnahme der Tatsache, daß es im Vergleich zu anderen Tumoren sehr viel länger dauern kann. Ansonsten verläuft die Therapie aller Karzinome im Finalstadium gleich.

Jeder Mensch gerät – im Endstadium – in einen Circulus vitiosus aus Angst, Schmerz, Schlaflosigkeit und Depression (Krebs-Schmerz-Spirale; Abb. 1).

Die Angst entsteht vor der unbekannten Therapie, der ungewissen Zukunft, vor neuen Schmerzen und infolge der Todesahnung.

Diese Faktoren senken die Schmerzschwelle, machen also schmerzempfindlicher.

Umgekehrt werden Zuwendung, Ruhe, Geborgenheit die Schmerzschwelle anheben (Tabelle 1). Dies bedeutet, daß sich die ersten therapeutischen Maßnahmen im Endstadium auf das Durchbrechen der Krebs-Schmerz-Spirale (Circulus vitiosus) konzentrieren.

In einigermaßen beschwerdefreiem und akzeptablem Zustand und bei klarem Bewußtsein hat der Patient dann die Chance, sich auf sein Ende vorzubereiten und den Tod als Abschluß seines Lebens zu akzeptieren.

Todeseinsicht bedeutet nach Kübler-Ross (1969) Verlustbewältigung, die in relativ gesetzmäßig ablaufenden Phasen der Anpassung erfolgt:

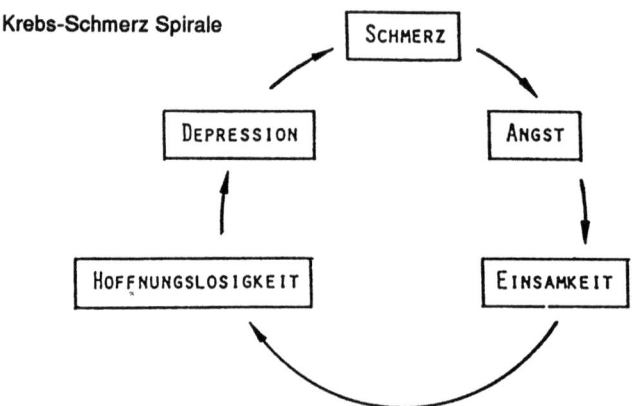

Abb. 1. Krebs-Schmerz-Spirale. Schmerz, Angst, Depression verstärken sich in Wechselwirkung

Tabelle 1. Faktoren, die die Schmerzempfindung beeinflussen. (nach Twycross 1982)

Verstärken	Verringern
Angst	Sorglosigkeit
Trauer	Schlaf
Depression	Verständnis
Introversion	Familie
Isolation	Zuwendung
Soziale Abhängigkeit	Beschäftigung
Sorgen	Anxiolytika
Schlaflosigkeit	Antidepressiva

1. *Phase des Verdrängens* klinischer Tatsachen, Diagnosen und deren Konsequenz
   Illusionen und Hoffnungen auf Heilung werden genährt, und es besteht die Gefahr, daß diese erste Phase von der Umgebung (einschließlich der Ärzte) zu leicht gefördert wird. Wie stets basiert die gesamte medizinische Therapie auch im Finalstadium auf dem Hoffnungsprinzip.
   Eine Umstellung der Zielsetzung wird aber erforderlich, indem sich die Hoffnung auf Beschwerdelinderung bzw. auf Nahziele konzentriert.
   Falsch-positive Aussagen bezüglich einer Prognose sind nicht angezeigt, die Glaubwürdigkeit und das Vertrauen werden sonst aufs Spiel gesetzt.
2. *Phase der Auflehnung* gegen das Schicksal
   Mit Aggression und Vorwürfen sucht der Patient nach „Schuldigen". Der Patient sieht sich krank, isoliert, alleingelassen, und „dafür muß jemand verantwortlich sein". Die Zukunft stellt sich drohend und begrenzt dar, ohne Aussicht auf Heilung und Weiterleben. Trotz des z.T. aggressiven Verhaltens und der Vorwürfe muß der Arzt diese kritische Phase im Kontakt mit dem Patienten überstehen, um ihm so weiterhelfen zu können.
3. *Phase des Feilschens*, die Bitte um Aufschub
   Dabei geht es um lebensverlängernde medizinische Maßnahmen (Operation, Chemotherapie, Radiatio) oder paramedizinische Maßnahmen (z.B. Iscador etc.). Nur wenn diese Maßnahmen für den Patienten keine weiteren psychischen oder physischen bzw. finanziellen Belastungen darstellen, sind sie als bewußte Psychotherapie zu akzeptieren, meist sind sie aber fehl am Platz.
4. Die *Phase der stillen Resignation* (Depression),
   in der das Schicksal zwar erkannt, aber nicht verstanden und akzeptiert wird, und die
5. *Phase der Ruhe,*
   die nach positivem Verarbeiten als Endphase mit Einwilligung in das Sterben angesehen wird, in der der Patient die Tatsache seines Lebensendes akzeptiert.

Da sich die psychischen Einflüsse ganz erheblich auf die physische Situation des Patienten auswirken, beginnt die Behandlung der Beschwerden stets mit einer ausführlichen klinischen Untersuchung. Diese schließt die Schmerzanalyse mit ein und wird durch ein intensives Gespräch mit dem Patienten abgeschlossen.

Im Gespräch soll klar und deutlich ausgesprochen werden, daß eine konsequente Therapie der Beschwerden erfolgreich durchgeführt werden kann und wird, daß aber die Krankheit per se wie viele andere auch, z.B. Diabetes, multiple Sklerose, Arteriosklerose, Parkinson, unheilbar ist. Der Patient erfährt vom Arzt, daß, wenn auch die Krankheit bei ihm bleibt, seine Schmerzen bald aufhören werden. Dies weckt Hoffnungen auf Nahziele und gibt dem Patienten die Sicherheit, weiter behandelt und nicht abgeschoben zu werden. Wenn dann aus dem Untersuchungsbefund ein „Positivum" abgeleitet werden kann, wie z.B. die Chance auf eine baldige Entlassung nach Hause, so hilft dies dem Patienten zusätzlich, aus der Depression herauszufinden.

Schmerzursachen

Tumor-bedingte Beschwerden

Im Finalstadium des Prostatakarzinoms stehen die Schmerzen an erster Stelle der Beschwerdeskala. Über 90 % der Patienten geben Schmerzen im Achsenskelett, Becken und Oberschenkelknochen an (Pollen u. Schmidt 1979).

Aber auch das übrige Skelett kann betroffen sein. Die sonstigen Schmerzen und Beschwerdekonstellationen sind extrem variabel und nicht Prostatakarzinom-spezifisch. Die Ursache der Schmerzen lassen sich prinzipiell differenzieren in
- tumorbedingte Schmerzen, sie entstehen durch osteoplastische bzw. osteoklastische Metastasen in den Knochen durch Nerven- und Gefäßkompression bzw. -invasion, durch pathologische Frakturen. Kompressionsfrakturen, durch Ischämieschmerzen. Nekrose u. Entzündungsreaktionen auf das tumoröse Geschehen. Dazu kommen Faszien- und Periost-Dehnungsschmerzen und viszerale Schmerzen durch Verdrängung und Ummauerung von Organen.
- Symptom-bedingte Schmerzen durch definierbare Ereignisse wie Spontanfrakturen und Kompressionsfrakturen, Harnverhalt, Harnleiterobstruktion, Harnwegsinfektionen, Obstipation, Dekubitus, Lymphödem, tiefe Venenthrombosen.
- Therapiebedingte Schmerzen, z.B. post operationem, nach Radiatio, Phantomschmerzen nach Operation, Katheterschmerzen, Thrombophlebitis etc.
- Vom Tumor unabhängige Schmerzen wie Migräne, Arthritis, Zahnschmerzen etc.

Schmerzanalyse

Eine korrekte Wertung und Behandlung der Schmerzen ohne exaktere Schmerzanalyse ist nicht möglich. Die Schmerzanalyse unterscheidet prinzipiell zwischen akutem und chronischem Schmerz einerseits und den verschiedenen Schmerztypen andererseits.
Folgende Schmerztypen werden unterschieden:
- Nozizeptorschmerz
- neuropathischer Schmerz (Neuralgie)
- Desaferenzierungsschmerz
- reaktiver Schmerz (Hartspann)
- psychosomatischer Schmerz

(Kossmann et al. 1986)

Nozizeptorschmerz

Nozizeptoren sind die ubiquitär im Organismus vorkommenden Schmerzrezeptoren der sensiblen Nervenenden, die durch Traumen erregt werden. Ihr Ansprechen wird von körpereigenen Schmerzstoffen und Mediatoren beeinflußt. Dazu gehören Histamin, Bradykinin, Prostaglandin E, Substanz P u. Leukotrine. Diese Stoffe sind sowohl neuro- als auch vasoaktiv. Auf der Beeinflussung ihrer Synthese und ihrer Wirkung am Nozizeptor beruht die Wirkung der peripheren Analgetika, z.B. beeinflußt Acetylsalicylsäure das Enzym Zyklooxygenase, welches die Synthese von Prostaglandin aus der Arachidonsäure steuert.

Neuropathischer Schmerz

Er wird ausgelöst, wenn der normalerweise durch mechanische Einflüsse kaum reizbare, die Erregung weiterleitende Nerv durch geringe, permanente mechanische Reize oder sich ständig wiederholende Reize zu langandauernden Impulsentladungen gebracht wird. Diese abnorme Reizung nozizeptiver Fasern führt zur Neuralgie, wie z.B. bei ihrer Einklemmung beim Bandscheibenvorfall. Die Schmerzen strahlen in das Innovationsgebiet des Nerves aus (projizierter Schmerz). Durch die Bestimmung der Topographie läßt sich feststellen, welche Nerven bzw. welche Spinalwurzel gereizt wird und welches innere erkrankte Organ für den Schmerz verantwortlich ist. Die Polyneuropathie verschiedener neurotoxischer Substanzen wie z.B. der Vinka-Alkaloide oder Stoffwechselstörungen beim Diabetes können zur abnormen Erregbarkeit der Nerven führen (Poyneuropathie). Diese Veränderungen betreffen auch die Fasern der Tastrezeptoren, wodurch Berührungsparästhesien ausgelöst werden.

Desaferenzierungsschmerz

Er entsteht bei Störung des achsonalen Transportes von Aminosäurepeptiden. Proteinen und Transmittersubstanzen aufgrund peripherer Nervenläsionen. Dadurch können trophische Veränderungen an den Synapsen im Rückenmark entstehen.
Reaktiver Schmerz (sympathische Algodystrophie)
Unter ihm wird das Aufschaukeln und das Selbstunterhalten der Nozizeptorerregung durch gestörte motorische oder sympathische Reflexe mit lokaler Minderdurchblutung, z.B. bei der Sudeck-Atrophie, verstanden.
Psychosomatischer Schmerz
Er ist Ausdruck der körperlichen oder seelischen Belastung. Alle körperlichen Schmerzen können durch diese Ursache mitausgelöst sein bzw. verstärkt werden, z.B. Kreuzschmerzen, Kopfschmerzen.

Die Therapie im Finalstadium

Die Therapie im Finalstadium beginnt nach Abschluß der körperlichen Untersuchung und Schmerzanalyse und nach eingehendem Gespräch mit dem Patienten über die einzuleitenden Therapiemaßnahmen und die zu erwartenden Erfolge durch die intensive symptomatische Therapie der Beschwerden, vor allem der Schmerzen.

Die Behandlung richtet sich nach Schmerzlokalisation, Ursache und Charakter und besteht aus „kausalen" und symptomatischen Maßnahmen. Sie schließt die psychische Führung und Fürsorge ebenso mit ein wie die Behandlung aller sonstigen Krankheitssymptome und die Behandlung der Therapienebenwirkungen (s. oben).

Da sich im Finalstadium des Prostatakarzinoms nicht prüfen läßt, ob die kontrasexuelle Therapie das Wachstum hormonsensibler Klone noch hemmt oder nicht, wird diese kontrasexuelle Therapie praktisch bis zum Ende fortgesetzt werden müssen.

Das Ziel der Schmerztherapie ist nicht die absolute Schmerzfreiheit, die praktisch nicht zu realisieren ist, sondern das Herbeiführen eines für den Patienten tolerierbaren Zustandes.

Therapie akuter und peripherer Schmerzen

Diese werden soweit wie möglich durch kausale Maßnahmen beeinflußt, wobei initial eine unterstützende analgetische Medikation erfolgt. Falls möglich, sollte auf Opiate noch verzichtet werden.

Frakturen – Knochenherde

Für die Therapie eingetretener oder drohender Frakturen eignen sich sowohl osteosynthetische als auch strahlentherapeutische Maßnahmen (Interdisziplinäres Konsil). Bei instabilen Frakturen empfiehlt sich eine Osteosynthese. Drohende oder eingetretene Wirbelsäulenfrakturen werden durch orthopädische Korsetts oder Liegeschalen ruhiggestellt und durch eine fokale Bestrahlung (Sklerosierungsbestrahlung) stabilisiert.

Tritt eine Querschnittsläsion auf und ist der Patient noch nicht präterminal, ist unverzüglich eine Laminektomie anzustreben, um die neurologischen Ausfälle so gering wie möglich zu halten. Ist der Patient präterminal, beschränkt sich die Therapie auf medikamentöse Schmerztherapie (s. unten), die Versorgung der Blasen- und Mastdarmlähmung sowie auf allgemeinpflegerische und krankengymnastische Maßnahmen.

Die Stronthium[89]-Therapie hat sich trotz anfänglich optimistischer Berichte und guter lokaler Anreicherung wegen des recht langsamen Wirkungseintrittes gegenüber der konventionellen Bestrahlung von Knochenläsionen nicht durchgesetzt. Dagegen empfiehlt Ammon (1985) die akzellerierte Bestrahlung mit 3mal 30.000 Gray in 3 Tagen. Diese soll eine deutlich schnellere Wirkung bei gleich guter Verträglichkeit auszeichnen. Die Nebenwirkungen am Rückenmark und am hämatopoetischen System sind weiterhin mitzuberücksichtigen.

Bei Rippenfrakturen läßt sich zusätzlich zur Strahlentherapie eine lokale Infiltration oder Nervenausschaltung anwenden.

Das Lymphödem bereitet große therapeutische Schwierigkeiten, wenn es zu Spannungsschmerzen an den unteren Extremitäten und am Genitale kommt. Sie werden durch zentralen Verschluß der Lymphbahnen hervorgerufen. Diuretika sind praktisch wertlos, ebenso wie das Auspressen des Ödems mit Bandagen oder durch Kompression mit maschinell aufblasbaren Manschetten. Sie werden meist schon nach der ersten Sitzung vom Patienten als zu schmerzhaft abgelehnt. Dagegen bewährt sich die *manuelle Lymphdrainage*, eine spezielle, mit definierten Drücken und in definierter Richtung ausgeführte Massagetechnik, die neue Lymphwege eröffnet. Sie wird von dem Patienten als angenehm empfunden und als Zuwendung gewertet (Földi u. Földi 1983).

Therapie chronisch-generalisierter Schmerzen

Sprechen beim Prostatakarzinom chronisch-generalisierte Schmerzen auf keine spezifischen Maßnahmen mehr an, so ist die verbleibende Lebenszeit nur noch in Wochen bis Monaten zu messen, jetzt können Schmerzmittel großzügig eingesetzt werden. Die suchterzeugende Potenz der Opiate ist dann, bei korrekt durchgeführter Schmerztherapie, die prophylaktisch und nicht bedarfsgesteuert durchgeführt wird, unerheblich. Die medikamentöse Therapie hat rasch und effektiv (hochdosiert) zu beginnen, um die psychische

Komponente des Erfolgserlebnisses voll auszunutzen. Durch Löschen der Schmerzerinnerung reduziert sich die Angst vor den Schmerzen, und die Menge der erforderlichen Analgetika sinkt. Nicht selten fällt der Patient, ermöglicht durch die Analgesie bei vorausgegangenem Schlafdefizit, in einen langen, tiefen Schlaf. Dieser darf nicht mit einer Morphinüberdosierung verwechselt werden, die mit einer deutlichen Beeinträchtigung des Atemzentrums einhergehen würde.

„Greift" die Schmerztherapie und ist die Schlafphase überwunden, erfolgt die Einstellung auf ein festes orales Medikationsschema, welches aus der Kombination peripherer, leicht- bzw. schwachwirkender Analgetika und zentral wirkender Analgetika vom Morphintyp besteht. Mit dieser Schmerztherapie kann der Patient lange Zeit ambulant versorgt werden. Die zu erwartenden medikamentösen Nebenwirkungen sind von Anfang an mitzubehandeln (z.B. Gastritis, Übelkeit, Erbrechen, spastische Obstipation) (Mount 1978).

Auch im Stadium der chronisch-generalisierten Schmerzen ist stets zu überprüfen, inwieweit nicht spezifische Maßnahmen die Beschwerden effektiver lindern könnten, v.a. dann, wenn der Allgemeinzustand des Patienten noch gut ist. Hierfür sind Konferenzen zusammen mit Neurologen, Neurochirurgen und Anästhesisten anzustreben. Zu dieser Art der Behandlung gehört der Einsatz von Interferenzströmen (Zenz et al. 1981), bei unilateralen Schmerzen der unteren Extremitäten evtl. die Chordotomie (Tractus spinothalamicus), die mit dem Risiko der Blasen-Mastdarm-Lähmung behaftet ist oder aber Nervenblockaden (0,2–0,5 ml absoluter Alkohol). Dies kann mit dem Risiko der Harnleiternekrose und Obstruktion bei Blockade des lokalen Grenzstranges verbunden sein. Von großem Wert erweist sich terminal die peridurale Opiat-Therapie (s. unten; Zenz et al. 1981).

Medikamentöse Therapie

Schmerzen lassen sich durch alle Substanzen beeinflussen, die in die Funktionen des nozizeptiven Systems eingreifen. Bei der Komplexizität des nozizeptiven Systems bietet sich für die Schmerzmedikation also eine große Anzahl von Substanzen an. Auch wenn es wertvoll ist, möglichst viele dieser Substanzen und Präparationen zu kennen, ist es empfehlenswert, sich auf die Anwendung einiger weniger Präparate zu beschränken, um mit zunehmender Erfahrung ihre Effektivität und ihre Nebenwirkungen besser abschätzen zu können.

Die folgenden in der Schmerztherapie angewandten Präparate und Präparategruppen enthalten nicht nur Analgetika, sondern auch Psychopharmaka, Kortikosteroide und Antidota:

1. Periphere Analgetika und Antiphlogistika, die sog. leichten und schwachen Analgetika wie: Acetylsalicylsäure, Pyrazolonderivate, Paracetamol, moderne Antiphlogistika;
2. Mischpräparate aus peripheren Analgetika und Codein;

3. Analgetika vom Morphintyp:
   a) schwache Opiate: Codein, Tramadol HCl (Tramal);
   b) starke Opiate und Opioide: Morphinlösung, Morphin-retard-Tabletten, Buprenorphintabletten (Temgesic Sublingual-Tabletten), Pentazocin (Fortral), Tillidin HCl + Naloxon HCl (Valoron N);
4. Psychopharmaka:
   a) Trizyklische Antidepressiva: Imipramin (Tofranil), Clomipramin (Anafranil), Halloperidol, Diacepam (Valium);
5. Kortikosteroide: Prednison, Dexamethason;
6. Antidota;
   a) zur Therapie der Opiatnebenwirkungen, bei Opiatvergiftung: Nalorphin (Lethidrone), Levallorphan (Lorfan), zur Therapie unerträglicher Spasmen der glatten Muskulatur: Atropin, zur Therapie der spastischen Obstipation: Lactulose (Bifiteral), zur Therapie zentral bedingter Übelkeit und Erbrechen: Metoclopramid (Paspertin), Halloperidol, Dimenhydrinat (Vomex A);
   b) Antidota zur Mitbehandlung gastrointestinaler Nebenwirkungen der schwachen Analgetika: Gelusil-Lac, Ulcogant etc.

Ad 1: „Leichte" Analgetika und Antipyretika. Die Schmerzempfindung in der Peripherie wird durch die alogen auf die Nozizeptoren wirkenden Substanzen Bradykinin, 5-Hydroxytryptamin und Histamin ausgelöst. Die Empfindlichkeit der Nozizeptoren gegenüber diesen alogenen Substanzen ist von Prostaglandin E 2 und Prostaglandin I 2 bestimmt. Die Synthese der Prostaglandine wird durch Acetylsalicylsäure und Pyrazolderivate gehemmt. Der sich daraus ergebende Mangel hat zur Folge, daß die Nozizeptoren schwächer oder nicht mehr erregt werden und so die Schmerzempfindung peripher ausfällt. Dazu kommt auch eine zentrale Hemmung der Prostaglandinsynthese mit einer vermutlich ebenfalls analgetisch zentralen Wirkung, v. a. aber auch einer antipyretischen Wirkung dieser Substanzen (Jurna 1986; Twycross u. Zenz 1983). Die *Acetylsalicylsäure (Aspirin)* ist trotz ihrer bekannten Nebenwirkungen und ihrer kurzen Plasmahalbwertzeit von nur 10 min v. a. zur Therapie von metastasenbedingten *Knochenschmerzen* ganz hervorragend geeignet und hat hierfür eine Renaissance erlebt. Eine Erklärung dafür wurde bisher nicht gefunden. Bei Einzeldosen von 0,5–1 g wirkt es dabei über 2–3 h und u. U. stärker als Morphin. Dabei sind primär Tagesdosen von 4–6 g anzustreben. Einige Patienten vertragen die trinkbare Brausetablette mit 0,4 g Aspirin und 0,24 g Vitamin C besser als die reine Acetylsalicylsäuretablette und umgekehrt. Die Nebenwirkungen bestehen in der Gefahr der erhöhten Blutungsbereitschaft (Thrombozytenaggregationshemmung) und in gastrointestinalen Komplikationen. Bei starker Überdosierung kommt es zu Ohrensausen und Hyperpnoe, die bei über 10 g pro die bis hin zum Exitus in zentraler Atemlähmung führen kann. Trotz dieser bekannten Nebenwirkungen läßt sich, solange die Verträglichkeit gegeben ist, die analgetische Wirkung der Acetylsalicylsäure bei Knochenschmerzen besonders gut steuern.

Von den Pyrazolderivaten eignet sich zur Schmerztherapie v.a. *Novaminsulfon (Novalgin)*, obwohl es wegen seiner Nebenwirkungen (Überempfindlichkeitsreaktion, Agranulozytose, Schock) zur Langzeittherapie nicht mehr empfohlen wird. Bei dem begrenzten Therapiezeitraum und einer gegebenen guten Verträglichkeit ist dies für das in Frage kommende Patientengut aber sicher nicht relevant. In sehr hohen Dosen (ca. 10 g per os pro die) wirkt sich Novaminsulfon wie ein Krampfgift aus.

Von den p-Aminophenolderivaten Phenacetin und Paracetamol ist Phenacetin wegen der Langzeitnebenwirkungen praktisch vom Markt verschwunden. *Paracetamol* (ben-u-ron) ist ebenfalls ein gutes Analgetikum und Antipyretikum bei schwächerer antirheumatischer Wirkung. Dosierungsempfehlung: 3-bis 4mal 1–2 Tabl. à 500 mg, entsprechend 1,5–4 g pro die. Nebenwirkungen sind unter der therapeutischen Dosierung sehr selten, bei der Langzeittherapie kann es zur Verarmung an SH-Gruppen kommen, so daß eine Substitution, z.B. mit L-Methionin, indiziert ist.

Auch die folgenden neueren und teilweise erheblich besser verträglichen Substanzen sind zur Basistherapie geeignet, wobei z.B. auch nach einer Initialtherapie mit Acetylsalicylsäure bei starken Knochenschmerzen auf sie übergegangen werden kann.

Diclofenac (Voltaren), empfohlene Dosis 3 mal 50 mg, Wirkdauer 4–6 h. Indiziert bei Gelenk- und Knochenschmerzen, relativ gut verträglich, Nebenwirkungen: Magen-Darm-Ulzera.

Tiaprofensäure (Surgam), Dosierung 2 mal 300 mg pro die, Wirkdauer 12 h. Nebenwirkungen: Magen-Darm-Ulzera, starke antiphlogistische Wirkung.

Piroxicam (Felden), Dosierung 1 mal 20 mg pro die. Wirkdauer 24 h. Nebenwirkungen: Magen-Darm-Ulzera. Wegen Einmalgabe gute Compliance.

Ad 2: Mischpräparate aus Analgetika und schwachen Opiaten. *Tavosilen forte*, entsprechend 500 mg Paracetamol + 30 mg Codein. Dosierung 4 mal 1–2 Tabletten pro die. Nebenwirkung wie Einzelsubstanzen. *Gelonida NA* entsprechend 250 mg Acetylsalicylsäure + 250 mg Paracetamol + 10 mg Codein. Wirkung und Nebenwirkung entsprechend den Einzelsubstanzen.

Nach heutiger Ansicht sind die Kombinationen von Analgetika mit Phenobarbital und Koffein nicht mehr indiziert.

Ad 3a): *Schwache Opiate* unterliegen nicht der Betäubungsmittelverschreibungsordnung. Sie wirken wie die Opiate zentral, weisen aber nur eine relativ geringe Affinität zu den Opiatrezeptoren auf und sind nur wenig suchterzeugend. 50 mg Codein entsprechen in ihrer analgetischen Wirkung z.B. der Wirkung von 1 g Acetylsalicylsäure. Ihre Wirkdauer beträgt ca. 4 h. Die Nebenwirkungen sind wie bei den Opiaten: Übelkeit, Obstipation, in hohen Dosen sind sie ebenso atemdepressiv und unterdrücken das Hustenzentrum wie Opiate.

Codein (Methylmorphin): Dosierung 4stündl. 0,03 mg. Wirkdauer 4–5 h.

Tramadol-Hydrochlorid (Tramal) 50- und 100-mg-Tabletten, Tageshöchstdosis 400 mg. Wirkdauer 5–6 h.

Ad 3b): Analgetika vom Morphintyp (s. Tabelle 2). Sie besitzen eine starke Affinität zu Opiatrezeptoren, die im zentralen Nervensystem Bindungsstellen endogener opiatähnlich wirkender Peptide sind wie Beta-Endorphine, N-Kefaline und Dynorphin. Die N-Kefaline, Dynorphin und Beta-Endorphin sind in bestimmten Neuronen enthalten, sie werden aus deren terminalen Enden freigesetzt und wirken dann als inhibitorische Transmitter. Außerdem wird Beta-Endorphin aus der Hypophyse abgegeben und erreicht die Opiatrezeptoren auf diesem Weg quasi als Hormon. Dieses antinozizeptive System wird unter Streßsituationen aktiviert (Schmerzschock), und es ist vermutlich auch für die psychogene Beeinflussung der Schmerzempfindung mitverantwortlich. Auch läßt es sich durch eine transkutane elektrische Nervenstimulation ebenso aktivieren wie durch die Akupunktur (Jurna 1986).

Die opiatähnlichen Peptide haben nicht nur einen sehr starken analgetischen Effekt, sie unterdrücken auch die Fluchtreflexe, führen beim Patienten mit Unlust und Angstgefühl zu einer euphorischen Stimmungslage. Einerseits hemmen sie das Atem- und Hustenzentrum und führen bei massiver Überdosierung zur zentralen Lähmung, andererseits stimulieren sie die Chemorezeptoren in der Area postrema. Dies führt zu einer Erregung des Brechzentrums und zu einer Erregung von Vagus- und Okulomotoriuszentrum mit konsekutiver Tonussteigerung im Darm sowie zu Bradykardie und Miosis.

Die periphere Wirkung von Morphin beschränkt sich auf eine Tonussteigerung der glatten Muskulatur, die mit spastischer Obstipation und u.U. mit Blasenentleerungsstörungen einhergeht.

Allen Opiaten und Opioiden ist die suchterzeugende Wirkung zueigen, die in 3- bis 4wöchentlichen Abständen eine Dosisanpassung erforderlich machen kann. Die Opiatabhängigkeit tritt in der Schmerztherapie umso schneller auf, je mehr nach Bedarf therapiert wird, d.h. je häufiger der Patient wieder in den Schmerzzustand zurückverfällt, aus dem ihm nur das Opiat wieder heraushilft. Daraus leitet sich die Forderung nach einem regelmäßigen Einnahmeschema, d.h. einer Schmerzprophylaxe, ab (Twycross u. Zenz 1983).

Zur Verfügung steht Morphin als:
1. Morphinlösung: Wirkdauer 4–5 h, Initialdosis 5–10 mg alle 4 h, letzte Dosis vor dem Schlafen verdoppeln. Maximal pro Tag rezeptierbare Menge 200 mg, bei Gewöhnung und unter Zufügung der Worte „Menge ärztlich begründet" auf dem Betäubungsmittelrezept maximal 800 mg pro die.
2. Morphin retard-Tabletten (MST-Mundipharma-Tabletten) 10, 30, 60 und 100 mg. Wirkdauer 8–12 h, Initialdosis 3 mal 10 bis 2 mal 30 mg. Wirkung und Nebenwirkungen wie auch Verschreibungspraxis identisch mit Morphinlösung.

Buprenorphin-Sublingual-Tabletten (Temgesic) SL-Tabletten (0,216 mg)
Wirkdauer 6–8 h. Initialdosis 3- bis 4 mal 1 Tbl., maximale Tagesdosis 4 mg,

wegen des langsamen Wirkungseintrittes ungeeignet zur Initialtherapie, diese besser i.m. oder i.v. beginnen.

Buprenorphin ist u.U. erheblich stärker analgetisch wirksam als Morphin. Als partieller Agonist entsteht aber ein Ceilingeffekt, d.h. eine weitere Dosissteigerung, z.B. über 4 mg pro die, führt zu keiner weiteren Steigerung des analgetischen Effektes. Dies muß im Vergleich zu Morphin als Nachteil gewertet werden. Da sich der Ceilingeffekt des Buprenorphins aber auch auf die Nebenwirkungen bezieht, sind Vergiftungen, auch unter Höchstdosen, kaum zu erwarten (Zenz et al. 1985).

Pentazocin (Fortral) und *Tillidin HCl (Valoron N)* sind ebenfalls synthetische Opioide, denen allerdings eine sehr viel geringere analgetische Wirkung als Morphin zukommt. Gleichzeitig ist ihre Wirkungsdauer so kurz (1–1 ½ h), daß sie für eine orale Langzeittherapie generalisierter Schmerzen nur mit Einschränkung geeignet sind. Die besondere Eigenschaft von Pentazocin ist auch, sich eher depressiv auf die Stimmungslage auszuwirken und so die Gefahr von Abhängigkeit zu reduzieren. Für die in Frage kommende Patientengruppe ist dies kaum von Bedeutung. Maximale Tagesdosis von Pentazocin 700 mg, von Tillidin 1 050 mg. Opioid-äquivalentes Verhältnis zu oralem Morphinsulfat (Tabelle 2).

Ad 4: Psychopharmaka. Den älteren trizyklischen Antidepressiva kommt in der finalen Schmerztherapie eine zweifache Wirkung zu. Zum einen verbessern sie die negative Stimmungslage und die Depression, zum zweiten

Tabelle 2. Eigenschaften und durchschnittliche analgetische Dosierung einiger morphinartig wirkender Substanzen

Substanz	Handelspräparat (Beispiel)	rel. analget. Wirkung (Morphin = 1)	Verhältnis d. or. zur parenteralen Wirksamkeit	durchschnittl. analget. Dosis (mg)	Wirkungsdauer (h)
Morphin	Amphiolen	1	0,15	10 i.m.	4–5
Levorphanol	Dromoran-Roche	3	0,25	2,0 i.m.	4–5
Dextromoramid	Jetrium, Palfium	3	0,5	5,0 or.	3–4
Levomethadon	Polamidon	2	0,45	5,0 or.	6–8
Hydromorphon	Dilandid	–	–	1–2 i.m.	6–8
Piritramid	Dipidolor	0,7	–	15 i.m.	4–6
Pentazocin	Fortral	0,5	0,4	50 or.	3–4
Tramadol	Tramal	0,3–0,4	0,8–0,9	50–100 i.m.	3–5
Pethidin	Dolantin	0,1	0,8	50 or.	1–4
Dextropreopoxyphen	Develin-retard	0,04	0,3	150 or.	3–5
Tilidin	Valeron	–	–	50–100 or.	3–4
Buprenorphin	Temgesic	20	0,8	0,3 or.	5–6

haben sie die Eigenschaft, die inhibitorischen Transmitter im nozizeptiven System zu verstärken und damit analgetisch zu wirken. Besonders geeignet für brennende Nervenschmerzen sind:

Imipramin (Tofranil), Initialtherapie mit 3 mal 25 mg, steigern auf 3- bis 4 mal 50 mg und

Clomipramin (Anafranil), Initialtherapie 3 mal 25 bis 50 mg, zunächst für 2 Tage i.v., dann mit 2 mal 2 Drag. à 25 mg fortsetzen.

Beide Substanzen haben eine atropinartige Wirkung (Tachykardie, Blasenentleerungsstörung) mit Antriebssteigerung, die bei suizidgefährdeten Patienten suizidale Aktionen erleichtert (Jurna 1986).

Diazepam (Valium) eignet sich in der Schmerztherapie besonders zur Therapie von Ängsten. Die Dosierung muß sich nach dem Effekt der Verträglichkeit richten.

Haloperidol (Haldol) wird teilweise zur initialen Mittherapie der opiatbedingten Nebenwirkungen wie Übelkeit und Erbrechen empfohlen.

Ad 5: Kortikosteroide. Bei der Behandlung von brennenden Nervenschmerzen hat sich die Verabreichung von 3 mal 5 mg *Prednison* bewährt.

Bei Hirndruckzeichen empfiehlt sich die Verabreichung von Dexametason initial 4 mal 4 bis 4 mal 20 mg i.m. oder i.v. als Kurzzeittherapie.

Ad 6: Antidota. Metoclopramid *(Paspertin)* eignet sich am besten zur initialen Mitbehandlung der opiatinduzierten Nebenwirkungen wie Übelkeit und Erbrechen. Ist keine ausreichende Wirkung zu erzielen, läßt sich im zweiten Schritt ein Versuch mit Haloperidol anschließen.

Die gastrointestinalen Nebenwirkungen der schwachen Analgetika werden am besten gelindert durch Gelusil-Lac bzw. Ulcogant.

Die opiatbedingte spastische Obstipation kann von Anfang an durch Lactulose (Bifiteral) gelindert werden mit einer initialen Dosierung von 40 ml morgens, bei Erfolg auf 15 ml pro die reduziert.

Peridurale Opiattherapie

Lassen sich die Schmerzen bei zunehmendem Opiatbedarf oral nicht mehr unter Kontrolle halten, oder sind die systemischen Nebenwirkungen zu stark, empfiehlt sich das Anlegen eines Periduralkatheters und die peridurale Opiatapplikation. Diese kann durch Selbstinjektion bolusartig oder durch anschließbare Pumpen kontinuierlich erfolgen, wobei Dosen von 5 mg pro die (1–60 mg) ausreichen. Entsprechend gering sind die Nebenwirkungen, so daß auch mit einer Atemdepression nicht zu rechnen ist. Die Schwierigkeiten dieser sonst sehr geeigneten Therapie liegen in den pflegerischen Maßnahmen und im rechtlichen Problem der Zuständigkeit für die Morphininjektion bzw. der Ladung der Morphinpumpe (Hankemeier 1986).

Maßnahmen bei der Entlassung

Die Durchführung der oralen Schmerztherapie bereitet stationär praktisch keine Probleme. Diese entstehen sehr häufig nach der Entlassung, wenn größte bis unüberwindbare praktische Schwierigkeiten auftreten können. Um diese zu vermeiden, müssen folgende Dinge sichergestellt sein:

1. Dem Patienten muß bei der Entlassung die vollständige Rezeptur aller von ihm einzunehmenden Medikamente mitgegeben werden, bestehend aus
   a) dem korrekt ausgefüllten Betäubungsmittelrezept (1. und 2. Seite) und
   b) einem normalen Rezept über alle sonstigen einzunehmenden Präparate.
2. Zur Sicherstellung der korrekten Medikamteneinnahme erhält der Patient einen Stundenplan, der nicht nur die einzelnen Präparate und ihre Dosierung, sondern auch den exakten Einnahmezeitpunkt über 24 h festlegt. Dieser Stundenplan enthält auch die Präparate, die nicht im Zusammenhang mit der Schmerztherapie stehen (Tabelle 3).
3. Es wird dem Patienten eine genaue Mitteilung gemacht, wer ihm wann das nächste Betäubungsmittel rezeptiert, und dieser Kollege ist auch unbedingt davon zu informieren. Dabei ist sicherzustellen, daß der weiterbehandelnde Arzt nicht nur gewillt, sondern auch in der Lage ist, das entsprechende Betäubungsmittel zu rezeptieren, d.h. daß er über entsprechende Rezepte verfügt und die in Frage kommende Apotheke das Präparat vorrätig hat. Eine Umfrage im Großraum Hannover ergab, daß nur 17% aller niedergelassenen Kollegen bereit oder in der Lage sind, Betäubungsmittel zu verschreiben (Zenz et al. 1985).
4. Ein fester Wiedervorstellungszeitpunkt wird vereinbart (in 2–4 Wochen) und zu diesem Zeitpunkt die Schmerztherapie überprüft.

Wird mit dem Fortschreiten des Finalstadiums die klinische Symptomatik für die Angehörigen bzw. ein Pflegeheim so belastend, daß sich daraus schwere Konflikte ergeben, so empfiehlt sich eher wieder eine stationäre Aufnahme für die letzten Tage, da hier ein geschultes Personal eher für

Tabelle 3. Einnahmeplan für ambulante Patienten mit oraler Schmerztherapie (Beispiel)

Medikament (Dosierung)	Einnahmezeit					Zweck
	7	11	13	19	23 h	
MST 20 mg	1		1		1	Schmerzen
Aspirin plus 500 mg	1	1	1	1	1	Schmerzen
Bifiteral 20 ml	1					Stuhlregulierung
Paspertin-Tbl.	1		1		1	Übelkeit
Mogadan-Tbl. 5 mg					1	Schlafstörung
Gelusil-Lac-Tbl.		2	2	2		Magensäure

Wiedervorstellung bei Dr. XY am 15.1.1988 um 13.00 Uhr

humane Verhältnisse sorgen kann und von der Pflege entlastete Angehörige eher zu Besuch kommen, als bei einer quasi erzwungenen Pflege zu Hause.

Zusammenfassung

Die Behandlung des Patienten mit therapierefraktärem Prostatakarzinom hat sich durch die Fortschritte in der Schmerztherapie und ein neu entstandenes Bewußtsein für die Problematik des Menschen im Finalstadium ganz erheblich gewandelt. Der Patient wird nicht mehr als hoffnungsloser Fall aufgegeben oder abgeschoben, sondern konsequent so behandelt, daß die ihm verbleibende Zeit von ihm noch sinnvoll genutzt werden kann. Die Lebensverlängerung im Finalstadium ist keinesfalls mehr oberstes Therapieprinzip. Dafür werden alle quasi kausalen Behandlungsmöglichkeiten der peripheren und akuten Schmerzursachen ausgenutzt. Sind sie nicht mehr anwendbar, wird mit Hilfe der modernen Pharmakotherapie eine effektive Schmerztherapie durchgeführt, die von Anfang an die zu erwartenden Nebenwirkungen mit einbezieht. Dadurch werden der Patient und seine Angehörigen so entlastet, daß seine Vorbereitung auf das Lebensende möglich wird und die letzte Zeit sinnvoll erlebt werden kann.

Literatur

Ammon J (1986) Schmerztherapie in der Radioonkologie Vortrag III. Int. Schmerzsymposium München, 29.11. – 1.12.1985

Földi M, Földi E (1983) Das Lymphödem. Fischer, Stuttgart New York

Hankemeier U (1986) Vergleich der oralen Morphintherapie mit der periduralen Opiattherapie. In: Doenicke A (Hrsg) Schmerz – eine interdisziplinäre Herausforderung. Springer Berlin Heidelberg New York Tokyo, S 155–159

Jurna J (1986) Grundlagen der Schmerztherapie mit Analgetica und Nicht-Analgetica. In: Doenicke A (Hrsg) Schmerz – eine interdisziplinäre Herausforderung. Springer, Berlin Heidelberg New York Tokyo, S. 17–31

Kossmann B, Ahnefeld FW, Bowadler I, Zimmermann M (1986) Schmerztherapie, Manual 4. Kohlhammer, Stuttgart

Kübler-Ross E (1969) On Death and Dying. Mac Millian, New York

Mount BM (1978) Palliative care of the patient with terminal cancer. In: Skinner DG, deKernion JB (eds) Genitourinary Cancer. Saunders, Philadelphia London

Pollen JJ, Schmidt JD (1979) Bone pain in metastatic cancer of the prostate. Urology XIII: 129–134

Twycross RG (1982) Morphine and dimorphine in the terminally ill patient. Acta Anaest Scand [Suppl] 74: 128

Twycross RG, Zenz M (1983) Die Anwendung von oralem Morphin bei inkurablen Schmerzen. Anaesthesist 32: 279–283

Zenz M, Piepenbrock S, Schappler-Scheele M, Hüsch A (1981) Peridurale Morphin-Analgesie III. Karzinomschmerzen. Anaesthesist 30: 508–513

Zenz M, Piepenbrock S et al. (1985) Langzeittherapie von Krebsschmerzen. Kontrollierte Studie mit Buprenorphin Dtsch Med Wochenschr 12: 448–453

Kapitel VII.
Prostatakarzinom und Lebensqualität

Prostatakarzinom und Lebensqualität

H. W. HERR

> La valeur d'une vie ne repose point dans le nombre de ses jours mais dans l'usage que l'on en fait.
>
> MONTAIGNE

Die Behandlungsstrategie eines Karzinoms zielt darauf, das Leben zu verlängern und auch seine Qualität zu verbessern. Für Patienten, die an einem Prostatakarzinom erkrankt sind, hat gerade die Lebensqualität hohe Priorität. Diese Erkrankung hat eine vergleichsweise große Prävalenz, tritt in höherem Lebensalter auf und verläuft nicht selten symptomlos, auch wenn sie klinisch progredient ist. Die Patienten erkranken zu einem Zeitpunkt ihres Lebens, wenn sie aus Altersgründen oder wegen Krankheiten soweit geschwächt sind, daß sie eine chronische und zumeist schwere Erkrankung oder behandlungsbedingte Nebenwirkungen nicht überstehen. Das Prostatakarzinom und seine Therapie bedrohen den Patienten psychisch und emotional.

In diesem Kapitel sollen nicht die verschiedenen ungünstigen Auswirkungen des Prostatakarzinoms, die Nebenwirkungen oder Komplikationen der Therapie besprochen werden, sondern es sollen die Fragen der Lebensqualität, die für Prostatakarzinom-Patienten wesentlich sind, behandelt werden. Dabei wird vorgeschlagen, wie diese Fragen rationell in die Behandlung sowohl des lokalisierten als auch fortgeschrittenen Prostatakarzinoms integriert werden können.

Allgemeine Betrachtungen

Die erste Priorität in der Karzinombehandlung gilt der Tumorkontrolle. Eine wirkungsvolle Behandlung stellt am besten Langlebigkeit sicher und beruhigt die ängstlichen Patienten. Die gesamte Lebensqualität eines Patienten läßt sich durch energische Anstrengungen, die Tumorerkrankung zu heilen oder zu lindern, bessern. Die Frage der Lebensqualität sollte nicht zu einer schwächeren, womöglich weniger wirksamen Karzinombehandlung führen, wenn begründete Hoffnung auf einen erfolgreichen Behandlungsabschluß besteht. Beispielsweise wird das Wohlbefinden eines Patienten durch eine bessere Palliation unter einer intensiven, langdauernden Chemotherapie des Mammakarzinoms stärker angehoben als durch eine weniger intensive intermittierende oder gänzlichen Verzicht auf eine Chemotherapie (Coates et al. 1987).

Auf der anderen Seite beeinflußt die Karzinomtherapie das physische, emotionale und soziale Leben des Patienten. Eine indäquate oder unpassende Behandlung schadet mehr als daß sie nützt. Die Behandlung des lokalen als auch metastasierenden Prostatakarzinoms umfaßt gegenwärtig das Spektrum zwischen den Extremen einer unnötigen Behandlung einzelner inzidenteller Karzinome, einer unangemessenen Behandlung des lokal fortgeschrittenen, somit extrakapsulären Karzinoms, der übermäßig aggressiven Chemotherapie einer stabilen, asymptomatischen Metastase (Tannock 1985) oder dem Verzicht auf aktive Palliation bei einer ernsten Bedrohung der Lebensqualität, beispielsweise durch eine bevorstehende Rückenmarkskompression infolge von spinalen Metastasen.

Eine ernsthafte Lebensqualitätsforschung hat gerade erst eingesetzt. Sie strebt auch nach der genaueren Definition der „optimalen Therapie des individuellen Patienten". Die optimale Therapie ist definiert als die angemessene Modalität für den Patienten, der eine Behandlung benötigt und vermeidet eine Therapie als unnötig bei denjenigen Patienten, die sie nicht brauchen. Wenn Unsicherheit über Notwendigkeit und Art der Behandlung bestehen, dann ist es wichtig, daß Patient und Arzt im Sinne eines Teams zusammenarbeiten. Die Fähigkeiten des Arztes bestehen zweifelsohne in dem Wissen um die medizinischen Fakten, der Patient hingegen ist nicht selten in der Lage die Einflüsse des möglichen Ergebnisses auf sich selbst und seine Familie als Konzept darzustellen.

Messung der Lebensqualität

Die Lebensqualität ist aus 2 Gründen schwierig abzuschätzen:
1. Sie ist schwierig zu definieren, da sie eine unterschiedliche Bedeutung für die verschiedenen Menschen hat;
2. sie ist schwierig zu messen.

Lebensqualitätskonzepte sind nicht so geeignet wie die vertrauteren, quantifizierbaren Variablen wie objektive Tumorremission, Zeit bis zur Progression, erkrankungsfreies oder Gesamtüberleben. Darüber hinaus kann zwar die Dauer der Arbeitsunfähigkeit, die Zahl der Krankenhausbesuche, die Nauseaepisoden usw. dokumentiert werden, aber wie bewertet man die Wahrnehmung von Wohlbefinden und Befriedigung?

Probleme tauchen in nahezu allen Aspekten einer praktikablen Definition, dem Sammeln und der Analyse von Lebensqualitätsdaten von Patienten, die wegen eines Tumors behandelt werden, auf. Allerdings ist die Bewertung der Behandlungswirkungen ein gleich wichtiger Endpunkt, da die Lebensqualität am stärksten mit dem Patienten und seiner Familie verbunden ist.

Das Messen der Lebensqualität verlangt v.a. nach einem sachgerechten und praktikablen Weg. Eine Zahl von Verfahren oder Fragebogen zur Lebensqualitätsbestimmung sind verfügbar, von denen sich viele als wertvoll

Tabelle 1. Instrumente zur Messung der Lebensqualität bei Karzinompatienten

Ability Index
Cares Cancer Rehabilitation Evaluations System
Fragebogen der EORTC über die Lebensqualität[a]
Fact Functional Assessment of Cancer Therapy
Flic Functional Living Index: Cancer[a]
Global Adjustment to Illness Scale
Global Sexual Satisfaction Index (Derogatis)
Lasa-Skalen: Linear Analogue Self-Assessment[a]
Locke-Wallace Marital Adjustment Test
Mhiq McMaster Health Index
Oci Ontario Cancer Institute Skala der Lebensqualität[a]
Poms Profile of Mood States
Pais Psychosoeial Adjustment to Illness Scale[a]
Qli Quality of Life Index[a]
Qalys Quality Adjusted Life Years[a]
Rscl Rotterdam Symptom Checklist[a]
Sip Sickness Impact Profile
Twist Time without Symptoms of Tumor

[a] Gegenwärtig beim Prostatakarzinom in Gebrauch.

für Tumorpatienten erwiesen haben (Tabelle 1). Die meisten erfassen die Körperfunktion im allgemeinen, den psychischen Zustand, die Symptome von Krankheit und Behandlung sowie die soziale Interaktion. Dieses globale Maß der Lebensqualität ist wesentlich. Darüber hinaus gestattet eine sorgfältig geplante und ausgeführte Lebensqualitätsabschätzung es, daß der Patient während der Behandlung besser unterstützt wird und ergänzt die Tumorantwort ebenso wie die Überlebensdaten durch Angaben über die Auffassung des Patienten von der Behandlungsbelastung. Das Ziel ist nicht nur, dem Patienten zu helfen, daß er mit seinem Karzinom, mit der Therapie, den kurz- und langfristigen Konsequenzen fertig wird, sondern ist auch darauf gerichtet, eine Behandlung zu wählen, um mit größt möglicher Qualität zu überleben.

Ein klinisch nützlicher Index der Lebensqualität beim Karzinom sollte:
1. karzinomspezifisch sein,
2. funktionell orientiert sein,
3. so gestaltet sein, daß der Patient sich selbst bewerten kann,
4. gleichermaßen für das frühe und fortgeschrittene Karzinom verwendbar sein,
5. einfach im Gebrauch und Zählen sein,
6. so gestaltet sein, daß auch bei wiederholtem Ausfüllen die Compliance hoch ist und
7. konstruktiv, sachgerecht und zuverlässig sein (Schipper 1990).

Kein Verfahren der Lebensqualitätsmessung erfüllt alle Ziele, so daß normalerweise zwei oder mehr Methoden gebraucht werden. Das Eingangs- und Verlaufsinterview – persönlich oder telefonisch – durch eine Person ohne mittelbare Verantwortung für die Durchführung der medizinischen Versorgung bietet wertvolle zusätzliche Informationen über die patientenseitige Bewertung der Behandlung (Maguire u. Selby 1989).

Lebensqualitätsstudien beim Prostatakarzinom

Nur wenige systematische Lebensqualitätsstudien wurden bei Patienten mit einem Prostatakarzinom durchgeführt. Es besteht ein großer Bedarf für eine ausgedehnte Untersuchung in diesem Gebiet. Das Prostatakarzinom ist eine chronische Erkrankung, die meistens beim älteren Patienten auftritt. Neue und alte Behandlungen beeinflussen die Lebenserwartung meistens nur unerheblich, da die betroffene Population insgesamt sich ohnehin dem Ende der biologischen Lebensspanne nähert. Allerdings eine zunehmende Langlebigkeit, frühere Diagnose und der letztlich für viele Patienten tödliche Ausgang unterstreichen die Notwendigkeit, die Qualität mit der Überlebenszeit für die Patienten zu balancieren, die aufgrund einer günstigen Tumorkonstellation länger mit ihrer Erkrankung leben können.

Lokal begrenzte Erkrankung. Die Möglichkeit einer Therapie des klinisch lokalisierten Adenokarzinoms der Prostata schließen den Verzicht auf eine Behandlung („wait and see"), die radikale Prostatektomie, die Bestrahlungstherapie und Androgendeprivation ein. Jede Strategie hat ihre eigenen Risiken und Nutzen und darf unter Berücksichtigung der besonderen Umstände verfolgt werden. Die Konsensuskonferenz der National Institutes of Health (USA), die sich mit der Behandlung des lokalisierten Prostatakarzinoms im Jahre 1987 beschäftigte, gipfelte in der Schlußfolgerung, daß sowohl die radikale Prostatektomie als auch die Hochvoltbestrahlung zu ähnlichen globalen 10-Jahres-Überlebensraten führen, obwohl das krankheitsfreie Überleben, d.h. es kommt auch nicht zu einem Lokalrezidiv, dürfte nach ablativer Chirurgie um 10–20% besser sein. Die Prostatektomie geht mit Frühkomplikationen einher, wohingegen die Bestrahlung sowohl frühe (40%), späte (10%) und gelegentlich kumulierend Nebenwirkungen nach sich zieht. Störende lokale Probleme, die interventionsbedürftig sind, können nach beiden Behandlungsarten auftreten, aber ein symptomatisches Lokalrezidiv tritt nach der Bestrahlung früher und häufiger auf. Beide Methoden beeinträchtigen die erektile Potenz bei 45 bis 60% aller Männer. Der Verlust der Potenz nach der Bestrahlung ist altersabhängig.

Verschiedene Behandlungen, die sich im Ergebnis nur gering unterscheiden, aber mit vielfältigen und unvorhersehbaren Morbiditäten einhergehen können, stehen in einem potentiellen Konflikt zwischen den Zielvorstellungen. Eine steigende Beteiligung von Patienten an der Entscheidung über ihre medizinische Behandlung erfordert nicht nur, daß diese über die behandlerischen Alternativen unterrichtet werden und die Möglichkeit ihre Wünsche zu äußern erhalten, sondern auch, daß sie dahin gebracht werden ihre Haltung abzuschätzen. Ein nützlicher Weg, um dem Patienten bei der Wahl der besten Therapie zu helfen, ist eine Entscheidungsanalyse, durch die die möglichen Ergebnisse einer Therapie zu schätzen sind.

Eine Methode ist das DEALE-("declining exponential approximation of life expectancy")Prinzip (Beck et al. 1982). Betrachtet man beispielsweise einen 70 Jahre alten gesunden, sexuell aktiven, weißen Mann mit einem kürzlich diagnostizierten T_1-Karzinom der Prostata, der keine Tumorsymptome oder tumorunabhängige Erkrankungen hat und dessen Ziel es ist, so lange wie möglich sexuell aktiv zu leben, aber nur dann, wenn dieses nicht bedeutet, daß er mit hoher Wahrscheinlichkeit später an tumorbedingten Schmerzen oder Behinderungen zu leiden hätte.

Das wahrscheinliche Ergebnis der Verwendung des DEALE (Tabelle 2) wäre: Die Lebenserwartung des Patienten ist 10 Jahre (Vital Statistics of the United States 1987). Keine Behandlung würde unmittelbar die sexuelle Funktion erhalten und ihm wahrscheinlich eine gute Lebensqualität für die nächsten 5–6 Jahre bieten. Zwischen 5 und 10 Jahren besteht eine 50%ige Chance, daß er negative Konsequenzen der Tumorerkrankung erleben könnte (Whitmore 1990), eine Möglichkeit, die er fürchtet und unbedingt vermeiden will. Eine chirurgische Behandlung oder Strahlentherapie kann das krankheitsfreie Überleben verbessern mit einem Nettogewinn von 1,4

Tabelle 2. Berechnung der Lebenserwartung *(Le)*

Schritt	Vorgehen	Ergebnis
1	LE eines 70 Jahre alten Mannes	10 Jahre
2	Kehrwert von 1 = uASR[a]	0,1 Jahr
3	Mortalitätsrate für das Prostatakarzinom[a]	0,07 Jahr
4	Durchschnittsmortalität (Summe von Schritt 2 und 3)	0,17 Jahr
5	Kehrwert von 4 = LE, falls die Operation eine Effizienz von 85% erreicht	5,9 Jahre
6	Mortalitätsrate am Prostatakarzinom	0,016 Jahr
7	Durchschnittliche Gesamtmortalität (Summe von Schritt 2 und 6)	0,116 Jahr
8	Lebensqualität nach der Operation, falls die Bestrahlung eine Effizienz von 65% erreicht	8,6 Jahre
9	Mortalitätsrate am Prostatakarzinom	0,04 Jahr
10	Durchschnittliche Gesamtmortalität (Summe von Schritt 2 und 9)	0,14 Jahr
11	Lebenserwartung nach der Bestrahlung	7,2 Jahre

[a] *uASR* Durchschnittsmortalität von Patienten des gleichen Alters, Geschlecht und Rasse wie der Indexpatient.
[b] Bezieht sich auf Patienten, die am Prostatakarzinom gestorben sind oder mit einer schmerzhaften und progredienten Erkrankung leben. Dies geht von der Annahme einer 50%igen progressionsfreien Überlebensrate über 10 Jahre ohne Behandlung für das Stadium B Prostatakarzinom aus. Die überschüssige Mortalitätsrate = -(1t) lnSt entspricht der Wahrscheinlichkeit, eine Erkrankung 10 Jahre tumorfrei zu überleben.

Jahren zugunsten der Operation, aber mit hoher Wahrscheinlichkeit auf Kosten der Potenz – wahrscheinlich in diesem Alter – und geringen bis mäßigen Störungen seiner Blasenentleerung. Die Tatsache, daß das Erektionsvermögen nach der Bestrahlung womöglich nicht für einige Jahre vermindert wird, könnte den Patienten veranlassen, sich für diese Behandlungsmodalität zu entscheiden, insbesondere, da in der Bilanz die verkürzte Überlebensrate im Vergleich zur Operation doch marginal ist. Auf der anderen Seite, könnte die begründete Annahme einer besseren lokalen Langzeitkontrolle durch die ablative Chirurgie ihn drängen, die mögliche Impotenz durch diese Behandlung zu akzeptieren, um die möglichen Nachteile der lokalen Progression nach Bestrahlung zu vermeiden. In dieser Analyse werden Nachbehandlungen wie Hormontherapie, wiederholte transurethrale Resektionen der Prostata, die zur Palliation eines Lokalrezidivs erforderlich werden können, als nicht vereinbar mit einer optimalen Lebensqualität angesehen, so daß von einem karzinombezogenen Tief ausgegangen werden könnte. Ganz offensichtlich ist das individuelle Empfinden hinsichtlich der Belastung solcher Ereignisse von Patient zu Patient sehr variabel. Darüber hinaus müssen die Angst vor der Erkrankung und die Möglichkeit eines Relaps auch noch bedacht werden.

Schließlich können die qualitätsadjustierten Lebensjahre (QALYs) für die Entscheidungsanalyse herangezogen werden (Kassirer 1983). Um die QALYs für einen Krankheitszustand zu berechnen ist es erforderlich, die Lebenserwartung zu ermitteln und die relative Lebensqualität für das Leben mit der Erkrankung abzuschätzen. In vielen Fällen wird nur ein begrenzter Zeitraum in einem besonderen Stadium während des klinischen Verlaufes einer Erkrankung verbracht. Beispielsweise hätte sich ein 70jähriger Mann zur Behandlung seines T_1-Karzinoms für eine radikale Prostatektomie entschieden. Man geht davon aus, daß er eine Lebenserwartung von 8,6 Jahren ohne Tumorsymptome erreichen dürfte (Tabelle 2) und dann nochmals 1,4 Jahre bis zu einer Gesamtzeit von 10 Jahren lebt und für ein Krankheitsrezidiv behandelt wird, bevor er am Karzinom oder an karzinomunabhängigen Ursachen stirbt. Die Belastungen aus einer chirurgischen Behandlung bestehen darin, daß ein Zeitraum von 3–6 Monaten gebraucht wird, um sich vollständig von der Operation und dem Verlust der Sexualfunktion zu erholen. Wenn ein Jahr des Lebens im Zustand der Impotenz oder mit Krankheitssymptomen 0,5 Jahren unter normalen Gesundheitsverhältnissen entspricht, dann würde die QALYs für diesen Patienten sein: $(8,6 \cdot 0,5) + (1,4 \cdot 0,5) = 5$ QALYs.

Die QALYs kann als Maß für die Wirksamkeit einer Intervention verwandt werden und führt letztlich zu dem Schluß, daß es für diesen Patienten besser ist qualitätsreiche Jahre zu erleben bevor eine Intervention für einen Relaps erforderlich wird, als eine unerwünschte körperliche Behinderung durch die Behandlung im Austausch für einige zusätzliche tumorfreie Jahre in seinem späteren Leben zu riskieren. Für Patienten, die nicht sexuell aktiv sind, kann die Operation eine bessere Wahl bedeuten, da sie wahrscheinlich mehr Jahre ohne lokale Tumorprobleme leben.

Eine gebräuchliche Technik, um die Auffassung des Patienten abzuschätzen, basiert auf der Verfügung über die Zeit („time trade-off approach"; Sackett u. Torrance 1978). Dabei wird der Patient gebeten, sich 2 Szenarios vorzustellen, die nicht hinsichtlich des wahrscheinlichen Endausganges unterschiedlich sind, sondern lediglich hinsichtlich ihrer Dauer. So könnte ein 70 Jahre alter Mann gefragt werden, ob er lieber eine Behandlung mit aufgeschobener Dringlichkeit zum jetzigen Zeitpunkt bevorzugte, um die nächsten 5 Jahre unter guten Bedingungen zu leben im Austausch dafür, daß er die anschließenden 5 Jahre behandelt werden muß, um ihn vom Tumorschmerz zu befreien oder ob er eine radikale Prostatektomie jetzt vorzieht mit Verzicht seiner Sexualfunktion, um die nächsten 10 Jahre ohne Krankheitssymptome zu leben. Die Lebensspanne mit normaler Sexualität, Blasenentleerung, körperliche Aktivität usw. und ein Leben ohne die Auswirkungen des Prostatakarzinoms werden in einer Reihe von Fragen so geändert, daß der Patient einen Punkt mit gleichwertigen Alternativen erreicht, an dem er unentschlossen ist, ob er lieber mit oder lieber ohne Karzinom leben will. Ein Hindernis solcher Analysen ist, daß lediglich die Auswirkungen einer Behandlung oder Verzichts auf eine Behandlung mit den Konsequenzen für das Fortschreiten des lokalen Tumors in Betracht gezogen werden. Die Lebensqualität kann aber in der Zukunft verdunkelt werden, wenn letztlich doch Metastasen (früher als nach 5 Jahren) auftreten.

Im Gegensatz zu dem traditionellen Zugang zur Behandlung, die unausgesprochen alle vernünftigen Alternativen in Betracht zieht oder das Resultat zweier konkurrierender Wahlmöglichkeiten angemessen abwägt, ist die Entscheidungsanalyse unzweideutig. Sie zwingt uns alle sachgerechten Ergebnisse zu berücksichtigen, sie offenbart auf sachliche Art und Weise alle unsere Annahmen über ein klinisches Problem einschließlich des Aufzählens der Chancen und Werte von Endergebnissen, zwingt uns schließlich zu betrachten, wie Patienten über die Qualität des Ausganges sich Gedanken machen. Das Heranziehen der Entscheidungsanalyse für die Behandlung des Prostatakarzinoms verlangt vom Urologen, daß er die Erkrankung vollständig kennt, ebenso wie realistische, ungeschönte Erwartungen der Behandlungsergebnisse und meßbaren Risiken negativer Konsequenzen.

Metastatische Erkrankung

Die wenigen Lebensqualitätsstudien, die bei Prostatakarzinomen vorgenommen wurden, betrafen Patienten mit schmerzhaften Knochenmetastasen. In diesem Falle ist eine Heilung nicht möglich; Palliation und Erhalt der Lebensqualität habe vorrangige Bedeutung. Cassileth et al. (1989) untersuchten die Auswahl der Hormontherapie durch den Patienten selbst bei 159 unbehandelten Kranken mit einem metastasierenden Prostatakarzinom. Nachdem der Patient die Behandlungsoption mit seinem Arzt diskutiert hatte, nahm er die Besprechungsunterlagen von 2 Wahlmöglichkeiten mit nach Hause: Chirurgische Kastration (Orchiektomie) vs. Zoladex (Goserelinacetat-)Therapie, ein LHRH-Analogon, das alle 28 Tage subkutan injiziert wird. Die Patienten wurden ermutigt, die Behandlungsauswahl in ihrer Familie zu erörtern. Nach der Wahl des Behandlungsverfahrens ergänzten die Patienten einen „Entscheidungsfragebogen". Von 147 Patienten, die die Basisuntersuchungen durchlaufen hatten, wählten 78 % Zoladex und 22 % die Orchiektomie. Der primäre Grund für die Zoladexentscheidung schloß das Vermeiden einer Operation (36 %) ein, den Erfolg der Behandlung (18 %), die bequeme Handhabung des Medikaments (10 %) und den Rat des Arztes (10 %). Die Patienten wählten die Operation primär aus Gründen der Bequemlichkeit (32 %) und wegen des Behandlungserfolges 29 %. Drei Monate später füllten die Patienten und ihre Ehefrauen einen weiteren Fragebogen aus, in dem die Zufriedenheit mit ihrer Behandlungswahl abgeschätzt wurde; 93 % der Patienten und 91 % der Ehefrauen teilten mit, daß sie dieselbe Behandlung wiederum wählen würden.

Die Stärken dieser Studien bestehen darin, daß die Patienten selbst eine aktive Rolle bei der Wahl und Bewertung ihrer Therapie spielten und die Ehefrau in die Entscheidung aktiv eingebunden wurde. Bestimmte Schwächen, die vielen Lebensqualitätsstudien gemeinsam sind, begrenzen offenkundig den Wert der ermittelten Daten:

1. Die Wahl des Patienten wurde nicht in Bezug gesetzt mit der Schwere oder auch dem Fehlen von Metastasensymptomen. Es ist einfach zu verstehen, wie Patienten mit schweren Schmerzen vorzugsweise die Orchiektomie wählen, da sie sofort wirksam ist, wohingegen Patienten mit nur mäßigen Beeinträchtigungen durch das Karzinom eher eine wenige drastische Maßnahme wählen.
2. Die Auswertung nach 3 Monaten ist zu früh, um die Zufriedenheit mit der Behandlung richtig abzuschätzen.
3. Die Einverständniserklärung wird von einer genauen und unbeeinflußten Schilderung der 2 Behandlungsalternativen beeinflußt.
   Ob dies tatsächlich zutraf, wurde nicht durch entsprechende Nachkontrollen vallidiert. Es gibt keinen Bericht über die Haltung der Ärzte zu den beiden Behandlungen, weder von seiten der Onkologen noch der Urologen, noch wurde der Patient hierüber informiert. Diese Faktoren könnten leicht die Ergebnisse beeinflußt haben.
4. Der gemeinsame Nenner für die ausgewählten Patienten und den Prozentsatz derjenigen, die der Teilnahme in einer Studie zustimmten, wurden nicht angegeben. Er könnte 100 % betragen haben, was für eine Allgemeingültigkeit der Ergebnisse spräche, oder 10 %, dann wäre dies nicht der Fall.
5. Da keine „bald abgeschlossenen" Responsekategorien derjenigen Gründe, die die Patienten ihrer Behandlungswahl zugrundelegten, vorliegen, steigt die Wahrscheinlichkeit, einige Gründe auszulassen oder ungenügend zu repräsentieren, da ein Standardformat oder Stimulus, dem der Patient antworten kann, fehlt. Zum Beispiel war die permanente Impotenz durch die Kastration als Grund für die Vorliebe des Patienten für Zoladex nicht erwähnt.

Nach 6 Monaten hat sich die psychische Anpassung der orchiektomierten Patienten gebessert und bei denjenigen Patienten, die Zoladex erhielten, verschlechtert. Die Gründe für solchen Wandel in der psychologischen Funktion wurden nicht genannt. Wahrscheinlich war aber die Unbequemlichkeit als Grund der Orchiektomie abgeklungen, die Patienten waren jetzt in der Lage, ihre Krankheit hinter sich zu lassen und ihr Leben weiterzuleben, wohingegen die anderen Patienten regelmäßig mit der Notwendigkeit einer andauernden Therapie konfrontiert wurden. Die regelmäßig zu wiederholende Behandlung mit Zoladex könnte die Tumorangst selbst unter stabilen Patienten steigern, da der Patient regelmäßig an sein Karzinom erinnert wird und auch daran, daß die Behandlung möglicherweise nicht anhaltend wirksam ist. Ob solche Ansichten bei medikamentös im Vergleich zu chirurgisch kastrierten Patienten schlechter sind, erfordert eine prospektive Studie, immerhin machen derartige Bedenken deutlich, daß die individuelle Lebensqualität nicht an die eine oder andere Behandlungsform geknüpft ist.

Gegenwärtig führen wir eine Lebensqualitätsstudie bei hormonempfindlichen, fortgeschrittenen Prostatakarzinompatienten durch, die androgenopriv behandelt werden müssen (Herr u. Kornblith 1991). In Ergänzung zur Selbsteinschätzung werden die Patienten und ihre Ehefrauen separat bei verschiedenen Gelegenheiten durch einen wissenschaftlich tätigen Psychologen interviewt. Das Interview besteht aus allgemeinen und speziellen Fragen, die die Auswirkungen des Prostatakarzinoms und seiner Behandlung auf die Lebensqualität betreffen, insbesondere hinsichtlich der physischen und beruflichen Fertigkeiten, dem Ehe-, Sexual- und sozialen Leben und der Gemütsverfassung. Tatsächlich haben alle Patienten der Beteiligung zugestimmt und über 100 Paare werden gegenwärtig ausgewertet.

Patienten über 65 Jahre (72 %) berichten, daß sie nicht übermäßig über den Verlust der Libido oder Potenz durch die Orchiektomie oder Hormontherapie beunruhigt sind, da entweder a) ihre sexuelle Aktivität ohnehin schon vor der Behandlung erheblich nachgelassen hätte, b) die Überlebensrate als wichtiger im Vergleich zur sexuellen Aktivität angesehen wurde und c) ihre Frauen/Partner eine gleiche Auffassung hätten.

Patienten im Alter von 50 Jahren (67 %) gaben an, daß die erwarteten sexuellen Probleme, die durch die Behandlung entstünden, äußerst wichtig für sie seien. Dies führte zu einer Abnahme der Kastration, nicht wegen ihres psychologischen Effektes, aber wegen ihres irreversiblen Effektes auf die Libido. Die Nebenwirkungen der Hormontherapie (Flutamid, Östrogen) mit Auswirkungen auf die Gynäkomastie, Stimmungslabilität, Magen-Darm-Störungen sind wichtig für 33 % der Patienten, die diese Behandlungsmodaliät auswählen. In der Tat mit Ablauf von mehr als einem Jahr sind die Nebenwirkungen der Hormontherapie häufiger (42 %) und mehr belastend für die Patienten als die Angst einer Tumorprogression.

Insgesamt passen sich 75 % der Patienten ausreichend gut an ihre Erkrankung an. Zufriedenheit und das Gefühl des Wohlseins korrelieren direkt mit der Beseitigung von Schmerzen und anderen tumorbezogenen

Symptomen (Dysurie, Abgeschlagenheit, Inappetenz usw.), aber 18% leiden unter erheblichen Gemütsstörungen, so daß die Erkrankung ihr Alltagsleben trübt. Angst und Depression quälen sowohl symptomatische als auch asymptomatische Individuen.

Im Gegensatz zu der Mehrzahl der Patienten erleiden die Ehefrauen in erheblichem Maße emotionale Störungen. 60% berichten über ein oder mehr der folgenden Punkte:

a) ein Gefühl, daß sie stark und positiv erscheinen müssen; nicht in der Lage zu sein, ihre eigenen Ängste und Probleme mit ihren Ehepartnern teilen zu können, aus Angst, daß diese sich darüber ärgern würden;
b) Angst vor dem Fortschreiten der Tumorerkrankung verbunden damit, daß sie die zunehmenden Schmerzen und Abbau ihres Ehepartners vorausahnten und
c) eine anhaltende Furcht vor dem Karzinom im allgemeinen.

Alle Patienten und Ehefrauen wurden über die emotionelle Unterstützung, die sie von der Familie und von Freunden erfahren hatten, nachdem diese über die Tumorerkrankung des Patienten informiert worden waren, befragt. Überraschenderweise berichteten 29% darüber, daß sie den Kreis derjenigen Leute, denen sie über den Tumor berichteten, erheblich begrenzten, 15% teilten die Diagnose nur ihren Frauen mit. Als Gründe wurden genannt, der Wunsch die Familie und Freunde zu schonen und ihnen die Belastung zu ersparen, daß sie es jetzt mit einem Karzinompatienten zu tun hätten, die Angst vor Mitleid, Scham, Furcht vor dem Verlust von Freunden und bei einigen Patienten die Furcht vor dem Verlust des Arbeitsplatzes.

Lebensqualitätsstudien während des Verlaufes einer frühen metastasierenden Erkrankung dienen der Dokumentation der Belastung einer Behandlung für das Individuum und seiner Familie, der Betonung oder Aufdeckung von Problemen und sollen angemessene Maßnahmen um die Lebensqualität zu erhalten erstellen.

Die einzigen anderen Lebensqualitätsstudien, die gegenwärtig verfügbar sind, beziehen sich auf Patienten mit einem hormontauben Prostatakarzinom. Fossa et al. (1990) untersuchen 67 Patienten mit einem fortgeschrittenen Prostatakarzinom, die eine Chemotherapie (Estrazyt vs. Mitomycin C) erhielten. Sie schätzte den Leistungsindex der Patienten, die Miktion, die Darmentleerung, den Erschöpfungsgrad, die sexuelle Aktivität, die psychologische Belastung, das Sozialleben, Schlaf und Schmerzen ein. Die Faktoren, die am ausgeprägtesten in Zusammenhang mit der Lebensqualität stehen, waren das Leistungsvermögen, der Schmerz und die soziale Einbindung. Es gab keinen Vorteil des einen Medikamentes über das andere, und alle Aspekte der Lebensqualität verschlechterten sich während der Therapie. Die Ergebnisse zeigen, daß jeglicher Überlebensvorteil einer Chemotherapie bei solchen Patienten sicherlich äußerst ausgeprägt sein muß, um die beträchtlichen negativen Auswirkungen auf die Qualität des verbleibenden Lebensabschnittes für den Patienten zu kompensieren. Obwohl die Studie hinsichtlich der Behandlungseffekte negativ zu Ende ging, besteht ihr Wert darin, daß nützliche Maßnahmen bei Patienten mit einem hormontauben

Tabelle 3. Instrumente der Lebensqualität für das Prostatakarzinom. (Nach Tannock et al. 1989)

Schmerzintensitätsskala	LASA-Skalen für
0 = Kein Schmerz	Schmerzen
1 = Mild	Körperliche Aktivität
2 = Mäßig	Erschöpfung
3 = Quälend	Harntraktsfunktion
4 = Ausgeprägt	Geschlechtsfunktion
5 = Marternd	Darmfunktion
	Soziale Beziehungen
	Familiäre Beziehungen
	Stimmung
Lebensqualität insgesamt	

Prostatakarzinom vorgeschlagen wurden. Diese sollen den Schmerz lindern, die Müdigkeit abbauen und die Beziehung zwischen Familie und Freunden kräftigen.

Tannock et al. (1989) haben kürzlich ein Instrument entwickelt, um die Lebensqualität von Prostatakarzinompatienten abzuschätzen und prüften es bei 37 Patienten mit einem hormontauben Prostatakarzinom, die Prednison für schmerzhafte Knochenmetastasen erhielten. Dieses Instrument (Tabelle 3) schließt ein Schmerzpunktesystem, die gegenwärtige Intensität des Schmerzes und LASA-Skalen („linear analogue self-assessment") ein, die Schmerzen, körperliche Aktivität, Ermüdbarkeit, Appetit, Harnblasen- und Darmfunktion, sexuelle Aktivität, familiäre Beziehungen, Stimmung und Wohlbefinden abschätzen. LASA-Skalen sind besonders nützliche Maßnahmen für die Bestimmung von Parametern der Lebensqualität, da sie reproduzierbare Ergebnisse liefern und unter klinischen Bedingungen praktikabel sind (Selby et al. 1984). Für jede Fragestellung (beispielsweise Schmerz oder Vomitus) wird der Patient gebeten, seinen gegenwärtigen Zustand zu kennzeichnen (wie er in den letzten 24 h war), auf einer 10 cm langen Linie, auf der er links den schlechtesten Zustand (peinigende Schmerzen, außerordentlich heftiges Erbrechen und rechts den Bestzustand (keine Schmerzen, kein Erbrechen) angibt, wobei ein Bereich von 0–10 Punkten besteht. LASA-Skalen können als Longitudinaluntersuchungen während des Verlaufes einer Erkrankung und Behandlung eingesetzt werden, besonders da statistisch die Daten analysiert werden können. Tannock et al. (1989) fanden bei einer derartigen Analyse 14 Patienten (38 %), die in jeder der drei Skalen, die verwandt wurden, beim Schmerz einen verminderten oder unveränderten Analgetikabedarf nach Beginn der Prednisongabe. Bei einigen Patienten war die Schmerzbesserung vorübergehend, aber bei 7 kam es zu einer Besserung in allen Schmerzindizes, die für 3–30 Monaten anhielt. 5 Patienten wurden schmerzfrei. Eine gute Beziehung wurde beobachtet zwischen der Besserung der Indizes in bezug zum Schmerz und in den

LASA-Skalen in bezug zu anderen Aspekten der Lebensqualität. Zum Zeitpunkt der größtmöglichen Schmerzlinderung hatten sich 46 % der Skalen ebenfalls gebessert, 11 % verschlechtert und 43 % blieben unverändert. Die meisten der unveränderten Punktwerte spiegeln einen nahezu normalen Zustand (vor und während der Behandlung) für einige der Lebensqualitäten, die gemessen wurden, wider. Eine deutliche Verbesserung wurde beobachtet in der LASA-Skala, die das globale Wohlsein widerspiegelte und alle mit 2 Ausnahmen mit ansteigenden Schmerzindizes wiesen eine Verbesserung in dieser Skala auf.

Schlußfolgerung

Der Mangel an Lebensqualitätsstudien, die bei Prostatapatienten durchgeführt werden, läßt vermuten, daß nicht alle Ärzte die Bedeutung der Lebensqualitätsendpunkte akzeptieren. Es wird noch wesentlich mehr Arbeit benötigt, besonders in randomisierten oder vergleichenden Studien, in denen die Behandlungsnebenwirkungen unterschiedlich sind und eindeutige Therapievorteile nur klein sind.

Die Parameter der Lebensqualität waren besonders geeignet zur Auswertung von vielen der neueren Behandlungsmodalitäten, die jetzt häufig bei Prostatakarzinompatienten vorgenommen werden. Der gegenwärtige Trend geht in Richtung auf eine frühere, noch aggressivere Behandlung sowohl des lokalisierten als auch metastasierten Tumors. Einige Beispiele schließen die frühzeitige komplette Androgenblockade für eine minimale metastasierende Erkrankung ein, die chemohormonale Behandlung sowohl für das unbehandelte als auch hormontaube Karzinom, die radikale Prostatektomie oder Radiotherapie mit adjuvanter Hormontherapie für das lokal fortgeschrittene und lymphknotenmetastasierte Prostatakarzinom und die postoperative Bestrahlung, wenn die Ränder des Prostatektomiepräparats tumorpositiv sind. Solche Behandlungsmodalitäten sind vernünftig, aber nachdem ihre Überlegenheit im Vergleich zu den existierenden nicht bewiesen wurde, sind weniger nebenwirkungsreiche Behandlungen oder der Verzicht auf eine Behandlung bis zum objektiven Nachweis einer Krankheitsprogression und Lebensqualitätsmessungen während und nach der Therapie wichtig, um den gesamten Nutzen für den individuellen Patienten festzustellen.

Das lokalisierte Prostatakarzinom kann geheilt werden, oder zumindestens ist es nicht unvereinbar mit einer Langlebigkeit bei vielen Individuen. Das Ziel bei solchen Patienten ist langes Überleben mit einem normalen oder fast normalen Gesundheitszustand. Qualitätsorientierte Entscheidungsanalysen helfen dem Patienten bei der Auswahl der am meisten geeigneten Behandlung im Einklang mit seinen Erwartungen.

Das metastasierende Prostatakarzinom ist nicht heilbar mit den gegenwärtigen Behandlungsmaßnahmen. Unglücklicherweise scheint dies so in der näheren Zukunft zu bleiben. Das Ziel der Behandlung wird daher weiterhin die Palliation sein. Es ist wichtg, daß neue Behandlungsmodalitäten, deren

Ziel in geringem Nutzen für die Patienten besteht, dahingehend abgeschätzt werden, inwieweit sie die Lebensqualität beeinträchtigen ebenso wie die Dauer des Überlebens.

Literatur

Beck JR, Pauker SG, Gottlieb JE et al. (1982) A convenient approximation of life expectancy (the DEALE) II. Use in medical decision-making. Am J Med 73: 889–897

Cassileth BR, Soloway MS, Vogelzang NJ et al. (1989) Patients' choice of treatment in stage D prostate cancer. Urology 33: 57–62

Coates A, Gebski V, Bishop JF et al. (1987) Improving the quality of life during chemotherapy for advanced breast cancer. N Engl J Med 317: 1490–1495

Fossa SD, Aaronson NK, Newling D et al. (1990) Advanced hormone resistant prostatic cancer: preliminary observations on subjective morbidity and palliation. Eur Urol 18 [Suppl 1]: 2

Herr HW, Kornblith A (1991) Quality of life evaluations in prostate cancer patients (in press)

Kassirer JP (1983) Adding insult to injury: ursurping patients' perogatives. N Engl J Med 308: 898–901

Maguire P, Selby (1989) Assessing quality of life in cancer patients. Br J Cancer 60: 437–440

National Institute of Health Development Consensus Conference on the management of localized prostate cancer (1988) NCI Monogr 59, Washington DC

Sackett DL, Torrance GW (1978) The utility of different health states as perceived by the general public. J Chron Dis 31: 697–704

Schipper J (1990) Guidelines and caveats for quality of life measurement in clinical practice and research. Oncology 4: 51–57

Selby PJ, Chapman J-AW, Etazadi-Amoli J et al. (1984) The development of a method of assessing the quality of life of cancer patients. Br J Cancer 50: 13–22

Tannock IF (1985) Is there evidence that chemotherapy is of benefit to patients with carcinoma of the prostate. J Clin Oncol 3: 1013–1021

Tannock I, Gospodarowicz M, Meakin W et al. (1989) Treatment of metastatic prostatic cancer with low-dose prednisone: evaluation of pain and quality of life as pragmatic indices of response. J Clin Oncol 7: 590–597

Vital Statistics of the United States (1987) Washington DC

Whitmore WF (1990) Expectant management of localized prostate cancer (in press)

Kapitel VIII
Nachsorge von Patienten mit Prostatakarzinom (mit einem Abriß über prognostische Faktoren)

Nachsorge von Patienten mit Prostatakarzinom (mit einem Abriß über prognostische Faktoren)

J. E. ALTWEIN

Die hohe Inzidenz und langsame Wachstumsgeschwindigkeit (Proliferationsrate 6%) mit einer Verdopplungszeit von über 100 Tagen beeinflussen die Nachsorge von Patienten mit einem Prostatakarzinom. Eine programmierte Nachsorge wird der biologischen Besonderheit des Prostatakarzinoms nur bedingt gerecht, wenngleich ein derartiges Vorgehen in der urologischen Praxis die Zuverlässigkeit der Patientenführung erhöht. Die Nachsorge muß eine Progression des Primärtumors ebenso wie den Relaps nach kurativer Behandlung aufdecken, den das Auftreten von Lymphknoten und Knochenmetastasen kennzeichnet (Tabelle 1).

Tabelle 1. Ziel der Nachsorge

- Nachweis der Progression des Primärtumors
- Nachweis des Relapses nach kurativer Behandlung
- Erkennen von- und M-Metastasen
- Nebenwirkungsprüfung und deren Behandlung
- Zeitpunkt der Therapieumstellung
- Schmerzlinderung (vgl. Kap. VI)
- Abschätzung der Lebensqualität (vgl. Kap.VII)

Der nachsorgende Urologe muß sich bewußt werden, daß es zu den biologischen Eigenheiten des Prostatakarzinoms gehört, daß es bereits im frühen Stadium unmittelbar Knochenmetastasen hervorrufen kann (Whitmore 1973). Besondere Aufmerksamkeit gilt den Patienten mit prognostisch ungünstigen Faktoren:
1. Nach kurativer Therapie in Form einer radikalen Prostatektomie aber positivem Rand, Samenblasenabfall (pT_3) oder positiven Beckenlymphknoten (pN_1 oder pN_2), so daß von einem Residualtumor ausgegangen werden kann (Stadium R 1 oder R 2 der UICC 1987). Wurde eine externe oder interstitielle Bestrahlung durchgeführt, dann ist die rektale Palpation oder transrektale Prostatasonographie (TPS oder TRUS) nicht ausreichend (vide infra).
2. Nach palliativer Hormontherapie wurde eine Rangordnung der Prognose Indices vorgenommen (Abb. 1; Wilson et al. 1985), die aber schwierig zu

interpretieren ist; darüber hinaus ging der prätherapeutische PSA-Spiegel nicht in diese multivariate Studie ein. Ein umfassender Arztbrief aus der Klinik sollte Angaben über Prognose Indices enthalten.

Die Primärbehandlung des Prostatakarzinoms orientiert sich am Tumorstadium und Allgemeinzustand des Patienten. Es erleichtert die Nachbehandlung in der urologischen Praxis, wenn die Nachsorgegruppen
- kurativ für die Stadien $T_{1-3}N_{0,1}M_0$;
- „wait and see", vor allem für das inzidentelle Prostatakarzinom (T_{1a}) und
- palliativ für alle übrigen Tumorstadien

unterschieden werden. Eine adjuvante Behandlung etwa für die Stadien pT_3pN_1 – gelegentlich sogar pN_2 – und bei positivem Rand rubriziert ebenfalls unter „kurativ".

Nachsorge nach kurativer Therapie

Die Nachsorge sollte sich nicht nur auf die Suche nach Lymphknotenmetastasen (schwierig) oder Knochenmetastasen beschränken, sondern auch die Beurteilung des Primärtumors umfassen. Die rektale Untersuchung des Patienten ist nach einer radikalen Prostatektomie besonders wichtig. Die Kontrolldichte richtet sich nach dem histologischen Befund der exstirpierten Prostata. Beispielsweise sollte ein Befall der Samenblase (Stadium pT_3) in Verbindung mit einem ungünstigen Differenzierungsgrad (G_3) Anlaß sein, Kontrollen schon alle 2 Monate im 1. Jahr nach der Operation durchzuführen. Die TPS kann bei tastbarem Knoten im Bereich der vesikourethralen Anastomose nach radikaler Prostatektomie hilfreich sein. Zwei Symptome kündigen das Lokalrezidiv an: irritative Miktionsbeschwerden und zunehmende Blasenentleerungsstörungen. Diese können allerdings auch ein Indiz einer Anastomosen-Spätstrriktur sein. Hämaturie oder Harnwegsinfekt können sekundär hinzutreten. Das Rezidiv wird bioptisch gesichert, die Stenose urethroskopisch bestätigt und zugleich therapiert.

Die Tumormarker-Verläufe haben nach radikaler Prostatektomie große Bedeutung. Die saure Prostataphosphatase wurde meistens von dem prostataspezifischen Antigen (PSA) abgelöst, da sie eine erheblich geringere Sensitivität im Aufspüren des Rezidivs hat. Ein Anstieg der kolorimetrischbestimmten sauren Phosphatase beweist zwar die Metastasierung (Paulson 1988), die aber nur bei nicht PSA-exprimierenden Tumoren unbemerkt geblieben wäre. PSA ist im Gegensatz zur sauren Prostataphosphatase geeignet, ein Rezidiv etwa 12 Monate vor der klinischen Manifestation zu entdecken (Killian et al. 1985). Nach der radikalen Prostatektomie ist PSA im Serum nicht mehr zu messen ($<0,2$ ng/ml). Fällt PSA jedoch nicht innerhalb einiger Wochen – Halbwertszeit 3,15 Tage (Oesterling et al. 1988) – unter den Wert 0,2 ng/ml, dann liegt ein Residualtumor (Stadium R_1) vor; die

Tabelle 2. Präoperatives Stadium und postoperativer PSA-Spiegel (Oesterling et al. 1988)

P-Stadium	n	Kontrollzeitraum	PSA > 0,2 ng/ml (Hybritech Assay) n
Intrakapsuläres Karzinom (< pT3)	81	1 Monat – 7 Jahre	3
Samenblasenbefall (pT3)	14	6 Monate – 5,7 Jahre	12
Kapselpenetration (pT3)	20	2 Monate – 8,6 Jahre	5
Lymphknotenbefall (pN1)	12	8 Monate – 3 Jahre	9

erneute Begutachtung des Operationspräparates wird die Kapselpenetration, den Samenblasenabfall oder die Lymphknotenmetastase offenbaren. Eine adjuvante Behandlung ist sinnvoll. Das Verhalten der postoperativen PSA ist stadienabhängig (Tabelle 2). Die therapeutische Konsequenz ist beim späteren Wiederanstieg die Hormontherapie oder beim Lokalrezidiv die Nachbestrahlung. 31/127 prostatektomierte Patienten hatten 2 Monate–8 Jahre (Ø 2 Jahre) später wieder ein PSA > 0,2 ng/ml als Ausdruck des Rezidivs; nur 4/31 (13%) Patienten wiesen auch eine erhöhte saure Prostataphosphatase auf (Oesterling et al. 1988). Bei 8/31 Patienten konnte der Relaps klinisch gesichert werden, aber nur bei 4/8 Patienten war die saure Phosphatase erhöht.

Die Beckenübersichtsaufnahme bildet die bei der Prostatektomie häufig verwandten Hämoclips ab; ein Auswandern derselben signalisiert eine Progression. Die TPS – falls nicht vorhanden die suprapubische Ultraschalluntersuchung bei gefüllter Blase – ist bei entsprechender Erfahrung auch in der Nachsorge nach Radiotherapie nützlich. Eine transrektale Stanz- oder Saugbiopsie sichert das Rezidiv, das im Gegensatz zu den Therapieversagern nach Bestrahlung symptomenarm ist. Im Stadium pT_2 haben 10% (7–16%) und im Stadium pT_3 22% (12–45%) nach Angaben im Schrifttum Lokalrezidive (Sommerkamp et al. 1989). Schwierig und entsprechend unzuverlässig ist die Fahndung nach Lymphknotenmetastasen im kleinen Becken. Das Auflösungsvermögen des suprapubischen Ultraschall ist ungenügend, und die Beckenübersichtsaufnahme orientiert nur über Lageverschiebungen der Hämoclips entlang der Beckengefäße.

Wurde der Patient bestrahlt, dann ist bei der rektalen Untersuchung in Abhängigkeit von dem Zeitraum, je nach Bestrahlungsende mit folgenden Befunden zu rechnen (Bagshaw 1980): Bei Bestrahlungsende haben 30% der Patienten eine Größenabnahme der Prostata und Konsistenzzunahme; nach 6 Monaten wird der gleiche Befund bei 80% der Bestrahlten erhoben. Nach mehr als einem Jahr beobachtet man bei 60% der Patienten eine Verkleinerung der Prostata als Ausdruck der Strahlenfibrose, bei den restlichen 40% der Patienten werden unterschiedliche Befunde erhoben, je nachdem, wie das Ausgangsstadium war.

Tabelle 3. Korrelation des PSA-Spiegels nach Bestrahlungstherapie des Prostatakarzinoms mit dem palpatorischen und bioptischen Befund (Kabalin et al. 1989)

PSA ng/ml	Positive Biopsie n/gesamt [%]	Tastbare Verhärtung n/gesamt [%]
< 10	10/12 (83)	0/12 (0)
10–50	10/10 (100)	2/10 (20)
> 50	5/5 (100)	3/5 (60)

Nach der Strahlentherapie ist der rektale Tastbefund – auch in Verbindung mit der TPS – unzuverlässig (Tabelle 3). Selbst ein erhöhter PSA-Wert kann täuschen und ist nicht lokalbezogen zu interpretieren (Tabelle 3). In der Stanford Serie war nach einem Jahr post irradiationem der PSA-Spiegel bei 49% der Patienten stabil, stieg aber bei 51% wieder an (Stamey et al. 1989; Kabalin et al. 1989). In jedem Fall ist eine fortschreitende PSA-Erhöhung Ausdruck der lokalen oder systemischen Progression und sollte entsprechend verifiziert werden. Zum Nachweis der lokalen Tumorpersistenz bzw. des Rezidivs ist die Biopsie Voraussetzung. Die Saugbiopsie findet meist wenig zytologisch repräsentatives Material, so daß die Stanzbiopsie mit der Biopty-Gun möglichst ultraschallgesteuert am schonendsten und leistungsgerecht erscheint (Hodge et al. 1989). Etwa 18 Monate nach der Bestrahlung ist eine Radiokonversion zu erwarten. Eine positive Biopsie beweist das Therapieversagen, das in Abhängigkeit vom prätherapeutischen Stadium eintrifft: 23–50% der T_2- und 19–81% der T_3-Prostatakarzinome fallen in diese Kategorie (Sommerkamp et al. 1989). Diese Raten sind auch nach der Brachytherapie beobachtet worden. Eine Hormonapplikation während der Bestrahlung scheint die unbefriedigenden Ergebnisse der Strahlentherapie nicht zu verbessern. Da eine positive Biopsie eine Progression ankündigt, wurde versucht, durch eine Salvage Prostatektomie dieser Entwicklung zuvorzukommen – tatsächlich wurde aber nur eine 5-Jahres-Überlebensrate von 56% erreicht (Zincke 1989).

Nebenwirkungen der kurativen Therapie

Die Nachbetreuung sollte auch die Nebenwirkungen der Therapie erfassen (Tabelle 4). Dabei müssen die Zeitabstände individuell gewählt werden. Eine Harninkontinenz, wobei zwischen einer Streß-, Urge- und totalen Inkontinenz urodynamisch unterschieden werden sollte, kann sich im Laufe der ersten 6–12 Monate durchaus noch bessern. Falls der Patient ein Urinal toleriert, ist dies die hygienischste Maßnahme. Ein künstlicher Schließmuskel wird in der Regel nicht vor Ablauf eines Jahres um die bulbäre Harnröhre implantiert. Wichtig ist in diesem Zusammenhang die Fahndung nach einem Harnwegsinfekt und vor allem nach Strikturen an der Blasenhals-/Harnröhrenanastomose, die besonders zuverlässig durch die Miktionszysturethro-

Tabelle 4. Nebenwirkungen und Spätkomplikation der radikalen Prostatektomie (nach Sommerkamp et al., 1988)

	Ohne Voroperation	Nach TURP/ Adenomektomie	Bestrahlung (= Salvage)
Totale Inkontinenz	1,5 – 5,0%	7 – 57%	0 – 25%
Anastomosenstriktur	0 – 20,0%	0 – 20%	11%
Impotenz	> 90%	> 90%	100%
Vesikorektale Fistel	0 – 0,8%	–	4%
Hämoclip-Abgang	0 – 1,5%	–	–

graphie nachgewiesen werden. Die Impotenz nach radikaler Prostatektomie oder Bestrahlung kann durch SKAT behandelt werden. Schlägt diese fehl, ist die Implantation einer Penisprothese notwendig.

Die Rate der aktinischen Rektumwandschädigungen konnte durch die Hochvoltbestrahlung und genauerer Zieleinstellung gesenkt werden.

Nachsorgegruppe „wait and see"

Aufgrund des vermeintlich günstigen biologischen Verlaufs eines organbegrenzten Prostatakarzinoms wird von einzelnen, vorwiegend englischen Autoren eine Therapie mit „aufgeschobener Dringlichkeit" auch beim T_2-Prostatakarzinom praktiziert (Smith et al. 1990); dieses Vorgehen ist aber die Ausnahme. Ganz anders ist die Situation beim $T_{1a}(A_1)$-Prostatakarzinom: der jüngere Patient wird engmaschig durch PSA-Messungen, digitale rektale Untersuchung (DRU oder DRE) und vor allem TPS kontrolliert. Beim Fortschreiten – besonders beim PSA-Anstieg – wird die Behandlung stadiengerecht fortgesetzt.

Nachsorgegruppe palliative Therapie

Die Entscheidung, Patienten mit asymptomatischen Metastasen ihres Prostatakarzinoms mit „verzögerter Dringlichkeit" zu behandeln, wird vereinzelt praktiziert. Der erste Hinweis auf ein solches Vorgehen stützt sich auf die I. VACURG-Studie. Die EORTC eröffnete 1990 eine Studie, in der die Wirkung einer aufgeschobenen Therapie überprüft wird. In der Praxis der Nachsorge ergeben sich Vorteile für die quoad progressionem lediglich beobachteten Patienten, da diese mit einer 80%igen Wahrscheinlichkeit auf eine Hormonmanipulation ansprechen werden. Das Auftreten von Symptomen – Knochenschmerzen als Zeichen der Systemprogression oder obstruktive Miktionsbeschwerden als Zeichen der Lokalprogression – veranlaßt den Therapiebeginn. In der Regel gilt aber, daß der Nachweis von Lymphknoten- und/oder Fernmetastasen (vgl. Abb. 7), auch ein extrakapsuläres Wachstum des Primärtumors, nur noch eine systemische Behandlung zulassen.

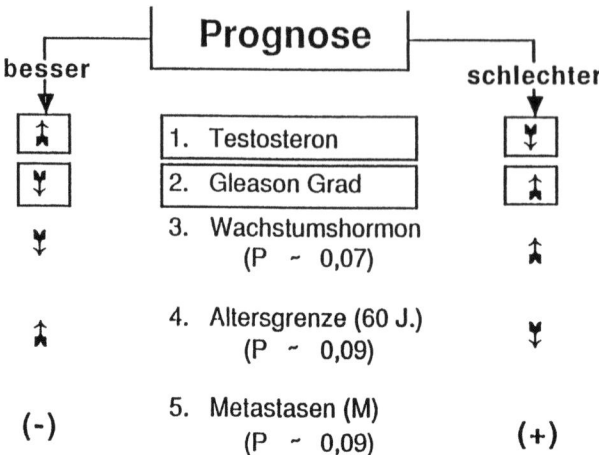

Abb. 1. Prognose Indices des fortgeschrittenen Prostatakarzinoms: Zeichnung nach den Daten einer multivariaten Studie der British Prostate Group (M_0 = 86 und M_1 = 79 Patienten; Wilson et al. 1985)

Die Beachtung von prognostischen Faktoren erleichtert die Therapieentscheidung und beeinflußt Umfang und Häufigkeit der Nachsorge: Die British Prostate Group fand bei Patienten mit Knochenmetastasen, die kontrasexuell behandelt wurden, daß bei einem Wachstumshormonspiegel über 20 mcU/ml oder mit einem Testosteronspiegel über 40 ng/ml die Kranken bei gleicher Therapie länger lebten, als bei deutlich erniedrigten Hormonwerten (Wilson et al. 1985). Auch der Differenzierungsgrad des Primärtumors war prognosekorreliert. Anhand einer weiteren Gruppe von Patienten mit und ohne Knochenmetastasen, die aber einheitlich kontrasexuell behandelt wurden, konnten diese Autoren anhand einer Multivarianzanalyse aufzeigen, daß eine bessere Prognose mit einem höheren Testosteronspiegel und einem günstigen, nämlich niedrigen Differenzierungsgrad verbunden ist (Abb. 1). Ältere Patienten (über 60 Jahre) überlebten ebenfalls länger als solche unter 60 Jahren. Bemerkenswerterweise spielte es für die Überlebenszeit keine Rolle, ob der Patient zum Zeitpunkt der beginnenden kontrasexuellen Therapie noch keine Knochenmetastasen hatte, oder aber an diesen bereits erkrankt war.

Ein anderer Versuch, die Prognose vorherzusagen, ist der Aggressivitätsindex (Koutsilieris et al. 1985), der aber durch die prätherapeutische PSA-Messung verdrängt wurde. PSA-Werte über 500 ng/ml (Tandem-Assay) haben nach eigenen Untersuchungen eine Wahrscheinlichkeit von 0,72, daß es zur Progression kommt im Vergleich zu PSA-Spiegeln < 500 ng/ml (Leitenberger et al. 1991). Eine multivariate Studie der prognostischen Faktoren des fortgeschrittenen Prostatakarzinoms gab dem Leistungsindex die oberste Priorität vor der sauren Prostataphosphatase (DeVoogt et al. 1989). Diese Untersuchungen schlossen aber nicht das PSA ein. Plausibel ist

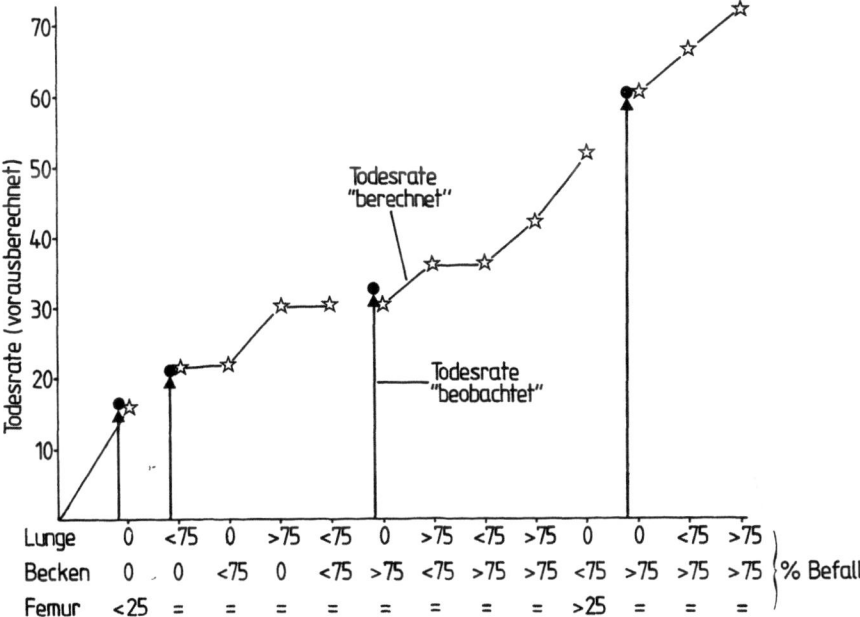

Abb. 2. Einfluß der Menge der Knochen- und Lungenmetastasen auf die berechnete und beobachtete Todesrate bei 103 Patienten mit Prostatakarzinom (Zeichnung angefertigt nach Angaben von Hovsepian et al. 1975).

die Feststellung von Hovsepian et al. (1985), daß der Umfang der Knochenmetastasen prognosekorreliert ist (Abb. 2). Chodak et al. (1991) kombinierten die möglichen Prognostikatoren: Serumtestosteron, Leistungsindex, Knochenschmerzen und alkalische Phosphatase und fanden bei chemisch (Zoladex) oder chirurgisch kastrierten Patienten 3 prognostische Gruppen (Abb. 3), die sowohl die Wahl der Therapiemodalitäten als auch den Umfang der Nachsorge beeinflussen.

Soll die Nachsorge beim metastasierten Prostatakarzinom Sinn machen, dann muß die Progression zuverlässig bestimmbar sein. Unter Verzicht auf PSA ergibt sich, daß als isoliertes Zeichen einer Progression des Prostatakarzinoms die saure Phosphatase an der Spitze rangiert. In einer Studie von Merrick et al. (1985) zeigte sich aber auch, daß bei keinem Patienten ein einziger Parameter zuverlässig die Progression belegt hätte (Tabelle 5). PSA kann geeigneter sein (Abb. 4); wenngleich fehlende oder paradoxe PSA-Reaktionen auftreten.

Für die Tumornachsorge stellt sich grundsätzlich die Frage, welche Zielereignisse sollen in einer Nachsorgestrategie berücksichtigt werden? Ganz allgemein gilt, daß nur asymptomatisch auftretende Progressionen Zielereignisse für die Routinediagnostik sind (Hölzel et al. 1988). Darüber hinaus muß ein adäquater Test (z.B. PSA) zur Verfügung stehen. Die

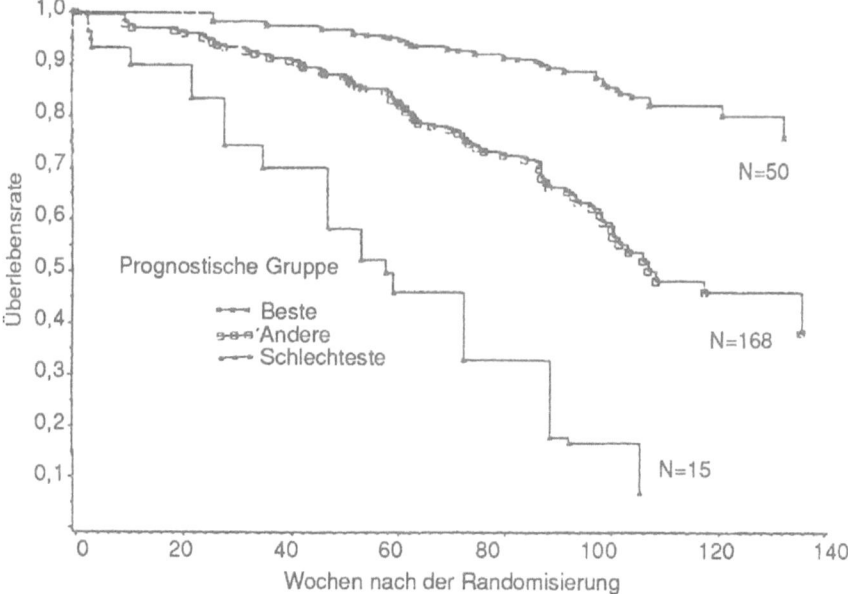

Abb. 3. Überlebenskurven basierend auf dem Serumtestosteronspiegel, dem Leistungsindex (ECOG), Knochenschmerzen und dem Spiegel der alkalischen Phosphatase vor Behandlungsbeginn. Die Einordnung „beste Gruppe" bedeutet: Testosteronspiegel über 8,6 nmol/L, ECOG-Status < 2, keine Knochenschmerzen, alkalische Phosphatase < 115 IU; „schlechteste Gruppe" bedeutet: Testosteron > 8,6 nmol/L, ECOG-Status ≧ 2, Knochenschmerzen und alkalische Phosphatase > 115 IU; die verbleibenden Patienten rebruzieren unter ‚andere Gruppe'. (Nach Chodak et al. 1991)

Tabelle 5. Manifestation der Tumorprogression beim hormonbehandelten Prostatakarzinom (nach Merrick et al. 1985)

	Isoliert	Kombiniert
Saure Phosphatase	10	17
Knochenscan	4	12
Alkalische Phosphatase	3	11
Lokale Progression	3	1
Weichteilmetastasen	1	4
Symptomverschlechterung	0	15
Gesamt	21	22 Pat.

Entdeckungsrate etwa der fortschreitenden Knochenmetastasierung hängt von der Überlebensrate, der Auftretenshäufigkeit und der Zahl der Nachsorgekontakte ab (Tabelle 6). Aber auch die Länge der Nachsorgeintervalle nimmt Einfluß auf die erheblich variierenden Ergebnisse von Progressionstherapiestudien, wenn der Therapieerfolg von einem Progressionszeitpunkt berechnet wird (Abb. 5).

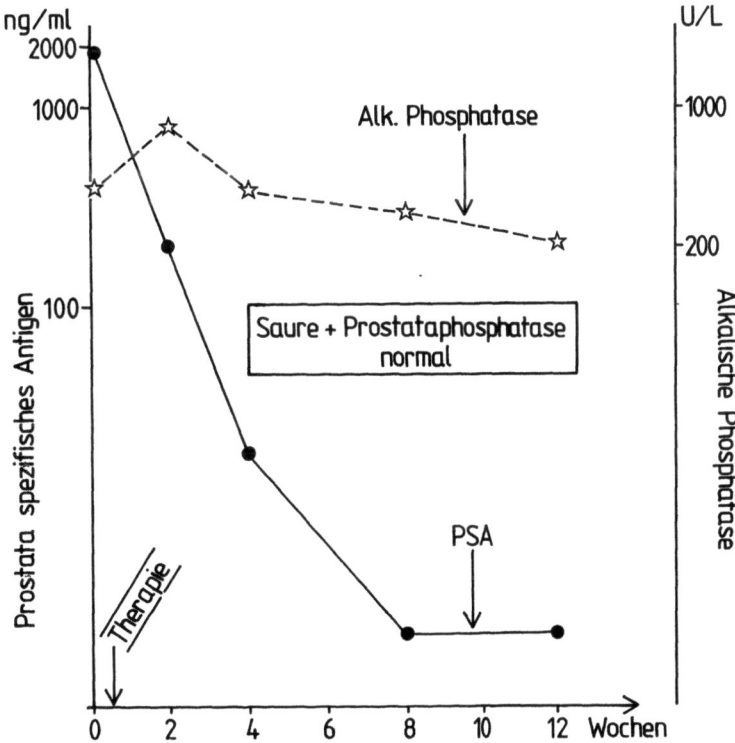

Abb. 4. PSA-Abfall nach kompletter Androgendeprivation mit Zoladex und 3mal 250 mg Flutamid: 73jähriger Mann mit großvolumigen Lungenmetastasen

Tabelle 6. Nachsorge bei primärer Hormontherapie: *Nebenwirkungen*

Nebenwirkung (0- +++)	Orchiektomie	LHRH-Agonisten	Androcur	Fugerel
Gynäkomastie	O	O	++	++
Kardiovaskulär	O	O	+	O
Hepatisch	O	O	O	+
Gastrointestinal	O	O	+	+
Hämatologisch	O	O	O	O
Endokrinologisch → Hitzewallungen	+	++	+	+

Nebenwirkungsnotiz bei jeder Nachkontrolle!

Nebenwirkungen der palliativen Hormontherapie

Bei der Nachsorge nach primärer Hormontherapie sind Art und Intensität der Nebenwirkungen zu notieren. Eine Gynäkomastie mit schmerzhafter Mamille, eine sog. Mastodynie, kann operativ, gelegentlich durch ein

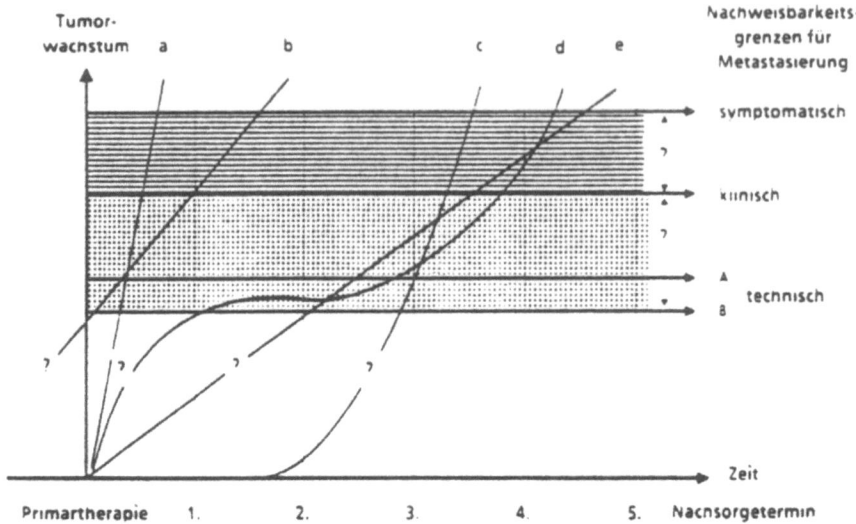

Abb. 5. Nachweisbarkeit von Progression in Abhängigkeit vom Tumorwachstum, der Länge der Nachsorgeintervalle und der Eigenschaft des Tests (Hölzel et al. 1988). Es gibt verschiedene Nachsorgemodelle, die von der Variabilität und der Tumorverdopplungszeit ebenso wie von der nachlassenden Compliance beeinflußt werden. In der Abbildung ist das Verfahren B (Szintigraphie) sensitiver als das Verfahren A (Skelettröntgen). Die Abstände zur klinischen oder symptomatischen Grenze, bei der ein Patient einen Arzt aufsucht, sind fraglich. Schnelles Wachstum (a, bei der Primärtherapie noch Stadium N_0) führt zu Intervallfällen, die zwischen 2 Nachsorgeterminen auftreten. Bei einem (d, e) langsamen Wachstum könnte eine Progression an mehreren aufeinanderfolgenden Nachsorgeterminen vor Erreichen der symptomatischen Schwelle entdeckt werden. Beschreiben c, d und e das Wachstum verschiedener Metastasenlokalisation, so ergibt sich aus der Abbildung, daß sich empirisch in Abhängigkeit vom diagnostischen Verfahren eine unterschiedliche Verteilung für die erste Progression ergeben könne

Antiprolaktin behandelt werden. Sollten Hitzewallungen unter der LHRH-Analoga-Gabe oder nach Orchiektomie auftreten, ist eine vorübergehende Gestagen-Gabe (bis 4mal 100 mg Medroxyprogesteronazetat p. o.) oder Androcur (3mal 100 mg p. o.) meist ausreichend.

Beim metastasierenden Prostatakarzinom sind bioptische Verlaufskontrollen zur Bestimmung des Regressionsgradings nur im Rahmen von wissenschaftlichen Studien zu vertreten; kürzlich wurde nachgewiesen, daß eine Änderung des Differenzierungsgrades des Primärtumors keinen Einfluß auf die Prognose hat (Abb. 6).

Ist die Progression unter einer primären Hormontherapie zweifelsfrei gesichert, dann gilt das Prostatakarzinom als hormontaub – unter der Voraussetzung, daß eine Orchiektomie erfolgt ist (Gittes 1991). Die Entscheidung darüber, ob eine Weiterbehandlung mit einem Chemotherapeutikum noch sinnvoll ist, kann anhand des Ausfalls der Berry-Parameter beantwortet werden (Berry et al. 1979). Aus dem Bündel der Parameter

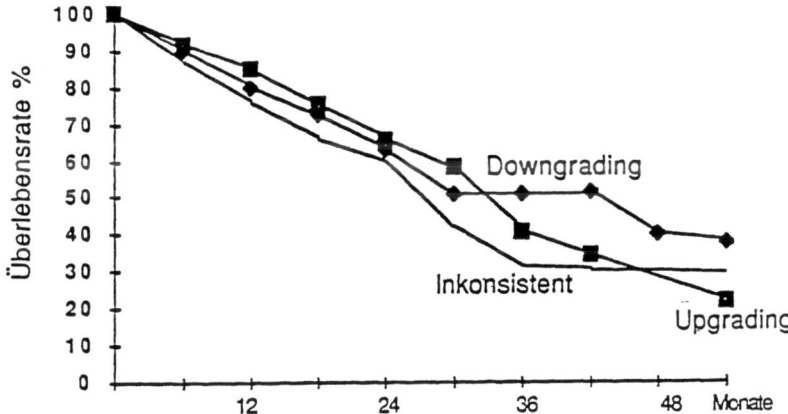

Abb. 6. Wiederholte Biopsien der Prostata bei einem M_1-Karzinom: Wandel des Gradings und Überlebensrate aus einer Phase III – Studie – DES vs. Estracyt – (Bishop et al. 1985)

ragen fünf Werte aufgrund ihres hohen Signifikanzniveaus und damit guten Voraussagewertes heraus: Eine LDH unter 200 U, eine SGOT unter 50 U, ein Serumalbumin über 3,5 g/dl, eine Prostataphosphatase unter 5 U und ein Prolaktin unter 10 ng/dl. Praktische Konsequenz wäre bei Überschreiten der genannten Grenzwerte dieser 5 Parameter ein unmittelbarer Übergang zu einer Schmerztherapie.

Schlußfolgerung für die Praxis

Die Nachsorge des Prostatakarzinompatienten im starren Vierteljahresrhythmus schematisiert eine biologische Entwicklung, ist aber besonders praktikabel (Abb. 7). Eine Nachsorge beginnt nach der Primärtherapie, d.h. ebenfalls nach Abschluß postoperativer adjuvanter Maßnahmen. Die folgenden Empfehlungen betonen die Bedeutung der exakten Bestimmung der Tumorausdehnung und des Differenzierungsgrades. Sie zeigen damit einen Handlungsspielraum auf, so daß Abweichungen von den Untersuchungsinhalten und Intervallen im Einzelfall notwendig und sinnvoll sein können.

Der Umfang der Nachsorge sollte sich an der Prognose orientieren, d.h. an klinischen bzw. pathologischen Stadien, dem Grading und damit im wesentlichen an der Therapie. Drei unterschiedliche Nachsorgeprogramme werden empfohlen (Altwein et al. 1989; Abb. 7):

Nachsorgeprogramm A:
T_{1a}NoMo (inzidentelles Karzinom) und gegebenenfalls T_{1-3}NoMo mit Androgendeprivation (TNM-Stadien klinisch bestimmt): Basisprogramm und fakultativ transrektale Prostata-Sonographie (TPS).

484   J. E. Altwein

Jahre nach Primärtherapie		1. Jahr												2. Jahr												3. Jahr												4. Jahr				5. Jahr	
Monate nach Primärtherapie		1	2	3	4	5	6	7	8	9	10	11	12	13	14	15	16	17	18	19	20	21	22	23	24	25	26	27	28	29	30	31	32	33	34	35	36	42	48	54	60
1 Anamnese	●			●		●			●			●			●			●			●			●							●						●	●	●	●	●
2 körperl. Untersuchung	●		●	●		●	●		●	●		●	●		●	●		●	●		●	●		●	●					●	●					●	●	●	●	●
3 urol. Untersuchung	●			●		●			●			●			●			●			●			●							●						●	●	●	●	●
4 Labor	●			●		●			●			●			●			●			●			●							●						●	●	●	●	●
5 Tumormarker PSA	●			●		●			●			●			●			●			●			●							●						●	●	●	●	●
6 Sonographie						○						○						○						○							○						○	○	○	○	○
7 Szintigraphie						□						□						□						○													○		○		
8 Röntgen-Thorax						□						□						□						□													□		□		□
9 Zusatzuntersuchungen																								nach dem individuellen Beschwerdebild des Patienten																		

Programm A: ●   Programm B: ●, ○   Programm C: ●, ○, □   Alternativ zur abdominalen Sonographie sollte die transrektale Prostata-Sonographie eingesetzt werden.

Abb. 7. Vorschlag einer programmatischen Nachsorge (Altwein et al. 1989)

Nachsorgeprogramm B:
pT$_{1-3}$NoMo und radikale Prostatektomie oder Radiatio: Basisprogramm und abdominelle Sonographie (möglichst TPS) und Szintigraphie.

Nachsorgeprogramm C:
jedes pTN$_{1-3}$Mo oder pT$_{2-4}$No und Grading 3–4 oder M$_1$ oder PAP oder PSA-Anstieg: Programm B + Thorax, eine abwartende Therapie im klinischen Stadium T$_{1a}$ bzw. bei asymptomatischer Metastasierung kann vereinzelt durchaus eine Berechtigung haben, begleitet von einer Kontrolle nach Programm A bzw. C.

Nachsorge unter palliativen Maßnahmen:
Die Untersuchungen und die Intervalle sind den individuellen Gegebenheiten anzupassen; u.a. sei auf eine gezielte Kontrolle der Osteolyse, auf die Abklärung der Ausbreitung für angepaßte onkologische und schmerztherapeutische Maßnahmen hingewiesen.

Dauer der Nachsorge:
5 Jahre für die kurativ behandelten Patienten, danach sollte das Programm A einmal jährlich im Rahmen einer erweiterten Früherkennungsuntersuchung mit durchgeführt werden.

Jede Tumornachsorge sollte den Arzt daran erinnern, daß in der Bundesrepublik nur ca. 10% der Männer das Früherkennungsprogramm wahrnehmen, und welchen Beitrag er zur Steigerung leisten kann.

Auch im internationalen Schrifttum fehlen bisher größere Studienergebnisse über Ausmaß, Qualität der Nachsorge und welchen effektiven Vorteil nachgesorgte Patienten haben gegenüber solchen, die sich der Nachsorge entziehen (Grundmann 1988).

Die Erkennung von Metastasen, Rezidiven oder womöglich Zweittumoren ist nur eine Teilaufgabe der Tumornachsorge. Der Beachtung der Lebensqualität gebührt Priorität besonders unter palliativer Therapie.

Literatur

Altwein JE, Jocham D, Schrott KM, Wirth M, Hölzel D (1989) Empfehlungen zur Tumornachsorge (Prostata). Bayer Ärztebl 44: 10

Bagshaw MA (1980) External radiation therapy of carcinoma of the prostate. Cancer 45: 1912

Berry WR, Laszlo J, Cox E, Walker A, Paulson D (1979) Prognostic factors in metastatic and hormonally unresponsive carcinoma of the prostate. Cancer 44: 763

Bishop MC, Ansell ID, Taylor MC, Thomas AL (1985) Serial prostatic histology. A valid marker of response to hormone treatment. Br J Urol 57: 453

Chodak GW, Vogelzang NJ, Caplan RJ et al. (1991) Independent prognostic factors in patients with metastatic (stage D$_2$) prostate cancer. J Am Med Assoc 265: 618

DeVoogt HJ, Suciun S, Sylvester R et al. (1989) Multivariate analysis of prostatic cancer: Results from 2 EORTC-trials. J Urol 141: 883

Gittes RF (1991) Carcinoma of the prostate. N Engl J Med 324: 236
Grundmann E (1988) Neue Möglichkeiten der Krebsnachsorge. Dtsch Ärztebl 85: 959
Hölzel D, Sauer H, Waal, JC (1988) Tumornachsorge-Schemata: Wissensinhalt – Anwendung – Optimierung. Onkologie 11: 202
Hovsepian JA, Byar, DP (1975) VACURG-studies of Carcinoma of prostate. Correlation between radiologic quantitation of metastases and patient survival. Urology 6: 11
Kabalin JN, Hodge KK, McNeal JE et al. (1989) Identification of residual cancer in the prostate following radiation therapy: role of transrectal ultrasound guided biopsy and prostate specific antigen. J Urol 142: 326
Killian GS, Yang N, Emrich LJ et al. (1985) Prognostic importance of prostate-specific antigen for monitoring patients with stages B_2 to D_1 prostate cancer. Cancer Res 45: 886
Koutsilieris M, Tolis G (1985) Long-term follow-up of patients with advanced prostatic carcinoma treated with either buserelin or orchiectomy: Classification of variables associated with disease outcome. Prostate 7: 31
Leitenberger A, Schneider W, Altwein JE (1991) Do serial PSA determinations offer the best insight into treatment behavior of advanced prostatic cancer? A pilot study of 130 patients. J Urol 145: 384A
Merrick MV, Ding CL, Chisholm GG, Elton RA (1985) Prognostic significance of alkaline and acid phosphatase and skeletal scintigraphy in carcinoma of the prostate. Br J Urol 57: 795
Oesterling JE, Chan DW, Epstein JI et al. (1988) Prostate specific antigen in the preoperative and postoperative evaluation of localized prostatic cancer treated with radical prostatectomy. J Urol 139: 766
Paulson DF (1988) Diagnosis of metastatic or locally recurrent prostate cancer. In: McCullough DL (ed) Difficult Diagnosis in Urology. Churchill Livingstone, New York, p 277
Smith PH, Armitage TG, Cooper EH (1990) Deferred treatment in localized prostatic cancer. Prog Clin Biol Res 359: 191
Sommerkamp H, Altwein JE (1989) Lokale Tumorkontrolle – Effizienz kurativer Verfahren. In: Sommerkamp H, Altwein JE (Hrsg) Prostatakarzinom – Spektrum der kurativen Therapie. Karger, Basel, S 322
Stamey TA, Kabalin JN, Ferrari M (1989) Prostate specific antigen in the diagnosis and treatment of adenocarcinoma of the prostate. III. Radiation treated patients. J Urol 141: 1084
Whitmore WF (1973) The natural history of prostatic cancer. Cancer 32: 1104
Wilson DW, Harper ME, Jensen RM, Ikeda RM, Richards G, Peeling WB, Pierrepoint CG, Griffiths K (1985) A prognostic index for the clinical management of patients with advanced prostatic cancer. Prostate 7: 131
Zincke H (1989) Salvage-Chirurgie bei lokalem Therapieversagen nach Strahlentherapie. In: Sommerkamp H, Altwein JE (Hrsg) Prostatakarzinom – Spektrum der kurativen Therapie. Karger, Basel, S 287

Kapitel IX
Klinisch orientierte Grundlagenforschung

Klinisch orientierte Grundlagenforschung

Th. SCHÄRFE

Mechanismen der Tumorentstehung beim Prostatakarzinom

Weltweit beschäftigen sich Arbeitsgruppen mit der Aufklärung möglicher Mechanismen der Tumorentstehung. Aus der Molekulargenetik kamen in den letzten Jahren eine Vielzahl von Informationen, welche zur Diskussion von *Onkogenen* als zentrale Initiatoren der malignen Transformation führten (Weinberg 1984; Slaman et al. 1984).

Onkogene entstehen unter anderem durch Aktivierung von bereits im normalen Genom der Zelle enthaltener Gene (Protoonkogene), welche dann zur Entstehung des malignen Phänotypes führen, der für die Krebszelle charakteristisch ist. Die Aktivierung des Protoonkogens erfolgt durch geringfügige Änderungen in der DNA-Basen-Sequenz (der Austausch nur einer Base in einem Basen-Triplet von 357 Triplets genügt zur Aktivierung des onc-Onkogens (Reddy 1983) oder durch Translokation im Genom (Chromosomenbrüche, Deletion). Es ist somit plausibel, daß solche minimalen Veränderungen in der genetischen Information der Zelle sowohl spontan entstehen können, wie auch durch *chemische Karzinogene* oder *ionisierende Strahlung* ausgelöst werden können, deren Mutagenität experimentell hinreichend bewiesen ist (Sukumar et al. 1984). An tierexperimentellen Modellen konnte gezeigt werden, daß *Viren* in der Lage sind Proto-Onkogene zu aktivieren, bzw. aktive onkogene Sequenzen in das Zellgenom einzuschleusen (Bishop 1981). Welcher Stellenwert den oben beschriebenen Mechanismen für die Entstehung des Prostatakarzinoms beim Menschen zukommt ist nicht schlüssig geklärt.

Molekulargenetische Untersuchungen haben gezeigt, daß ein aktives Onkogen in der Prostatakarzinomzelle nachweisbar ist (Kirsten-Ras, Slaman et al. 1984).

Risikofaktoren

Über welche Mechanismen allerdings die Aktivierung tatsächlich erfolgt, steht nicht fest, zumal keine eindeutigen Risikofaktoren (Karzinogenexposition oder Strahlenexposition) identifiziert werden konnten, welche mit einer Häufung im Auftreten des Prostatakarzinoms verknüpft werden.

Untersuchungen am Chromosomensatz (Karyotyp) der Karzinomzelle haben gezeigt, daß deutliche Aberrationen im Vergleich zur Normalzelle nachweisbar sind. Sie erlauben nicht nur eine Unterscheidung von der gesunden Zelle, sondern zeigen zudem, daß in einem Tumor durchaus unterschiedliche Karzinomzellpopulationen vorhanden sein können, die sich in ihren biologischen Eigenschaften deutlich unterscheiden (Atkins 1974). Diese Erkenntnis ist insofern von großer klinischer Bedeutung, als für die Prognose des Prostatakarzinompatienten am DNA-Gehalt der Zelle biologisch aggressive Tumorzellpopulationen identifiziert werden können, die prognostisch ungünstig sind und einer entsprechend intensiveren Therapie zugeführt werden sollten. Die zelluläre DNA-Analyse ist heute ein weitgehend automatisiertes Routineverfahren, welches in Kombination mit der konventionellen histomorphologischen Untersuchung von Tumoren eine sehr viel umfassendere Beurteilung des Gewebes erlaubt. Zellbiologische Parameter und Teilungsdynamik der Zelle werden direkt gemessen und geben Auskunft über die Aggressivität des Tumors (Frankfurt et al. 1985). Für therapeutische Überlegungen sollte es von großem Interesse sein, ob es sich um einen Tumor mit hohem Anteil „ruhender Zellen" handelt, oder ob in dem Gewebe rasches Wachstum mit hoher Zellteilungsrate vorliegt. Die Therapie wird sich in ihrer Intensität und Aggressivität dem individuellen Fall anpassen müssen, um ein optimales Gleichgewicht zwischen Nutzen und therapieinduziertem Schaden zu finden.

Hormonabhängigkeit

Die Androgenabhängigkeit des Prostatakarzinoms ist lange bekannt (Huggins 1941) und wird therapeutisch durch Androgenentzug genutzt (Kastration chirurgisch oder medikamentös). Das Phänomen des „Hormonversagers" führte jedoch zu der Erkenntnis, daß keineswegs alle Prostatakarzinomzellen einer Hormonsteuerung unterliegen. Intensive Untersuchungen zum Wirkmechanismus der Androgene an der Prostatazelle zeigten, daß das 5-Alpha-Dihydrotestosteron intrazellulär, über einen im Zytosol lokalisierten und einen kernmembrangebundenen Rezeptor, die Zelle steuern kann (Davis 1977; De Voogt 1978). Obwohl von Mammakarzinomen die Methodik zur Rezeptoranalyse bekannt ist und der Rezeptornachweis hier eine enge Korrelation zum klinischen Ansprechen auf Hormonentzug zeigt, sind die Ergebnisse für das Prostatakarzinom nicht immer eindeutig. Komplexe biochemische Untersuchungen haben gezeigt, daß verschiedene kernmembranassoziierte Androgenrezeptoren nachweisbar sind, deren Verteilungsmuster eine Hormonabhängigkeit der Zelle in etwa voraussagen läßt (Barrack 1983). Diese Methoden sind jedoch kaum in der Routine einsetzbar, da zum einen der analytische Aufwand nicht unerheblich ist, und zum anderen der Tumor unter Therapie durchaus seine Eigenschaften ändert.

Biochemische Marker

Sekretionsprodukte von Tumorzellen sind Gegenstand größten Interesses in der Onkologie, da sie, wenn in genügender Menge produziert, zum Nachweis im Serum oder Urin des Patienten gelangen können. Sowohl bei der Erstdiagnose der Erkrankung, als auch unter Therapie können sie mit großer Präzision Auskunft über die Ausbreitung und Aktivität des Tumors geben. Die Bedeutung der *sauren Phosphatase*, insbesondere der *prostataspezifischen-tartrathemmbaren sauren Phosphatase* ist beim Prostatakarzinom lange bekannt (Gutman 1938; Huggins 1941). Der Nachweis dieser Enzyme erfolgt unter Verwendung immunologischer Verfahren (Radioimmunoassay oder Enzymimmunoassay) hochspezifisch und sensibel im Patientenserum oder -urin. Vergleichende Studien haben dabei gezeigt, daß der Enzymimmunoassay dem Radioimmunoassay in Spezifität und Sensitivität durchaus ebenbürtig ist. Problematisch bei der Verwendung der sauren Phosphatase als Tumormarker sind die interindividuellen Schwankungen der Absolutwerte, sowie die individuell nicht konstant hohen Konzentrationen (Maatman 1984). Daraus ergibt sich, daß nur bei ausgedehntem Tumorbefall mit ausreichender Sicherheit eine Erhöhung der Phosphatasen erwartet werden kann. Dieses Enzym ist also für eine Krebsfrüherkennung ungeeignet (Pappas 1984).

Auf der Suche nach Markern, welche bereits Frühstadien der Erkrankung anzeigen, wurde eine Vielzahl von Enzymen untersucht, die zwar in engem Zusammenhang mit der Differenzierung der Prostatakarzinomzelle stehen und insofern gewisse prognostische Aussagen ermöglichen (Schacht 1984; Ellis 1984; Lad 1984; Brendler 1985), jedoch für eine klinische Anwendung nicht geeignet erscheinen. Erst mit der Entdeckung des *prostataspezifischen Antigens* wurde ein Marker verfügbar, welcher organspezifisch für die Prostata ist (Pontes 1983). Es handelt sich um ein von der Prostataepithelzelle gebildetes Glykoprotein, welches in anderen Geweben nicht nachweisbar ist. Die zunehmende Verbreitung der Hybridomatechnologie zur Erzeugung tumorspezifischer, monoklonaler Antikörper hat zur Definition weiterer prostataspezifischer Antigene geführt (Frankel 1982; Webb 1983; Raynor 1984), die nicht nur im Primärtumor, sondern auch in Metastasen exprimiert werden. Der Nachweis tumorassoziierter Antigene kann für immunhistologische Verfahren Verwendung finden und in Zweifelsfällen zur Diagnosefindung entscheidend beitragen. Gerade Mikrometastasen, welche in Lymphknoten ansonsten unbemerkt bleiben könnten, erscheinen bei der Verwendung spezifischer Antikörperfärbungen offenkundig (Fard 1985). Zudem kann mit diesen hochspezifischen Antikörpern, wenn sie keinerlei Bindung an normalem Gewebe zeigen, eine gezielte Kopplung von Substanzen an die Tumorzelle in vivo erfolgen, sei es zu diagnostischen (Specific Tumor Targeted Radioimaging) oder zu therapeutischen Zwecken (Antikörper als Trägermolekül für Radionuklide oder Zytostatika). Experimentelle Ergebnisse unter Verwendung von saurer Prostataphosphatase als „Zielstruktur" haben gezeigt, daß sowohl eine Anreicherung im Primärtumor, wie auch in den Metastasen erreicht werden kann (Goldenberg 1984; Webb 1983). Damit eröffnet sich eine Vielfalt neuer Möglichkeiten für den Einsatz in vitro und in vivo, wobei die Verwendung solcher Antikörper in vitro bereits wohletabliert ist. Ihr Einsatz am Patienten, als tumorspezifisches Trägermolekül befindet sich allerdings noch in der Erprobungsphase. Die vorläufigen Mitteilungen sind jedoch vielversprechend, so daß hier ein völlig neues Konzept der Tumortherapie entwickelt werden kann, indem der Tumor, bei minimaler systemischer Toxizität für den Patienten, gezielt und mit hoher Effektivität therapiert wird (Baldwin 1986).

Literatur

Atkins NB (1974) Chromosomes in human malignant tumors: a review and assessment. Germin J (ed) Chromosomes and cancer. Wiley, New York, pp 375–412
Baldwin RW, Byers VS (1986) Monoclonal antibody targeting of anti-cancer agents. Semin Immunopathol 9: 39–50
Barrack ER, Bujnovsky P, Walsh PC (1983) Subcellular distribution of androgen receptors in human normal, benign hyperplastic and malignant prostatic tissue: Characterization of nuclear salt-resistent receptors, Cancer Res 43: 1107–1116
Bishop JM (1981) Oncogenes. Sci Am 246: 68–78 (Cell 23, 5)
Brendler CB, Follansbee AL, Isaacs JT (1985) Discrimination between normal hyperplastic and malignant human prostatic tissue by enzymatic profiles. J Urol 133: 495–501
Davies P, Thomas P, Griffith K (1977) Measurement of free and occupied cytoplasmatic and nuclear androgen receptor sites in rat ventral prostate gland. J Endocrinol 74: 393–404
Ellis DW, Leffers S, Stewart Davies J, Ng ABP (1984) Multiple immunoperoxidase markers in benign hyperplasia and adenocarcinoma of the prostate. Am J Clin Pathol 81: 279–284
Frankel AE, Ronse RV, Wang MC (1982) Monoclonal antibodies to a human prostate antigen. Cancer Res 42: 3714–3718
Frankfurt OS, Chin JL, Englander LS (1985) Relationship between DNA-ploidy, glandular differentiation and tumor spread in human prostate cancer Cancer Res 45: 1418–1423
Ford TF, Butcher DN, Masters JRW, Parkinson MC (1985) Immuncytochemical localisation of prostate-specific antigen: specificity and application to clinical practice. Br J Urol 57: 50–55
Goldenberg DM, Deland FH (1984) Clinical studies of prostatic cancer imaging with radiolabelled antibodies against prostatic acid phosphatase. Urol Clin North Am 11: 277–281
Goldenberg JM, Deland FH, Bewett SJ (1983) Radioimmunodetection of prostatic cancer. In vivo use of radioactive antibodies against prostatic acid phosphatase for diagnosis and detection of prostatic cancer by nuclear imaging. J Am Med Assoc 250: 630–635
Gutman AB, Gutman ED (1938) An acid phosphatase occuring in the serum of patients with metastasizing carcinoma of the prostate gland. J Clin Invest 17: 473–480
Huggins C, Clark PJ (1940) Quantitative studies for prostatic secretion II. The effect of castration and of estrogen injection on the normal and on the hyperplasia prostatic glands of dogs. J Exp Med 72: 7474–758
Huggins C, Hodges CV (1941) Studies on prostatic cancer. 1. The effect of castration, of estrogen and of androgen injection on serum-phosphatases in metastatic cancer of the prostata. Cancer Res 1: 293–297
Lad PH, Cooper JF, Learn DB, Olson CV (1984) Identification of structural and secretary lectin-binding glycoprotein of normal and cancerous human prostate. Biochim Biophys Act Ser Protein Struct Mol Enzymol 791: 186–197

Maatman TJ, Gupta MK, Montie JE (1984) The role of serum prostatic acid phosphatase as a tumor marker in men with advanced carcinoma of the prostate. J Urol 132: 58–60

Pappas AA, Gadsden RH (1984) Prostatic acid phosphatase: clinical utility in detection, assessment and monitory carcinoma of the prostate. Ann Clin Lab Sci 14: 285–291

Pontes JE (1983) Biological markers in prostatic cancer. J Urol 130: 1037–1047

Raynar RH, Hazra TA, Moncure CW, Mohanakumar T (1984) Characterization of a monoclonal antibody K,R P_8, that detects a new prostate-specific marker. J Natl Cancer Inst 73: 617–625

Reddy EP (1983) Nucleotide sequence analysis of the T_{24} human bladder. Carcinoma Oncog Sci 220: 1061–63

Schacht MJ, Garnett JE, Grayhack JT (1984) Biochemical markers in prostatic carcinoma. Urol Clin North Am 11: 253–267

Slaman DJ, DeKernion JB, Verma JM, Cline JM (1984) Expression of cellular oncogenes in human malignancies. Science 224: 256–262

Sukamar S, Pulciani S, Barbacid M (1984) A transforming ras-gene in guinea-pig cell lines initiated by diverse chemical carcinogens. Science 3: 1197–1199

de Voogt HJ, Dinggan P (1978) Steroid receptors in human prostatic cancer. Urol Res 6: 151–155

Webb KS, Wave JL, Parks SF (1983) Monoclonal antibodies to different epitopes on a prostate tumor-associated antigen. Implications for immunotherapy. Cancer Immunol Immunother 14: 155–166

Weinberg RA (1984) Cellular oncogenes. TIBS 4. Elsevier Science, Amsterdam, pp 131–133

Sachverzeichnis

^{125}Jod-Implantationen 356
5-Fluorouracil 338, 364
5α-Dihydrotestosteron 416, 490
^{89}Sr-Therapie 445
Abklärungsdiagnostik 6
Absetzungsrand, positiver 123
Acetylsalicylsäure (Aspirin) 447
Adaptationsmodell 218, 219, 416
Adjuvante Therapie nach radikaler Prostatektomie
– adjuvante Chemotherapie 122
– Androgendeprivation 122
– Bestrahlung 122
– Endoxan 127
– Estramustinphosphat 122, 127
– Flutamid 128
– Therapieversager 123
– Zyklophosphamid 127
Adrenalektomie, chirurgische 417
Adriamycin 371, 431
After-loading-Therapie 89
Afterloadingtechnik, interstitielle 158
Aggressivitätsindex 478
Aminogluthetimid 323
Analgetika 446
Anandron 271, 394
Anaplasiegrad 22
Androgen-Entzug 189, 260
Androgenblockade
– komplette 219, 237, 253, 257, 274
– partielle 224, 274
Androgendeprivation
– frühe 258
– komplette (KAD) 236, 268, 415
Androgene
– 17(β)-Hydroxysteroid-oxidoreduktase 215
– 3α(β)-Hydroxysteroid-oxidoreduktase 215
– 5α-Reduktase 208, 215, 260
– Dihydrotestosteron (DHT) 208
– Resistenz 213
– Sexualhormon-bindendes Globulin (SHBG) 208
– Testosteron 208
Androgene 273
Androgene, prostatotrope 237
Androgenrezeptor
– immunhistochemische Expression 37
– zytoplasmatischer 419
Aneuploidierate 21
Antiandrogene 268, 271, 323
– Androgenrezeptoren 210
– Casodex (ICI 176334) 402
– Escapephänomen 210, 243
– Hitzewallungen 244
– Libido und sexuelle Potenz 244
– Toxizität 343
– vom Flutamid/Anandron-Typ 279
Antiandrogene Therapie 97
Antigen, carcinoembryonales (CEA) 19
Antigen, prostataspezifisches (PSA) 19, 28, 142, 355, 403
– als Trägermolekül 492
– Antikörperfärbungen 491
– nach radikaler Prostatektomie 474
– prätherapeutisch 478
– Progressionswahrscheinlichkeit 478
– therapeutische Konsequenz 475
Antiphlogistika 446, 448
Antiprolaktine 323
Aspiration 11
Ausstrichpräparat, zytologisches 46
Autoradiographie 43

Berry-Parameter 482
Bestrahlung
– PSA-Spiegel 476
Bildanalysen, automatisierte zytologische 24
Bildgebende Diagnostik 81, 92, 105
Biopsie
– Verlaufskontrollen zur Bestimmung des Regressionsgradings 482

Sachverzeichnis

Biopsien, positive
- prognostische Relevanz nach Strahlentherapie 139, 150
Brachytherapie mit ¹²⁵Jod 162, 168
- Indikationen 173
British Prostate Group 381
Bromocriptin 233
Bündel, neurovaskuläres 132, 134
Buprenorphin (Temgesic) 451

Chemotherapie
- Cisplatin 326
- Cyclophosphamid 326
- Dosis-Wirkungs-Kurve 332
- Hormonresistenz 321
- Kombinationschemotherapie 325
- Mitomycin C 326
- Monotherapie 326
- Nebenwirkungsprofil 326
- Organtoxizität 321
- reduzierte Organreserven 321
- Selektionskriterien 329, 330
- Zeitpunkt des Behandlungsbeginns 318, 319
Chemotherapie 258, 282, 457
Chemotherapie nach Androgenentzug
- NPCP-Protokolle
- 364, 366, 367
Chordotomie 446
Cisplatin 314, 366
Clomipramin (Anafranil) 451
Computertomographie 74, 85, 108
Cyclophosphamid 364
Cyproteronacetat (CPA) 210, 271, 279, 375, 393
- Dosierung 417
- klinische Erfahrungen 275
- Nebenwirkungen 280
- Nebenwirkungsrate 280
- randomisierte Studien 417, 418

DAPROCA 439
DAPROCA 86-Studie 394, 395, 396
DAPROCA 8801-Studie 394, 402
DAPROCA 9002-Studie 388, 389, 402, 403
DDP 353
declining exponential approximation of life expectancy (DEALE)
- Definition 461
- Beispiel 461
Depot-GnRH-Agonisten
- Flarephänomen 400
- Goserelin (Zoladex) 394
- Leuprolid (Carcinil) 400
DHT-Konzentration 268

Diazepam (Valium) 451
Diclofenac (Voltaren) 448
Diethylstilbestrol (DES) 266, 267, 313, 367, 375
Differenzierungsgrad 13
Dignitätskriterien, morphologische 48
Dihydrotestosteron 273
DNA-Polymerase 260
DNS-Gehalt 43
Doxohydrorubincinhydrochlorid 367
Doxorubicin 367
Dunning-Tumoren 257
- Fluktuationsanalysen 221
- initiale Heterogenität 221
- klonale Selektion bereits existierender androgenunabhängiger Tumorzellen 223

East Central Oncology Group (ECOG) 128
Eastern Cooperative Oncology Group (ECOG) 423
EORTC-Studien 329, 343
Epirubicin 374
Estracyt 364, 375, 366
Estradurin 261
Estramustinphosphat (EMP) 269, 332, 364, 403
- Adjuvansbehandlung 315
- Estracyt 311
- Estradiol 311, 312
- Estramustin 311
- Estramustin-bindendes-Protein (EMBP) 312
- Primärtherapie 313
- Sekundärtherapie 314
- Toxizität 315
Etoposid 324
European Organization for Research on Treatment of Cancer (EORTC) 313, 415

Feinnadelaspirationsblopsie 70, 85, 108
Feinnadelbiopsie, transrektale
- durchschnittliche Komplikationsrate 57
- Indikationen 44
- Klinik 44
- Komplikationen 51, 56
- prophylaktische Antibiotikagabe 58
- Prostatitis 45
- Sensitivität 51
- Spezifität 51
- Technik 44
- Treffsicherheit 51

- Validität 52, 53
- zytologische Verlaufskontrolle 58
Fernmetastasierung 172
Flare-up-Phänomen 281, 387, 428
Flutamid (Fugerei) 210, 271
- Dosierung 421
- randomisierte Studien 419, 420, 421
- klinische Erfahrungen 278
Fosfestrol 233
- Kurzzeittherapie 323
- Tetranatrium 261, 268

G_0-Phase 322
$G_{1,2}$-Phase 322
Gestagene
- Medroxyprogesteronazetat 238
- Megestrolazetat 238
Gleason-Grading 142
Glukokortikoide 403
GnRH-Agonisten 275
Grading, zytologisches 44, 48
Gradingsysteme
- nach Dhom und des pathologischen/urologischen Arbeitskreises „Prostatakarzinom" 22
- nach Gleason 22
- nach Mostofi und der WHO 22
Gynäkomastie 210, 243

Haloperidol (Haldol) 451
Hitzewallungen 279, 480
Hochvoltbestrahlung 37
Honvan 261, 268
Hormontherapie 36
Hormontherapie des fortgeschrittenen Prostatakarzinoms
- Androgene 230
- Cyproteronazetat 230, 233, 238
- Estramustinphosphat 233, 238
- Flutamid 230, 233
- „Honvanstoß" 233
- ICI 176 334 230
- LH-RH-Analoghormone 230
- Nilutamid 230
- posthormonaler Relaps 232
- sekundäre 232
Hormontherapie, palliative
- Nebenwirkungen 481
Hormonversager 490
hot spots 347, 397
Hydroxyureaum 431
Hypothalamus-Hypophysen-Gonaden-Achse
- Gonadotropin-Releasing-Hormon 273

ICI 118630/1501-Studie 382, 383, 384
Imidazolderivate 331
Imipramin (Tofranil) 451
Immunhistochemie 19
Impotenz 279, 477
Inzidentalkarzinom 193, 257

Jodseeds 158

Karnofsky-Index 143
Kastration, chirurgische 275, 381
Kernanaplasie 22
Kernspintomographie 74, 85, 108
Killerkarzinom 4
Kombinierte Hormontherapien
- 5α-Reduktase 340
- Aminogluthetimid 341
- Antiandrogene 341
- DNA-Polymerase 342
- flare up 344
- Glukokortikoide 343
- Östrogengabe 339
Kortikosteroide 451
Kosten
- Abklärungskosten 5
- Folgekosten 6
- Gesamtscreeningkosten 7
Krebsfrüherkennung
- Akzeptanz 3
- Beteiligungsrate 4
- Effektivität 3
- Entdeckungsrate 4
- Verdachtsfälle 3
- Wiederholungsuntersuchungen 4
Kulissentechnik 94
LASA-Skalen, individuelle 434
Lebensjahre, qualitätsadjustierte (QALY)
- Definition 462
Lebensqualität 331, 401, 428, 455
- Abschätzung 458, 459
- Bestimmung 458
- Beurteilung der Fragebögen 434
- DEALE-Prinzip 461
- Definition 433
- Eingangs- und Verlaufsinterview 460
- emotionales Leben 458
- Entscheidungsfragebogen 464
- exakte Bestimmung 433
- Forschung 456
- Fragebogen 456
- gegenwärtiger therapeutischer Trend 466
- Konzepte 458
- Kriterien für einen klinisch nützlichen Index 459

- LASA-Skalen 467
- Lebenserwartung 462
- Leistungsindex 466
- Leistungsindex von Karnofsky 433
- medikamentöse Dauertherapie 433
- Palliation 431
- patientenorientierte Fragebögen 433
- patientenseitige Bewertung 460
- physisches Leben 458
- QALY 462
- qualitätsorientierte Entscheidungsanalyse 462, 469
- Relaps 462
- Schwächen von Lebensqualitätsstudien 464
- Selbstbewertungsskalen (LASA) 434
- soziales Leben 458
- Überlebenszeit 460
- Unidimensionale Skalen 433

Lebensqualitätsendpunkte 468
Lebensqualitätsstudien
- bei lokal begrenzter Erkrankung 460
- bei metastatischer Erkrankung 463
- Selbsteinschätzung 465

Leistungsindex 397
Leuprolide Study Group (LSG) 342, 433
Leuprorelin 415, 424
LH-RH-Agonisten
- Buserelin (Suprefact) 281, 282
- D-Trp-LH-RH (Decapeptyl) 278
- Depot-Buserelin 283, 286
- Depot-Decapeptyl 279, 280
- Downregulation der Rezeptoren 276
- Flare-up-Phänomen 278
- Gonadorelin 276
- Goserelin (Zoladex) 301, 302
- Leuprolin (Carcinil) 280
- Leuprorelin (Enantone) 303
- Rezeptorverlust 276

LH-RH-Agonisten 273
LH-RH-Analoga 268
- Buserelin 241
- Depotpräparat 381
- Goserelin (Zoladex) 241, 381
- Hitzewallungen 244
- Leuprorelin 241
- Wirkungsweise 211

Libidoverlust 262, 279
Life-table-Methode 148

linear analogue self-assessment (LASA)
- Definition 467
- Kriterien 467

Lymphadenektomie, laparoskopische pelvine
- Operationsablauf 93
- Operationstechnik 93
- postoperative Morbidität 97
- Selektionskriterien 97
- Stellenwert 99

Lymphadenektomie, offene
- Komplikationsrate 92

Lymphadenektomie, pelvine 201
Lymphfistel 87
Lymphknotenmetastasen, regionäre 164
Lymphödem 87, 108, 118
Lymphographie, pedale 84
Lymphozele 108
Lysozym 21

Malignitätsgrad 21, 142
Mammakarzinom 457
Mastodynie 243
Medroxyprogesteronazetat (MPA) 375
Megestrolazetat 210
Methotrexat 314, 366, 374
Methyl-CCNV 366
Metoclopramid (Paspertin) 451
Mikrometastasen 92
minimal disease 424
Mitomycin C 315, 372
Mitoseaktivität 18
Monochemotherapie 314
Morphin 449

Nachresektion, transurethrale 198
Nachsorge
- Dauer 485
- Lokalrezidiv 474
- nach Bestrahlung 475
- nach kurativer Therapie 474

National Cancer Institute 400
National Prostatic Cancer Project (NPCP) 314, 315, 345, 361, 432
National Prostatic Cancer Project and Treatment Group 122, 127
Nebennierenandrogene 416
Nervenerhaltende radikale Prostatektomie
- Tumorresiduen 137

NIH Consensus Development Conference 140
Nilutamid (Anandron) 210, 402, 415, 421
Novaminsulfon (Novalgin) 448
NPCP-Studien 346

Onkogene 489
Opiate, schwache 448
Orchiektomie 250, 312
– adjuvante bilaterale 270
– sofortige 267
– verzögerte 267
Orchiektomie, bilaterale 222, 381, 394, 400
Örebro-Studie 69, 70, 71
Östrogene
– Chlorotrianisen 209
– Diethylstilbestrol (DES) 209
– direkte Wirkung auf die Prostata 260
– Dosierung 266, 267
– Estradiolundecylat 209
– Ethinylestradiol 209
– Fosfestrol 209
– indirekte Wirkung 261
– Kardiovaskuläre Komplikationen 261
– Leberfunktionsstörungen 261
– Polyestradiolphosphat 209, 238
Östrogenrezeptor 35
Östrogenrezeptorsynthese 260
Östrogensubstitution 260
Östrogentherapie
– Indikationen 263, 264

Palliative Therapie 477
Paracetamol (ben-u-ron) 448
Pelviskopie, perkutane extraperitoneale 85
Pentazocin (Fortral) 450
Performanceindex 432
Performancestatus 424
Phase-II-Studien 347, 371, 381
Phase-III-Studien 127, 347, 375, 381
Phosphatase
– alkalische 396
– saure 396
Phosphatase, prostatasaure (PAP) 19, 28, 208, 474, 479
Piroxicam (Felden) 448
Ploidie 127
Polychemotherapie 245
Polyestradiolphosphat 261
Polyploidierate 21
Potentia coeundi 131
Potenzverlust 262
Prednimustin 366
Prednisolon 326
Prednison 434, 451
Primärbehandlung 474
Primärdiagnostik 60

Procarbazin 372, 365
Progesteronrezeptor 35
Prognostische Faktoren
– der British Prostate Group 478
– Differenzierungsgrad 478
– Leistungsindex 478
– prätherapeutisches PSA 478
– saure Phosphatase 478
– Testosteronspiegel 478
Progression, subjektive
– Analgetikabedarf 403
– Glukokortikoide 403
Prolaktin 209, 261
Proliferationsaktivität 43
Proliferationsindex 21
Prostatakarzinom
– anaplastisches 48
– Androgenabhängigkeit 321
– Androgendeprivation 321
– atypische Hyperplasie 27
– intraepitheliale Neoplasie (PIN) 27
– inzidentes 11, 25, 45, 104
– klinisch manifestes 176
– latentes 12, 176
– lokal begrenztes 100
– manifest (klinisch) 11
– okkultes 11, 176
– Regressionsgrading 11
– WHO-Klassifikation 12
– zufällig entdecktes nach wiederholter TUR 183
Prostatakarzinom, hormonrefraktäres 343, 434
Prostatakarzinom, inzidentelles 124, 458
– biologische Aktivität 176, 185
– biologische Potenz 193
– Definition 176, 193
– Durchschnittsalter 199
– Frequenz 194
– Grading 176
– Häufigkeit 178
– inkomplette Resektion 184
– Inzidenz 193
– Lymphknotenbefall 200
– Malignitätsgrad 193
– Prognostikatoren 189
– prostataspezifisches Antigen (PSA) 182
– sekundäre TUR 197, 199
– Subklassifikationen 178, 194
– therapeutische Empfehlungen 201
– Tumorvolumen 176
– Überlebensrate 186
– Understaging 197
– Wait-and-see-Strategie 188

Prostatakarzinom, metastasierendes 458
- Androgenentzug 361, 368
- 5α-Reduktase-Inhibitoren 435
- Antiandrogene 435
- Chemotherapie 435
- Kombinationstherapie 435
- LH-RH-Agonisten 435
- Monotherapie 435
- Orchiektomie 435
- Östrogene 435
- Palliation 431, 433
Prostatakarzinom, neu diagnostiziertes
- inzidentelles 75, 76
- korrigierte Überlebensrate 69
- kumulative Überlebensrate 69
- Progressionsvorhersage 69
- Screening 75
Prostatapunktat, zytologisches 43
Prostatazytologie
- Komplikationen 56
- Sensitivität 51
- Spezifität 51
- Technik 44
- Treffsicherheit 51
Prostatektomie, radikale
- Behandlungserfolge 100
- Erhalt der erektilen Funktion 131
- Heilungsrate 131
- Komplikationen 113
- Langzeitergebnisse 114
- Lebenserwartung 103
- neurovaskuläres Bündel 114
- pelvine Lymphadenektomie 132
- postoperative erektile Impotenz 114
- postoperative Inkontinenz 113
- potenzerhaltende Operationsmodifikation 100, 136
- salvage radical prostatectomy 118
- tumorpositive Schnittränder 134
Prostatitis 57
Prostatitis, granulomatöse 21
Prostatovesikulektomie, radikale 92
Psychopharmaka 433, 436

Radiation Therapy Oncology Group 142
Radiojodspickung 89
Radiotherapie 81, 202
Regressionsgrading 46, 58, 462
Regressionsgrading, histologisches 11, 30
Regressionsgrading, zytologisches 330
Regressionsschema
- morphologische und zytologische Charakteristika 31

Resektion, transurethrale (TUR) 11, 45, 176, 180, 232
- Inzidentalkarzinom 351, 352
- Komplikationen und Risiken 355, 356
- Kontinenzmechanismus 354
- perineale Feinnadelbiopsie 356
- Rektumperforation 354
- transrektale Feinnadelbiopsie 352
- transurethrale Biopsie 356
- ultraschallgesteuerte Nadelbiopsie 352
- zusammenfassende Beurteilung 357, 358
Resektion, wiederholte transurethrale 104, 353
Residualtumor 104
Restandrogene 253, 257
Rezeptoranalyse 490

Salvage-Prostatektomie 476
Schlafstörungen 279
Schmerzanalyse 443
Schmerzindex 326
Schmerzlinderung 369
Schmerzindikation 327
Schmerzskalen 434
Schmerztherapie
Schweißausbrüche 279
Screening 6
Second-look-TUR 183, 184
Sekundäreingriff 97
Selektionsmodell 218, 220, 498
Serum-PSA-Wert 172
severe disease 424
Sexualhormon-Bindungsglobulin 261
South West Oncology Group (SWOG) 127
stable disease 432
Stadium A 1
- Definition 352
- Wait-and-see-Strategie 352
- Wertigkeit der wiederholten TUR 353
Staging-Lymphadenektomie
- diagnostische laparoskopische 92
- Komplikationsrate 108
„Staging-TUR" 104
Standardtherapie, endokrine 257
Stanzbiopsie 11
- perineale 51
- transrektale 51
- Validität 55
Strahlentherapie
- „extended field"-Bestrahlung 142, 151

- Dosis-Wirkungsbeziehung 142
- externe Bestrahlung 100
- interstitielle Bestrahlung 100, 117, 159
- Komplikationen 118
- Kontrollbiopsien 159
- lokale Hyperthermie 139, 149
- nach inkompletter Resektion 147
- perkutane 159
- potentiell kurative 108

Strahlentherapie, interstitielle 37, 356
- erektile Impotenz 168
- regionärer Lymphknotenbefall 168
- Überlebensdaten 169, 171

Strahlentherapie, lokale
- Halbkörperbestrahlung 330
- interstitielle Therapie mit ^{99}Strontium 330

Streptocotocin 364
Suramin 331

Testosteronmetabolismus 260
Tiaprofensäure (Surgam) 448
Tilidin HCL (Valoron N) 450
Tissue polypeptide antigen (TPA) 19
TNM-Klassifikation 81
Transitionalzone 28
Treffsicherheit
- Nachweis von Lymphknotenmetastasen 84

Tumormarker 474
- prostataspezifische saure Phosphatase (PAP) 105
- prostataspezifisches Antigen (PSA) 105
- Sensitivität 369

Tumorrelaps, posthormonaler 403

Tumorwachstum, kapselüberschreitendes 140, 148
Tumorzellen
- hormonresistente 257
- hormonsensible 257
Ultraschall, transrektaler (TRUS) 182
Undergrading 35, 51, 54
Understaging 184
Union International contre le Cancer, WHO (UICC) 48
Uro-Oncology Research Group 140

VACURG-Studie 1 263
VACURG-Studie 2 264
VACURG-Studie 3 268
Verlauf, natürlicher 189
- Alter bei Diagnosestellung 69
Verlaufsdokumentation, patientenbezogene 4
Vinca-Alkaloide 312
Vincristin 314, 366
Vindesin 372

wait and see 475
Wärmeapplikation, homogene 149

Zelldissoziation 48
Zellkinetik
- Autoradiographie 28
- DNA-Zytophotometrie 28
- immunhistochemischer Markereinsatz 28
Zyklophosphamid 431
Zystoprostatektomie, siehe Prostatektomie radikale 105
Zytotoxizität 268

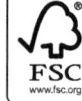

MIX
Papier aus verantwortungsvollen Quellen
Paper from responsible sources
FSC® C105338

If you have any concerns about our products,
you can contact us on
ProductSafety@springernature.com

In case Publisher is established outside the EU,
the EU authorized representative is:
**Springer Nature Customer Service Center GmbH
Europaplatz 3, 69115 Heidelberg, Germany**

Printed by Libri Plureos GmbH
in Hamburg, Germany